エッセンシャル 頭蓋底外科

イラストとビデオで学ぶ頭蓋底中心部腫瘍の手術

著

藤津和彦
横浜医療センター脳神経外科 顧問

Essential Skull Base Surgery
Central cranial base tumor operation
learning from illustration and video

MEDICAL VIEW

本書では，厳密な指示・副作用・投薬スケジュール等について記載されていますが，これらは変更される可能性があります。本書で言及されている薬品については，製品に添付されている製造者による情報を十分にご参照ください。

Essential Skull Base Surgery
Central cranial base tumor operation learning from illustration and video
（ISBN978-4-7583-1858-7 C3047）

Author: FUJITSU Kazuhiko

2025. 3. 10 1st ed

©MEDICAL VIEW, 2025
Printed and Bound in Japan

Medical View Co., Ltd.
2-30 Ichigayahonmuracho, Shinjukuku, Tokyo, 162-0845, Japan
E-mail ed @ medicalview.co.jp

序

　過去40年近く，頭蓋底中心部腫瘍840例（床突起髄膜腫102，錐体斜台髄膜腫92，鞍結節髄膜腫68，海綿静脈洞髄膜腫84，聴神経腫瘍302，頭蓋咽頭腫67，眼窩内腫瘍125）に対する全国一の手術数，破裂／未破裂動脈瘤4000例，多くの顔面痙攣，三叉神経痛手術等を基に"手術の上手な脳神経外科専門医"を数多く育成しました．当科の宮原宏輔，谷野慎の両部長や，本書の推薦状を頂いたほどがや脳神経外科クリニック院長の日暮雅一先生，脳神経外科東横浜病院副院長の郭樟吾先生がその代表です．長年，私自身が描いて保管していたイラストと頭蓋底手術ビデオを組み合わせ470GBHDDや70GBUSBを編集し，個人的に親しい脳外科の教授や友人に提供してきて好評でした．しかし一方では，あまりに膨大で纏まりがなくて学習しきれないとの御指摘もありました．

　この度，日暮先生の勧めでメジカルビュー社の安原範生氏に構成をお願いし"電子媒体では表現出来ない内容を解り易く"を目標に本書を編集しました．各腫瘍に対応した総論での詳細な解説と文献と"エッセンシャルな症例提示"が特徴です．更なる補強学習のための補充症例を別ページに追加しました．各コマのビデオの出だし画面にQRコードを付け，各コマ15秒，1症例数分〜数10分，イラスト説明はビデオの進行に合わせて豊富に挿入したので，イラストだけで手術の流れが素人にも理解出来ます．"術者自身が手術直後に描いたイラスト"には，たとえそれに乱雑なメモが書いてあっても，手術を見ていない画家が綺麗に描いた絵では表現できない真実味と臨場感が有ります．術中写真にはICA，Ⅲrd CNなどの略語や解説も豊富に入れ，症例はその特徴に始まり，MRIなどの術前後情報，経過，結果，結論には筆者の哲学も多く述べました．原資料の頭蓋底中心部腫瘍840例には多くの根治例がある一方，手術死亡が1例だけ（頭蓋咽頭腫original case No.27）あり，少ないながらも術者の思惑通りにならなかった例があります．不良な経過を辿った症例の方が一層教育的と考えたので，経過不良例は原則的に全て編入して問題点を論じました．

　専門医試験準備中の脳神経外科医は勿論，その指導者や，ナース，コメディカル，メディカル・イラストレーター，医療行政従事者や医療ジャーナリストの方にも理解頂けるように筆者の哲学的"随筆"も紹介してあります．医学生や研修医向けと考えていた"図解—脳神経外科局所解剖診断学"は内容が非常に濃くなったので，脳神経系に興味のある医師全てにとって読み応えがあるものとなりました．随筆集と局所解剖診断学は付録として凝縮しました．PowerPointにして約32GBのvolumeの殆どを占める動画を全てQRコードで読み取れるようにしました．難しい領域と思われがちな頭蓋底外科手術の真の魅力と他領域への応用の広さを知るにつれて，楽しく充実して実践的な教育コンテンツになると確信しています．なお個人情報保護に努め，スナップ写真は全て患者さんの許可を得てあります．ビデオに登場する当科のスタッフの実名もすべて本人の了解を得たものです．最後に，資料集めに絶大な協力を頂いた鈴木千恵子さんをはじめメディカル・アシスタントの方々にも，改めて感謝申し上げます．

2025年 新年

横浜医療センター脳神経外科 顧問

藤津和彦

推薦のことば

　本書は私こと日暮雅一が本格的に脳神経外科医としての手術の修練を受けた恩師 藤津和彦先生の歴史であり，同時に日本の脳神経外科の基礎，顕微鏡手術，頭蓋底手術発展の歴史そのものです．藤津先生が東京大学を卒業し，横浜市立大学を経て横浜医療センターで行なった頭蓋底腫瘍手術を疾患別にまとめたものです．手術は常に状況がダイナミックに変化するので，「この局面どう対処しよう」という難問が突発します．藤津先生は反射的－本能的且つ即座に判断－実行－解決されます．人間は困難に直面した時にその人の真の資質が分かると言われますが，藤津先生と手術をしていると，その卓越した技量を目の当たりにすることが出来ました．医師，とりわけ人の知的機能の中枢である脳を扱う脳神経外科医は，それに必要な手術手技の獲得だけではなく，機器の改良－開発，医療協力者の教育，さらにはその内容を哲学とEBMに沿った科学的な論文で記録するという多面的な活動が求められます．古くは，肉眼で脳を扱う外科医の専門集団として脳神経外科が創設され，その後，手術顕微鏡が開発され脳科学の解明とともに脳神経外科顕微鏡手術が発展してきました．－いかに短い時間で，少ない出血で，脳に対して最小限の侵襲で目的を達するか－このように多くの目的を達するような質の高い手術に求められる要素は数限りなくあります．今日，内視鏡－外視鏡－血管内治療－効果的な薬剤－さらにはAI－量子コンピュータ－ロボットへと開発は目まぐるしく進んでいます．

　このように進化し続ける医療においても，本書で主題として取り上げる頭蓋底の解剖と，最も困難な領域である頭蓋底の外科手術で開発されてきた顕微鏡手術手技の工夫は，その領域の第一人者である藤津先生の膨大な経験に基づく編集によって永遠に継承されるべき貴重な真理に満ち溢れています．

　本書は，頭蓋底外科をリードされている先生方やこれからの頭蓋底外科を担う若手‐中堅の脳神経外科医や専門医試験を控えた脳外科医は勿論ですが，さらに幅広く脳神経学者，神経内科医，耳鼻科，眼科，形成外科，ナースやコメディカル，医学生，さらには医療行政や医療ジャーナリズムに携わる方々にも発信できればと考えています．言葉で伝えることが出来ない内容を豊富な美しいイラストと動画で補ってありますので，是非とも手にとってその世界の魅力を体験してみてください．

　脳神経外科医であればこの非言語情報を肌で感じて明日からの診療に活かせるでしょうし，人の体を扱うにはこのような研鑽が必要なのだと理解し，担当する患者さんをトータルでケアする責任を担うことの重要性を再認識し，全てにおいて藤津先生の哲学と情熱を感じ取って頂けると確信します．

2025年1月

医療法人社団正念 理事長
ほどがや脳神経外科クリニック 院長

日暮雅一

推薦のことば

　脳神経外科手術手技に関する成書は数多く出版されており，最近では紙媒体にとどまらずSNSやYouTubeなどで手軽に実際の手術を閲覧できる便利な時代になっています．この様な学習ツールは確かに手軽で便利である反面，「なんとなくわかった気がする」，「なんとなくできる気がする」感覚に陥る可能性があり，いざ術者になった時に「こんなはずじゃなかった」や，トラブル時に「こんな事態は想定していなかった」となってしまう危険性があります．なぜなら前述の様なツールを用いて昨今出回っている手術手技に関する情報の大半は都合の良い場面（典型的成功例）だけの切り抜きだからです．同一疾患の手術においても全てが同じような手術内容－手術結果になるとは限らず時には想定外のトラブルに遭遇することもあります．

　本書はこれまでの成書とは違って著者である藤津和彦先生の圧倒的に豊富な手術経験を基に，一つの疾患に対して出来るだけ多数の症例を用いて詳細に解説した結果として相当なボリュームとなっています．しかし本当に素晴らしい手術をマスターしたいと願うのであればこれ位の内容は絶対に必要だと私は思います．藤津先生のイラストは単に上手なだけではなく臨場感と躍動感が伴っているので読者はまるで自分が藤津先生の助手をしている様に感情移入できます（勿論，実際の動画もQRコードで同時に閲覧出来るように編集されています）．小生は横浜医療センターで約6年間藤津先生の教えを受けることができ，その時期に学んだdiscipline－教示－が今でも役立っています．しかし一方に於いて，私自身が若い先生達に藤津流手術哲学を指導‐継承しようとする時にその教示を具現化するツールがなくて困っていた事も事実でした．その点，本書はそのような教育‐教訓だけでなく藤津先生の脳神経外科医としての歴史や手術哲学が余すところなく描かれているので，自分自身が外科医として如何にあるべきか（資質）をも問い直すことができます．小生としては本書の原稿となった資料を拝見して"待ってました!!"と感謝－感激しているところです．

　本書は頭蓋底外科手術の"虎の巻"であると同時に"脳神経外科哲学書"とも言える作品です．昨今の手術手技に関する成書を読む度に「今後このような成書は決して出版されることはないのではないか」とさえ感じています．真の一流脳神経外科医を目指す先生方にとっては生涯に渡って反復学習できるバイブルであることは間違いありません．そのことは一読なされば直ちに御納得頂けると確信しておりますので私は心から－熱烈に!!－本書を推薦申し上げます．

2025年1月

医療法人社団 のう救会
脳神経外科東横浜病院 副院長

郭　樟吾

目 次

I 頭蓋底手術イラスト＆ビデオ

2&4 microsurgery と illustration の方法 ················· 2

床突起髄膜腫① ················· 20

床突起髄膜腫② ················· 42

斜台錐体テント髄膜腫① ················· 60

斜台錐体テント髄膜腫②：SRT後悪性化1症例，CS侵入2症例 ················· 74

斜台錐体テント髄膜腫③：特殊な3症例 ················· 98

斜台錐体テント髄膜腫④：大きな斜台髄膜腫（脳梗塞合併），
　すべての要素をもつ症例，および中等大の斜台髄膜腫 ················· 107

鞍結節髄膜腫 ················· 126

海綿静脈洞髄膜腫① ················· 152

海綿静脈洞髄膜腫② ················· 168

海綿静脈洞髄膜腫③ ················· 178

海綿静脈洞髄膜腫④ ················· 187

海綿静脈洞髄膜腫⑤ ················· 197

聴神経腫瘍 ················· 207

頭蓋咽頭腫 ················· 232

眼窩内腫瘍①：総論 ················· 262

眼窩内腫瘍②：眼窩内海綿状血管腫（CA） ················· 288

眼窩内腫瘍③ ················· 297

II 補充症例

補充症例①　床突起髄膜腫 ················· 304

補充症例②　床突起髄膜腫 ················· 306

補充症例③　床突起髄膜腫 ················· 307

補充症例④　床突起髄膜腫 ················· 311

補充症例⑤　斜台錐体テント髄膜腫 ················· 313

補充症例⑥　鞍結節髄膜腫 ················· 320

補充症例⑦　鞍結節髄膜腫 ················· 325

補充症例⑧　聴神経腫瘍 ················· 329

補充症例⑨　聴神経腫瘍 ……………………………………………… 332

補充症例⑩　頭蓋咽頭腫 ……………………………………………… 334

補充症例⑪　頭蓋咽頭腫 ……………………………………………… 336

補充症例⑫　眼窩内腫瘍 ……………………………………………… 337

Ⅲ 図説 脳神経外科局所解剖診断学

「図説 脳神経外科局所解剖診断学」を著すにあたって ……………… 344

神経症候学の基本的事項 ……………………………………………… 345

大脳の機能分化とその障害による症候 ……………………………… 362

錐体路と錐体外路および不随意運動 ………………………………… 374

下垂体，視床下部，自律神経，およびテント上血管障害 …………… 380

脳幹，三叉神経，顔面神経，および痛みと不随意運動の外科 ……… 385

Ⅳ 付録：論説集

論説

巻頭言"極意" …………………………………………………………… 404

脳外科医の365日 私の好きなフラメンコギターの1枚 …………… 405

温故創新 私の想う温故創新 ………………………………………… 405

温故創新 三国志と師と反面教師 …………………………………… 407

扉 鷹の眼と獅子の心と貴婦人の手 ………………………………… 408

佐野圭司先生の想い出－私の学生時代から振り返って－ ………… 410

横浜市立大学脳神経外科学講座50周年記念に寄せて ……………… 411

手術 図解

How I Do It 5　症例：Hypervascular frontal falx meningioma ………… 413

脳室内メニンジオーマ ………………………………………………… 417

大孔斜台部髄膜腫 ……………………………………………………… 419

索引 ……………………………………………………………………… 422

著者略歴 ………………………………………………………………… 431

動画視聴方法

本書の内容に関連した動画をメジカルビュー社のホームページでストリーミング配信しております。下記の手順でご利用ください（下記はパソコンで表示した場合の画面です。スマートフォンやタブレット端末などで見た場合の画面とは異なります）。

※動画配信は本書刊行から一定期間経過後に終了いたしますので，あらかじめご了承ください。

1 下記URLにアクセスします。
https://www.medicalview.co.jp/movies/

スマートフォンやタブレット端末では，二次元バーコードから **3** のパスワード入力画面にアクセス可能です。その際は二次元バーコードリーダーのブラウザではなく，SafariやChrome，標準ブラウザでご覧ください。

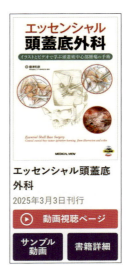

2 表示されたページの本書タイトルそばにある「動画視聴ページ」のボタンをクリックします。

3 パスワード入力画面が表示されますので，利用規約に同意していただき，下記のパスワードを半角で入力します。

64747821

4 本書の動画視聴ページが表示されますので，視聴したい動画のサムネイルをクリックすると動画が再生されます。

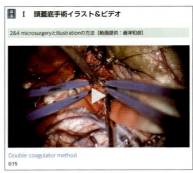

動作環境

※動画視聴の際にはインターネットへの接続が必要となります。下記は2025年1月時点での動作環境で，予告なく変更となる場合がございます。

※パソコンの場合は2.0Mbps以上の，タブレットの場合はWi-FiやLTE等の高速で安定したインターネット接続をご使用ください。

※通信料はお客様のご負担となります。

Windows
OS：Windows 11/10（JavaScriptが動作すること）
ブラウザ：Microsoft Edge・Chrome・Firefox 最新バージョン

Macintosh
OS：13〜11（JavaScriptが動作すること）
ブラウザ：Safari・Chrome・Firefox 最新バージョン

スマートフォン，タブレット端末
2025年1月時点で最新のiOS端末では動作確認済みです。Android端末の場合，端末の種類やブラウザアプリによっては正常に視聴できない場合があります。

I

頭蓋底手術
イラスト＆ビデオ

I 頭蓋底手術 イラスト&ビデオ

2&4 microsurgeryと illustrationの方法

- 心と技の伝承と2&4, 3&5 method
- Operating room nurse (OR Nrs) の教育
- 2D vs 3D VISION
- All for One Surgery
- 自分で工夫する dynamic microsurgery の修練
- イラストとビデオ編集による手術記録作成法
- Digital vs Analogue
- 絵画と文明の確執の歴史と AI

　　　　　　　　　の順に記述する.

心と技の伝承と2&4, 3&5 method

我々の脳神経外科手術に於ける心と技の伝承
Our style in handing over spirit and technique of neurosurgical operation

横浜医療センター脳神経外科　藤津和彦, 宮原宏輔, 岡田　富, 谷野　慎, 他
CNTT2023 より改変

"Self-retaining retractorがあるのだからmicrosurgery は自分一人ですべての事態に対応できるskillを習得すべきだ"
この考えはまったく正しい.
しかし "複雑な操作が要求される局面" で, 自在鉤は術者の希望を聞いて自動で動いてはくれない.

Yaşargil の microsurgery は, 術者の技量を極限まで高めることにはきわめて熱心だが, 助手の技量向上には "ほとんど無関心である"
　　　　　　　　　　　　　VS
故 杉田慶一郎先生や私の恩師 故 桑原武夫先生は "助手が積極的に手を出すよう" 指導された

我々の手術教育法：2&4, 3&5

- やって見せて, 手伝わせてみる.
- やらせてみて, 手伝ってみる.
- 助手を上手にできれば必ず良い術者になれる.

この指導方法で落伍者はいないし, 指導医を限定しているので有害事象は1例もない
　　　そもそも
Fujitsu Schule, Fujitsu Lehre を学びたい者しか来ない
"Experience is the best teacher"

助手は何をすれば良いのかわかっていない
Clumsy 2 & 4 by 1st year Resident.

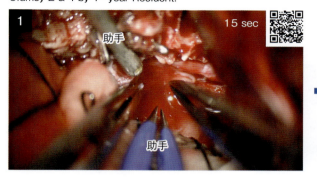

そんなときには，手を取って教える
Operator instructing Assistant in proper use of sucker.
Example is better than precept.

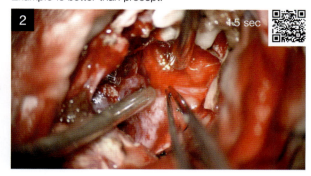

All for One

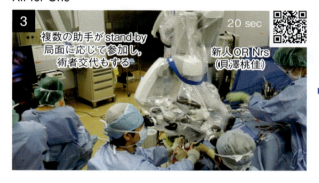

なるべく全員が参加して達成感も反省も共有する

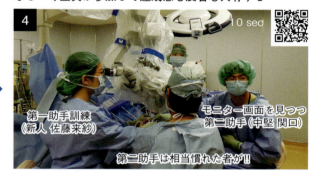

術者になったら
- 指導助手が術中に与える厳しい"目と口と手"の試練に耐える精神力を養うこと!!
- "褒められなければ動けない"では"万年一兵卒"

口も手も出されると動きが硬くなる

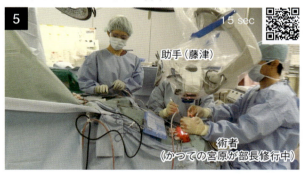

顕微鏡－内視鏡同時手術
術者がしゃべればブツブツが気にならない．

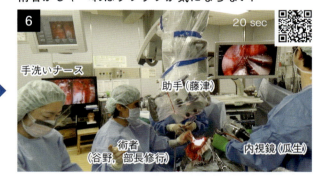

Case 1: 37M Hypervascular meningioma

Pre-OP

- 左側（優位側）のhypervascular clinoidal meningioma：左側視野障害あり．

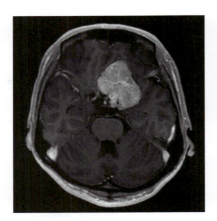
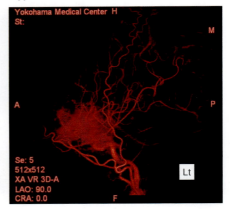

Hypervascular

OP

2 & 4 double coagulator method

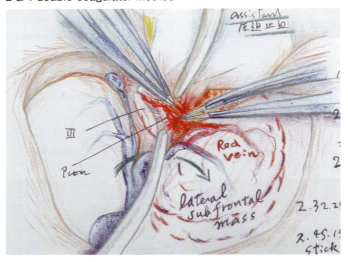

Double coagulator method

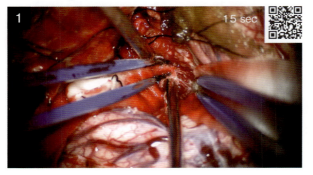

Triple sucker method

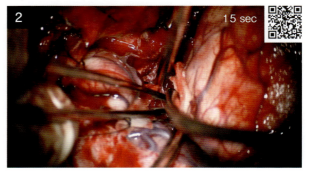

Post-OP

- 腫瘍は完全切除され，視野視力障害も消失．

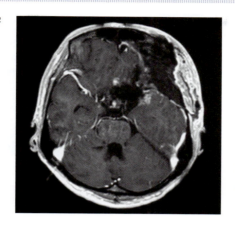

Hypervascular meningiomaへの対処法に関してはclinoid Mx1（p.37）も参照されたい．

一般的に行われる2&3 methodでよく見られる操作

Hemostatics and cottonoid use in 2&3
通常行われている方法は2&3．つまり助手は1つの手しか入れない．
手が足りず!!，おまけに押さえるポイントがずれ，出血点と止血材料の間に隙間が生じている．

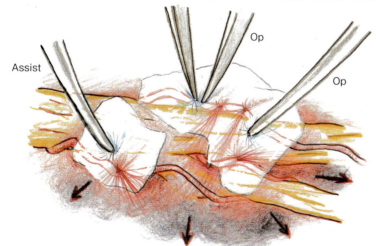

出血点と止血材料との間に少しでも隙間が残ったら出血は絶対に止まらない．
↓
助手は両者を密着させながら上手に吸引して術者を助けること．

5th Hand: Scrub Nrs or 2nd Assist

術者になったら
出血点をpin-pointして見極める胆力を養うこと
怖くなって無暗に綿を詰め込むと出血が深部に蓄積し，脳が腫れて取り返しのつかない事態になる

止血材料が吸引管に吸着されぬよう
↓
1ヵ所に三枚重ね

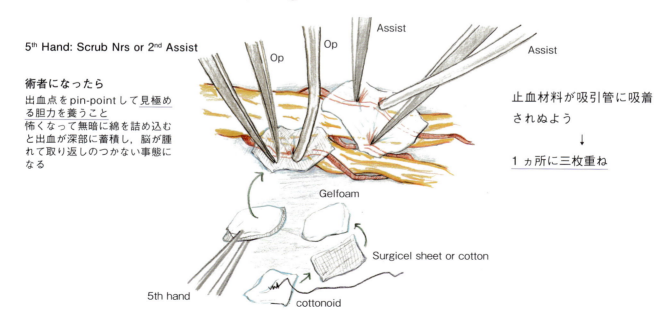

術者は深部から順々に止血

- 助手はその間，両手を用いてポイントをずらさず上手に圧迫，吸引する．Double coagulator methodも良い．
- Scrub Nrsまたは2nd Assistは第五の手として指定された箇所に物を．

Cross-hand (X-shaped) manipulation and parallel (W-shaped) manipulation

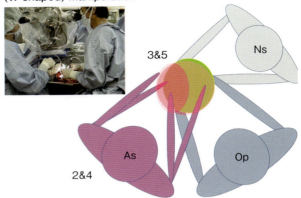

3 & 5

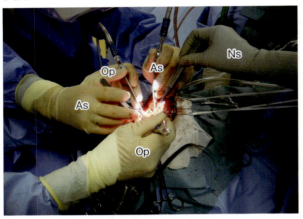

2 & 4+5th (water irrigation) : scrub nurse or 2nd assistant

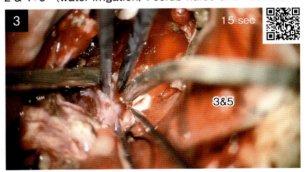

OR Nrsの教育

- Operating room nurse（OR Nrs）の教育もきわめて重要である．
- *以下，OR Nrs研究会のスライド借用

Discipline 1
"言われた物を渡すだけなら
ナースである必要はない"

その心は：
"オペルーム・ナースは
　手洗いナースの器具手渡し
　　　　　と
　外まわりナースの介助
とを中心に全員が第二，第三の助手として動けるように務めています"

Rt pterional approach

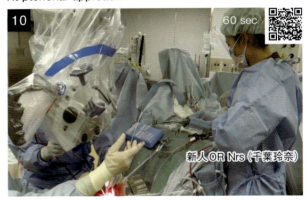

新人OR Nrs（千葉玲奈）

2&4 microsurgeryとillustrationの方法

Discipline 2

"術者と助手は目も手も
マイクロの術野に縛り付けられている"

その心は：
空中箸渡しは不安定なのでダメ!!
"静かに手渡し、決してパッと離さないようにします"
"術者が指定するマイクロの光の中に綿片や止血剤料を置きます"
"吸引が命－常にその閉塞に備えます"

Case 2: 50F Rt combined type clinoidal Mx with CS and ICA adventitial invasion

- 別の手術症例でassistantが"空中箸渡し"をしている悪例を示す．
- Rt blind

Pre-OP

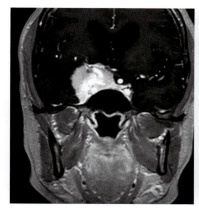
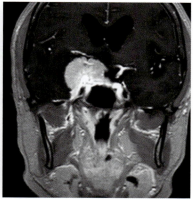

OP

1 Intra-OP ICA injury. Invasive not only to ICA adventitia, but to nerve.

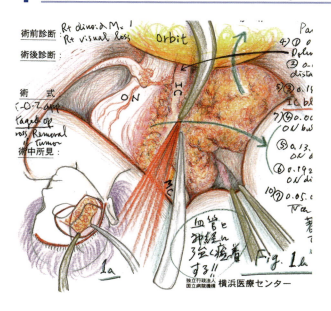

第一助手に向かってここまで持ってきて!!
出血点を見定めている人に止血材料の"空中箸渡し"はダメ!!

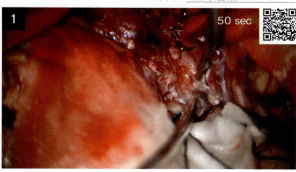

2 血管，神経に腫瘍細片を残す

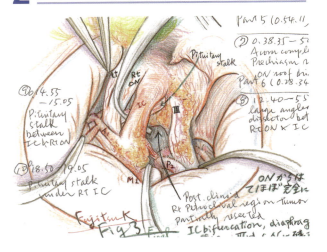

Post-OP

Rt visual loss: no change; Tumor rest under control with SRT

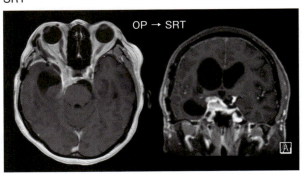

その他：頭蓋底髄膜腫手術で身に着けてほしいいくつかのテクニック

A：Fork-lifting technique

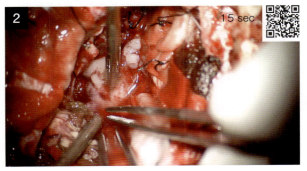

C：Multi-rip creating method to make tumor slim

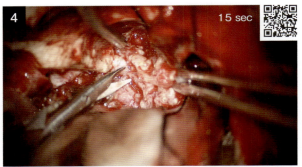

E：Bipolar cutting debulking of hard tumor

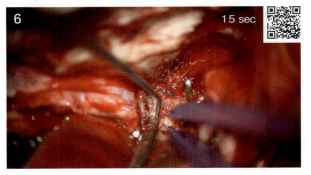

B：Stick and lift: fork-lifting

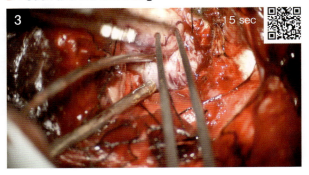

D：Tumor removal completed with multi-rip method

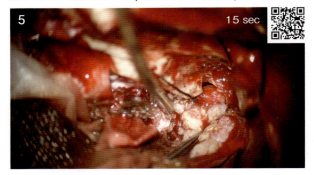

F：Angled-tip bipolar forceps for basal dura coagulation

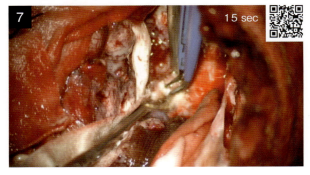

2D vs 3Dおよび視覚心理学的考察

必ずしも常に双眼視できている訳ではない．

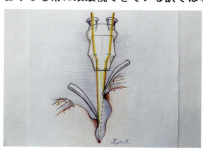

Assistant scope は疑似双眼
意識的単眼視の訓練

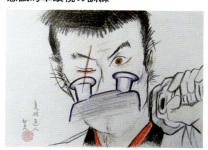

NF Kassell　Virginia
生来ほとんど単眼！だが動脈瘤のmicrosurgeryは大変上手．個人情報だが，彼は公にしている．

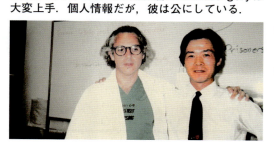

- 彼は ceiling-mounted microscope をきわめて頻回に動かして手術する．
- 手術以外でも，物をしっかり観察するときは盛んに視軸をずらす．

"異なる深度の多発出血"
これを見定める3D driverを鍛えること!!

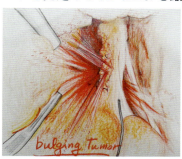

立体視を助ける要素
shading, focus, defocus

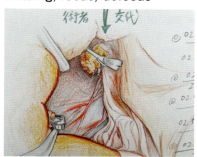

セザンヌ「果物籠のある生物」(1888-90)
- Visual axis alteration

その他多くの3D driverがある．
- Background
- Foreground
- Framing effect

歌川広重 (1797-1858)「月に雁」

Ponzo effect：Mario Ponzo (1913)
遠近法の視覚経験のためAのほうがBよりも長く見える
Perspective Visual Experience

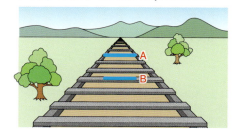

結論
我々が生来もっている3D driverを疑似双眼を通じて鍛え上げることこそがmicrosurgery上達の王道である．

I 頭蓋底手術 イラスト&ビデオ

All for One Surgery

- Microsurgery以前の手術においては術者の前にVorstandとして指導者が立ち"手取り足取り教える"のが外科の教育スタイルであった.

- Macroからmicroへの移行期に脳神経外科医となった私には"良き時代の教育方式"が頭から離れることがなかった.

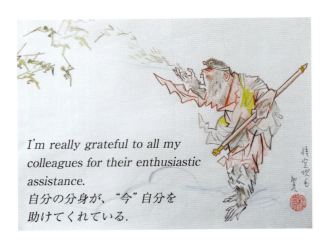

I'm really grateful to all my colleagues for their enthusiastic assistance.
自分の分身が、"今"自分を助けてくれている.

2013年2月　東京慈恵会医科大学附属柏病院にて
柏病院の先生方は皆、私の2&4を継承してくださってます.

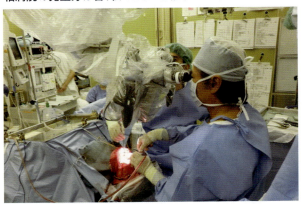

さらにAll for One Microsurgeryのススメ

大義　Great Cause
One Operation,
One Patient

今日, "one for all, all for one"は"一人は皆のため, 皆は一人のために"と訳されることが多い. これは多分にラグビー人気の影響だとは思うが, それもまた面白い解釈で否定さるべきことではない. しかし, 三銃士の映画を注意深く聞いていると"great cause 大儀"という言葉がなん度か聞こえてくる. 中世ヨーロッパではいく度となく用いられた言葉であろう.

それ故に
"最初のoneは一人を意味するが, 最後のoneは大儀を意味している"
と解釈するのが正しいであろう.

我々にとって大儀とはone operation, one patientに他ならない.

All for One Collaboration Microsurgery after Fujitsu
Two-some four-hand (2 & 4) and/or Three-some five-hand (3 & 5)
Microsurgery (2nd CNTT 1993)

［参考文献］
1) 郭 樟吾, 藤津和彦, 他. 横浜医療センターにおける脳神経外科手術教育と技術継承－脳べらを用いないtwo-some cross-arm操作による顕微鏡手術－. 医療. 2010; 64: 689-92.
2) Okada T, Fujitsu K, et al. Parieto-occipital interhemispheric transfalcine, trans-bitentorial approach for radical resection of falcotentorial meningiomas. J Neurol Surg A Cent Eur Neurosurg. 2020; 81 (4): 355-61.

筆者が"脳ヘラを用いない顕微鏡手術"について本邦で初めて発表したのは左に示すように1993年の「第2回 脳神経外科手術と機器学会」でした.

筆者らのpriorityの歴史に関しては文献[3] (p.408参照)に紹介してある随筆「鷹の眼と獅子の心と貴婦人の手」に述べてありますので興味ある方は参照ください.

3) 藤津和彦.(扉)鷹の眼と獅子の心と貴婦人の手. No Shinkei Geka. 2019; 4: 385-7.
4) Spetzler RF, Sanai N. The quiet revolution: retractorless surgery for complex vascular and skull base lesions. J Neurosurg. 2012; 116: 291-300.

Face to Face Cooperation
～ Basal interhemispheric approach ～
Face to faceのOPではassistantも立体双眼鏡の使用ができる．しかしassistant scopeは疑似双眼のほうがその他の局面への応用が利くしassistantの訓練のためにも良い．

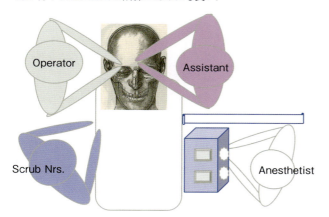

Face to Face Cooperation
～ Lt. park-bench position ～
説明：左図参照

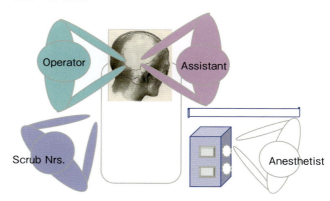

Side by Side Cooperation（2&4 "W"）
Two-some Parallel-arm 4-hand microsurgery

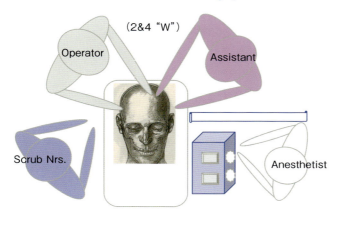

Side by Side Cooperation（2&4 "X"）
Two-some Cross-arm 4-hand microsurgery

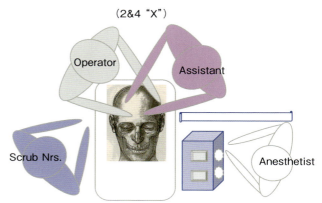

　2&4や3&5は，いきなり難しい手術でやろうとしないで，最も頻繁に行っている手術例えば中大脳動脈瘤手術などから練習を始めると良い．
　また，この方法は決して脳ヘラや自在鉤の使用を否定するものではない．術者と助手の手の動きの邪魔にならなければ使用することもある．また術者が1人で固定術野で集中したい微小吻合などにはよく用いている．さらに言えば，多くの達人はすでにヘラなし操作をいろいろな局面で使用してきている。要は，系統的に日常手術に取り入れて行くことに実用的かつ教育的意義があるからである．これらのことは各章の実際の症例のビデオを見ていただければ理解していただけると思う．

Case 3: Non-ruptured MCA AN

1 2&4 MCA AN Op

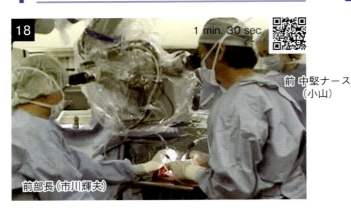

2 2 & 4 Acom AN Op

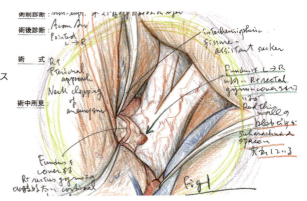

3 Broad neckで2個のthin red bleb

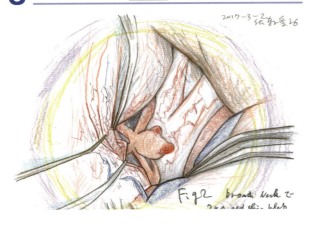

4 Final view

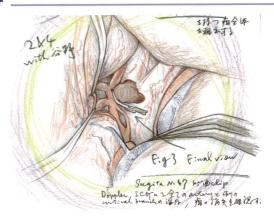

私が新人脳神経外科医に勧めていること

1) ORで模型相手に顕微鏡操作の訓練
   微小吻合も大事だが，大きく自由に，自分と顕微鏡の動きを同期させる訓練は，もっと大事!!
2) 助手に入れてもらったら，術者の意図を汲み取ることを第一にして，邪魔にならないように自分の両手を入れる空間を探すこと．よい助手は必ず良い術者になる．
3) 開閉頭時，時間に余裕があれば指導者の許しを得て次に述べる **micro-macrosurgery** の訓練を．
4) 見学するときはモニター画面だけでなく，マクロにおける術者，助手，ナースの動きにも注目する．
5) 最も大事なことは"他施設に異動になったら私の教えはいったん忘れ，その施設の教えにすべて従うこと"指導者を否定しなければ必ず何かを得られる．

When in Rome, do as the Romans do

私が他の脳神経外科医の手術を見ていて一番気になることは

- きわめて"せわしなく"反復動作を繰り返す人が大変多いことである．
- なかでも吸引管を前後左右に忙しく動かす人が多い．
- 無意識でそうしていると，その途中で出血しても正確に出血点をpin-pointできない．出血の瞬間を記憶していないためである．
- 危険な箇所ほどそうなる人が多いのは気持ちの不安がそうさせているのであろうと推察される．
- あるいは"人に見られている"という意識が焦りを生むのかもしれない．いずれにしても危険な箇所ではなお一層落ち着いた操作が要求される．
- 厳しい批判の目と言葉を背中に感じながら手術することが一番の精神修行になる．
- "One stroke, one break"の気持ちをもってほしい．

自分で工夫するdynamic microsurgeryの修練

Dynamic microsurgery

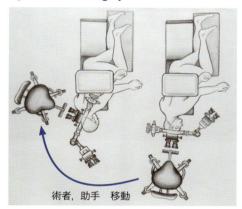

術者，助手　移動

One-hand control of microscope with the other hand's guide in the operating field

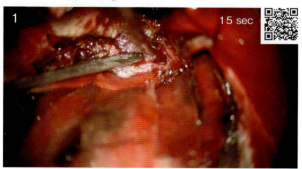

15 sec

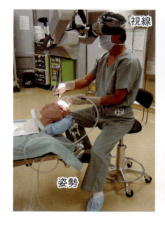

視線
姿勢

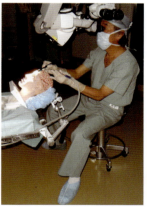

ときにはわざと苦しい姿勢の訓練も
ただし，通常はこれは"禁じ手"

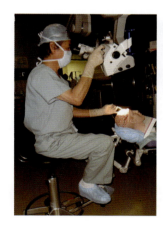

片手をguideにしてもう一方の手でmicroscopeを操作し，distanceとfocusを調整する訓練が一番大事

手術顕微鏡の操作①
- 上手な人ほど顕微鏡が良く動き，未熟な人は動かない．利き手と反対の手（主として吸引管を持つ手）を術野の中心にguideとして置いて，利き手で顕微鏡を動かし，ときには術者自身の位置も移動し，目的の角度と位置をとらえたら顕微鏡から手を離し，素早く利き手に必要な器具（forceps, dissector, scissorsなど）を持つ．Distanceはできるだけ変えずにzoomとfocusを適宜変換する．一瞬の間に多くの調節を行う能力を養わなければならない．2＆4，3＆5で第一助手，第二助手，手洗いナースはこれを助ける．また，できれば術者は利き手の如何にかかわらず左右の手を同じように使い分ける訓練も行うよう心掛ける．
- Point-lockの顕微鏡も悪くないが，余分な操作機能が加われば加わる程顕微鏡は重くなり，one-touchの軽い操作性が失われるので，上述のように自分の意のままに顕微鏡を操れるようになるほうが融通性が高い．

手術顕微鏡の操作②
- 編集されたビデオを見るときに注意してほしい最も大事なことがある．多くの編集ビデオでは時間の制約があるために，顕微鏡の角度の変換や位置の移動という"顕微鏡操作の最も肝の部分"が省かれている．本編集ではこの点に十分配慮してイラストなどで補充しているが，それでも限界はある．読者は今見ているビデオのsceneがどのようにしてとらえられたものかを常に自分の頭の中で想定していただきたい．
- 何よりも大事なことは時間の許す限りいろいろな施設の手術室に出向いて，上手な手術もそうでない手術も沢山見て，顕微鏡操作と助手や手洗いナースの協力，さらには麻酔医や外回りナースとの意思疎通の仕方の差を感じ取っていただきたい．
- 手術は決して小手先だけの器用な仕事などではなくて，合理的な総合力であるという最も大事なことが理解できるでしょう．

Macro-surgery under micro-scope: Micro-macrosurgery training

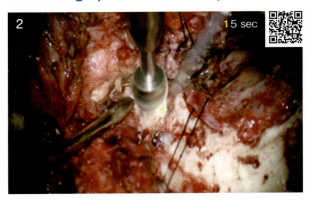

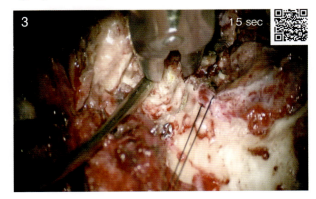

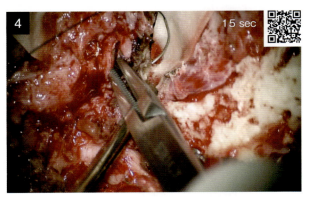

イラストとビデオ編集による手術記録作成法

私の手術記録作成法（ビデオ編集）
- Key sceneと思ったら，その都度外回りナースにビデオタイマーの時間と術者が述べるkey wordをメモしておいてもらう．

私の手術記録作成法

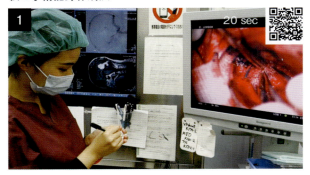

彼女のメモを区分けする（Falco-tent. SFT）

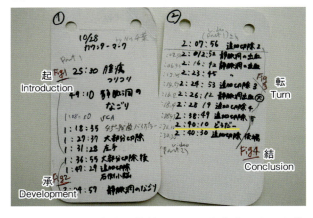

- このメモを参考にビデオを編集すれば長時間の手術ビデオの編集も楽にできる．
- 1 sceneの時間は15秒，長くても30秒，従って1症例1〜5分にまとまる．

- イラストは関連する複数のsceneを合成しながら作成するので，平均Fig.1〜4，多い時にはFig.12まで作成する例もあった．

2 & 4 microsurgeryとillustrationの方法

ビデオも同時に編集できる
Select Video of Case
15sec × 15 = 3min 45sec

1.tumor anterior pole,0.14.45-15.00.mp4

2.crunchy contents,0.25.30-45.mp4

3.bleeding from remnant sinus,0.49.00-15.mp4

4.sca,1.09.00-09.15.mp4

5.angled tip bipolar,1.18.30-45.mp4

6.main portion resection,1.27.40-55.mp4

7.Lt hand bipolar and cut,1.31.25-40.mp4

8.precentral cerebellar vein,1.38.20-35.mp4

9.additional resecton 1,Rt cerebellum,1.48.15-30.mp4

10.additional resection 2,upper portion、2.06.00-15.mp4

11.additional resection 3,posterior part, bleed,part2.0.1...

12.gelform,sugicel hemostasis,part2.0.15.25-50.mp4

13.additional resect 4,posterior,0.16.25-40.mp4

14.additional resect 5,posterior,0.26.15-30.mp4

15.final view,0.44.35-50.mp4

Case 4：50F　Recurrent SFT (solitary fibrous tumor)

Pre-OP
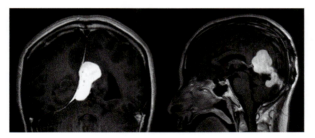

Post-OP
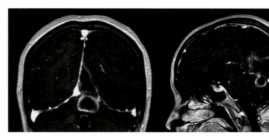

OP

起 Introduction
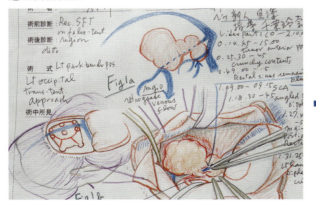

承 Development
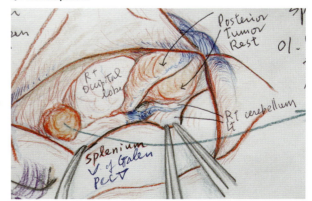

15

転 Turn

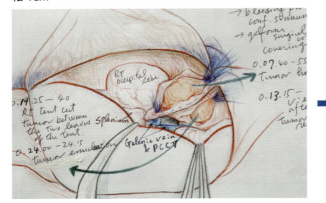

結 Conclusion

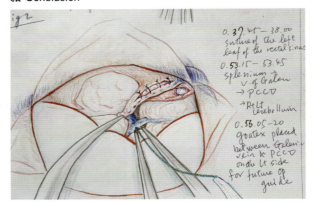

私の手術記録作成法（イラスト作成）

12色の色鉛筆と3色ボールペンと太書き/細書き鉛筆（3〜6B）

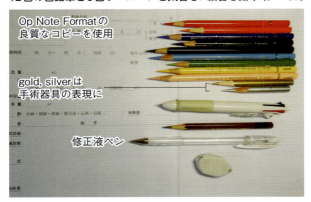

Op Note Formatの良質なコピーを使用

gold, silverは手術器具の表現に

修正液ペン

色付けに際して
生体感を損なわないように，黒い線は赤でなぞっておく

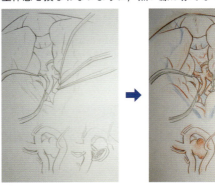

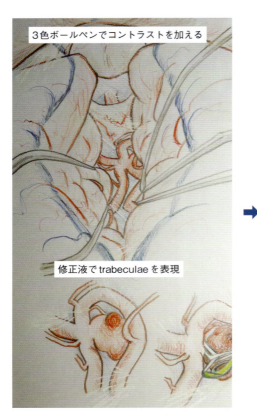

3色ボールペンでコントラストを加える

修正液でtrabeculaeを表現

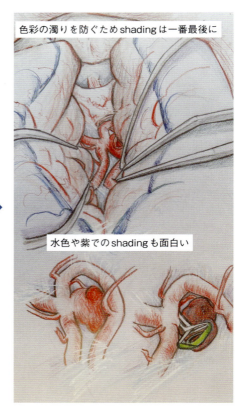

色彩の濁りを防ぐためshadingは一番最後に

水色や紫でのshadingも面白い

Digital vs Analogue

- デジタルアニメ → 誰が描いたのかわからない
- アナログアニメ → 誰が描いたかがすぐにわかる

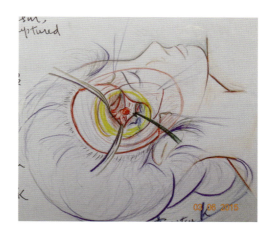

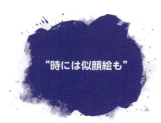

"時には似顔絵も"

アニメ風似顔絵

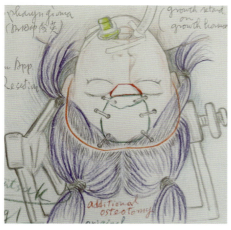

絵にしたくなる顔がある

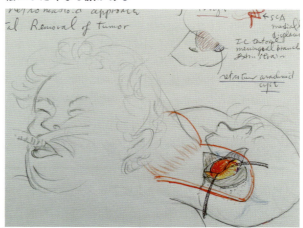

女性です

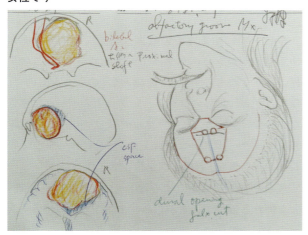

絵になるのは男性も同様です

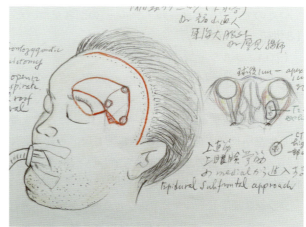

絵画と文明の確執の歴史とAI

"デジタル・イラスト" その発展を見て最近想うこと

ルネサンス以降の絵画技法の変遷

● テンペラ画：イタリア・ルネッサンス初期

[代表作] ボッティチェリ「プリマヴェーラ(春)」(1482)

● フレスコ画

[代表作] ミケランジェロ「天地創造」(1503-1512)

● 油絵

スフマート技法：輪郭をぼかす.

[代表作] ダ・ヴィンチ「モナリザ」(1508-1512)

・自然界に線は存在しない.

＊北方ルネッサンス(ベルギー)で油絵技法を確立した. ヤン・ファン・アイク(1390-1441)は"神の手を持つ画家"と言われ, ブルゴーニュ公フィリップⅢ世(ジャンヌ・ダルクを捕えてイギリスに引き渡した人)の宮廷画家となった.

● ポワンチエ技法

[代表作] フェルメール「真珠の耳飾りの少女(1665?)」

・フェルメールは光の画家ともよばれ, 瞳や唇に光の反射を表現する明るい点(ポワンチエ)を巧みに用いた.

● 水彩画

[代表作] ターナー「戦艦テメレール号」(1838)
モロー「出現」(1876)

絵画 vs 文明の進化

青色：アフガニスタン産ラピスラズリ(ウルトラマリンブルー)は金と同じくらい高価で, それまで青は聖なる人物のガウンなどにしか用いられなかった. パトロンのいたフェルメールはこの青を効果的に用いたので, "フェルメール・ブルー"の別名がついた.

18世紀

1704：プルシャンブルーの発明

カメラの発明(camera obscura 暗箱はダ・ヴィンチ時代からある)

18世紀末産業革命：プルシャンブルーの安価大量生産→清国を経て浮世絵の青にも用いられた. ルノアールは青の用い方が最も難しいと言っている.

19世紀半ば

フランス画家ドミニク・アングルらが"肖像画が売れなくなる"としてカメラ写真展示反対運動を起こす.

上記の如く, 絵画と文明の進化の間には過去にいく度かの確執が生じた. これは絵画に限らず映像, ひいては芸術界全体にもいえることである.

今日の情報化社会では物事への賛否が瞬時に世界を駆け抜ける. そして今, デジタル, コンピューター, AIが"人類がいまだかつて経験したことのない"問題を提起している.

今日すでに始まっているように, この世界のあらゆる事柄がコンピューターで動き始めると, "この世界の存在そのものが『幻：まぼろし』のようなもので, なんらかの異世界のコンピューター上のデータにすぎないのではないか"というオックスフォード大学哲学教授ニック・ボストロム博士の「コンピュータシミュレーション仮説」も現実味を帯びてきました.

理論物理学にも似たような「ホログラフィー原理」とよばれる仮説が従来からあります. "重力が働く次元の空間での法則が重力のない, より低い次元の空間での物理法則を記述する理論と等価になる"という考え方のようです. 3次元世界の現象が2次元世界の理論で記述できるホログラフィーのようなものであるならば, そもそも次元というものが本質的なものでは

なく，見方によって増えたり減ったりするものかもしれません（Graphic Science Magazine Newton Vol.40 No.4, 存在とは何か. 2020年4月7日発行）．

そのような哲学に沿って見てみると，絵画こそは前述のように人間の根源にある感覚が生み出した"物の見方"とも考えられるのではないでしょうか．

絵画が今日まで工夫してきた技法のすべてをやがてデジタル画像が行えるようになるのであろうか？

- "モナリザ"のスフマート技法（輪郭線のぼかし）：線を任意の点の集合に変える．
- 逆に，アングルやドガ，日本画のように線を強調することもできる．
- フェルメールのポワンチエ技法（光の反射）：明るい色を任意に点在させる．
- 印象派の筆触分割（色が混ざって暗くなるのを防ぐ）：もともとデジタルではすべての色が分割・点描される．

今のところデジタル・イラストでは制作者が構図，線描することで辛うじて個性を保っているが，

将来，AIがビデオ画面を見ながら制作者の好みに沿って構図，線描，デザイン，デフォルメまでもするようになれば，

結局
"デジタル手法の組み合わせ"の相違が制作者（画家）の個性となるのであろうか？
アナログ人間の私としては次のように想いたい．

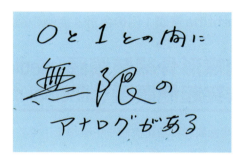

0と1との間に無限のアナログがある

I 頭蓋底手術 イラスト&ビデオ

床突起髄膜腫①

- Medial sphenoidal wing (ridge) meningiomaの8 typesとgross total removal rate (GTR)
- Cavernous sinus (CS) およびadventitial invasion と SHA
- Lateral, medial, posterior type症例ビデオ
- Hypervascular meningiomaの手術
- Zygomatic, orbitozygomatic osteotomyビデオ
- Aggressive changeの頻度と定位放射線治療 (stereotactic radiation therapy：SRT)

の順に記述する．

- 次項（「床突起髄膜腫②」p.42）でDolenc's triangle進入2例，CS上壁浸潤1例，およびICA adventitia浸潤1例の合計4症例の追加ビデオを紹介する．

内側蝶形骨縁髄膜腫〔medial sphenoidal ridge(wing) meningioma(Mx)〕と床突起髄膜腫〔clinoidal meningioma(Mx)〕

　床突起髄膜腫は前床突起を中心に発生する髄膜腫で，内側蝶形骨縁髄膜腫の一つのtypeにすぎないが，同時に内側蝶形骨縁髄膜腫の代表的typeでもあるのでしばしば内側蝶形骨縁髄膜腫と同義に用いられる．前後の文脈で狭義にも広義にも用いられるので了解いただきたい．（以下，症例No.はOriginal Case No.）

　この種の髄膜腫は大きさの割には無症候であることが多い．頭痛，ふらつき，若干の知的機能の低下などにとどまることもある（「補充症例①」p.304）．下図の分類のpara CS typeで三叉神経痛を訴えたまれな例もある（「補充症例②」p.306）．

　視野視力障害も案外と少なく，下図の分類のmedial typeの一部にみられる〔Case 4，補充症例③(p.307)〕．

ただし，Dolencの三角〔Dolenc's triangle：「海綿静脈洞髄膜腫①」(p.152) 参照〕へ侵入した症例では視野視力障害は珍しくない（「床突起髄膜腫②：Case 2」p.45）．Dolenc's triangleで血管や神経に浸潤した例では強い視力障害を示す（「床突起髄膜腫②：Case 4」p.54）．

　Dolenc's triangle Mxで次に述べる上-下垂体動脈（superior hypophyseal artery：SHA）〔「鞍結節髄膜腫」(p.126)，および「眼窩内腫瘍①総論：解剖」(p.264) 参照〕を確認することは少なく「海綿静脈洞髄膜腫⑤：Case 1」(p.197)の2つ目のビデオでは例外的に確認できている），多くの症例では腫瘍によって閉塞してしまっているのであろう．逆にいえば，視力が比較的良好に保たれている症例ではSHAを確認できるチャ

Medial Sphenoid Wing Meningioma Surgery (1995-2020)
102 Cases; Gross Total Removal Rate (GTR)

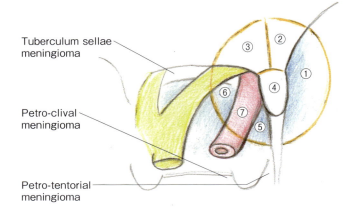

Type⑧（CS）=⑤+⑥+⑦+CS

GTR preventing factors
* ICA, M1, A1 adventitial invasion
* CS involvement

Type	GTR
① Para CS type	17/18 (94%)
② Wing root type	14/15 (93%)
③ Anterior type	9/10 (90%)
④ Pure clinoidal type	10/10 (100%)
⑤ Lateral type	8/12 (67%)
⑥ Medial type	8/9 (89%)
⑦ Posterior type	3/4 (75%)
⑧ Combined type (CS)	5/24 (21%)

ンスがあるともいえる．SHAはDolenc's triangleを開放しなくても確認されることもある（「補充症例⑥」p.320）．

上述のように大きくて無症候の腫瘍が多いゆえに，当然のことながら，いかに神経脱落症候なく全摘するかという手術手技が本腫瘍の主題となる．

上-下垂体動脈（superior hypophyseal artery：SHA）について

内頸動脈の基部内側には，下図に示すようにくも膜下腔の陥入を伴うcarotid caveとよばれるスリット状の空間があり，ここから上-下垂体動脈（SHA）とよばれる特殊な穿通枝が同側の視神経内側，ときには正中の視交叉下面にまで及ぶことがある．この穿通枝の閉塞は同側の視力障害を生じることで恐れられている．ただし，SHAの発達には著しい個人差があり，ほとんど機能しない索状物になっている場合もある．

また，どの穿通枝がSHAなのか判然とせず，内頸動脈内側から分岐する多くの穿通枝のなかに混ざり込んでいる場合もある．SAHに関しては「鞍結節髄膜腫」（p.126），「綿静脈洞髄膜腫⑤」（p.197），「眼窩内腫瘍①」（p.264）でも言及する．

SHAは前床突起を除去してDolenc's triangleを操作するときには特に注意すべき〔「海綿静脈洞髄膜腫⑤：Case 1」（p.197）の2つ目のビデオ参照〕だが，ときには前床突起を除去しなくても，内頸動脈の基部からくも膜下腔に顔を出していることもある〔「補充症例No.⑥」（p.320）の図とビデオを参照〕．

Small subdural segment of "naked" CA (carotid artery)

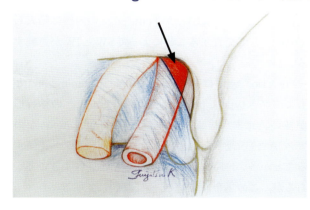

Adventitial invasion が内頸動脈基部に多い理由としてAl-Meftyは発生学的考察を行い，同部がしばしばくも膜下腔の外に発生するために，腫瘍がくも膜のarachnoid layerを経ずに直接に血管外膜に接して浸潤しやすいからである（→）と説明している．
Clinoidal meningiomas（Al-Mefty O. JNS 1990）

Medial sphenoid(al) wing (ridge) meningioma (Mx)のタイプ分類

前ページ下図はmedial sphenoid(al) wing (ridge) meningioma (Mx)を腫瘍のmain attachment (MA)の位置によって8つのtypeに分類し，各type別にgross total removal rate (GTR)を示している．

本腫瘍のGTRを左右する最大の因子はcavernous sinus (CS)への進入（combined type）の有無とadventitial invasion（主に内頸動脈，時に中大脳動脈や前大脳動脈基部）の有無である．CS進入はしばしば内頸動脈基部のadventitial invasionを伴うのでcombined typeのGTRが最も低い．CS進入についてはCS Mx 1に註述する．

筆者は内頸動脈（internal carotid artery：ICA）とMAの位置関係でmedial, lateral, posterior の3つのtype分類を提示しているが，medial typeが最も複雑なcompartmentを形成するにもかかわらずGTRは比較的良好である．このtypeは血管と神経の隙間に入り込む分，lateral typeやposterior typeに比べて比較的軟らかいことがあるためであろう．この3 typeとcombined type，adventitial invasionを伴う腫瘍以外のtypeは比較的容易に良好なGTRを達成できるので省略し，lateral type, medial type, posterior type の順に手術ビデオを提示する．また，本腫瘍のtuberculum sellae Mxやpetro-clival and/ or -tentorial Mxとの移行型については各項で重複議論する．

Clinoidal meningioma の compartment formation

Clinoidal meningioma は発育するにつれて内頚動脈（ICA），前大脳動脈（ACA，主としてA1），中大脳動脈（MCA），後交通動脈（Pcom）とその穿通枝などの動脈と視神経（ON），テント縁（tentorial edge）などの解剖学的構造物によっていくつかの区画（compartment）に分かれる。Willis動脈輪を形成する主幹動脈（ICA，MCA，ACA，PCA）よりも浅く，背側dorsalに発育する部分をsupra-Willis compartment（SW），これらの主幹動脈よりも深部でventralに発育する部分をinfra-Willis compartment（IW）と筆者は定義し，各々を以下のように細分している。このcompartment formationという概念は術中オリエンテーションと安全で根治的な手技にきわめて有用である。

SW$_1$：ICAとACAが形成する三角より前方のcompartment

SW$_2$：ACAとMCAが形成する三角より後方のcompartment

SW$_3$：ICAとMCAが形成する三角より外側のcompartment

IW$_1$：ACA（主にA1）のanterior ventralでONの上にあり，ICAより内側のcompartment

IW$_2$：A1よりposterior ventralでoptic tract（OT）上のcompartment

IW$_3$：ICAとONの間に陥入し，それらのposterior ventralすなわち鞍上部に伸展し，Pcomとその perforatorの内側に発育するcompartment

IW$_4$：Tent. edgeの内側でPcomとそのperforatorの外側に陥入するcompartment

IW$_5$：後床突起を越えてposterior fossaに発育するcompartment

Medial typeではIW$_3$と連続して形成され，lateral typeではIW$_4$に連続して形成される。

SWとIWの連続がどのようになされるかを知ることは大変重要である。

Medial typeではSW$_1$がA1のanterior ventralでONの上にIW$_1$を形成することでSWとIWが連続する。これが発育するとA1のposterior ventralでOTとA1および通常A2のperforator（Heubner's arteryなど）との間にIW$_2$が形成され，さらに発育するとICAとONの間が広がってできる窓（ICA-ON window）を通ってIW$_3$が形成される。

Lateral typeではSW$_3$がTent. edgeの内側に陥入してIW$_4$として発育することによってSWとIWが連続する。

Posterior typeはposterior clinoidal meningiomaともよぶべきtypeでpetroclival meningiomaとの移行形が多い。元来，腫瘍の本体がIW compartmentsなのでPCAとCS後半を巻き込みつつIW$_{5,4}$→SWへ連続することが多い。時にはIW$_{3,2,1}$→SWと逆行することもあるが，この場合はCSを広範に浸潤している。

腫瘍切除の手順

本腫瘍の切除の手順は主幹動脈よりも浅く存在するsupra-Willis compartmentsから始める。多くの場合，最も安全な中頭蓋底のsupra-Willis 3rd compartment（SW$_3$）の減圧切除から始め，SW$_1$，SW$_2$と進み，infra-Willis compatments への連絡路とそのland-markを確認して深部に進行する。無論，できるだけ頭蓋底からのfeederを凝固，切断しながらである。同時に主幹動脈とその穿通枝を確認温存し，各脳神経を剥離温存する（artery-nerve-oriented compartmental resection）。

最初にICAを確認して，次にA1，M1を露出しながら腫瘍のmain attachmentを探してfeeder処理を行うが，**右上図**に示すように<u>腫瘍が進入してきた経路に逆行する如く切除する</u>のが基本的方針である。シルビウス裂を開放しM1から逆行性にICAを露出することもある。

まず，比較的単純なcompartmentを形成する lateral typeから解説し，medial type，posterior typeと続けよう。

Compartment formation of clinoidal meningiomas & Compartment-oriented tumor resection

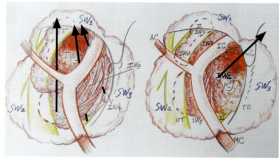

medial type   lateral type

血管（特に穿通枝）と
神経（特に視神経と動眼神経）を
損傷しない.

摘出手技の基本（左図矢印）

"Take out tumor retracing the route
the tumor grows out"

(Fujitsu K. Jpn J Neurosurg 2004)

各 type の手術上の Land-marks

- Lateral type ではテント縁と Ⅲrd CN
- Medial type では ICA-ON (optic nerve) window ── Clinoidectomy & Optic sheath opening required
- Posterior type では Pcom, ant. chroid. a. Parkinson's triangle

Lateral type

Rt pterional view   Compartment 予想図と開頭

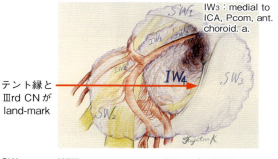
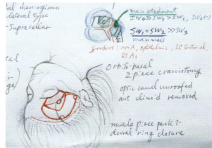

IW3 : medial to ICA, Pcom, ant. choroid. a.

テント縁と Ⅲrd CN が land-mark

SW : supra-Willis compartment   IW : infra-Willis compartment   IW4 : medial to tent. edge, lateral to Pcom and ant. Choroid. a.

Case 1 : 59 F   Rt lateral type

Pre-OP

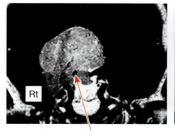
ICA medially displaced

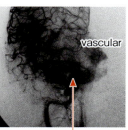
Lateral Type : medially displaced ICA

OP

1 Land-marks for lateral type : Ⅲrd CN, tent. edge

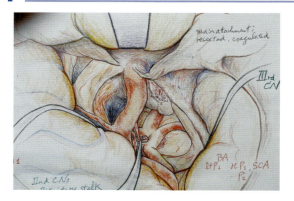

I 頭蓋底手術 イラスト&ビデオ

A：2 & 4 exploring Rt ICA
実際はかなり出血してるが，助手が両手で上手に圧迫吸引してくれている．

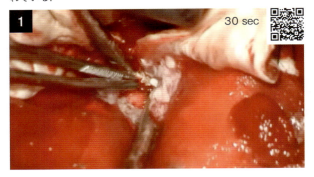

B：Land-marks

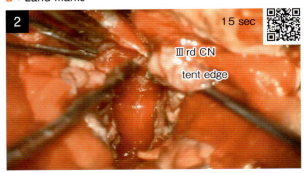

C：Tent. edge 内側，BA complex

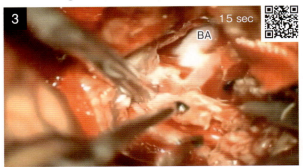

Post-OP
No neurological deficit

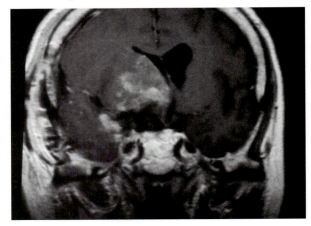

Original Case No.76（元の症例番号を記載）

Case 2：60M Rt lateral type

Pre-OP
- 当科で開発した CO_2 air-jet dissector を多用した例
- Rt blurred vision

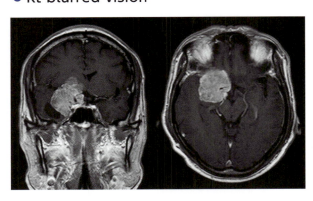

OP

1 Air-jet dissection

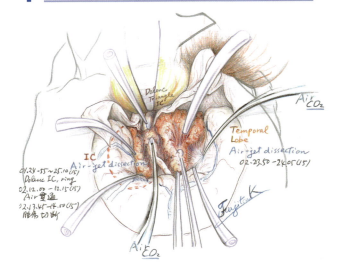

床突起髄膜腫①

A：Rt Dolenc's triangle

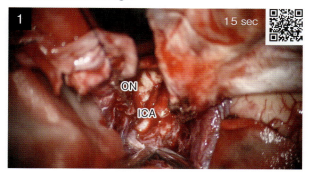

B：Air-jet dissection でICA背側剥離

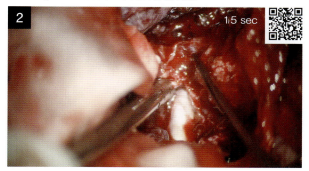

C：Rt ICA, M1 dissection

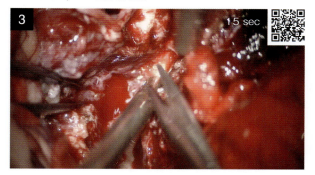

D：Rt temporal arachnoid layer dissection by air-jet

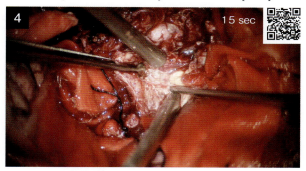

E：Skull base dura coagulation

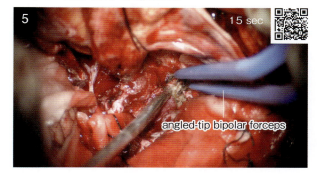

F：Dura coagulation

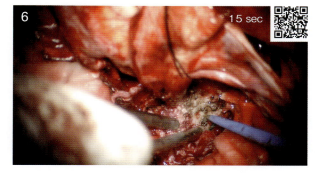

2 Dissection around tent. edge

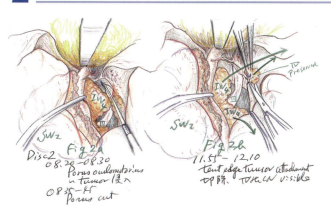

A：Tent. edge cut

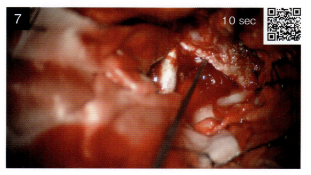

25

B：Porus oculomotorius

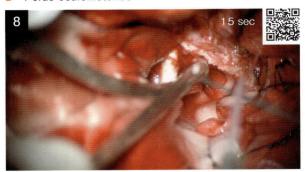

C：Ⅲrd, Ⅳth CN

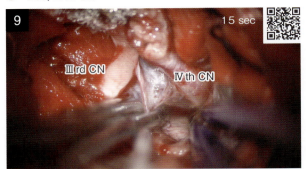

3　A1 dissection between SW1 and SW2: SW1 continuous to IW1

本症例ではair-jetの使用を先行したので，例外的にSW compartmentの切除を後回しにした．

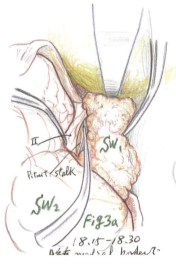

A：Retracting SW1

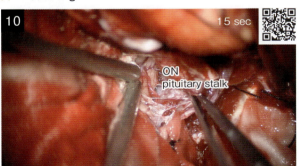

B：A1 air-jet dissection

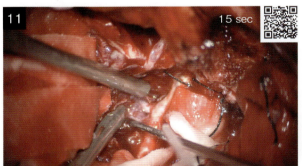

C：RT A1 tracing

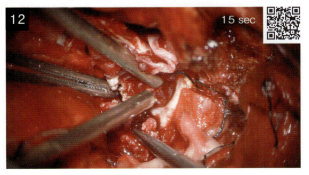

D：SW1 and IW1 compartment

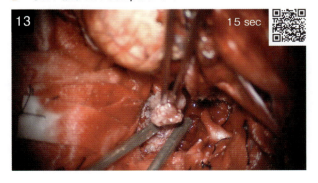

4 Removal of SW2

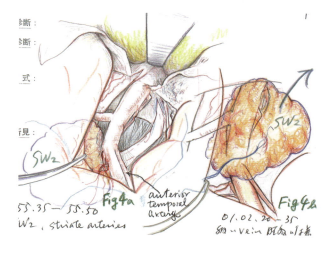

A: M1 explored

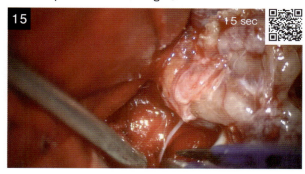

B: Collapsed tumor draining vein

5 Look down, final view

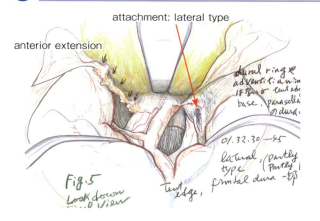

Rt ICA, A1, ON

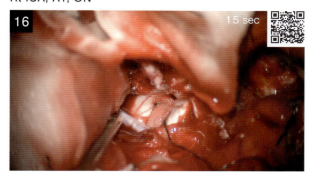

6 Look up, final view

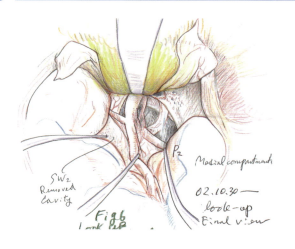

Look up view, lateral to Rt ICA

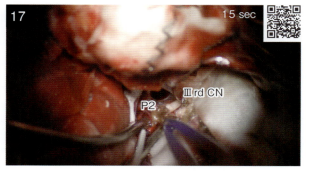

I 頭蓋底手術 イラスト&ビデオ

Post-OP : day 8
- No neurological deficit
- Rt visual problem disappeared

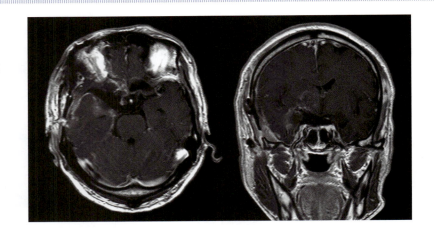

Medial type

Rt pterional view

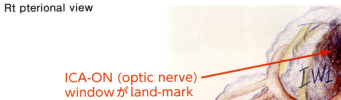

ICA-ON (optic nerve) window が land-mark

SW：supra-Willis compartment
IW：infra-Willis compartment

medial to tent. edge, lateral to Pcom

medial to Pcom and ant. choroid. a.

Original Case No.14

Case 3 : 48 F Rt medial type

Pre-OP

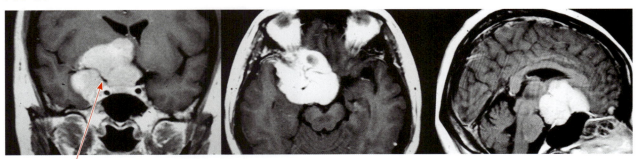

laterally displaced ICA

28

OP

1 M1-ICA dissection and SW₃ removal

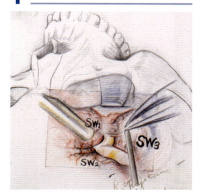

2 A1 origin

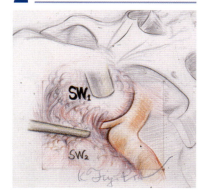

3 A1 tracing after SW₁ removal

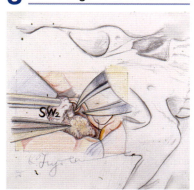

4 ICA-ON window and connection between SW₁ and IW₁

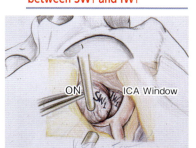

Land-mark：ONとICAに囲まれたwindow が supra-Willis（SW）と infra-Willis（IW） compartment との連絡口

5 IW₁ after SW₁ removal

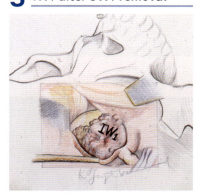

6 IW₁ retraction: ON or OT

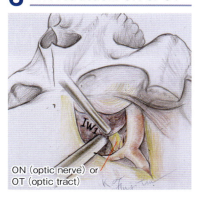

ON (optic nerve) or OT (optic tract)

7 IW₂ and IW₃ after IW₁ removal

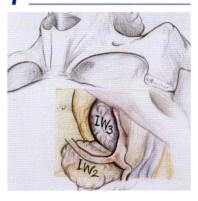

8 IW₂ should be removed from ventral to A1

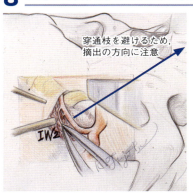

穿通枝を避けるため, 摘出の方向に注意

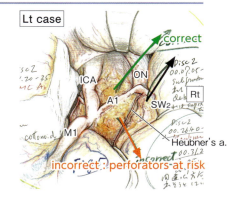

9 IW₃ should be removed from medial to ICA

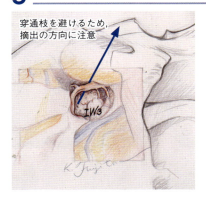

穿通枝を避けるため, 摘出の方向に注意

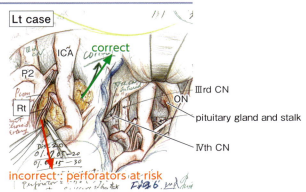

Post-OP

- No neurological deficit

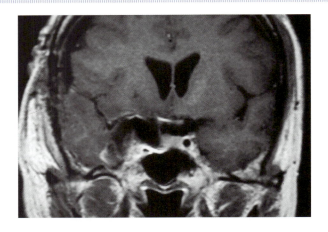

Original Case No.86

Case 4: 53M Lt medial type

Pre-OP

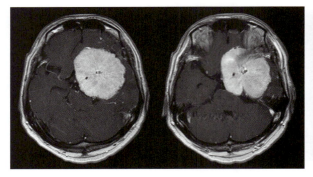

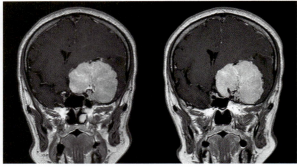

OP

1 Lt orbitozygomatic approach with anterior clinoidectomy

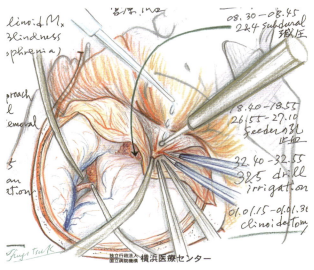

市川 OP, 藤津 Assist

A : CSF aspiration

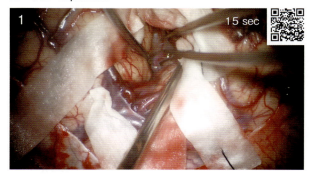

B : 2 & 4 intradural debulking

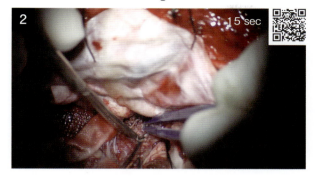

C : [Step 1] Epidural feeder coagulation
Anterior clinoidectomy after obtaining enough epidural working space by intradural partial debulking of the tumor.

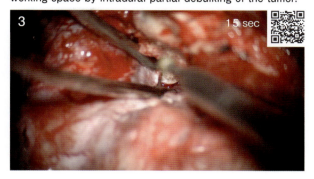

D : [Step 2] 3 & 5 (irrigation) drilling

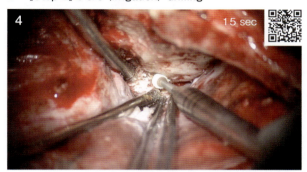

E : [Step 3] Clinoidectomy, hemostasis of tumor feeders

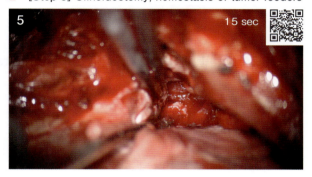

2 Dolenc's ICA anterior loop dissected, optic sheath opened; tumor intrusion evident, but neither adventitial nor dural sheath invasion

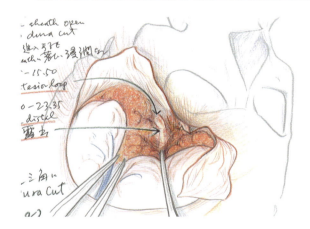

A : Optic sheath opened; tumor intrusion positive, invasion negative

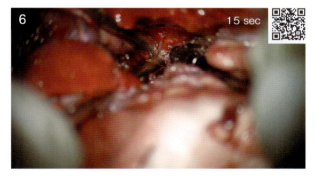

B : Lt ICA anterior loop

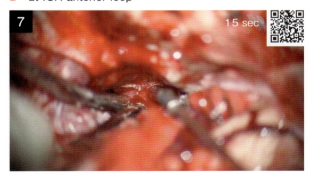

C : Dural ring being cut, opned

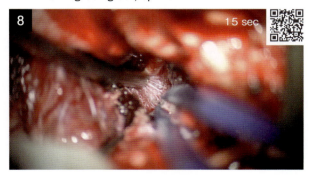

31

3 SW₃ resection

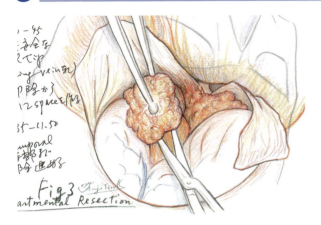

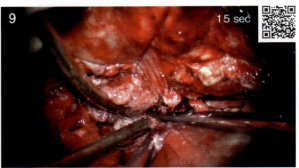

SW₃ resected; temporal tip bridging vein absent

4 MCA small branch avulsion and hemostasis

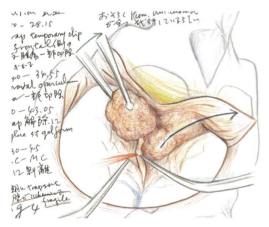

A: MCA small branch (probably anterior temporal artery) avulsion

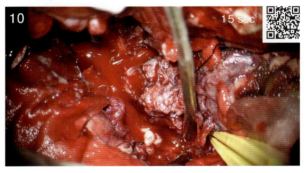

B: Temporary trapping

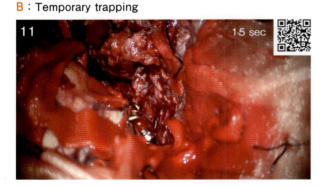

C: Rapid debulking to create manipulation space

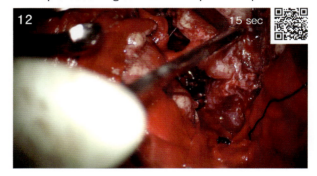

D: Hemostasis and removal of temporary clips

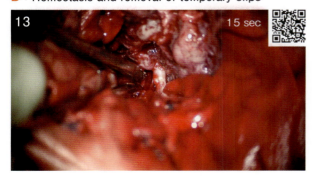

E: Lt ICA-M1 tracing

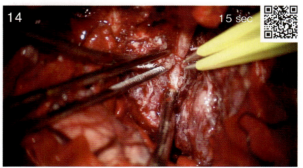

5 ICAとIInd CNの間に最大のattachment：medial type

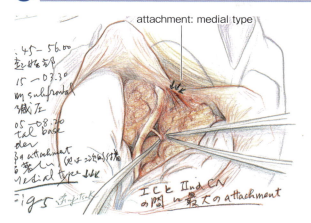

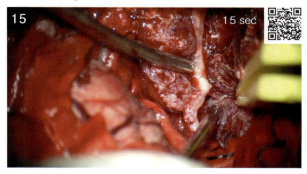

A：Lt A1 origin detected

C：Main attachment medial to ICA: medial type
Relatively small IW3(between ON and ICA) was eventually removed.

B：SW1, 2：subfrontal compartment

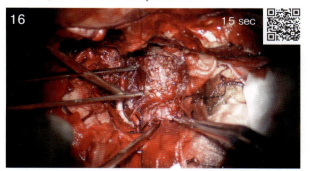

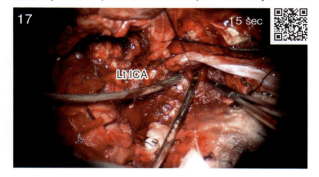

6 ICAとIInd CNの間のattachment

Lt IInd CNは右方へ移動し，ICA-IInd CNの間が広がる．

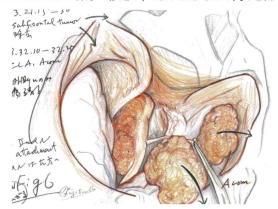

A：Lt ICA, Lt ON, Rt ON

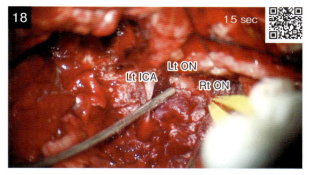

B：Subfrontal mass(SW1, 2 compartment) removal

C：MCA, ICA, A1, Acom

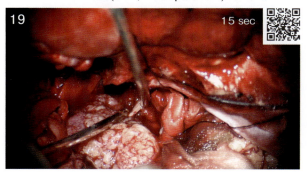

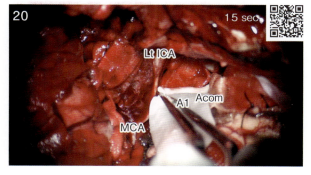

33

7 ICA外側部腫瘍の大部分を切除

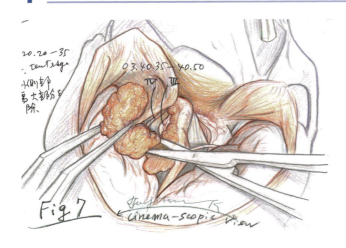

Fig. 7

A：Tent. edge, Ⅳth CN

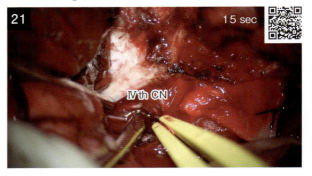

B：Main portion of IW4 compartment (between tent. edge and ICA-Pcom-ant. choroid. a. complex) is being removed

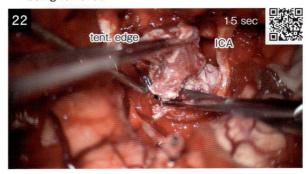

8 Pcomおよびant. choroid. arteryのperforatorsの外側からアプローチ（IW4の切除）

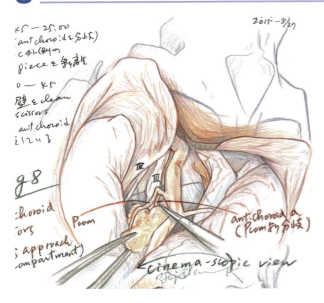

A：IW4 resection being continued

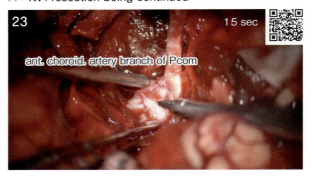

B：Dissection completed

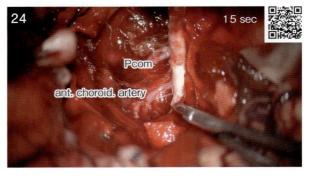

9 Final view

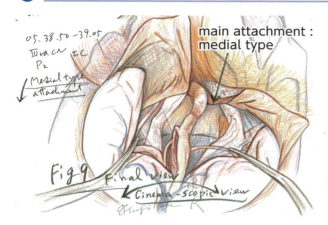

Main attachment: medial to ICA

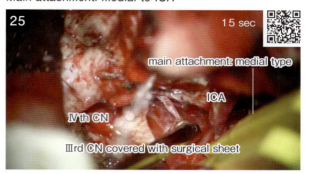

Post-OP

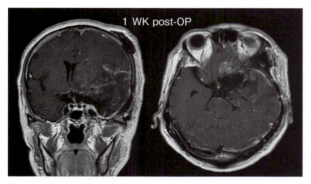

No neurological deficit

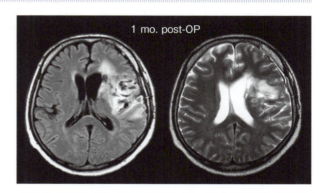

1 mo. post-OP

Schizophreniaのために判然としないが「術前見えなかったのが見えるようになった」と述べるようになった．行動からもそのことを伺うことができる．

Posterior type

Original Case No.62, 66

Case 5: 52M hemiparesis

1st OP

Pre-1st OP

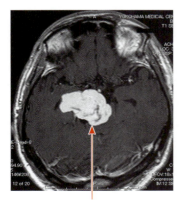

Land-mark: Parkinson's triangle

Post-1st OP

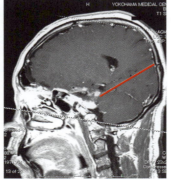

Hemangiopericytoma → GKS

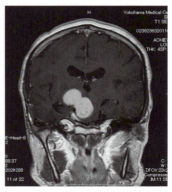

Recurrence in 2yrs, hemiplegia

2nd OP

1 Orbitozygomatic approach, re-open

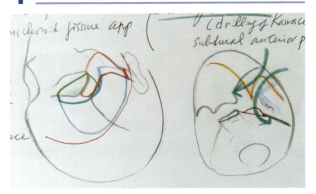

2 全体像：PCA, Pcom perforator involvement

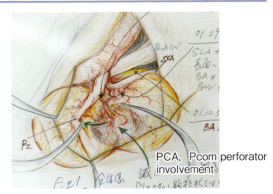

PCA, Pcom perforator involvement

3 Posterior CS surgical margin obtained through Parkinson's triangle

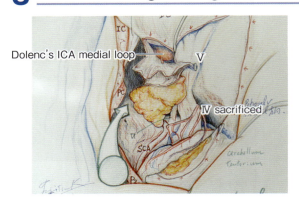

Dolenc's ICA medial loop
Ⅳ sacrificed

A: Anterior margin attacked

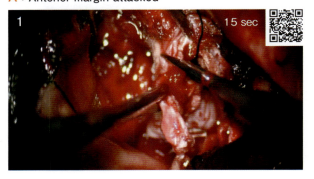

B: Instructing the assistant surgeon

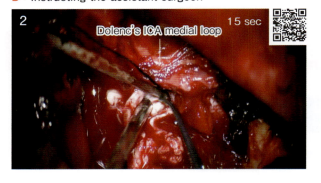

Dolenc's ICA medial loop

C: Meningo-hypophyseal artery; coagulated and cut

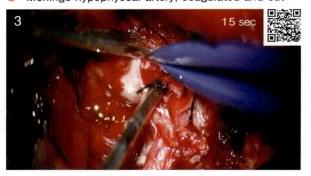

Post-2nd OP

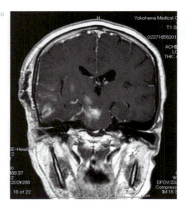

Discharged on foot; No recurrence in more than 10yrs without additional SRT

＊本症例は「補充症例④」(p.311) にさらに詳しくビデオを提示する．

Hypervascular meningiomaの手術

1) 出血に備えて術者と助手の両者が使用できるように bipolar coagulator 本体と forceps を2セット用意する．Sucker 吸引管と吸引瓶本体も3セット用意する．術者が吸引管を2本使用することがある（triple sucker, double coagulator method）．

2) いかに hyervascular でも AVM とは異なり，腫瘍の血行支配にはある程度の領域区分がある（semi-territorial pattern of blood supply）．
各領域毎に減圧，腫瘍血管凝固切断を行うことが肝要．

Hypervascular typeに対するわれわれのセットアップ
Triple sucker, double coagurator method for hypervascular tumors

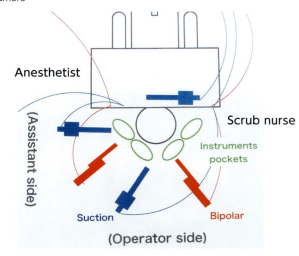

Semi-territorial pattern of tumor blood supply (a, b, c)
- 腫瘍の栄養血管を順々に閉塞するように減圧しつつ止血する．
- 決して真ん中に切り込んで全方面決戦をしないこと！
- Hypervascular meningiomaの手術に関して，私の考えを良く示している論文を以下に記す．

藤津和彦，他(回答)／齋藤 清，他(症例提示・実際の治療経過).
How I Do It 5 症例: Hypervascular frontal falx meningioma. No Shinkei Geka. 2003; 31 (8): 921-3.

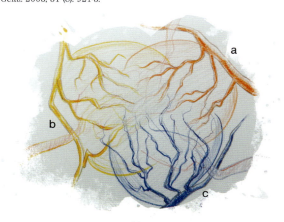

- この「How I Do It」のシリーズは提示された術前の画像を基に何人かの回答者が手術手技を論じるものである．
- 回答者は与えられた症例の経過を前もっては知らされず，次号で実際の経過と全回答者の議論を並列して読者に提示するというユニークな試みである．
- この症例は提示した施設で手術され，初回手術では出血のコントロールに難渋して部分摘出に終わり，合併した術後血種を減圧開頭と薬物療法で乗り越え，2ヵ月後の再手術で全摘されたと次号で明かされた．
- 他の回答者の議論を提示するのは差し障りがあるので，ここでは私：藤津和彦のhypervascular meningiomaに対する手術論だけを紹介した．興味のある方は原著を参照されたい（p.413）．

I 頭蓋底手術 イラスト&ビデオ

Original Case No.99

Case 6: 37M Lt lateral type; hypervascular

Pre-OP

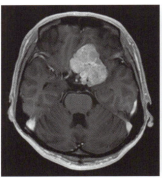
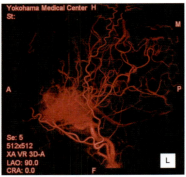

Post-OP

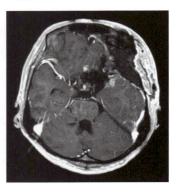

OP

1 2 & 4 double coagulator method

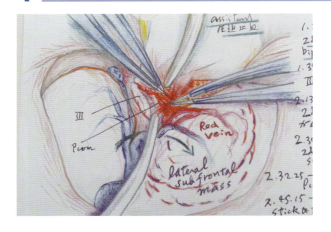

A: 2 & 4 double coagulator method

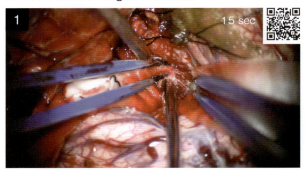

B: Triple sucker method

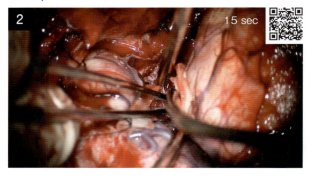

＊本症例は「補充症例③」(p.307)でさらに詳細に提示する.

2 2&4, 3&5 microsurgery が有用

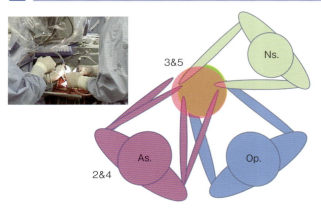
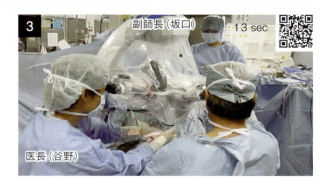

Zygomatic, orbitozygomatic approachの歴史

最後に，medial sphenoidal ridge meningiomaに最も多く使用されるであろうzygomatic, orbitozygomatic approachの歴史について紹介する．これらの代表的なアプローチを用いるとき，その目的は何かをよく考えていただきたい．目的は1）脳の圧排を少なくするためできるだけ低く，深く，開頭する．2）整容上の問題を生じないよう注意する．この2つが大事である．One-pieceの開頭は見た目には美しいが1）の目的を忘れて浅く，通常の開頭とどこが違うのかわからないほど高い開頭になる．蝶形骨翼状突起の基部まで見えなければ本法を行う意味はない．浅い開頭は骨削除を追加せざるを得なくなり，結局2）の目的も達成できなくなることを銘記いただきたい．以下の文献と写真とビデオに説明は不要であろう．

私は3-pieceの段階的osteotomy（zygomectomy → craniotomy → orbitotomy）が最適であると主張し続けている．

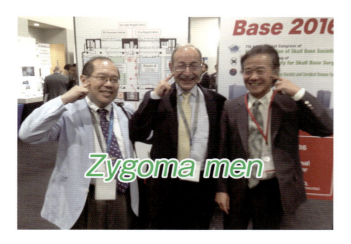

私のJ Neurosurg 1985の発表の翌年1986年，Al-Meftyが改良法を発表した．それ以来われわれは仲良しである．彼の所に留学した坂田先生と3人で一緒に

Pointing Zygoma

日本で開かれたWorld Skull Base Surgery 2016（会長：大畑建治）で

● 文献

1) Fujitsu K, Kuwabara T. Zygomatic approach for lesions in the interpeduncular cistern. J Neurosurg. 1985; 62(3): 340-3.
2) Fujitsu K, Kuwabara T. Orbitocraniobasal approach for anterior communicating artery aneurysms. Neurosurgery. 1986 Mar;18(3):367-9.
3) Fujitsu K. Orbitozygomatic Approach. Techniqus in Neurosurgery 6: 208-14, 2000, Lippincott Williams & Wilkins. Inc. Philadelphia.

Cranio-orbitozygomatic approach to the skull base

1　Zygomectomy

A：外側骨切り

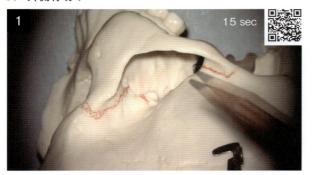

B：内側は正円孔まで

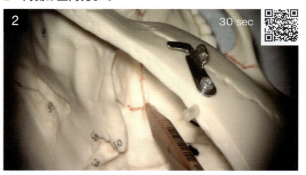

C：Base of pteryoid process visible

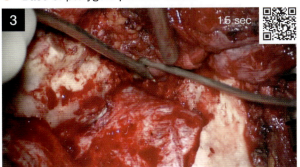

Cranitotomy では temporal base をここまで十分に開けなければ本法を選択する意味がない．それには 3-piece で段階的に osteotomy を行うのが一番良い．

2 Cranio-orbitotomy

A：正円孔まで

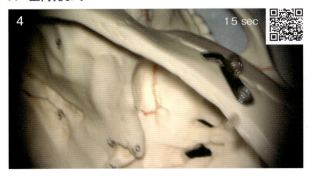

B：Orbitotomy

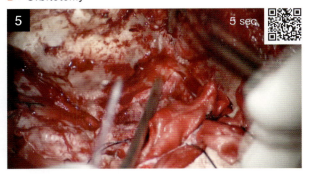

C：Base of pteryoid process visible

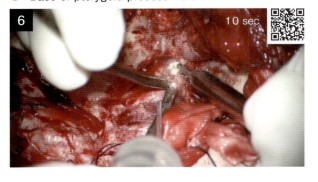

眼窩外側底部の骨は厚いので，最初に太めのドリルで薄くしておいてから，最後に細いドリルか bone saw を用いれば，gap が広がらないで整容的にも良い．

3 Optic canal unroofing と anterior clinoidectomy

A：必要に応じて視神経管開放や前床突起切除（anterior clinoidectomy）を追加

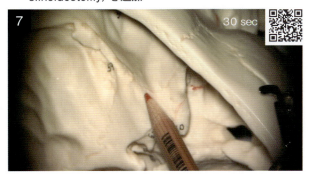

B：眼窩内容

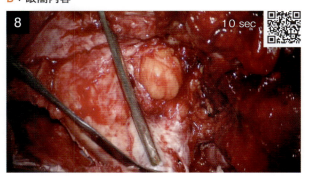

頭蓋底髄膜腫の悪性化の頻度について

本書に示すすべての頭蓋底中心部髄膜腫のうち初回手術の病理診断でgrade 2以上と診断された症例は内側蝶形骨縁髄膜腫のうちの4例のみで，その他の部位においては皆無である．以下に症例No.（Original Case No.）と年齢，性別，病理所見を示す．

No.1：44y M, atypical

No.10：67y F, atypical

No.62：52y M, hemangiopericytoma〔「Case 5」（p.35）と同一症例〕

No.101：50y F, atypical

次に定位放射線療法（SRT）の影響についてのデータを示す．内側蝶形骨縁髄膜腫9例と錐体斜台テント髄膜腫7例の計16例が手術とSRTの併用療法を受けており，多くの症例では残存腫瘍のコントロールに一定期間有効である．これに反して治療経過中にaggressive changeを示した症例が3例あり（3/16：19%），そのうち2例（2/16：13%）は明らかにSRTによるaggressive changeである．この3例を示す．

No.70, 94, 96, 100：35F内側蝶形骨縁髄膜腫，海綿静脈洞内進展

「海綿静脈洞髄膜腫②」（p.168〜177）に詳述．

No.96とNo.100の間にatypical change.

No.100のあとSRT（cyber knife）でtumor under controlだが腫瘍残存．

13年ADL良好で生存中．

No.28, 50, 61, 62：55F, 錐体斜台テント髄膜腫

「斜台錐体テント髄膜腫②」（p.74〜86）に詳述．

No.28とNo.50の間（6年間）に2回SRT（cyber knife）.

No.50とNo.61の間に3回目のSRT.

No.61の手術でanaplastic changeを証明．その後6カ月で死亡．

全経過7.5年

No.58, 82：61M, 錐体斜台テント髄膜腫「補充症例⑤」（p.313〜320）

No.58の手術後SRT，5年後のNo.82の手術でatypical changeを証明．その後8カ月で死亡．

床突起髄膜腫②

[Clinoid Mx2　症例提示]
- Dolenc三角腫瘍除去，visual improvement (Case 1, 2)
- 鞍結節髄膜腫－CS進入例 (Case 3, REC OP)
- Advetitial invasion, IC injury, staged OP, SRT tumor control (Case 4)

Original Case No.83（元の症例番号を記載）

Case 1：63F　Rt pure clinoidal type

1st OP　36F by another neurosurgeon

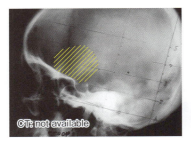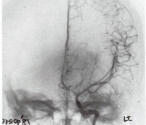

2nd OP　42F by the same neurosurgeon as in the 1st OP

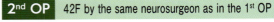
Pre-2nd OP　　　Post-2nd OP

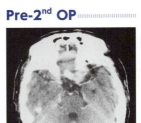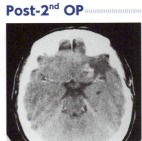

3rd OP　67F by Fujitsu：Dolenc's triangle had never been explored in the previous OPs

Pre-3rd OP
Lt blind, Rt blurred vision

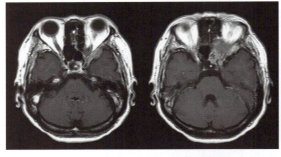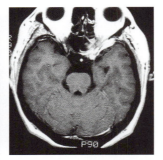

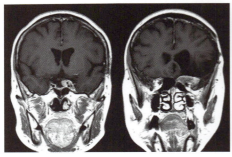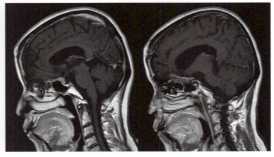

3rd OP

1 Scar-like tumor invasion in Dolenc's triangle

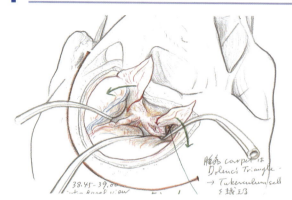

Lt A1 adhering to basal dura

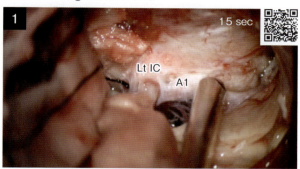

2 Lt Dolenc's triangle-medial to ICA-behind ON: dural invasion positive, but ICA adventitia intact

radical resection possible

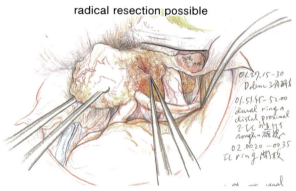

A : For the 1st time explored Dolenc's triangle after clinoidectomy

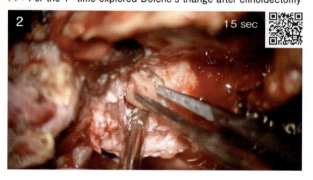

B : Dural ring invaded by tumor

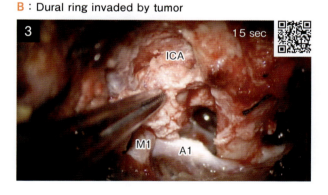

C : Releasing ICA dural ring

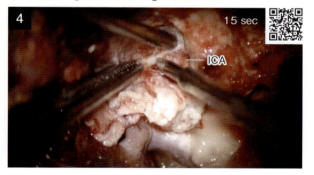

3 Air-jet dissection

ICA ruptureのリスクを避けて血管外膜
筋層から少し離れて剥離する．

A：Air-jet dissection between the dura invaded by tumor and intact ICA

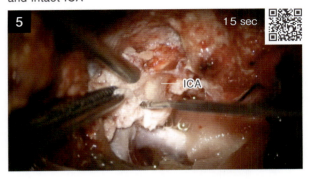

B：ICA dissection toward bifurcation

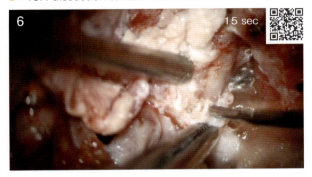

C：Pcom dissection

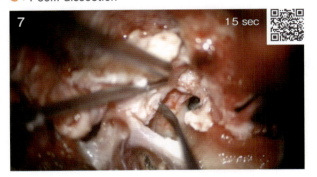

D：ICA muscle layer visible; later, reinforced with fascia

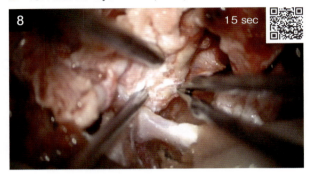

4 反対側のRt ONへencroachするtumorをON（Lt）の下を通ってLt ICA-ON間で摘出

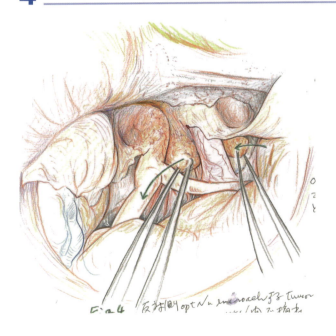

A：Dissection from tuberculum sellae

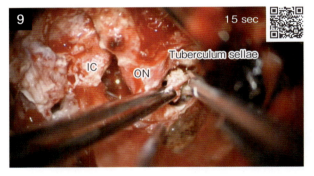

B：Lt ICA, Lt ON, Rt ON

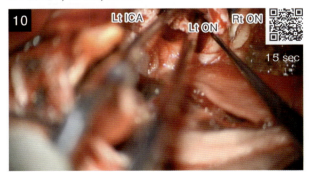

5 Cinema-scopic view

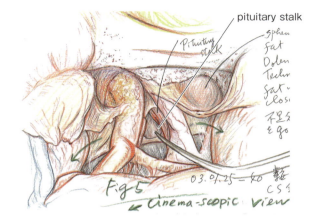

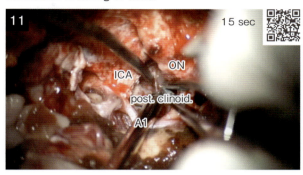

Intra-sellar cleaning of tumor

Post-3rd OP

2 WKs post-OP

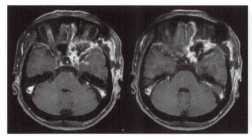

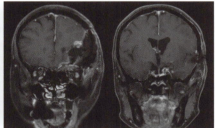

Her blurred vision disappeared
MRI

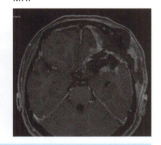

No REC for more than 7yrs after radical resection in Dolenc's triangle

Original Case No.91

Case 2: 63F Rt pure clinoidal type: Dolenc's triangle-optic canal intrusion

Pre-OP

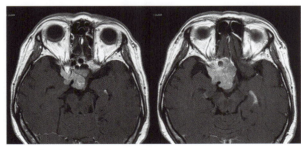

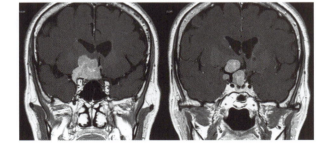

Dolenc's triangle-optic canal intrusion

Lt homonymous hemianopia

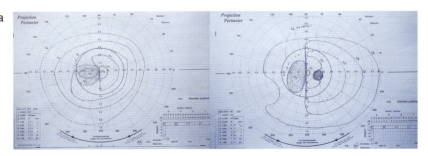

OP 1 Rt orbitozygomatic approach with anterior clinoidectomy

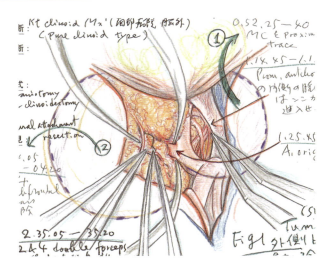

A: Retro-grade tracing of Rt MCA

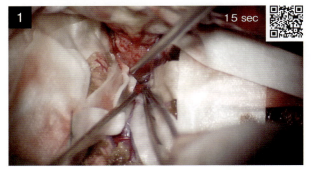

B: IW3 compartment medial to ant. choroid. a. and Pcom

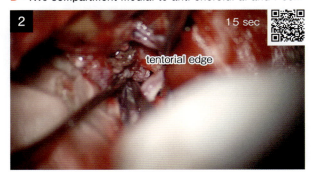

C: Rt A1 origin

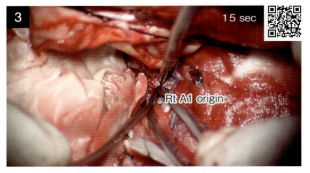

D: 2 & 4, SW2: subfrontal mass debulking

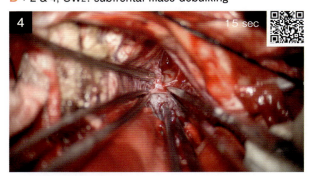

E: IW3 compartment should be taken out from medial to ICA, avoiding perforators of Pcom and ant. choroid. a.

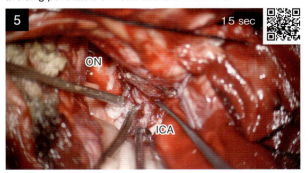

F: IW3 being removed

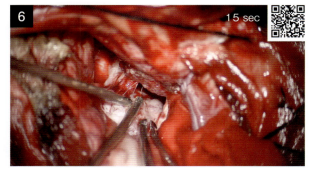

2 IW1, 2 compartment

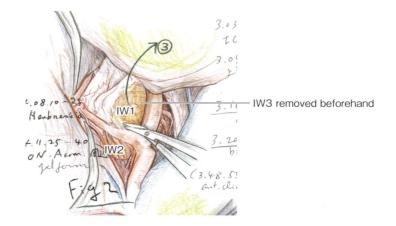

A：IW2, Heubner's artery

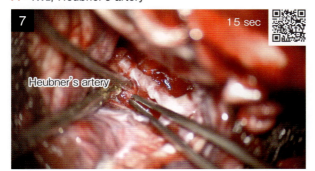

B：IW2 compartment should be removed from below A1

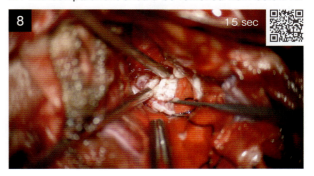

C：IW2 being removed

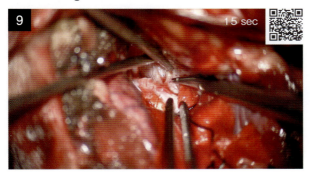

D：Anterior clinoidectomy added

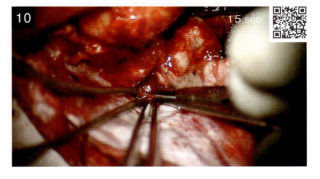

3 Final stage

以下のビデオに示すように，basal duraに浸潤する腫瘍を完全に切除した後に，basal dural defectをabdominal fatで補充 suture，lumbar dranageを1週間留置する．

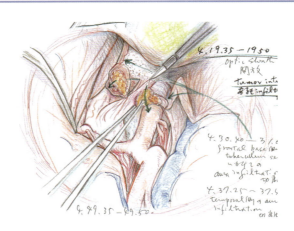

A : Optic sheath opened

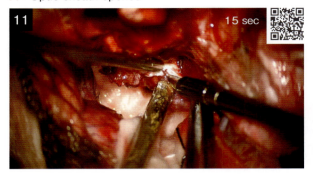

B : Dural sheath, invaded by tumor, is being resected

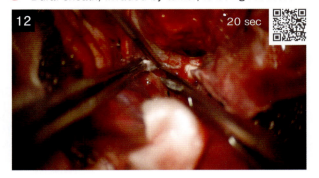

C : Dural invasion lateral to ON being resected

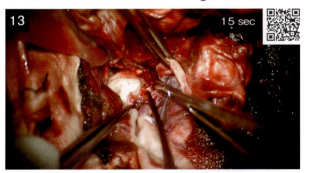

D : After extensive dural resection

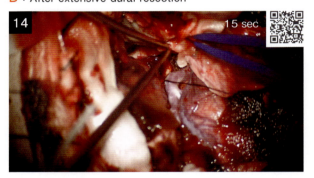

Post-OP

2 WKs post-OP

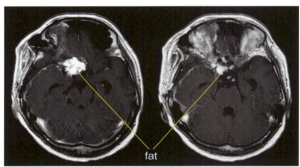

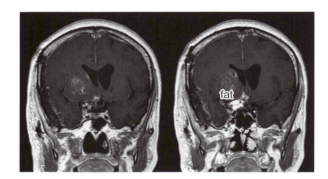

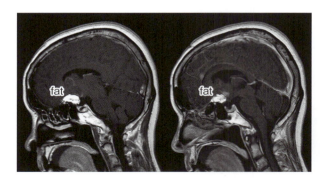

Shrinkage of fat in 3yrs ; no REC without SRT

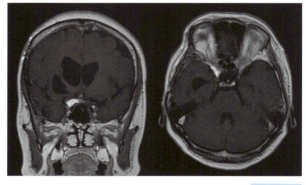

No REC

Visual field improvement

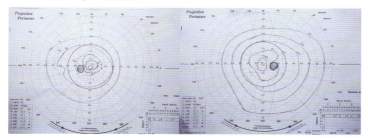

Original Case No.48, 64

Case 3: 40F Lt pure clinoidal type

- No visual problems throughout the course
- 初回手術が不完全で3年後再手術してみたら海綿静脈洞に侵入していた症例

1st OP

Pre-1st OP

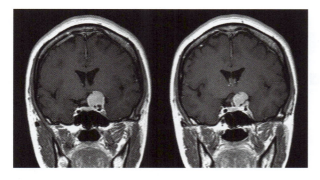

1st OP : Without clinoidectomy

1

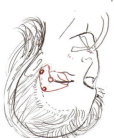

2

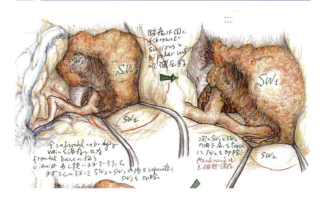

3 Tuberculum sellae

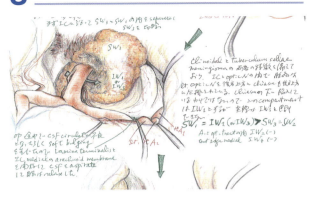

4 Tumor remaining around ant. clinoid. process

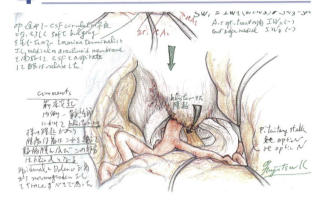

Post-1st OP

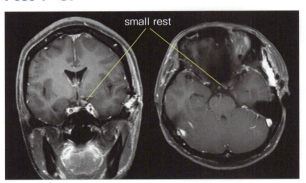

small rest

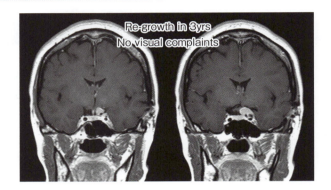

Re-growth in 3yrs
No visual complaints

Orgintal Case No. 64

2nd OP   In 3yrs after 1st OP with anterior clinoidectomy

1 Jet-irrigation bipolar forceps による内減圧剥離と凝固

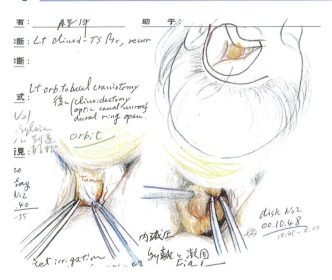

A：Water-jet dissection

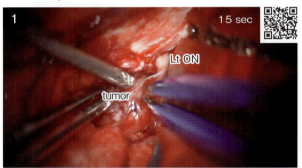

Lt ON
tumor

B：Tuberculum sellae

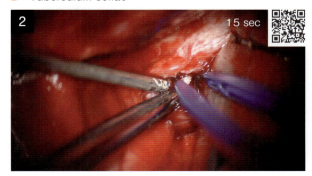

2 A1，ON，optic tractから剥離して後方のcisternを開放し，Pcom，perforatorを確認

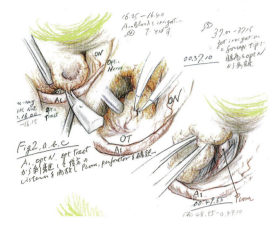

A：Lt A1

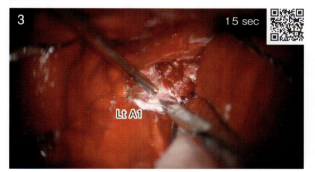

B：Water-jet cleaning of blood

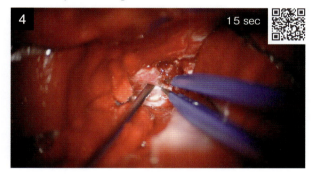

C：Water-jet dissection between tumor and Lt optic tract

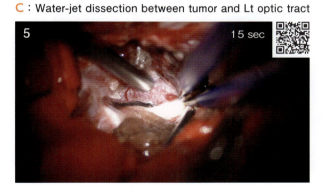

D：Lt ICA, Pcom

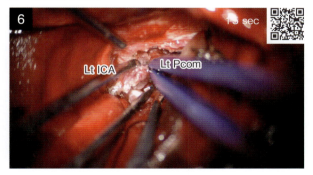

3 Dolenc三角開放後

a：ICA確保.
b：Optic canal内でON外側ventralに陥入する腫瘍を摘出（→）．ここにdural invasionはない．

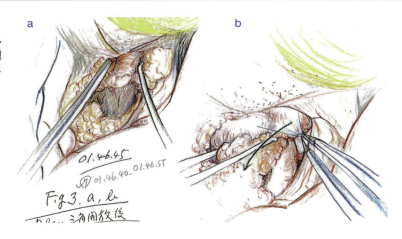

A：Dolenc's triangle ICA exposed

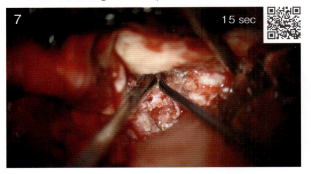

B：Optic sheath, invaded by tumor, being dissected from ON

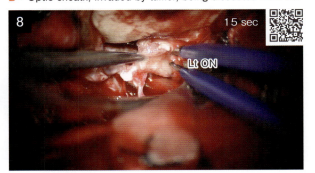

4

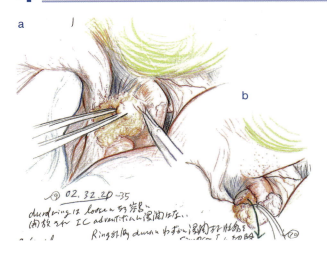

a：Dural ringはlooseになり容易に開放され，ICA adventitia に浸潤はない．
b：Ring外側にわずかに浸潤する腫瘍をSimpson Iに切除．

A：Lt dural ring released

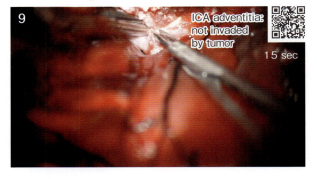

B：Lateral leaf of dural ring, invaded by tumor, was resected

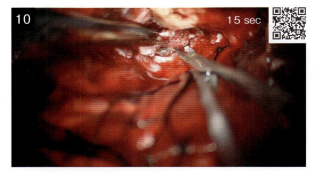

5 Ant. choroid a. 周辺に付着するpieceをjet-irrigation forcepsとscissorsによりmeticulousかつ完全切除し塩酸パパベリンを塗布する．Adventitia浸潤はない

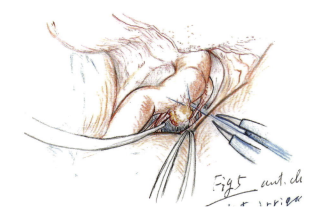

Small piece of tumor, attaching to ant. choroid. a., being removed carefully

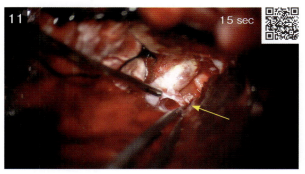

6 Resection of ant. clinoid. dura and of CS roof around Ⅲrd CN

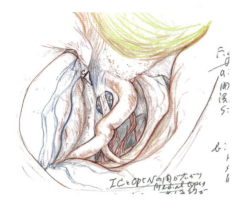

A: Lateral to Ⅲrd CN

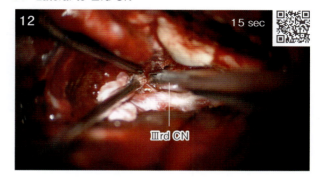

B: Medial to Ⅲrd CN

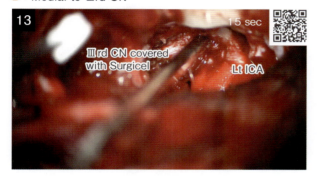

C: Resection of tumor, invading tentorial edge

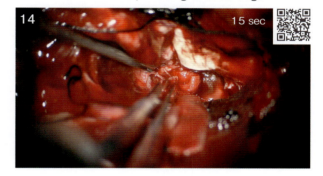

Post-2nd OP

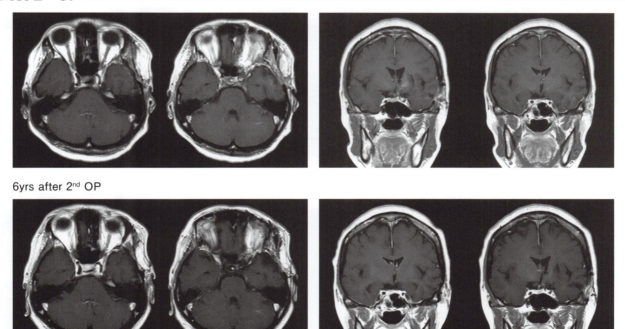

6yrs after 2nd OP

I 頭蓋底手術 イラスト&ビデオ

13yrs after 1st OP; now 53y:
No visual problems
throughout the course

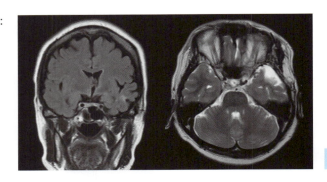

No REC in 14 yrs

Original Case No.101

Case 4: 50F Rt combined type with CS and ICA adventitial invasion

Pre-1st OP

- Rt visual loss : preoperatively
- Intra-OP ICA injury

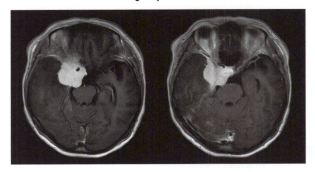
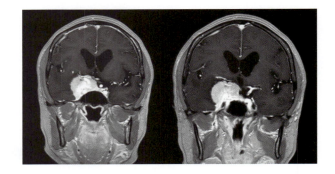

1st stage OP

1 Invasive to both nerve and ICA adventitia

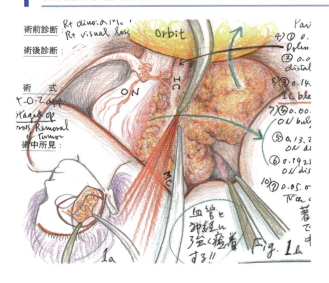

A : Dolenc's triangle, invaded by tumor, is exposed

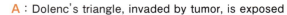
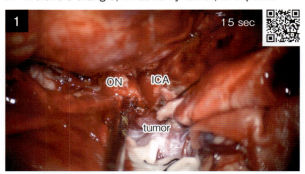

54

床突起髄膜腫②

B: Intra-sylvian tumor being attacked

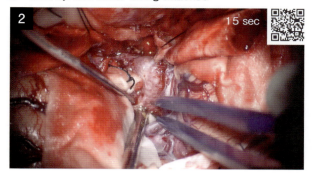

C: ICA injured; 2 & 4 hemostasis with Gelfoam covered by Oxycel cotton

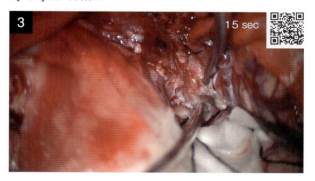

D: ON undermined by invasive tumor

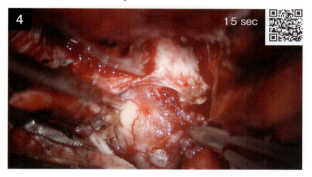

E: Tumor dissection from ON

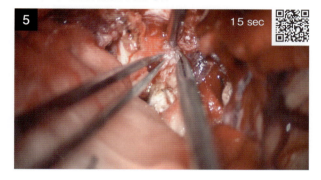

F: ON dissection almost completed

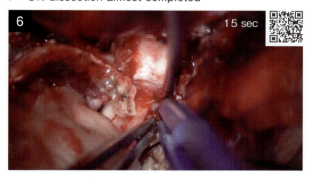

G: Ⅳth CN spared

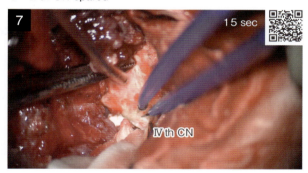

2 Around ICA bifurcation

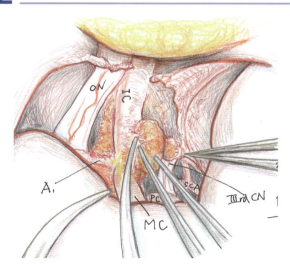

A: Most persistent adhesion to lateral aspect of ICA bifurcation

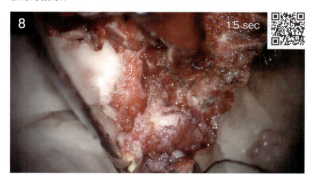

55

I 頭蓋底手術 イラスト&ビデオ

B：Lateral to ICA

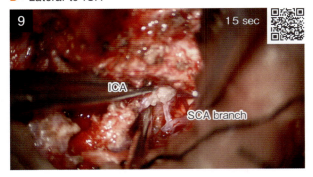

C：Rt Ⅲrd CN also invaded

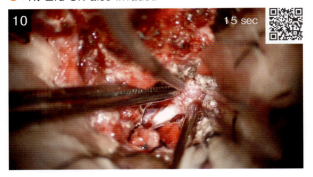

D：Tumor rest on Ⅲrd CN

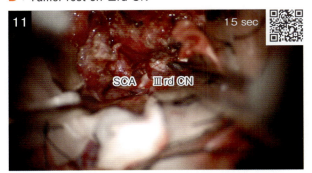

E：Tumor dissection ventral to ICA

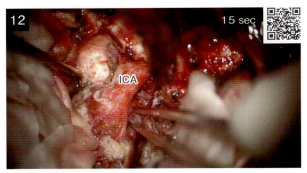

3 Final view: GORE-TEX marking for 2nd stage OP

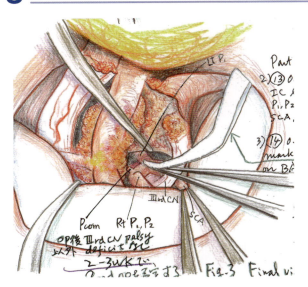

A：Surgicel covered Ⅲrd CN

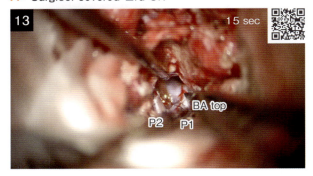

B：GORE-TEX marking on BA top for 2nd stage OP

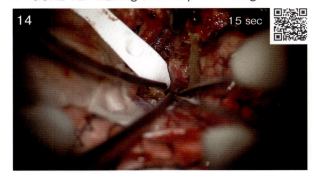

床突起髄膜腫②

2nd stage OP

1 3 WKs later

Patho. report: atypical Mx, Gr.3

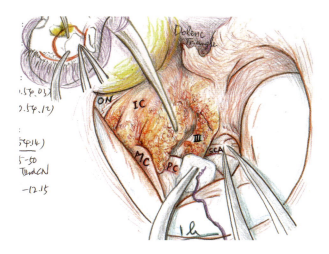

A : Operative view lateral to ICA

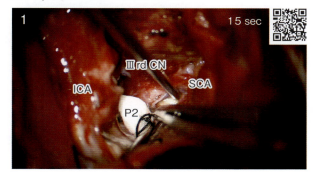

B : Pcom, SCAs

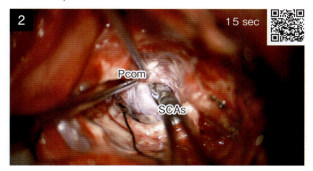

2 Dissection from Pcom perforators

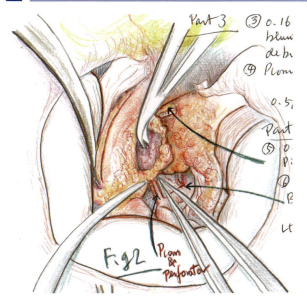

A : Toward sellar roof

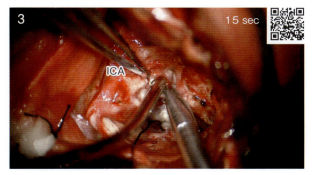

B : Papaverine on Pcom perforators

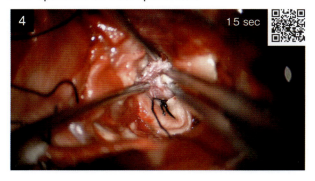

C：Pituitary stalk

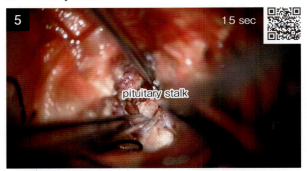

D：Rt thalamo-geniculate artery

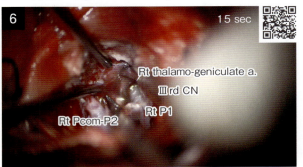

3 Final view：ONからはpiaを含めてほぼ完全に剥離できたが，ICA bifurcation, diaphragma sellae, Ⅲrd CNに残存

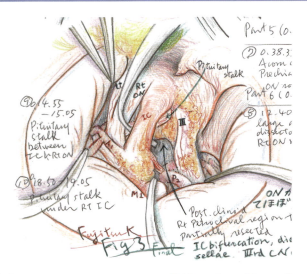

A：After Rt optic canal unroofed

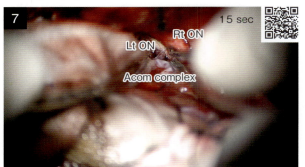

B：Insertion of large dissector under Rt ON

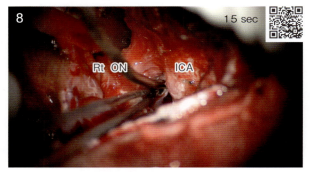

C：Inspection between ON and ICA

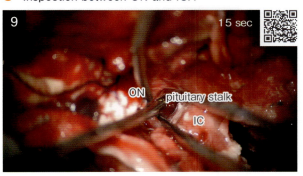

D：probing under ON

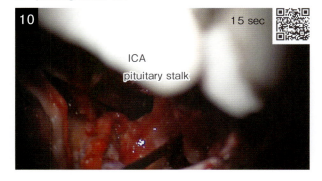

Post-2nd stage OP

1 WK after 2nd stage OP

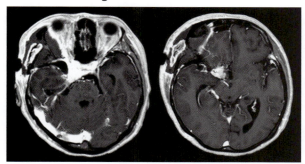
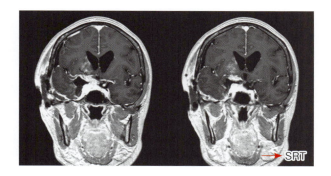

18 mos. after 2nd stage OP & SRT

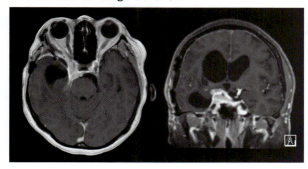

Rt visual loss: no change; tumor under control

Ⅰ 頭蓋底手術 イラスト&ビデオ

斜台錐体テント髄膜腫①

- アプローチの変遷
- 脳幹のT2 High intensityについて
- Petrosal vein の温存について
- CS浸潤の問題
  （以上は主としてスライド 症例6例）
- 再発－再手術（症例7 ビデオ）

錐体斜台（斜台錐体）髄膜腫(petr-cliv Mx)と錐体テント髄膜腫(petr-tent Mx)

　錐体斜台髄膜腫（petro-clival meningioma：petr-cliv Mx）と錐体テント髄膜腫（petro-tentorial meningioma：petr-tent Mx）とでは腫瘍付着部の深度に差があり，前者のほうが深く，三叉神経根よりも深部に腫瘍付着をもつ．当然，手術難度も前者のほうが高くなるので，前者は後者から区別されて狭義の錐体斜台髄膜腫と定義されるべきである．

　しかしながら両者はともにさまざまな手術手技の開発を生み出した長い歴史がある．おそらく当該部位の病変以上にさまざまなアプローチが工夫されてきた頭蓋内の部位はないであろう．また両者はともに海綿静脈洞（cavernous sinus：CS）に進入しやすいという共通の問題を有するので，ここでは両者を同時に論じることにする．

　錐体－斜台－テント髄膜腫（petr-cliv-tent Mx）92手術のなかからスライド症例7例（7例目はビデオもあり），ビデオ症例10例（petr-cliv Mx1-4）を提示して手術アプローチと各種問題点を論じる．

アプローチの歴史的変遷

　表に，この部位に対するアプローチの歴史的変遷を示す．

　1985年は頭蓋底外科発展の節目となった。それまでno man's landといわれてきた斜台clivusへのアプローチとしてMalisがS状静脈洞を切断する方法を発表した[1]．次いでMalisの下に留学していた故 白馬明先生が帰国後に静脈洞を切断しないで済む（posterior transpetrosal, transtentorial approach）を頭蓋咽頭腫に適応し発表したのも1985年である．やや遅れてAl-Meftyも同様な方法を発表した[2]．一方，斜め前方から脚間槽病変へのアプローチを筆者が発表したのも1985年である[3]が，Al-Meftyは本法の改良法を翌1986年に発表した．河瀬のanterior petrosal approach が発表されたのも1986年である．

[表] Approaches to central cranial base lesions, including CS

Transsigmoid sinus approach to clivus meningioma	1985	Malis
Posterior petrosal approach	1985 1988	Hakuba Al-Mefty
Zygomatic approach	1985	Fujitsu
Anterior petrosal approach	1986	Kawase
Orbitozygomatic approach		Fujitsu
Combined epi- and subdural approach to CS		Dolenc
Posterior CS approach	1992	Sekhar
Combined pre- and retrosigmoid approach	2004	Fujitsu
Multi-trajectory approach to petroclival-CS region	2014	Fujitsu

- 次の2つの図は側頭葉前極の静脈を温存しつつ，前方からのDolencのアプローチと後方からのSekhar[4]のアプローチを合体させたような筆者のアプローチを紹介している．本法は元々，病変に対して水平にかつ側頭葉を持ち上げずに経由しchoroidal fissureを分けてアプローチする方法で，basilar top aneurysmやretrochiasmal craniopharyngiomaに用いていたので頭蓋咽頭腫の総論も参照されたい．本法は主にspheno-petrocliv. -tent. -CS meningiomaともよぶべき広範浸潤型の髄膜腫に使用している．
- 一方，全症例を通じて最も多く用いたアプローチはanterior petrosal approachにzygomectomyを加えたcombined epi- and subdural zygomatic anterior petrosal approachである．その目的は硬膜内外で静脈還流を観察温存することと，側方－後方からのアプローチで強くなりがちな側頭葉の圧排をzygomectomyで軽減することである．実際の症例毎のビデオでこの点を見ていただきたい．
- 前述のように，筆者のtrans-choroidal fissure approachは病変に対して側頭葉を持ち上げることなく，水平にアプローチすることを目的に考案したもので，元々は脳底動脈先端の大きな動脈瘤やretro-chiasmを占拠する難治性頭蓋咽頭腫に用いていたものである．このアプローチをorbito-zygomatic approachと組み合わせればほとんどすべてのtrajectoryを使用できるので大きなspheno-petrocliv. -tent. -CS meningiomaの一期的あるいはstaged operationに最適である．難点は側頭葉を経由することであるが，これによる障害はない．詳細は頭蓋咽頭腫の総論[5]も参照されたい．

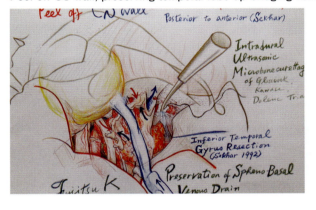

Peel off CS wall, preserving temporal lobe tip bridging vein

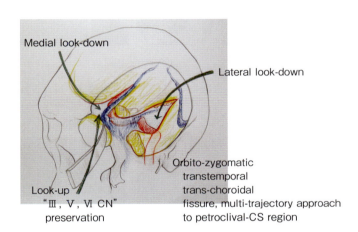

文献

1) Malis LI. Surgical resection of tumours of the skull base. In; Wilkins RH, Rengachary SS,eds. Neurosurgery. Vol 1. McGraw-Hill Book Co; 1985: 1011-21.
2) Al-Mefty O, et al. Petrosal approach for petroclival meningiomas. Neurosurgery. 1988; 22: 510-7.
3) Fujitsu K, et al. Zygomatic approach for lesions in the interpeduncular cistern. J Neurosurg. 1985; 62: 340-3.
4) Sekhar LN, et al. The extended frontal approach to tumors of the anterior, middle, and posterior skull base. J Neurosurg. 1992; 76 (2): 198-206.
5) Okada T, Fujitsu K, et al. Surgical approaches and techniques for radical resection of craniopharyngioma based on histopathological analysis of the dissection plane. Jpn J Neurosurg (Tokyo). 2014; 23: 142-9.
6) Fujitsu K, et al. Combined pre- and retrosigmoid approach. Skull Base An Interdisciplinary Approach Vol 14, No 4. 2004, p.208-15. Thieme Medical Publishers, New York.

文献6) では杉田式のrotatable head frameで頭部を回転する方法を紹介した (p.64, 74参照)．

Original Case No.2 （元の症例番号を記載）

Case 1 : 27M Malisのtrans-sigmoid sinus approachを用いた初期の症例

- 1 yr history of tetra-paresis, bedridden
- Lt Ⅲrd, Ⅵth CN palsy and dysarthria on admission

Petrocliv. tentorial (mainly clival) meningioma

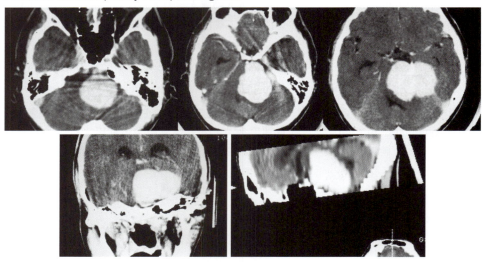

巨大な髄膜腫には当時しばしば術前放射線療法が試みられたが，腫瘍の大きさに対しても，vascularityに対しても効果が認められた症例は記憶にない．

Pre-irradiation   Post-irradiation

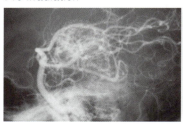
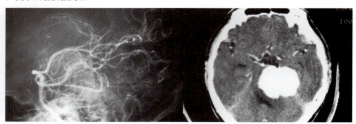

Post-OP: Lt transsigmoid approach after Malis LI. [1)]

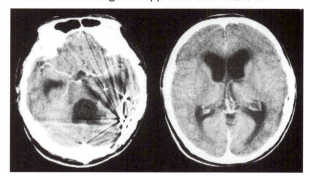

Recovered from bedridden condition
Transferred to gait rehabilitation facility in 1.5 months

Original Case No.6

Case 2: 70M Unsteady gait

- 術前脳幹T2 Highを認めたにもかかわらず経過良好な術後を示した．
- 脳幹T2 Highは機能予後不良とされていたそれまでの観念を覆す興味ある症例．
- 提示する「Case 4」(p.65)にも同様の所見を認めるので参照されたい．

Pre-OP

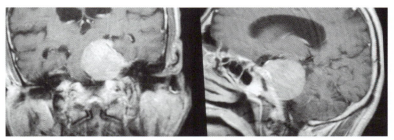
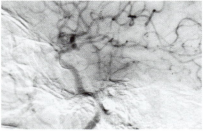

Pre-OP T2-high intensity in pons and mid-brain

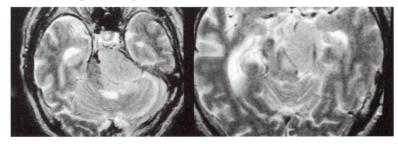

Post-OP

2 WKs post-OP

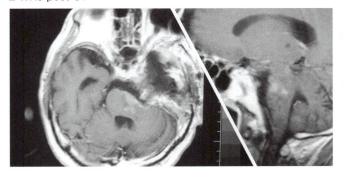

術前後のT2-highに変化なく，その意味は不明

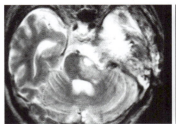

T2-high remains in 1yr after OP

Discharged on foot in 1 month of OP

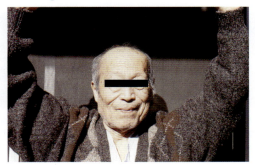

With patient's permission

No REC in 10 yrs; after then, lost follow-up

I 頭蓋底手術 イラスト&ビデオ

Original Case No.17

Case 3: 56 F Headache, unsteady gait

- Petrosal vein温存の重要性について考察し始めるきっかけとなった症例.

Pre-OP

Pre-OP T2-high intensity in Lt cerebellum

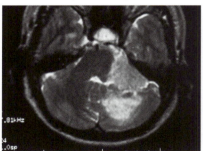

The cerebellar edema was considered to be caused by disturbance of petrosal vein drainage.

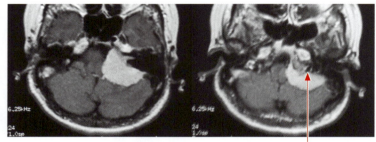

probably petrosal vein

Angiography did not clarify the cause of cerebellar edema.

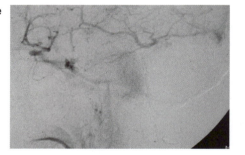

OP

1 杉田式固定器を用いてセットアップ

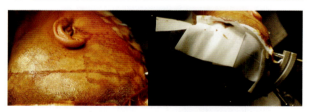

Fujitsu K, et al. Combined pre- and retrosigmoid approach for petroclival meningiomas with the aid of a rotatable head frame: Peri-auricular three-quarter twist-rotation approach: Technical note. Skull Base 2004; 14 (4): 208-15.

2 頭部固定器を回転してretrosigmoid approach

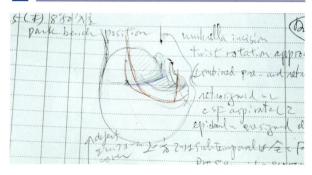

3 同固定器を回転してpresigmoid approach

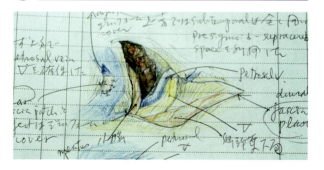

4 Pre- and retrosigmoidを合体させたイラスト（腫瘍切除後）

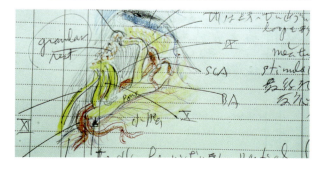

64

斜台錐体テント髄膜腫①

Post-OP

Acute hydrocephalus due to cerebellar edema

Emergency cerebellar decompression

Out-patient 2mos. after OP

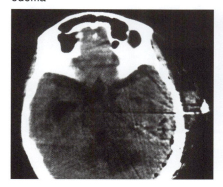
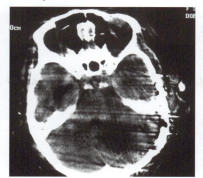
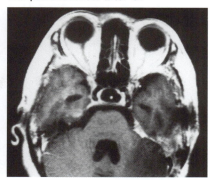

No REC in 17 yrs

Original Case No.26

Case 4: 59F

- Transferred to our HP after biopsy and cerebellar contusion at another HP
- 術前脳幹T2 Highを認め，術中red petrosal veinを確認した症例

Pre-OP

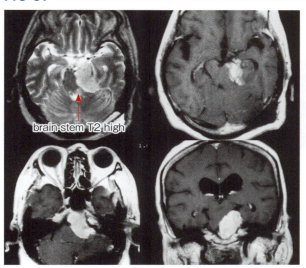
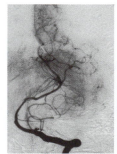
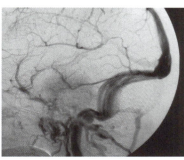

OP

1

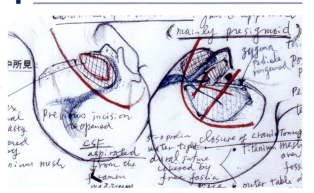

2

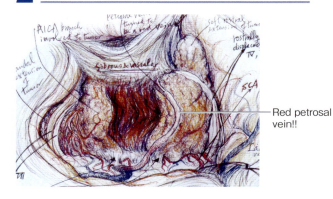

Red petrosal vein!!

65

3

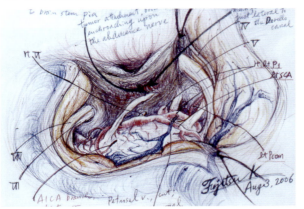

Petrosal vein returned to normal blue color after tumor removal.
Petrosal vein cut → no problem

Post-OP

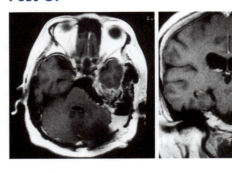

No neurological deficit,
No REC in 15 yrs

Original Case No.29

Case 5: 60 F

- Incidentally detected small petro-tentorial Mx
- Petrosal vein should always be spared in small tumors
- 小さい腫瘍こそ，petrosal veinは functioningである

Pre-OP

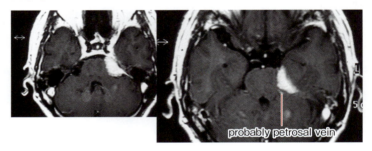

probably petrosal vein

OP

1

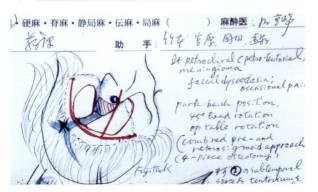

2

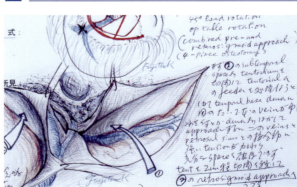

3

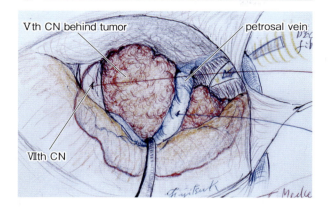

4

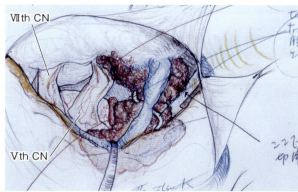

5

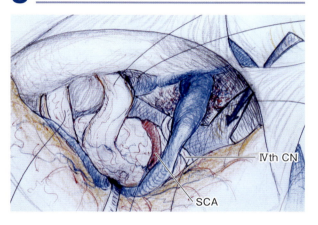

Post-OP

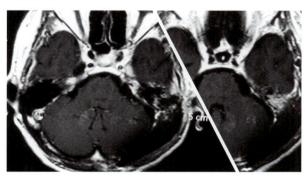

No REC in 14 yrs

CSの浸潤問題

次に錐体−斜台−テント髄膜腫の海綿静脈洞（cavernous sinus：CS）への浸潤様式を論じる．

図は錐体−斜台−テント髄膜腫の海綿静脈洞浸潤が2021年7月までに19例あることを示している．

錐体−テント髄膜腫が海綿静脈洞外側壁に浸潤する傾向が強いのに対して，錐体−斜台髄膜腫は海綿静脈洞下壁に浸潤しやすいが，この2つの浸潤様式に重複があるため総症例数が合計25になっている．

つまり，19例中6例は2つの浸潤様式を同時に有しているのである．

当然，CS floor invasion のほうが CS lateral wall invasion よりも根治切除が難しい．「海綿静脈洞髄膜腫①」（p.152）を参照されたい．

CS invasion in 19 cases of petro-cliv-tent Mx

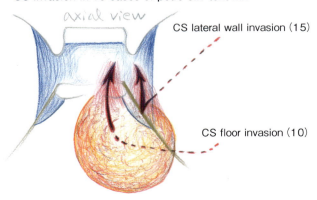

- 2021年7月時点での錐体−斜台−テント髄膜腫の手術数は89である．
- 再発例の手術ではOriginal Case No.を追加した症例もあるために実際の症例数はこれよりも少ない．
- Original Case No.が複数ある症例は再発例である．

Original Case No.3

Case 6: 41 F Petro-cliv. Mx 海綿静脈洞に再発，再手術，ガンマナイフ追加した症例

1st OP

Pre-1st OP
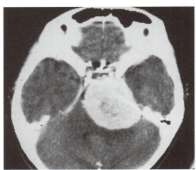

Post-1st OP
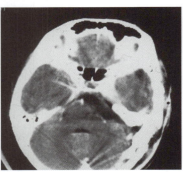

CS REC, in 2yrs
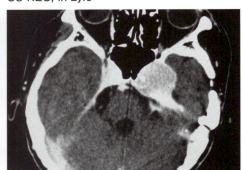

2nd OP

Intra-operative ICA injury; sutured

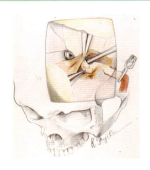

Post-2nd OP

Post-OP angiography proved reconstruction of ICA

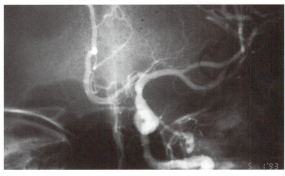

Post-2nd OP
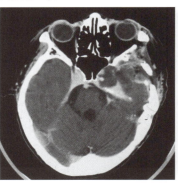

Post gamma knife
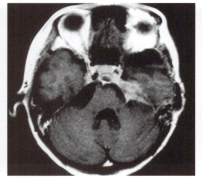

17 yrs after the 2nd OP
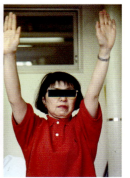

With patient's permission

斜台錐体テント髄膜腫①

Original Case No.31, 72

Case 7: 74F Lt petro-tent Mx; gait disturbance, Lt hearing loss

- 2回再発して，3回目OPはrefused

1st OP

Pre-1st OP

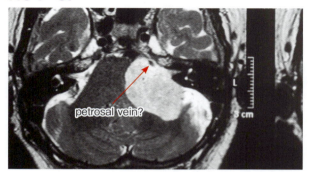
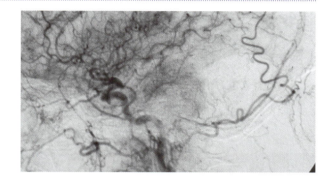

1st OP

1

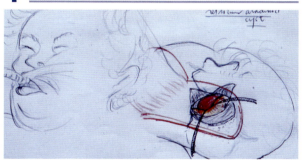

2

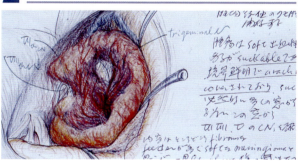

3

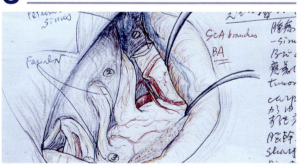

Post-1st OP

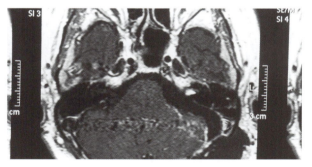

術後聴力回復

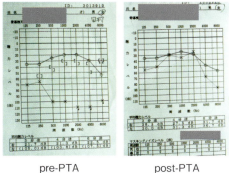

pre-PTA　　　post-PTA

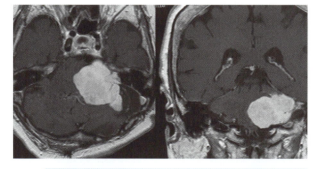

Unsteady gait and hearing loss, again : REC in 6 yrs

Original Case No.72

2nd OP 80F：REC petro-tent. Mx, retro-mastoid approach

1 Fork liftingおよびforcepsにて腫瘍切除

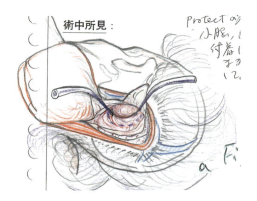

A：Triple sucker debulking

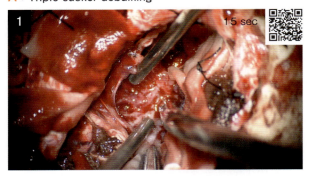

B：Fork-lifting technique

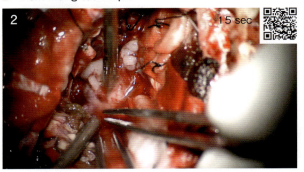

2 腫瘍貫通して減圧

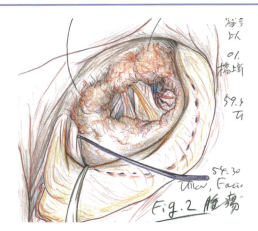

A

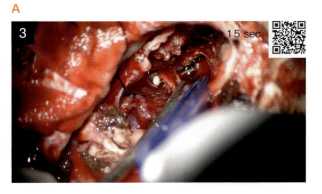

B

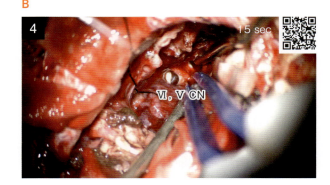

C
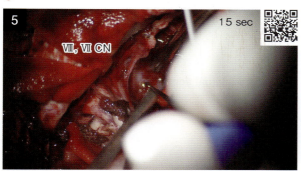

D
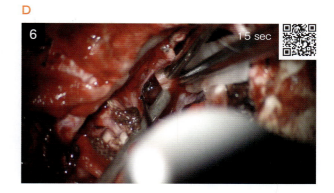

3 2&4 brain stem dissection

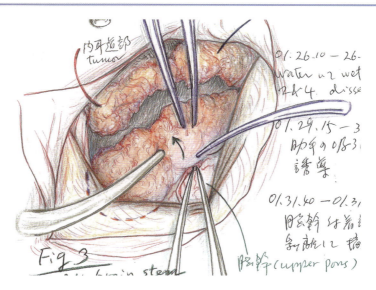

A: 2 & 4 + 5th hand (water irrigation : 2nd assist or scrub Nrs)

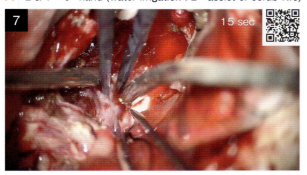

B: Operator manipulating assistant's sucker

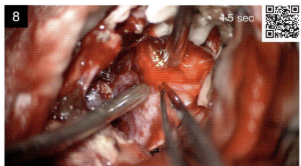

C: Tumor being taken out from brain-stem

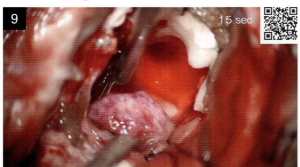

4 Meatal portion: main attachment of tumor

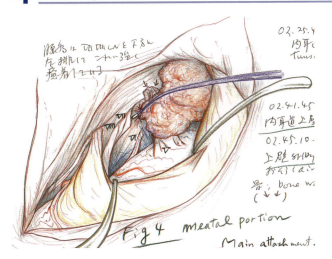

A: Toward internal acoustic (auditory) meatus (IAM)

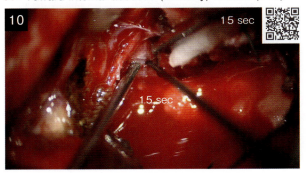

B: Eroded roof of IAM

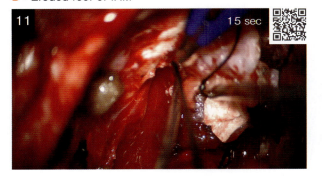

C: Exposure of bone around IAM

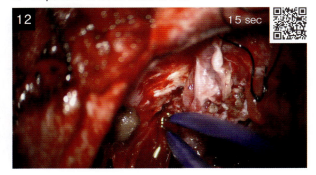

5 Final view

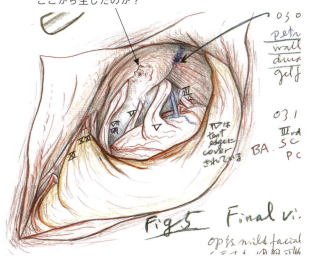

A: Tumor dissection from SPS

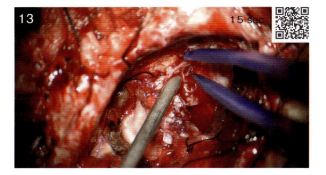

B

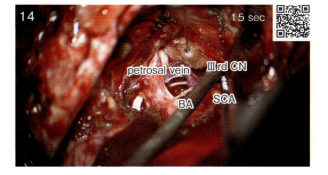

Post-2nd OP

Pre-op. gait and hearing disturbance improved remarkably

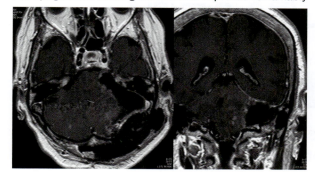

2nd REC in 6 yrs after 2nd OP (86F)

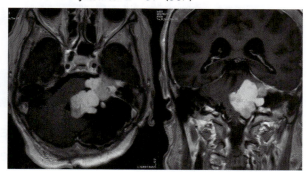

Unsteady gait; 3rd OP refused; pathological change は不明

3 mos. later

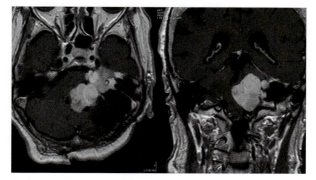

Bed-ridden in a nursing facility

以降，petrocliv. Mx 2〜4に実際の手術症例のビデオを図解とともに供覧する．

I 頭蓋底手術 イラスト&ビデオ

斜台錐体テント髄膜腫②
SRT後悪性化1症例，CS侵入2症例

Orignal Case No. 28, 50, 61, 62（元の症例番号を記載）

Case 1：61F　Rt petro-cliv-tent-CS Mx

Original Case No.28

- 再発を繰り返し1st OPと2nd OPの間に3年間で2回，2nd OPと3rd OPの間に1回の計3回SRT (stereotactic radiotherapy)
- 治療後，腫瘍のanaplastic changeを生じた症例
- アプローチについては下記の論文を参照されたい．

Fujitsu K, et al. Combined pre- and retrosigmoid approach for petroclival meningiomas with the aid of a rotatable head frame: peri-auricular three-quarter twist-rotation approach: technical note. Skull Base. 2004; 14 (4): 208-15.（「斜台錐体テント髄膜腫①」p.61）

1st OP　55F 6yrs ago

Pre-1st OP

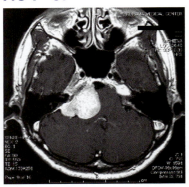

1 Surgeon's position change during operation

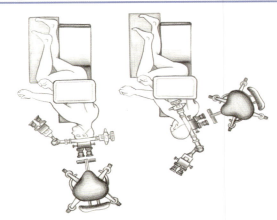
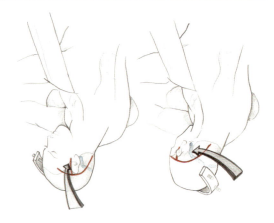

2 Before tumor removal

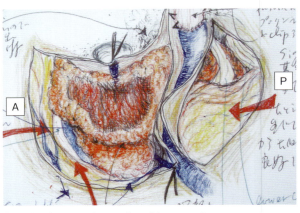

Combined pre- and retrosigmoid approach
（A：anterior, P：posterior）

3 After tumor removal

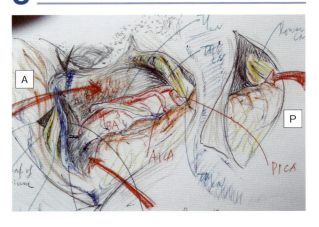

Post-1st OP

In the meantime, 2 times SRT (cyber knife)

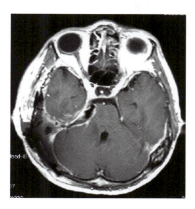

REC. in 6yrs of 1st OP, 3yrs after 2nd cyber knife

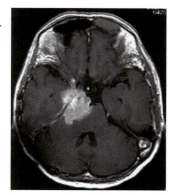

Original Case No.50

2nd OP In 6yrs after 1st OP, 61F

2nd OP

1 Zygomatic temporo-polar approach

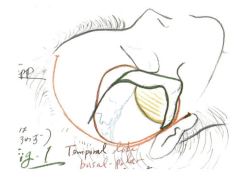

2 Basal, polar lobectomy of temporal lobe

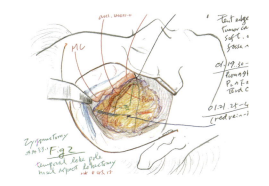

A: Tumor spreading onto Rt middle fossa

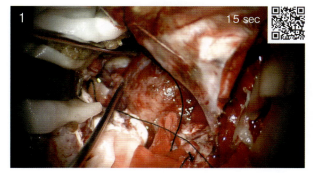

B

C

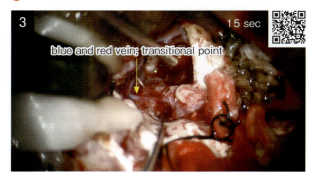

3 Tumor (soft carpet) を後下方へ追跡

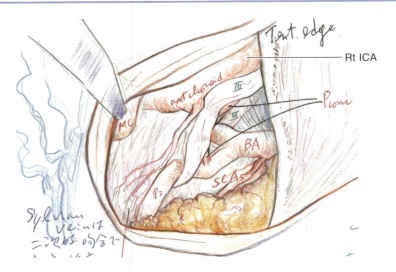

A
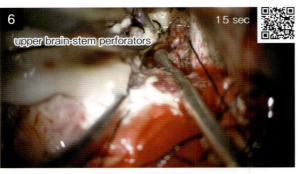

B
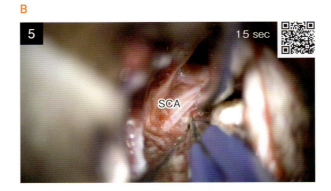

D: Tentorial artery electro-coagulation

C
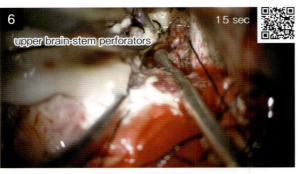

E
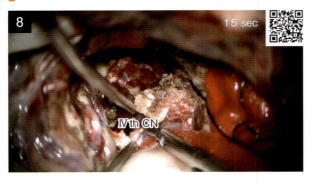

F
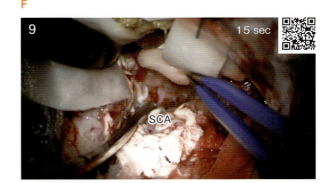

G

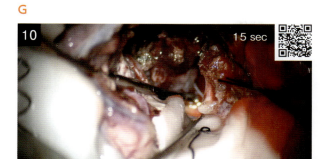

H

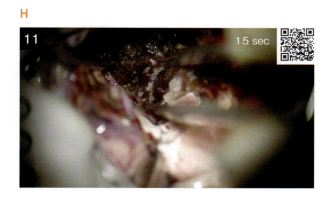

4 Jet irrigationで洗い流しつつ止血

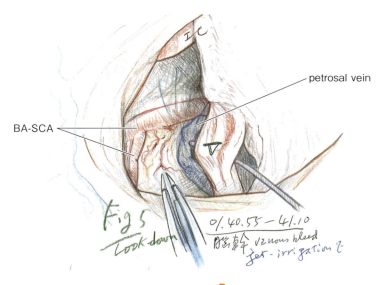

A

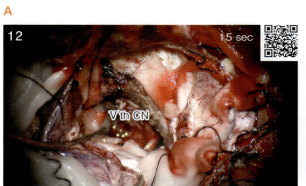

B

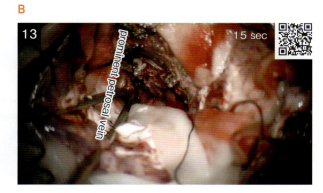

C：BA-SCA

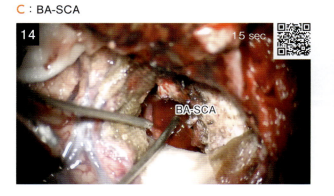

D：Water-jet irrigation and electro-coagulation

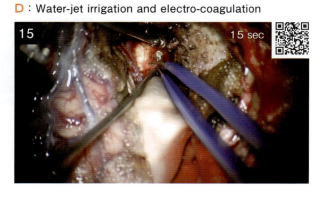

5 Look-up

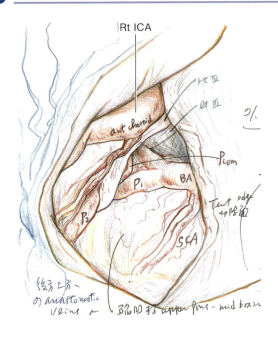

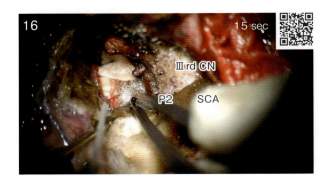

Post-2nd OP

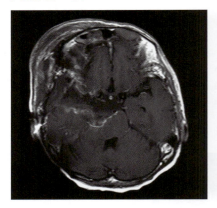
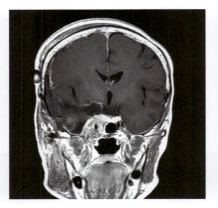
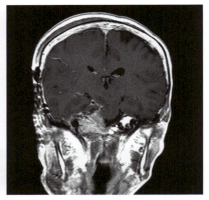

3rd OP for the remaining small tumor in petro-clival region was recommended, but refused
and
The patient received 3rd time SRT

Tumor growth in 6months of 3rd SRT

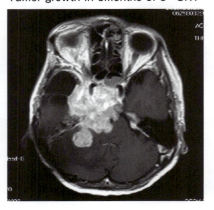

Radiation-induced anaplastic change of the tumor was strongly suspected

Original Case No.61

3rd OP   1 yr after the 2nd OP: 62F

1 ICA anterior loop bled → 2 & 4 hemostasis

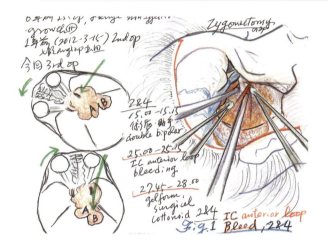

A : 2 & 4, double coagulator method

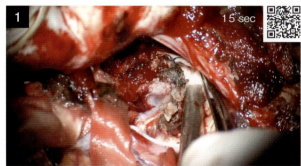

B : Bleeding from temporal pole

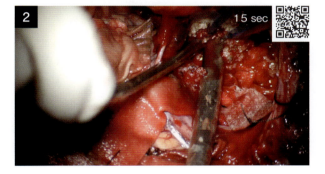

C

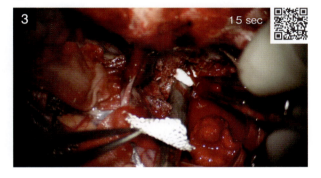

2 Scar状membraneにcoverされたBA top周辺を見る

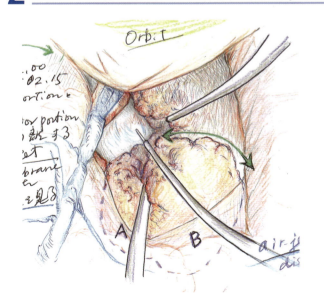

Air-jet dissection near BA top region

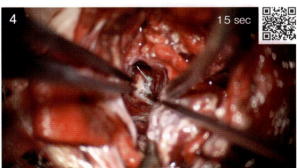

79

3 Air-jet dissection; dividing tumor into A and B block (anterior to posterior manipulation)

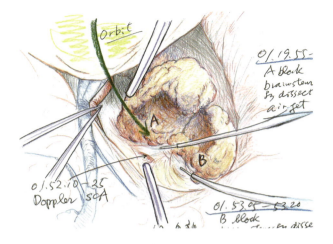

A : Air-jet dissection of A block from brain-stem

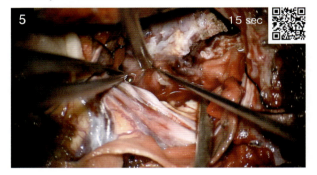

B : Doppler on SCA

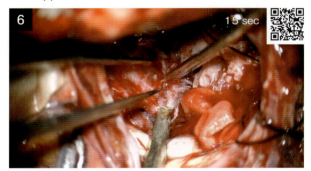

C : Air-jet dissection of B block

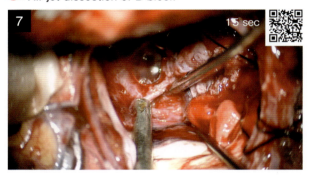

4 Water-jet dissection (posterior to anterior manipulation)

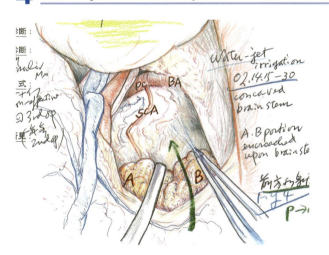

Water-jet dissection near the brain-stem

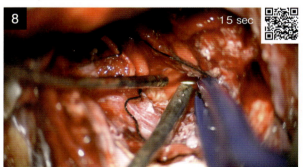

5 A, B block 摘出（A, B portion encroaching upon brain stem）

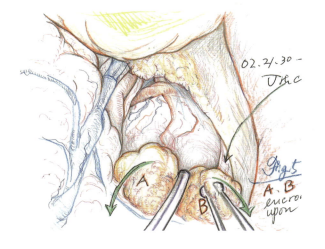
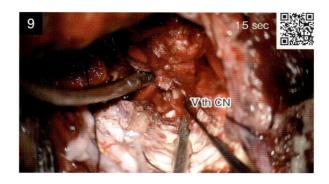

6 3rd OP final view

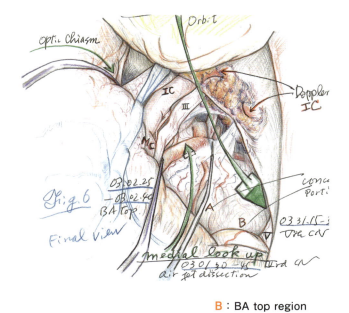

A

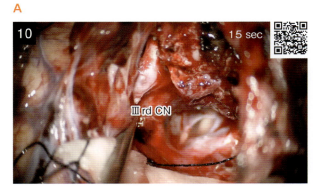

B：BA top region

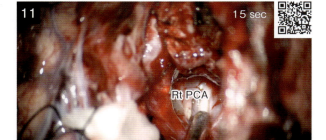

Original Case No.62

4th OP　Lateral superior cerebellar approach

1

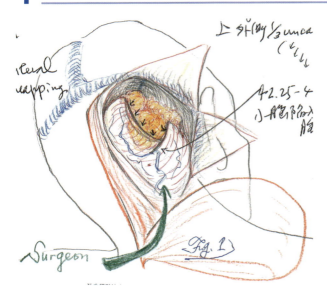

Superior lateral cerebellar uncapping

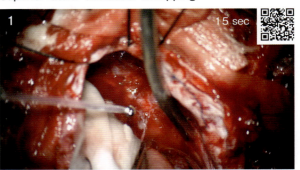

2　CAPT (CP angle tumor) の displacement (上外側へ)

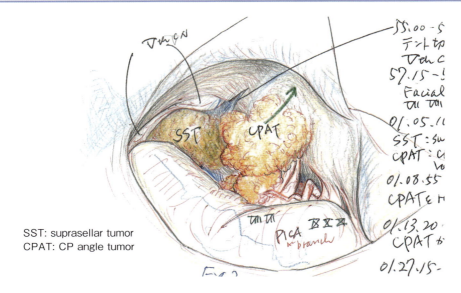

SST: suprasellar tumor
CPAT: CP angle tumor

A：Tentorial edge cut; Vth CN visible

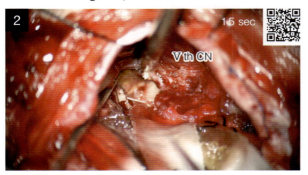

B：Ⅶth CN stimulation

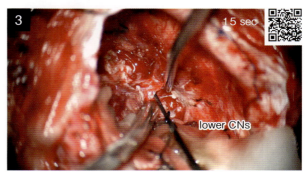

82

C
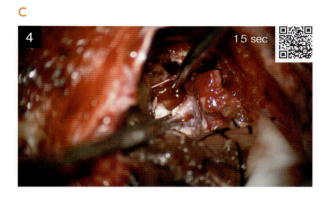

D
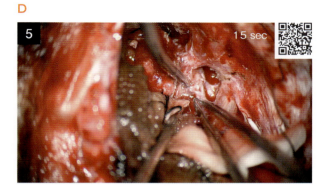

E
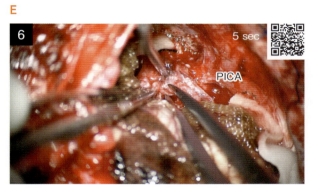

F
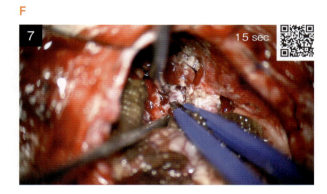

3 SST(suprasellar tumor)摘出

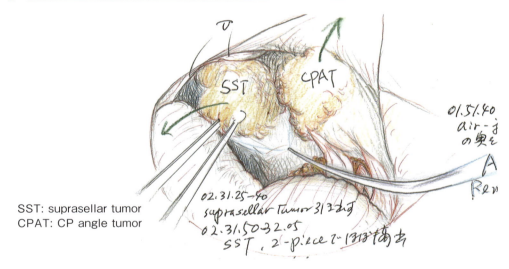

SST: suprasellar tumor
CPAT: CP angle tumor

A: Air-jet dissection of suprasellar tumor

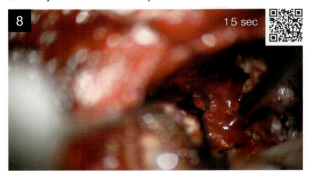

B: SST removal

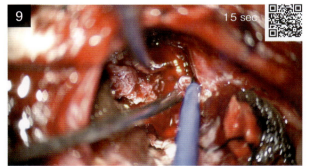

C
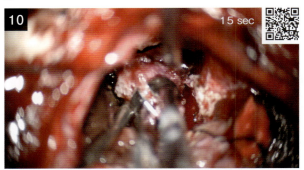

D
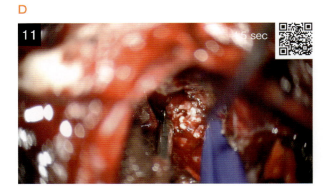

4 サイバーナイフ後強い癒着を示す脳幹部腫瘍

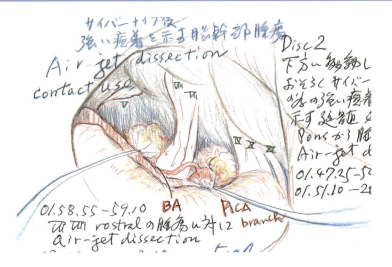

A：Air-jet dissection of para-pontine tumor

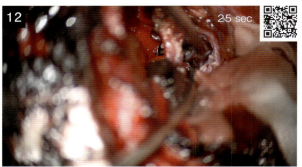

B

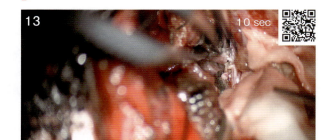

C

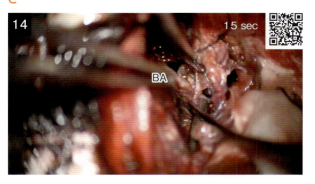

D：Para-pontine tumor removal

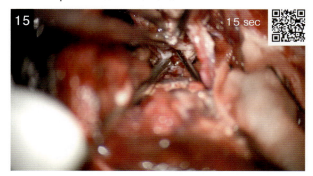

5 Dorello's canal 周辺

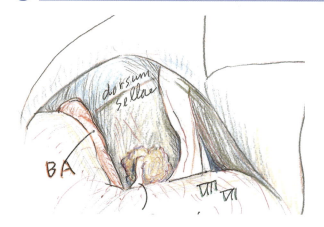

Tumor carpet around Dorello's canal

6 4th (last) OP, final view

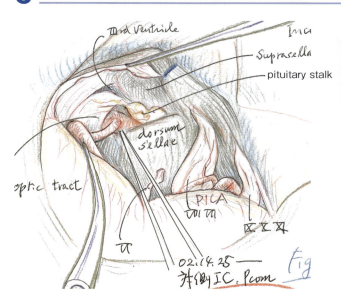

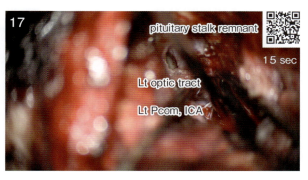

Post-last (4th) OP

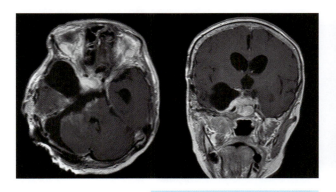

Histology proved:
"anaplastic change after SRT":
The first and last case in this petro-clival Mx series

2 mos. after the last OP

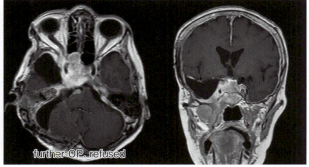

CS-spheno-mandibular extension

In another 2 mos.

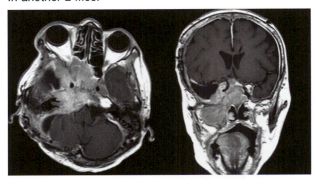

The patient and her family refused any further treatment, and the patient was transferred to a nursing care facility. The patient died in 6 months after the last (4th) OP.
-total course : 7.5 yrs-

Original Case No.56

Case 2 : 54F Petro-tent Mx

- CS後方を開放して全摘した症例
- IVth CN preserved

Pre-OP

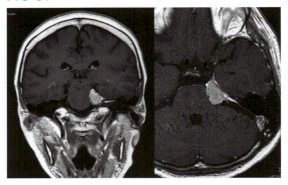

OP

1 Combined epi- and subdural anterior petrosal approach

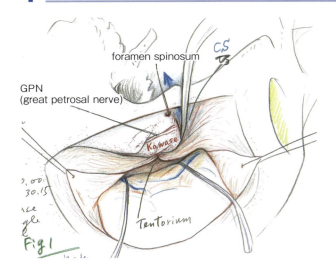

A : Kawase triangle drilling

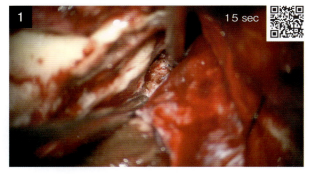

B

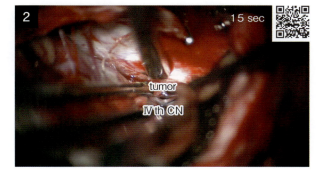

2 Cutting tentorial edge

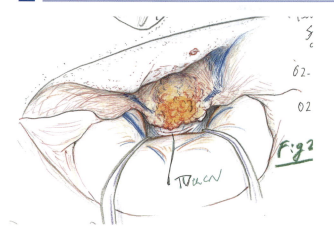

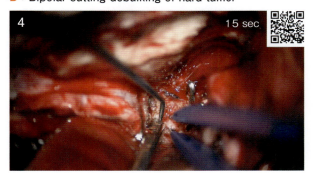

B：Bipolar cutting debulking of hard tumor

A：Tentorial edge and artery: coagulated and cut

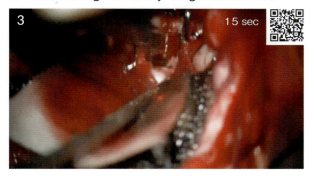

C：Ⅳth CN traced anteriorly to its entrance to CS

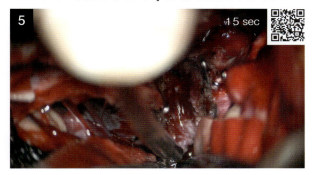

3 後方 surgical margin を確保して腫瘍を摘出

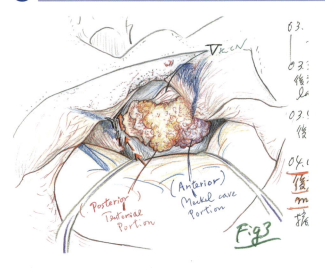

A：Posterior surgical margin obtained, cutting into venous lake of petrosal sinus

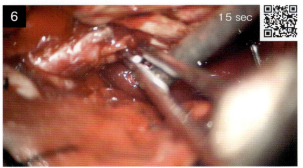

B：Trimming of posterior surgical margin

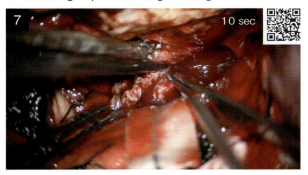

4 SPS(superior petrosal sinus)を切断して腫瘍摘出：前方 surgical margin の確保

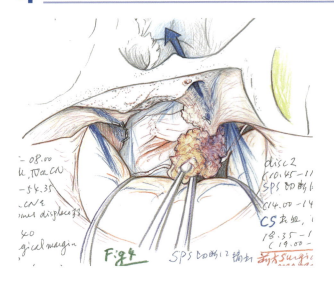

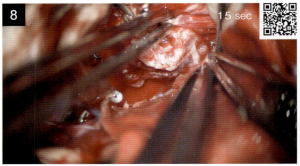

A：Ⅳth CN traced to its entrance into CS

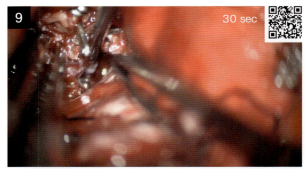

B：Ⅳth CN spared anteriorly

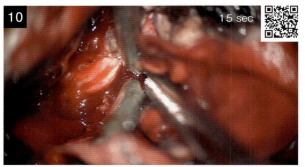

C：CS widely opened to obtain anterior surgical margin

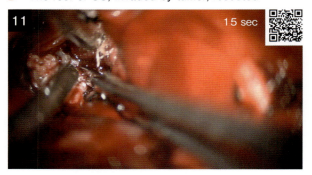

D：The roof of CS, invaded by tumor, resected

5 Creation and trimming of surgical margins

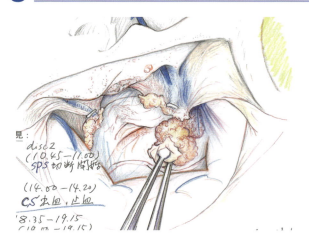

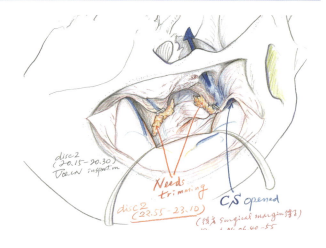

6 Final trimming of anterior surgical margin

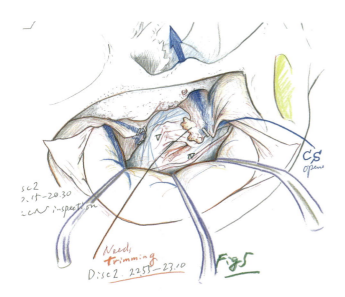

A

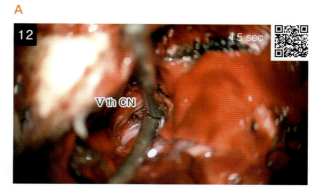

B：Trimming of anterior surgical margin

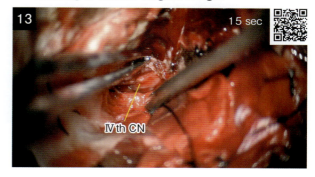

Post-OP

1 WK post-OP

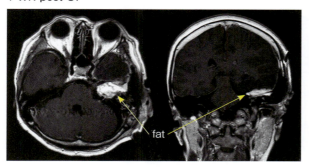

8 yrs post-OP; fat: atrophy

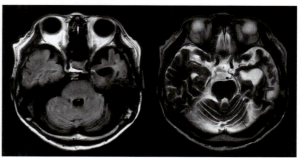

No REC in 9 yrs

I 頭蓋底手術 イラスト&ビデオ

Original Case No.57, 75

Case 3: 82F　Rt petro-cliv-tent Mx (CS roof involved)

- 高齢のため，1回目の手術でCS部分の腫瘍を残したが増大傾向あり，2年後に全摘し完治
- Ⅳth CN犠牲にしたが症状訴えなし

1st OP　82F Zygomatic subtemporal approach

Pre-1st OP

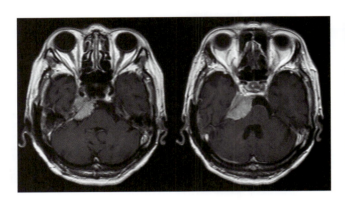

Basal venous drainage

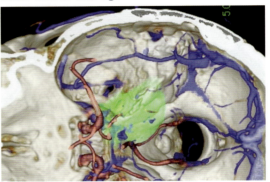

1　Venous drainage preservation

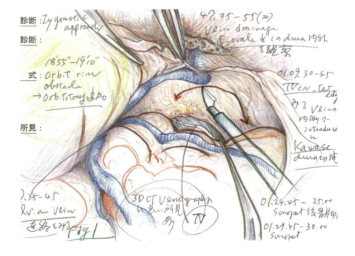

A: Prominent venous drainage into pterygoid plexus

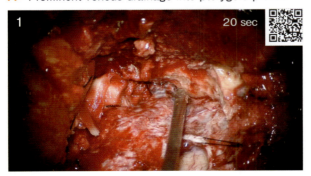

B

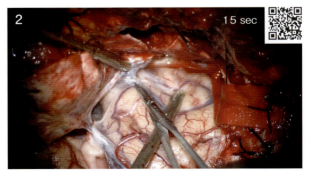

90

C：In order to avoid this venous drainage, Kawase's triangle is exposed subdurally and posteriorly to the pterygoid sinus

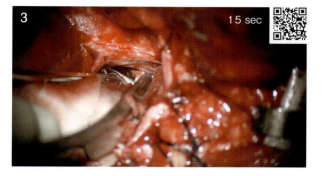

D：Intradural sono-curettage of Kawase's triangle

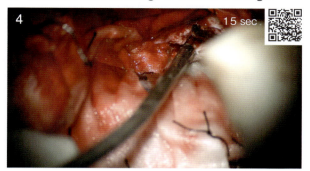

2 腫瘍 posterior margin の剥離

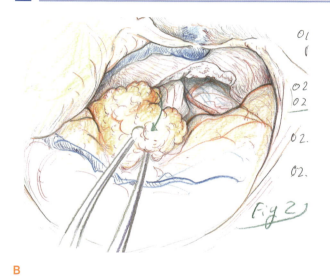

A：Posterior margin of tumor obtained

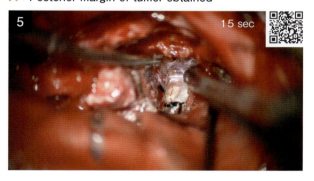

B

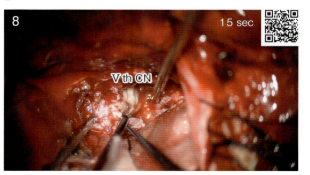

C

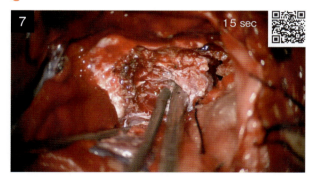

D

E

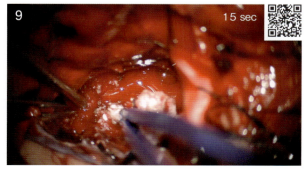

3. Considering the patient's age 82, anterior half of the tumor was intensionally left in place.

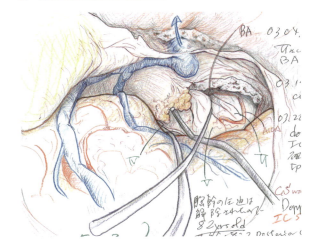

A
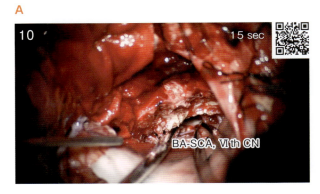

BA-SCA, VIth CN

C: Doppler probing IC posterior loop, additional piece of tumor removed

B
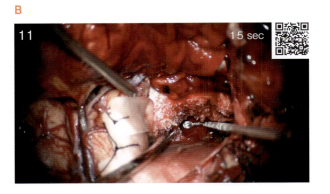

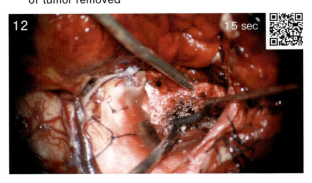

Post-1st OP

Anterior half of tumor, intentionally, left in place

Slight re-growth of tumor in 2yrs

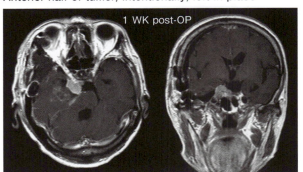

1 WK post-OP

2nd OP In 2yrs: 84F

1 Zygomatic subtemporal approach

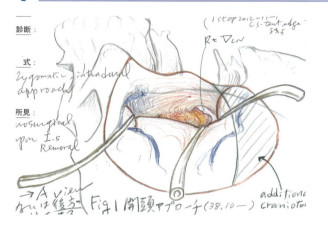
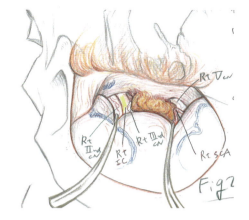

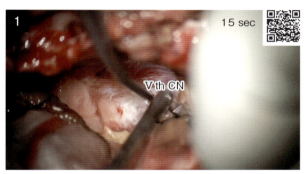

2 SCA起始部の剥離（BAとの接合部を見る）

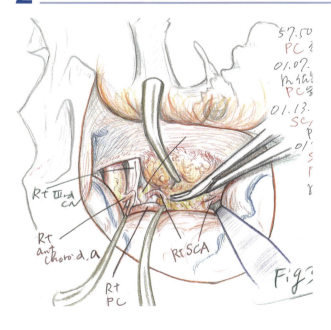

A：PCA dissection

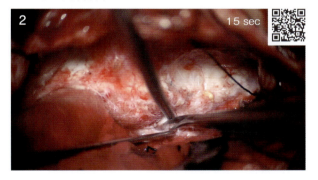

B

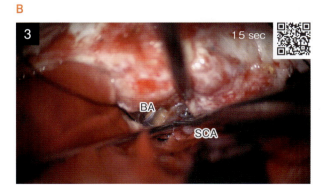

3 Distal SCAの剥離

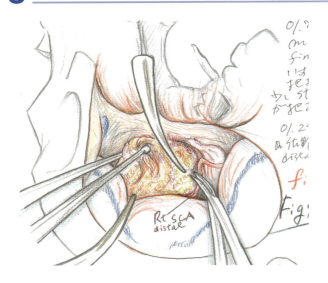
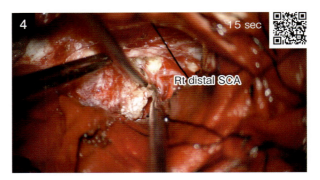

4 主要部分切除

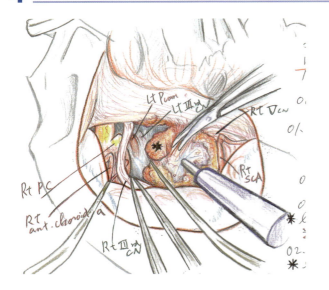

A：Scraping out with thick-blade scissors

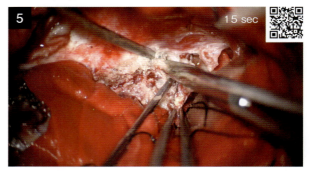

B

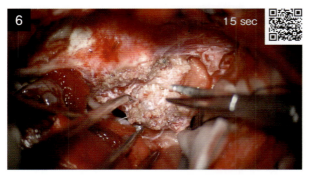

C

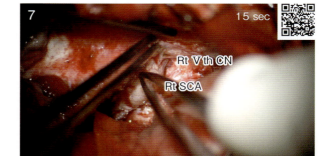

D：右から左へ，左右のPCA，Ⅲrd CN の確認

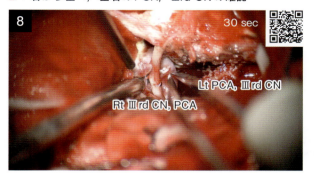

E：Rough removal, with CS roof tumor remaining

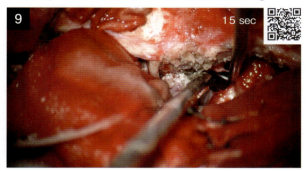

5　CS外上壁浸潤切除前の解剖

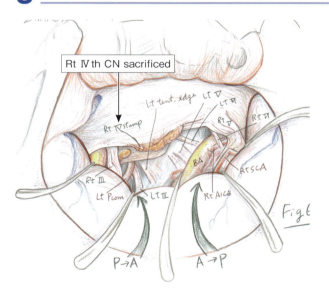

A

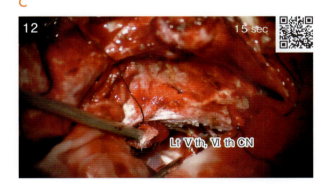

B：反対側（Lt）まで観察

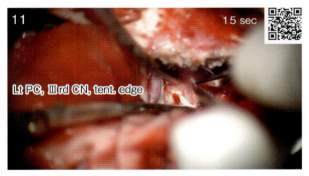

C

I 頭蓋底手術 イラスト&ビデオ

6 CS外上壁浸潤切除

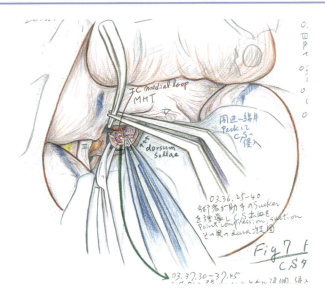

A：CS roof resection

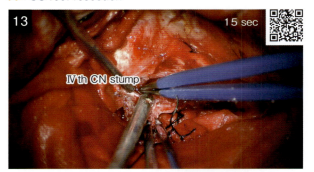

Ⅳth CN stump

B：Meningo-hypophyseal trunk cut

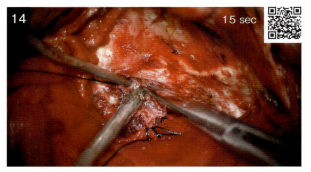

C：CS widely opened

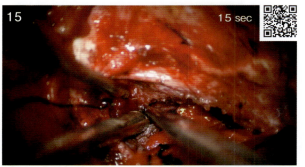

D：Resection toward dorsum sellae

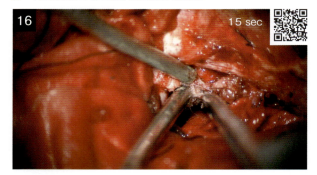

E：Instructing assistant surgeon in point suction technique

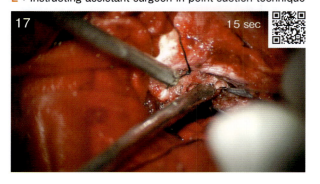

F：Tumor removal completed

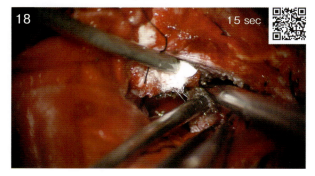

Post-2nd OP

No neuro. deficit, no complaint of diplopia

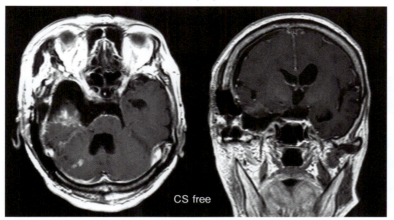

The patient never complained of diplopia, probably because IVth CN function had been fully compensated in her long history of this pathology.

No REC in 7 yrs, after then, lost follow-up

I 頭蓋底手術 イラスト&ビデオ

斜台錐体テント髄膜腫③
特殊な3症例

Original Case No.63, 66 (元の症例番号を記載)

Case 1: 49M

- Partial removal & radiosurgery at another hospital
- Internal carotid artery occlusion with leptomenigeal collateral (Rt)
- Headache, Lt mild hemiparesis, unsteady gait
- 2-staged operation: Rt trans-choroidal fissure approach

1st OP Anterior lateral transchoroidal fissure approach

Pre-1st OP

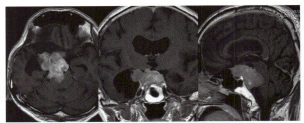
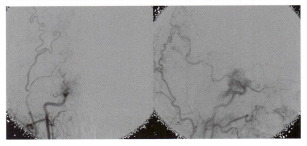

1st OP

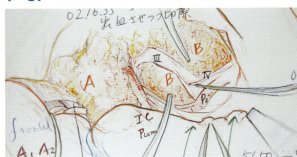

Post-1st OP

Lt hemiparesis; rehabilitation for 2 mos.

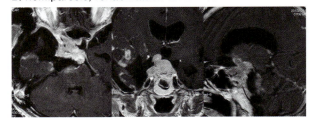

2nd OP For retro-chiasm scar-like tumor

2nd OP

1 Transsylvian view

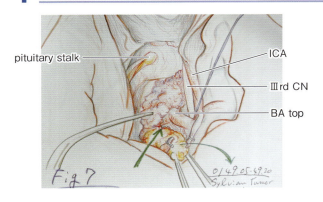

pituitary stalk
ICA
IIIrd CN
BA top

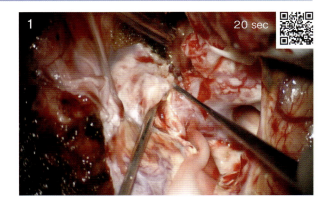

98

2 Air-jet dissection

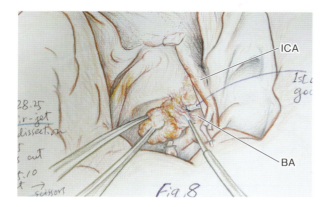

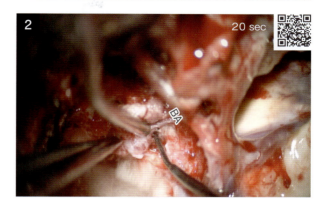

3 Last piece removal from BA complex

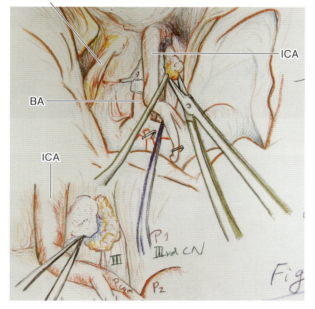

Post-2nd OP
MRI and clinical course

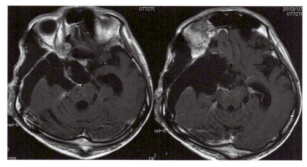

Worsening of hemiparesis
➡ Rehabilitation
➡ Walk with a care

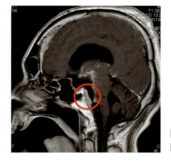

Radiosurgery: cyber knife
Returned to previous HP

Original Case No.65

Case 2: 49F — Zygomatic epi- and subdural anterior petrosal approach

Pre-OP

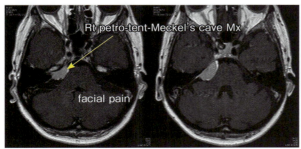

Porus N. trochlearis opened to spare this nerve

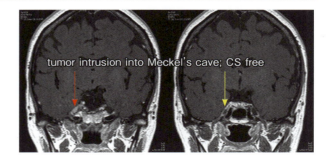

Ⅰ 頭蓋底手術 イラスト&ビデオ

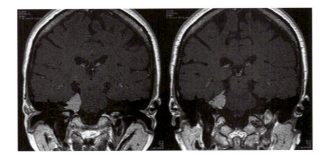

OP

1 Sono-curettage of Kawase triangle

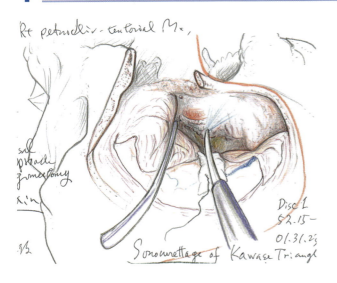

A：Kawase's triangle sono-curettage

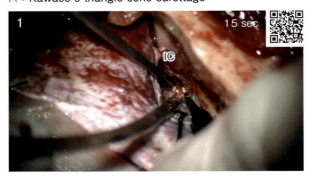

B：Tumor dissection from ventral aspect of tentorium

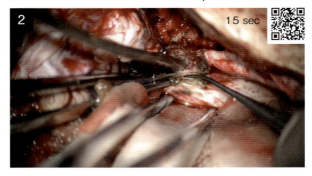

2 Tentorial incision, tumor exposure

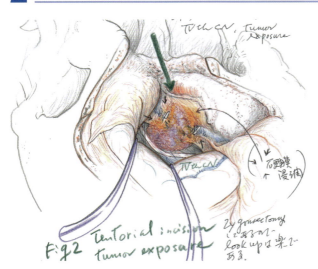

Identification of Ⅳth CN

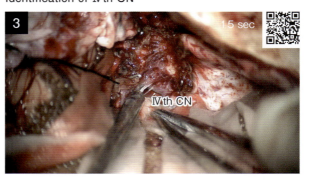

100

3 Vth CN identified

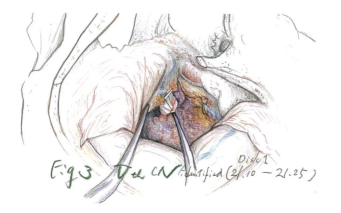

Identification of Vth CN

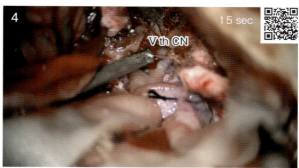

4 前方でMeckel cave, CS一部開放

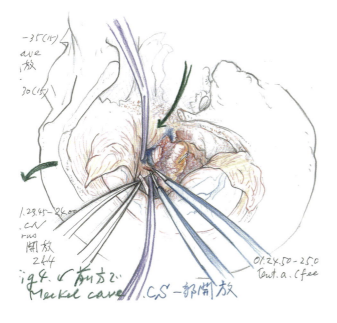

A: Roof of Meckel's cave, invaded by tumor, being resected

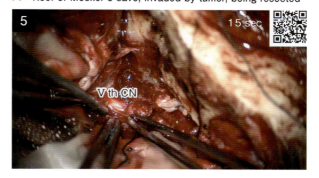

B: Identification of Vth CN root

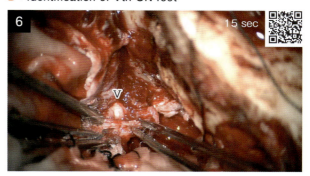

C: Porus N. trochlearis is opened to release IVth CN

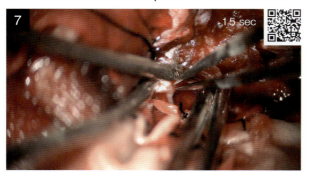

D: Tentorial artery coagulated

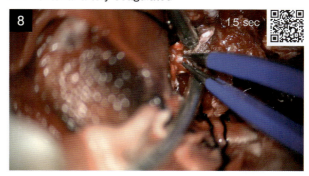

101

5 Anterior & posterior trimming of the tentorial edge

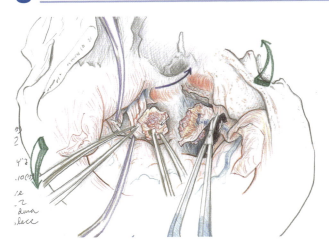

Securing anterior surgical margin

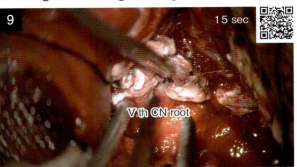

6 Combined rostal (look up) & caudal (look down) view

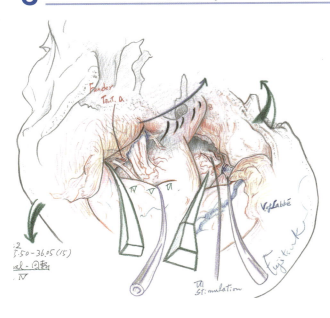

A : IVth and Vth CN

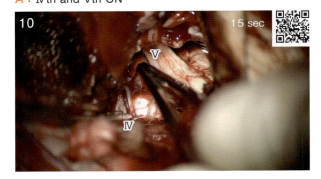

B : Searching VIIth CN

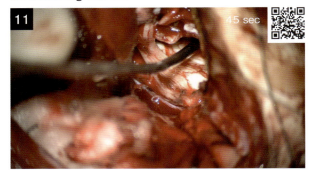

C : VIth CN identification

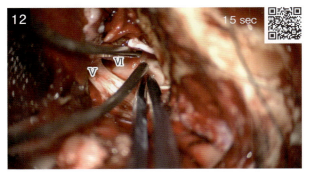

D : VIIth CN stimulation

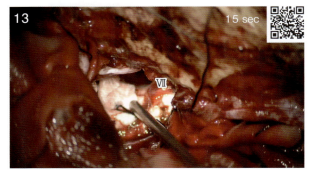

E : Final view

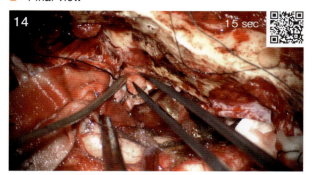

Post-OP
Facial pain relieved; returned to the referring neurosurgeon

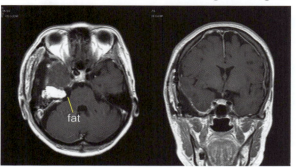

Original Case No.67

Case 3 : 71 F　Zygomatic subdural anterior petrosal approach

- Rt petro-tent. Mx, CS free
- Ⅳth CN; injured and sutured
- Post-OP asymptomatic contusion

Pre-OP

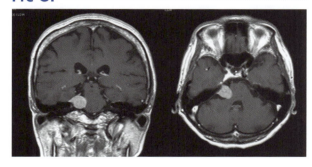

OP

1 Intradural peel off of Kawase triangle dura and AE (arcuate eminence; 弓状隆起)

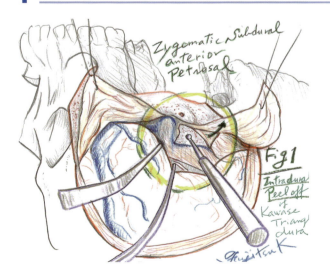

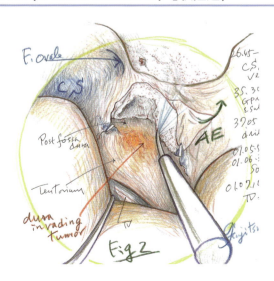

A：V3 and CS lateral wall

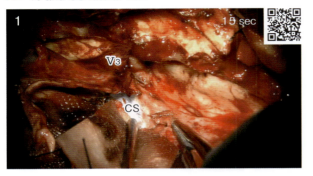

B：Subdural exposure of Kawase-triangle bone

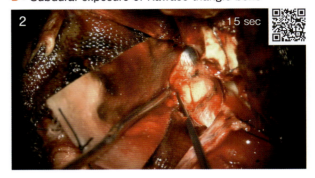

C：Drill, Sono-curette, Rongeur

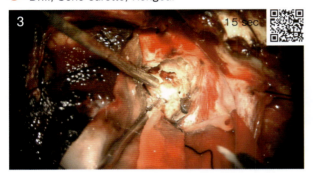

D：Ⅳth CN identified

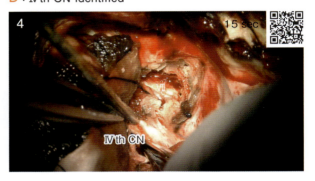

2 Bipolar cutting & scissors で debulking

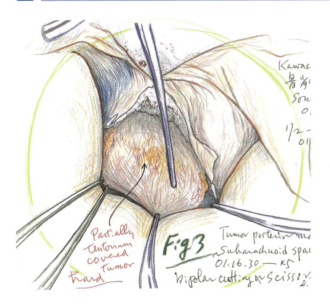

Tumor partly covered with tentorium

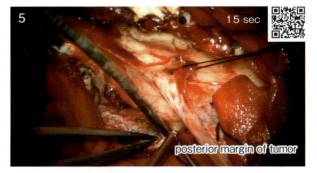

斜台錐体テントヘルニア③：特殊な3症例

3 内減圧後，部分切除しつつaccordion状にcutを入れて細長くして（multi-rip creation method）引き出す

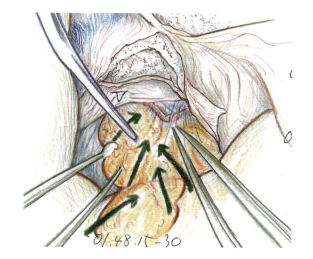

A：Identification of Vth CN

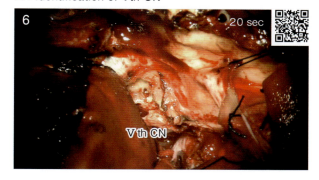

B：AICA identified

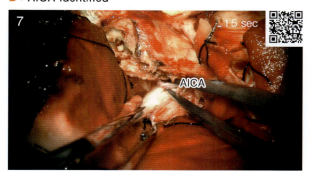

C：Tumor removal with multi-rip creating method

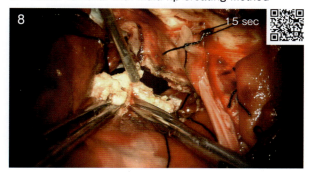

4 Bipolar cutting & scissors

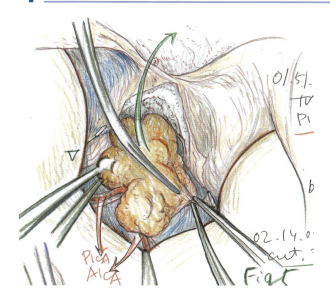

A：Common trunk of PICA-AICA

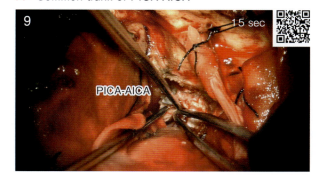

B：Posterior surgical margin obtained

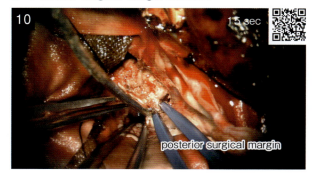

105

5 Final view

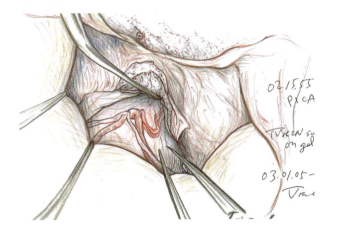

A：PICA-AICA common trunk

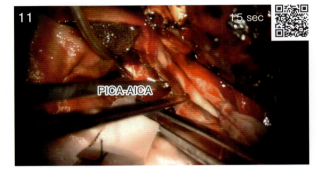

B：Anastomosing injured Ⅳth CN, after trimming its cut ends

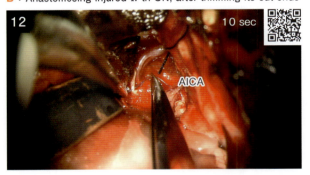

C：Vth CN root identified

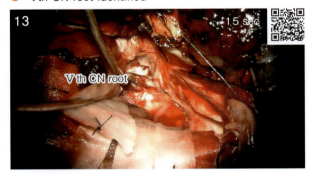

Post-OP

10 days post-OP; asymptomatic contusion

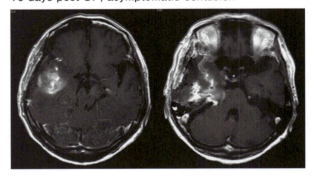

3WKs post-OP; discharged without neurological deficit

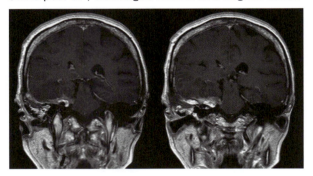

Lost follow-up after discharge

I 頭蓋底手術 イラスト&ビデオ

斜台錐体テント髄膜腫④
大きな斜台髄膜腫(脳梗塞合併)、すべての要素をもつ症例、および中等大の斜台髄膜腫

Original Case No.69 (元の症例番号を記載)

Case 1: 43F　Mid-clivus-Lt Meckel's cave meningioma

● 術後 circum-mesencephalic artery infarction 合併

Pre-OP

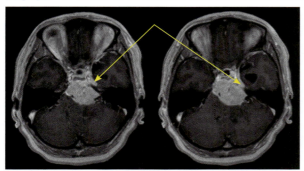
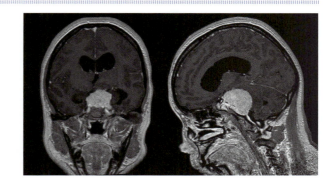

OP

1　Lt posterior transpetrosal approach (13 hrs)

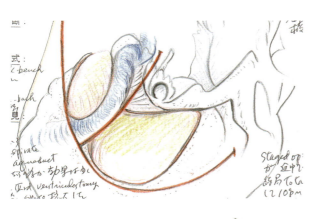
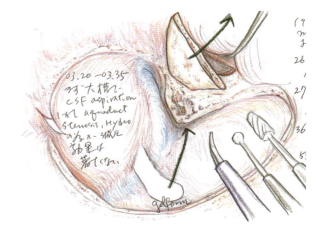
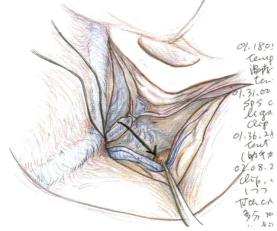

Tent. edge cut

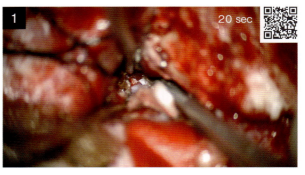

107

2 Presigmoid Ⅰ：腫瘍が深部にあるためⅩth, Ⅸth, Ⅷth, Ⅶth, Ⅴth CNとAICA, SCA, petrosal veinはすべて腫瘍の背側手前に確認される

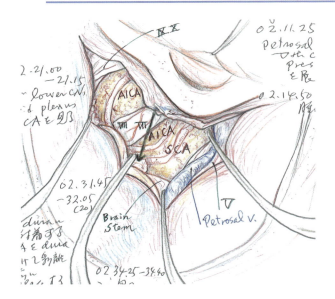

A
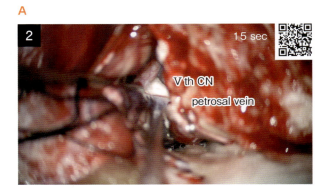

B
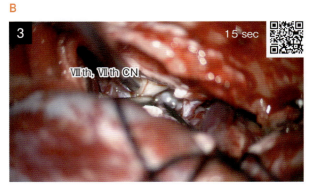

3 剥離したSCAをcaudalにdisplaceしてⅦth-Ⅴth CN間をmanipulate

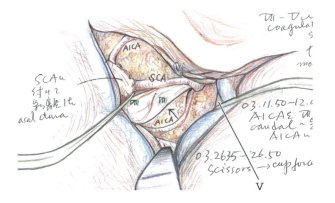

Debulking between Ⅶth and Ⅴth CN
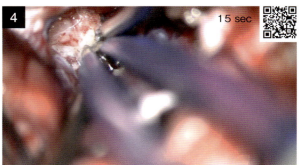

4 Retrosigmoid Ⅰ：AICA剥離

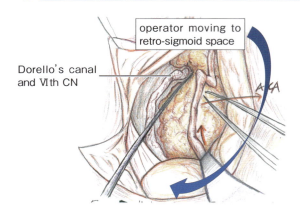

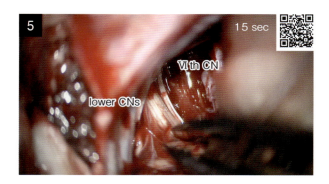

5 Clivus露出

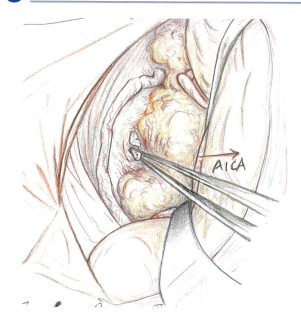

A：Tumor attachment on clivus, medial to Ⅵth CN

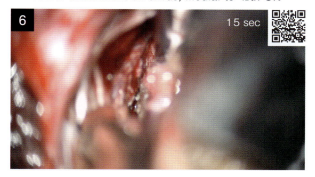

B：After placing marking GORE-TEX between Ⅵth CN and tumor, operator moves to pre-sigmoid surgical field.

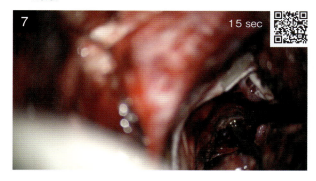

6 Presigmoid Ⅱ：Pcom and its perforators

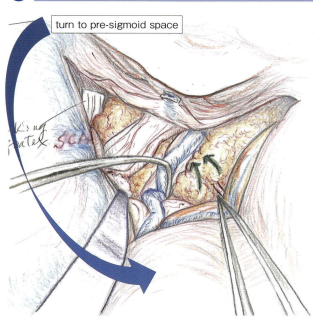

A：Debulking with ultrasonic aspirator

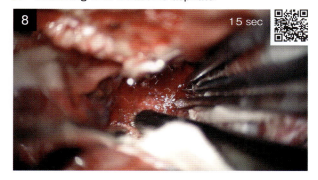

B：Pcom perforators

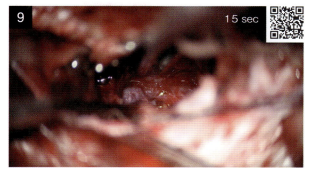

7 腫瘍を助手のwater-jetおよび術者のfork lifting, 5号suckerで脳幹から引き出す

rostral to petrosal vein

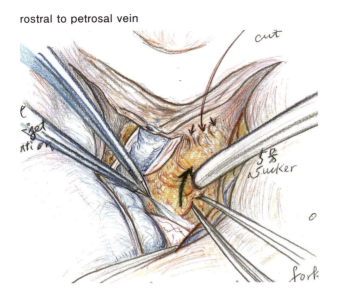

A：Attacking the rostral attachment

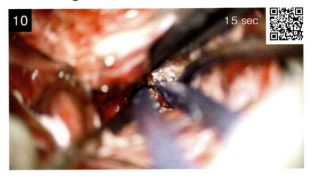

B：Fork-lifting the tumor from mid-brain

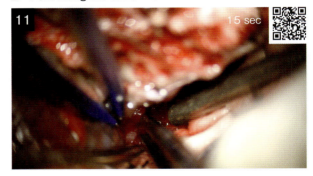

8 Retrosigmoid Ⅱ, BAの確認

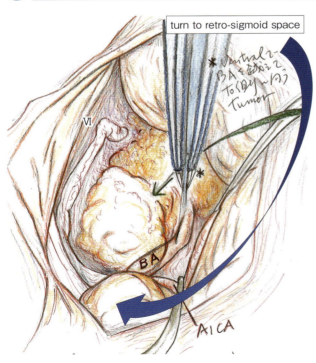

A

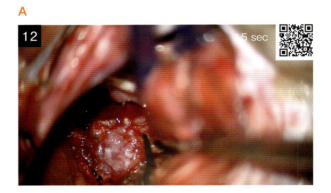

B

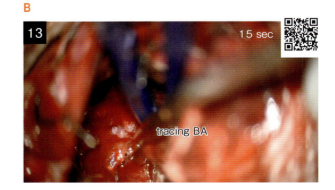

9 腫瘍をrotralに追い上げてclivus duraと対側（右）VIth CNを確認

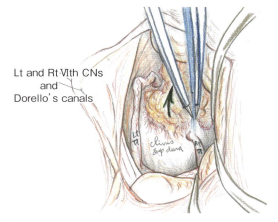

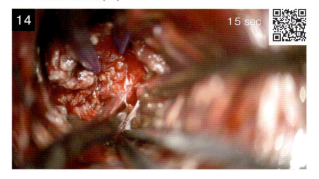

A：contra-lateral(Rt) VIth CN

B：Clivus dura exposed between Lt and Rt VIth CN

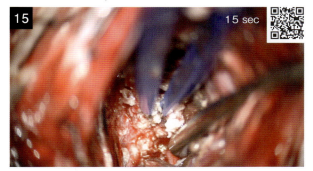

C：Rt Dorello's canal

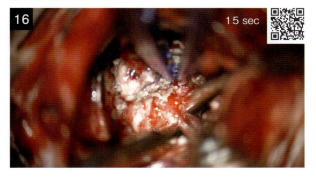

10 Presigmoid III

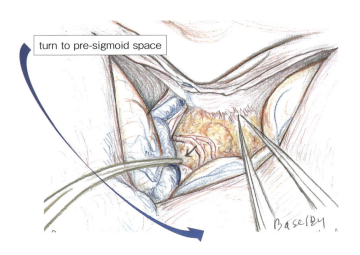

A：Pcom and its perforators, trapped in tumor

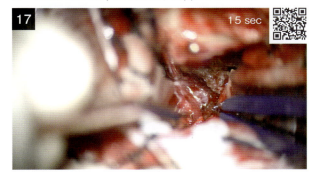

B：Tracing Pcom and its perforators

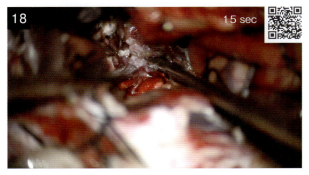

111

11 Lt fetal type PCA穿孔（腫瘍をrostalへ牽引したため，➡）

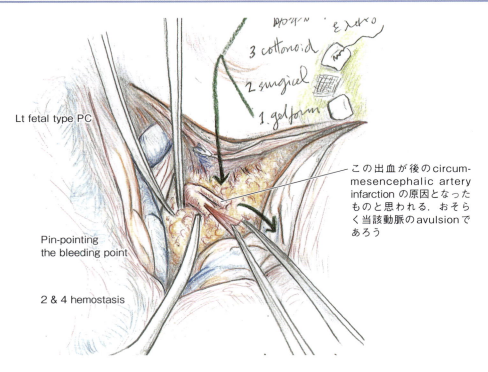

この出血が後のcircum-mesencephalic artery infarction の原因となったものと思われる．おそらく当該動脈のavulsionであろう

A：Bleeding from PCA

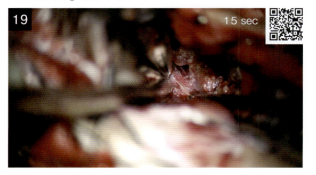

B：Pin-pointing the bleeding point

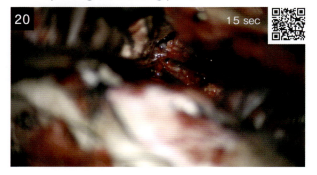

C：2 & 4 hemostasis with Gelfoam, Surgicel sheet, and cottonoid

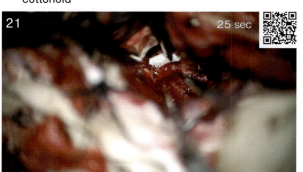

この時点でいったん進行停止して出血点を再確認し，PCAをtemporary trappingしてでもmicrosutureを試みるべきであった

12 腫瘍をcaudal（すなわち腫瘍の発生部位）へ戻すように（→）剥離してPCA, perforatorを見る

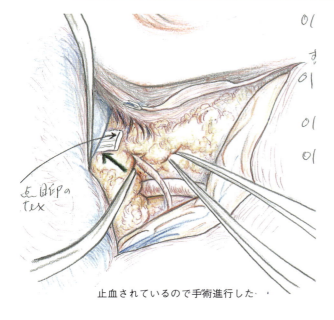

止血されているので手術進行した.

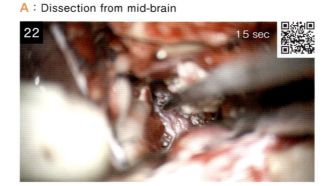

A：Dissection from mid-brain

B：PCA, perforators

13 3rd ventricle floor穿孔して減圧. 対側PCA, Pcomを見る

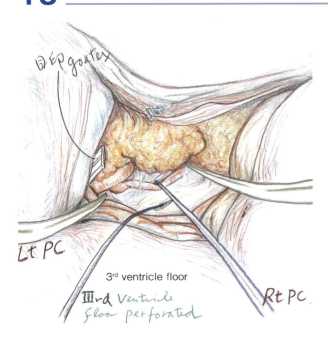

3rd ventricle floor

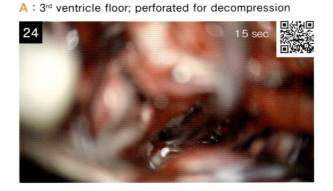

A：3rd ventricle floor; perforated for decompression

B

14 Tent基部を残して腫瘍を切除し 3rd ventricle floor を中心に左右の orientation を得る

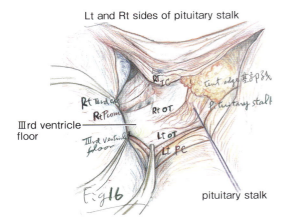

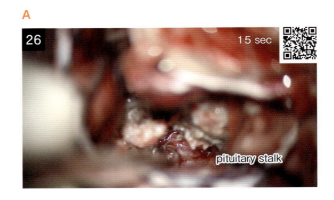

A

B：contra-lateral(Rt) Ⅲ, Pcom

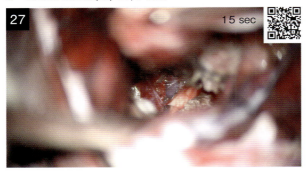

C

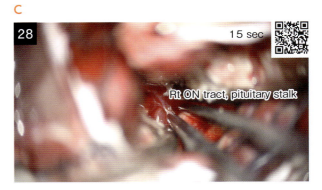

15 Meckel's cave enucleation, IVth CN preserved

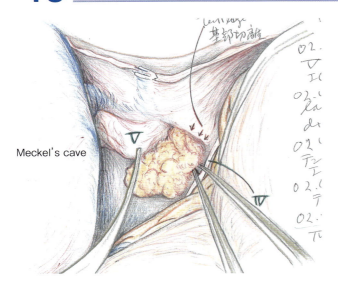

A：Meckel's cave enucleation

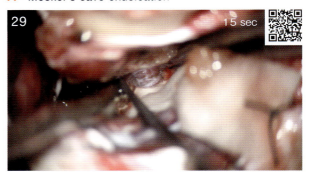

B：Entrance to CS, ICA Doppler

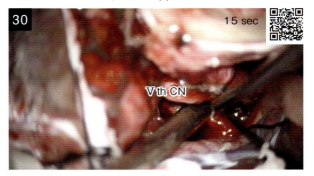

C : Dissection from CS roof

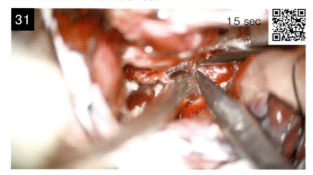

D : Ⅳth CN spared

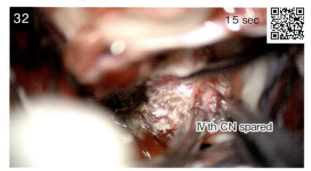

16 Tent. edge基部：diaphragma sellae trimming

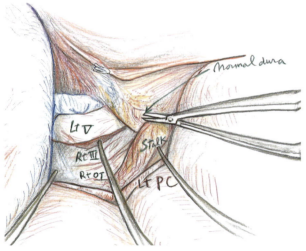

Beyond the midline pituitary stalk, Rt Ⅲrd CN and Rt OT(optic tract) are visible

A : Tent. origin cleaning

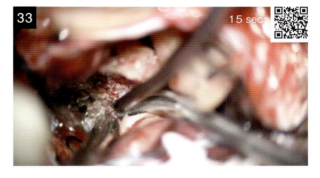

B : Normal dural layer visible

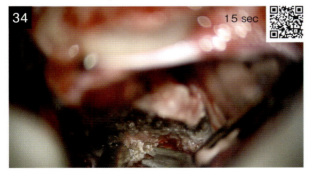

C

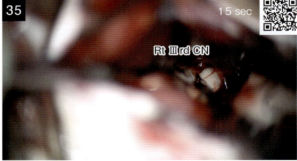

17　Final view

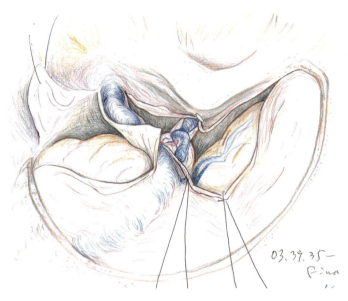

Post-OP coments
Clivus meningiomaあるいはdeep petroclival meningiomaの多くでは，petrosal veinはpatentでかつ重要なfunctioning veinである．

Final view

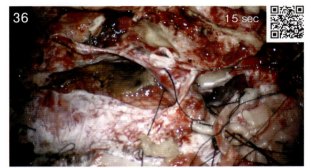

Post-OP

1 WK post-OP

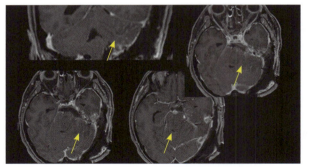

Circum-mesencephalic artery infarction

1 mo. post-OP

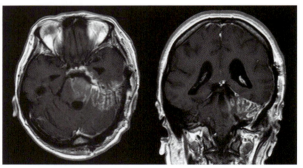

6 months post-OP

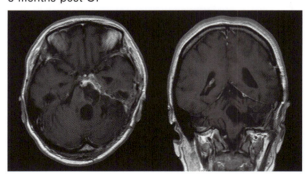

Rehabilitation for Rt hemiplegia
Returned to previous HP; no REC in 8 yrs

> この症例の反省点はp.112に述べたようにPCAのtemporary trappingをして，出血点の十分な再確認を行い，損傷部位の吻合を試みるべきであった．長時間の手術では難しい決断である．
> To say is easy, to do is ………

Original Case No.74

Case 2: 42F Lt petro-cliv-tent-Meckel's cave-CS Mx

- すべての要素をもち，多くのテクニックを要求される症例
- 後遺症なく退院

Pre-OP

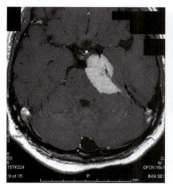
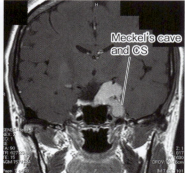
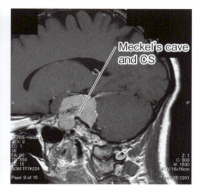

OP

1 Glasscock, Kawase triangle drilling

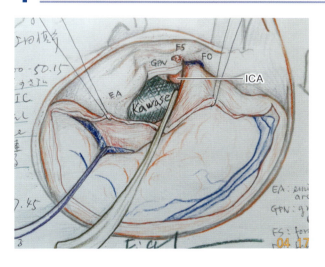

ICA Doppler

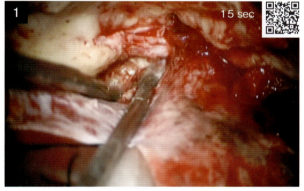

EA：eminentia arcuata, arcuate eminence（弓状隆起）
FO：foramen ovale
FS：foramen spinosum
GPN：great petrosal nerve

2 SPS (superior petrosal sinus) 切断

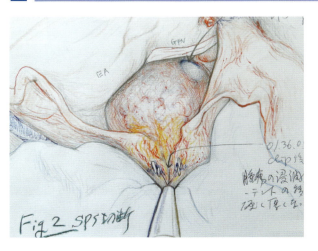
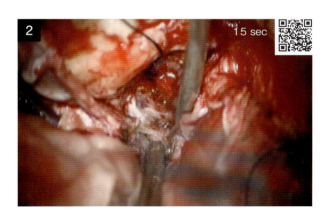

117

3 Ⅳth CN and 2&4 manipulation

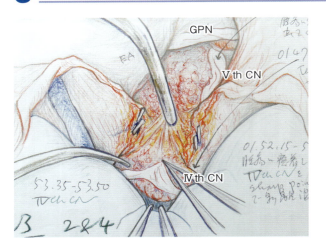
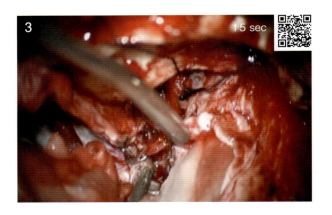

4 Main mass removal

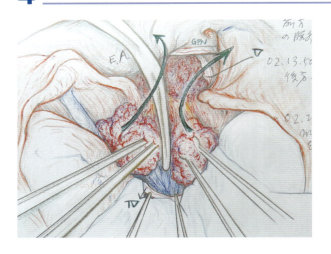
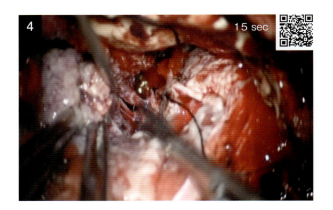

5 前方CS方向浸潤

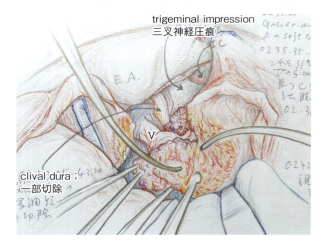
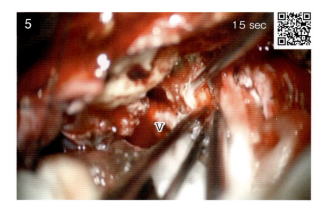

6 CS wall 切除

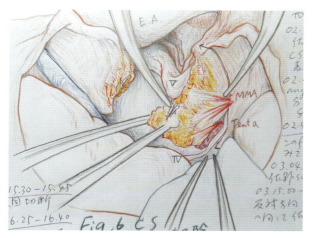
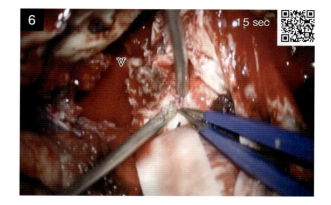

MMA：middle meningeal artery

7 Dolenc's inf. medial triangle

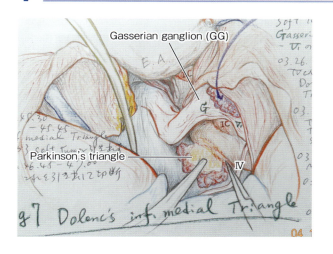
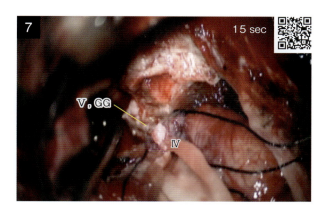

8 後方 surgical margin

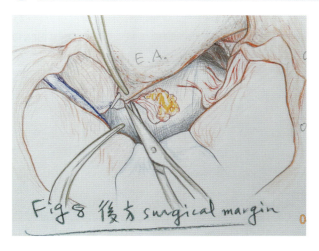

Posterior surgical margin

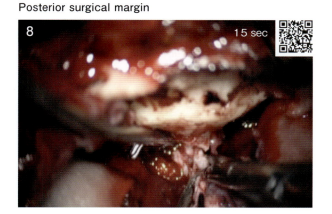

9 ICA走行確認

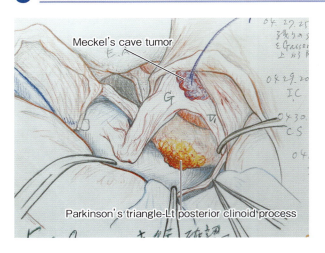
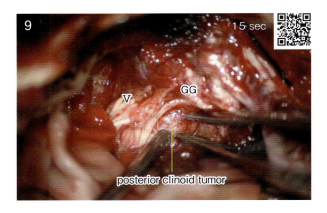

10 Inf. medial triangle 追加切除①：2&4

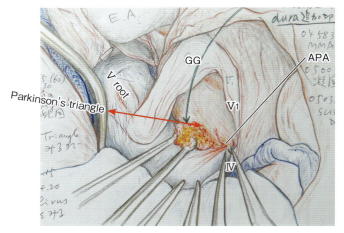

Feeders: MMA, tentorial artery,
　　　　 ascending pharyngeal artery（APA）

Resection of tumor on posterior clinoid process through Parkinson's triangle

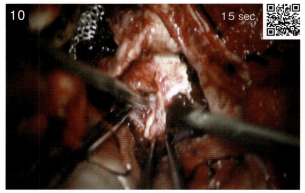

11 Inf. medial triangle 追加切除②

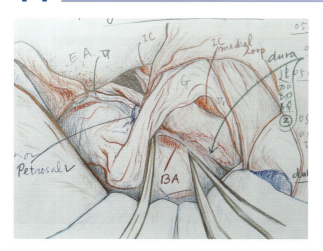
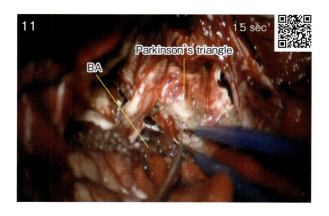

12 Fina view

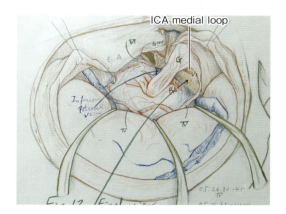
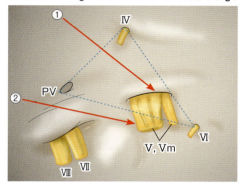

① Parkinson's triangle（ⅣとⅤの間）
② Inferior medial triangle（Dolenc）　Vm：三叉神経運動根

Post-OP
No Neurological Deficit

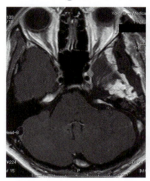
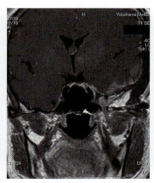
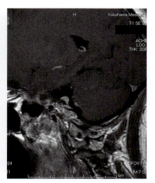

No REC in 7 yrs

Original Case No.84

Case 3: 49F　Lt petro-clival (mainly clival) meningioma

- 右外転神経麻痺
- Clivusにmain attachmentを有するpetroclival meningioma

1st OP

Pre-1st OP

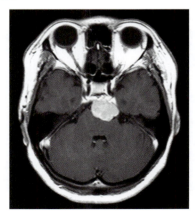

1st OP

1 Lt posterior transpetrosal approach

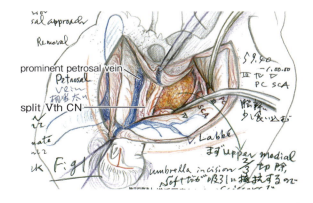

121

I 頭蓋底手術 イラスト&ビデオ

2 Rostral displacement of petrosal vein

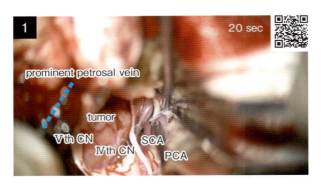

A

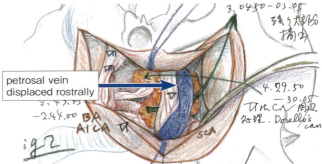

B：Tumor attachment between Ⅵth and Ⅴth CN

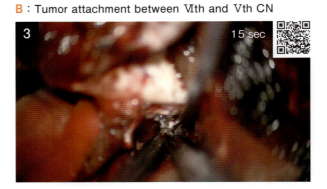

C

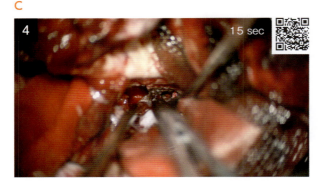

D

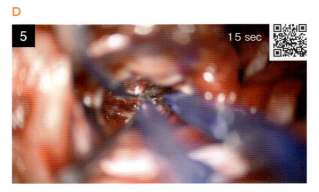

3 Caudal displacement of petrosal vein：Simpson Ⅰ dura 切除

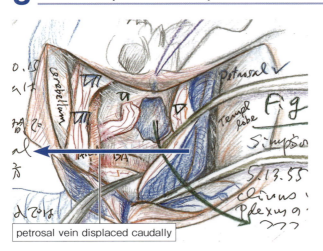

A：Caudally displaced petrosal vein

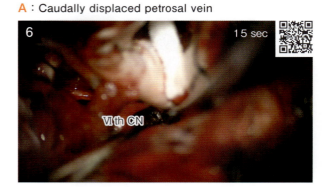

B：Venous lake bleeding on clivus

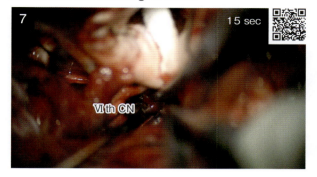

C：Tumor attachment resection, compressing venous lake bleeding

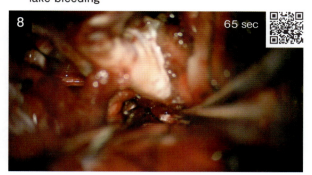

D：Surgicel cotton packing into the venous lake

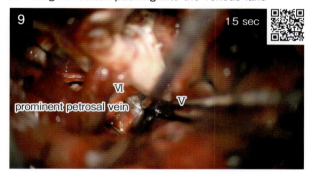

Post-1st OP

6 mos. post-OP

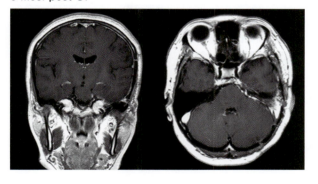

2.5 yrs post-OP

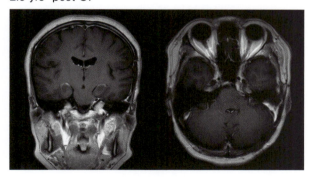

3.5 yrs post-OP

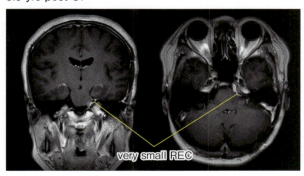

Very small REC in 3.5yrs of OP

123

2nd OP　In 4 yrs

1　2nd OP in 4 yrs

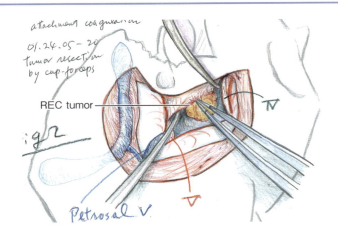

A

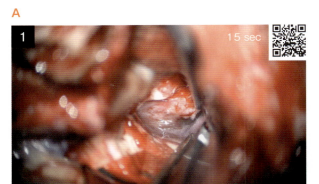

B

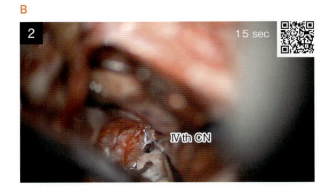

C

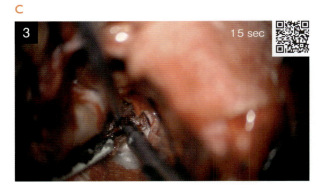

D：tumor attachment between Ⅵth and Ⅴth CN

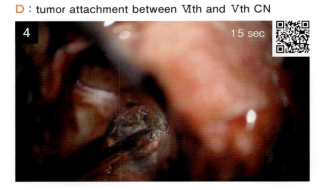

2 Final view; CS opened: no tumor recurrence

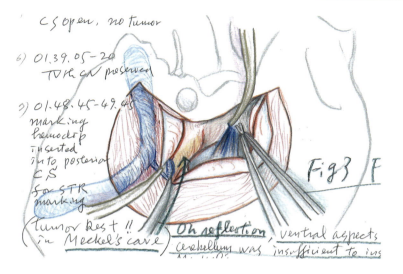

A：CS exploration; no tumor

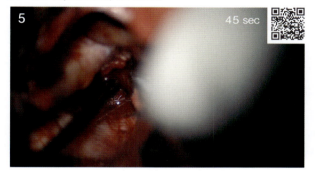

B

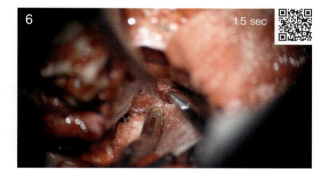

C：Marking clip placement and covering of CS

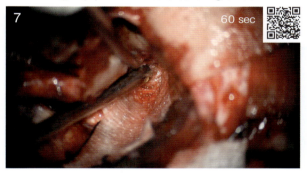

- 読者の混乱を避けるために，腫瘍付着部のビデオを先に，CS exploratinのビデオを後に提示したが，実は術者は深部を先に検索するdisorientationに陥っていた．
- 奥のParkinson's triangleばかりattackしてCS openしたがCSには再発腫瘍はない．
- 後方小脳則に広く術野をとってVth CN root, VIth CNを見て引き返しMeckel's caveのfloor入口手前でREC腫瘍の付着部を発見した

灯台下暗し
You often miss what is right under your nose

- その後，RECなし

I 頭蓋底手術 イラスト&ビデオ

鞍結節髄膜腫

- 手術アプローチの変遷
- 術後視野改善の得られなかった症例の分析（Case 2, 9）
- 視神経管内進入症例への合併アプローチ（Case 10）
- 最も一般的な症例（Case 11）
- 海綿静脈洞（cavernous sinus：CS）進入症例（Case 12）
- Dolenc三角へ進入して視野改善，SRT（stereotactic radiotherapy）追加なく再発ない症例（Case 13）

の順にビデオとともに提示する.

鞍結節髄膜腫（tuberculum sellae Mx）手術法の変遷

1) 視力視野障害の強い側の前頭側頭開頭やpterional approachを全症例に選択したna-ïveな時代（Case 1, 2）

2) アプローチする側の視神経の内側が死角となって穿通枝を確認，温存するのが難しいことに気が付いた時代（Case 2, 3）

3) 正中から頭蓋底をアプローチすれば両側の穿通枝を確認，温存できるが（Case 3〜8），腫瘍に埋没する穿通枝もあるという問題（Case 9）

4) 一側に偏したclinoidal Mxとの移行型ではclinoidectomy，optic canal unroofing，optic sheath opening，Dolenc's triangle entering，dural ring opening，CS enteringも必要（Case 12, 13）

本腫瘍手術68例の経験を基に1)〜4)の順に解説する.

上-下垂体動脈（SHA）について

内頚動脈の基部内側にはくも膜下腔の陥入を伴うcarotid caveとよばれるスリット状の空間が有り，ここから上-下垂体動脈（superior hypophyseal artery：SHA）とよばれる特殊な穿通枝が同側の視神経内側，ときには正中の視交叉下面にまで及ぶことがある．ただし，SHAの発達には著しい個人差があり，ほとんど機能しない索状物になっている場合もある．また，どの穿通枝がSHAなのか判然とせず，内頚動脈内側から分岐する多くの穿通枝の中に混ざり込んでいる場合もある.

SHAは前床突起を除去してDolenc's triangleを操作するときには特に注意すべき〔「海綿静脈洞髄膜腫⑤：Case 1」（p.197）のビデオ**2**参照〕だが，ときには前床突起を除去しなくても，内頚動脈の基部からくも膜下腔に顔を出していることもある〔「補充症例⑥」の図，ビデオ**16**を参照（p.323）〕.

スライド症例7例（Case 1〜7），ビデオ症例6例（Case 8〜13）を提示して，鞍結節髄膜腫のアプローチ，手術の要点，問題点を論じる.

鞍結節髄膜腫

Original Case No.1（元の症例番号を記載）

Case 1: 46F　Lt blind

- 右視野：右に示す
- 右視力：0.7
- 過去10年間に他医による4回の左開頭腫瘍除去手術を受けている．

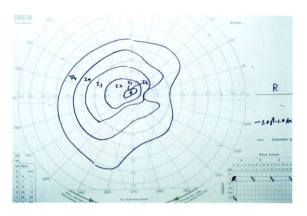

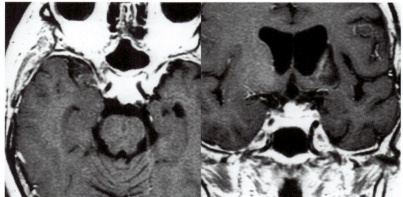

左前頭側頭開頭の跡と左に多い残存腫瘍を認める．

当時の私にはこの症例を手術する技量も勇気もなく，
　Non-Op; just observation with steroid
私が当該病院を去って数年後に全盲になったと聞いている．

Original Case No.2

Case 2: 56F

- 視力障害：左＞右
- 左pterional approachで手術

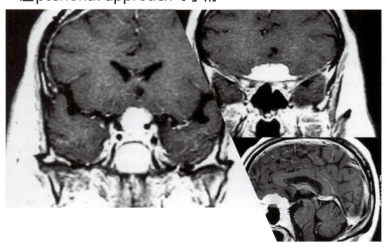

Lt pterional approach

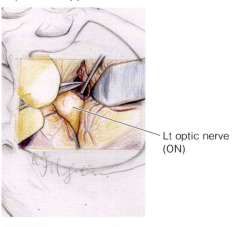

Lt optic nerve (ON)

左視神経がその神経の内側の操作を妨げ，左視野視力障害をさらに悪化させてしまった．

127

Case 3: 50 F　反対側からアプローチしてみたら良い結果を得た症例

- Rt pterional approach
- Lt visual improvement (CF→0.2)
  CF：count finger 指数弁

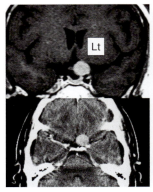
pre-OP

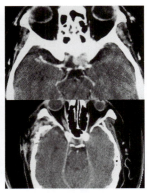
post-OP

- Case 2, 3以降は，"鞍結節髄膜腫の手術で最も重要なことは両側視神経の内側の穿通枝の温存である"と確信し，Case 4以降は筆者が開発した"Fujitsu K, et al. Basal interfalcine approach. J Neurosurg. 1994; 80: 575-9."に述べた<u>意図的前頭洞経由による正中頭蓋底開頭法</u>を用いている（左下図参照）．
- 原法は大脳鎌をsplitして鶏冠crista galliを切除する特殊なアプローチであるが，腫瘍に用いる場合は広い術野を得るため鶏冠crista galliを切除した後に大脳鎌を基部で切断する．
- 本邦は頭蓋底正中を占拠するタイプの頭蓋咽頭腫にも用いる〔開頭の詳しい手順に関しては「頭蓋咽頭腫」（p.235, 236）を参照されたい〕．

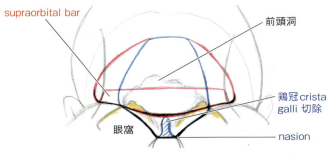

赤：従来のbasal interhemispheric approachにおける左右が不必要に広い開頭．
青：筆者らの"nasion鼻根点まで低く"左右の狭い正中頭蓋底開頭（頭蓋底部骨切りはbone sawを用いる）．

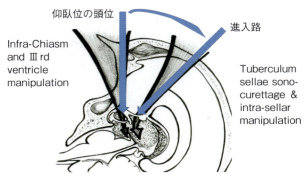

Black は Cranio-nasal median splitting〔「頭蓋咽頭腫」（p.232）参照〕

髄液漏の予防

　前述のきわめて低い正中開頭で初心者が最も心がけるべきは髄液漏の予防である．次の2点を厳重に守らなければならない．

1) Fronto-nasal duct 前頭－鼻管（鼻－前頭管）の閉鎖

　前頭洞の粘膜を完全に除去すると傍正中頭蓋底で前頭洞が鼻腔に交通する左右の前頭－鼻管が現れる．ここを両側とも側頭筋から採取した小筋肉片とフィブリン糊で確実に閉鎖する．鼻－前頭管の位置を正確に<u>確認しないでaboutな位置に筋肉片を置いておくと，努責などで容易に剥がれてしまう</u>．

2) 前頭蓋底の硬膜は薄いので容易に裂傷を生じる

　骨切りの際には神経質に硬膜外protectorを挿入すること．特に鶏冠切除に際しては十分に硬膜を剥離すること．ただし，その両外側にolfactory filaがあることを意識して丁寧に操作すること．万一，硬膜裂傷が生じたら8-0 monofilamentを用いて，その時点で縫合すること．後回しにすると正確な裂傷部位の確認が困難になる．<u>術後lumbar drainageは不要</u>．

　1），2）の注意を守れば，皮弁は帽状腱膜下の大きな冠状ではあるがpericraniumの切開は骨弁を覆う部位だけで良く，<u>有茎pericranial flap採取は不用</u>．

　有茎pericraniumを従来の両側前頭開頭とsupraorbital barの間に挿入して前頭蓋底を補強する方法は，長期観察で前額部の陥凹とsuoraorbital barに沿ったgapを残すことがある．

〔開頭の詳しい手順に関しては「頭蓋咽頭腫」（p.235, 236）を参照されたい〕

Original Case No.4

Case 4: 42M Basal interhemispheric approach, 1st case

Pre-OP
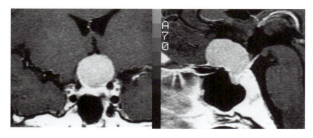

OP
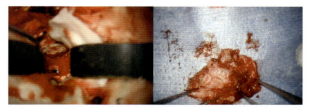

Simpson I operation

Post-OP
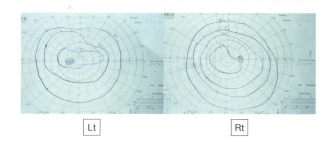

Lt　　　Rt

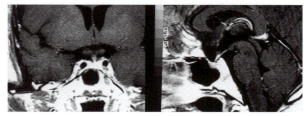

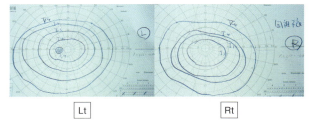

Lt　　　Rt

Original Case No.5

Case 5: 60M Basal interhemispheric approach, 2nd case

Pre-OP
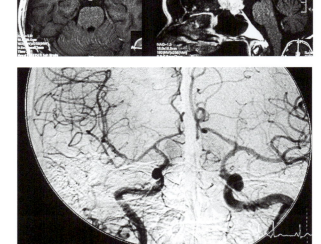

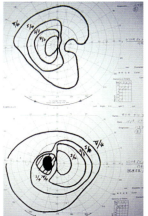

Post-OP
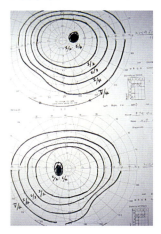

129

Original Case No.6

Case 6: 49F Basal interhemispheric approach, 3rd case

Pre-OP
MRI

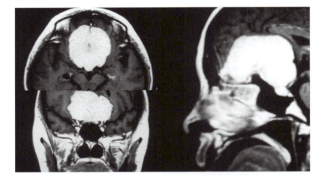

Angiogram

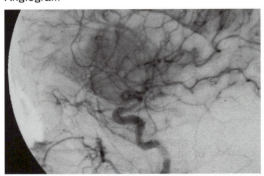

OP

Immediate post-OP MRI

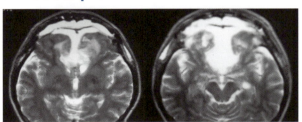

No neurological deficit

ACAs

Original Case No.7

Case 7: 45F

Pre-OP

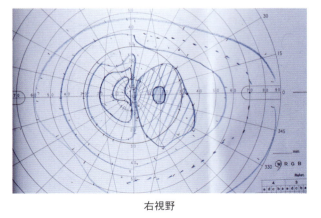

右視野

Post-OP

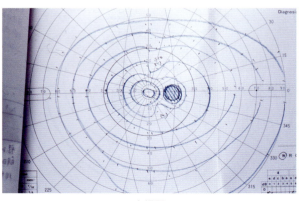

右視野

OP

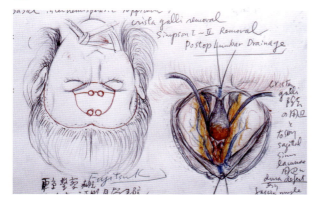
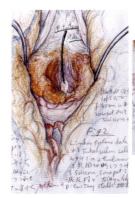
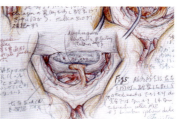

まず正中を十分に減圧して下垂体柄を確認．

穿通枝をすべて温存した後，海綿静脈洞が開放されるまで鞍結節硬膜を広範切除．

Original Case No.8, 41

Case 8: 43F　Basal interhemispheric approach

- Tuberculum sellaeより後方で，posterior clinoid meningiomaであることから本来は側方からの経錐体アプローチの適応だが，前方からでも十分可能と考えてbasal interhemispheric approach（BIHA）法を選択した．

Pre-OP

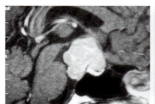
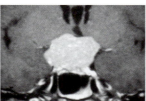
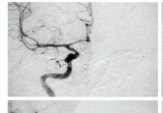
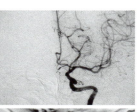
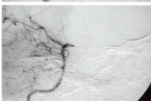
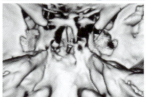

pre-eMR　東京慈恵会医科大学附属柏病院

OP

1
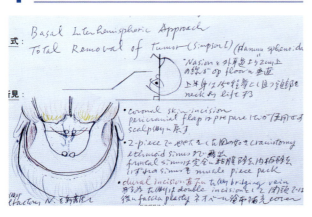

2
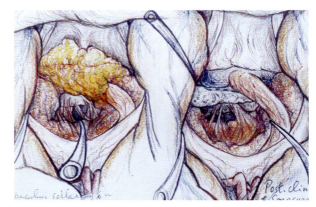

まず最初に十分な減圧の後に，下垂体柄の位置を確認する．下垂体柄を右へ寄せて後床突起へ向かう．CSを開放しつつsono-curetteで後床突起を削除．

3

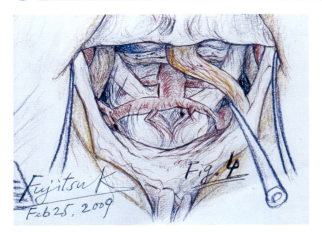
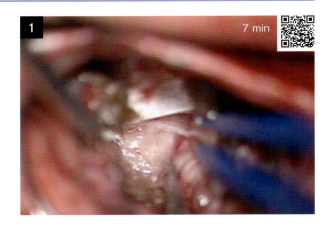

後床突起 sono-curettage.
海綿静脈洞が開放するまで硬膜切除.

Post-OP

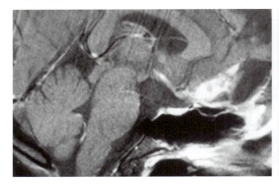
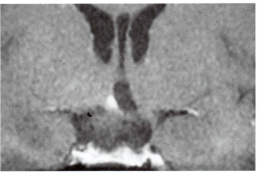

側方接近法と違って内頚動脈や動眼神経が妨げになることはないが，左右の操作空間は限られるので熟練を要する.

症例提示

　一般的な経験論を言えば，視力障害よりも視野障害のほうが手術で回復しやすい．後者が圧迫による血行障害であることが多いのに対して，前者は腫瘍が直接に神経に浸潤していたり，腫瘍栄養血管と神経栄養血管が複雑に共通していたりするためでもあろう．

　Post-eMRの症例の鞍結節髄膜腫ではほとんどの例で術後に視野視力が回復し，著しく悪化した例はないが，まれに回復が得られなかった症例がある．Case 9,「補充症例⑦」(p.325)などがそうした症例である．下垂体腺腫と違って髄膜腫の場合は腫瘍の feeding artery と神経を支配する血管とが腫瘍−神経 interface で共通している場合があるのではないかと考えられる．上記の2症例に共通した術中所見は回復不良の神経の側にやや太めの血管があって，その奥に腫瘍が埋没していたことである．ビデオではその点に注意して見ていただきたい．そのような症例では辛抱強く丁寧に減圧し，腫瘍に入る直前で血管を遮断するように心がけるしかないであろう．Case 13 は pure clinoidal type の内側蝶形骨縁髄膜腫と鞍結節髄膜腫の移行型である．Dolencの三角を開放して硬膜輪を含めた根治切除を行った．Case 10, 12 も興味深い症例であるので是非ご覧いただきたい．

Original Case No.66

Case 9: 69F　手術で視野改善が得られなかった症例

Pre-OP

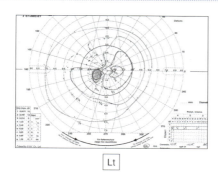
Lt

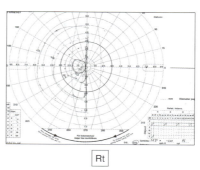
Rt

OP

1　Basal interhemispheric approach

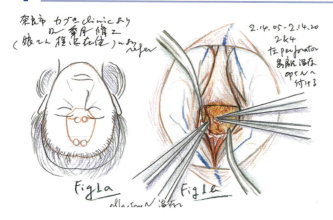

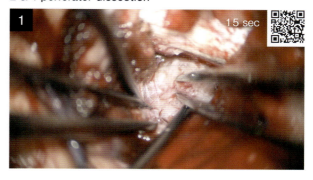

2 & 4 perforator dissection

1　15 sec

2　減圧操作

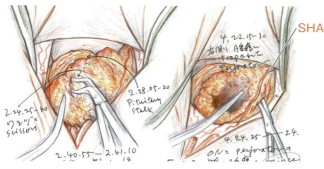

腫瘍が鞍内に侵入，腫瘍はやや hard fibrous であるが出血は著しくない．

ON と perforator の間の腫瘍を mince する．

A

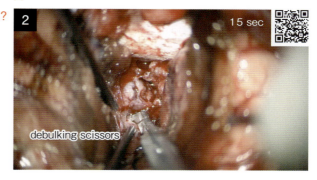

2　15 sec

debulking scissors

B

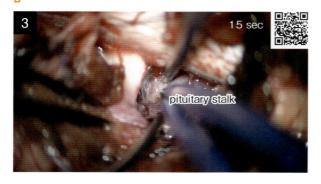

3　15 sec

pituitary stalk

C : Intra-sellar invasion of tumor

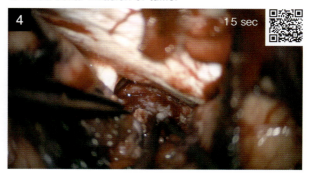

4　15 sec

133

D : Rt perforator trapped in tumor

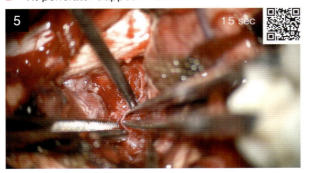

E : Tumor is being minced

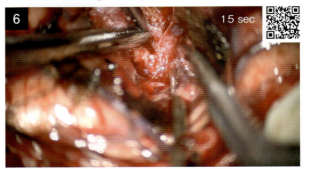

3 Final view

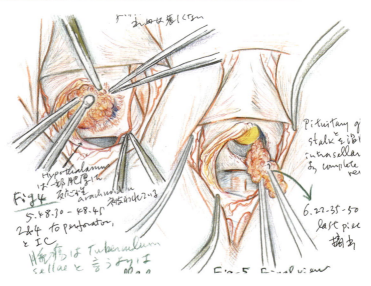

A

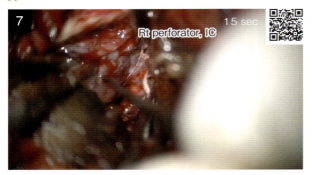

B : Last piece removal

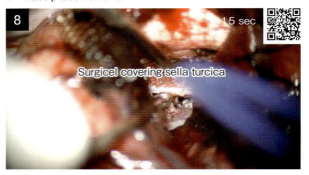

Post-OP

No improvement on Rt

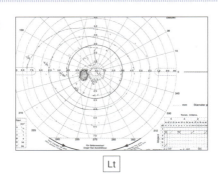

Lt

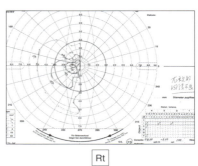

Rt

Original Case No.60

Case 10: 61 F　視神経管内侵入症例

Pre-OP
- Progressive visual loss on the Rt side
- しかしながら "この部位の，この大きさで視力障害は説明できない" として他院で経過観察中，本人の判断で当科受診．
- Optic canal intrusion!!

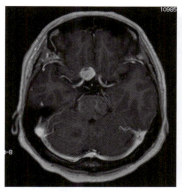
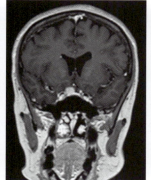
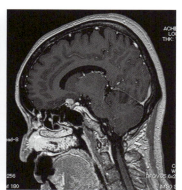

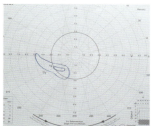

すでに辛うじて指動弁！

OP

1 Combined medial and lateral approach to the optic canal

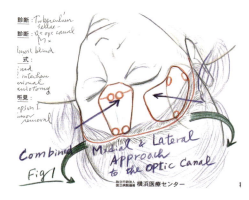

A：Rt pterional view

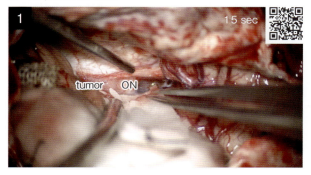

2 まずpterional approachでONと腫瘍を見る

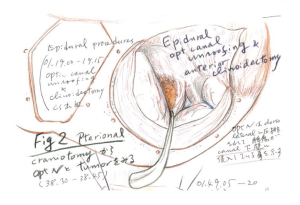

B：Clinoidectomy: incomplete → CS bleeding

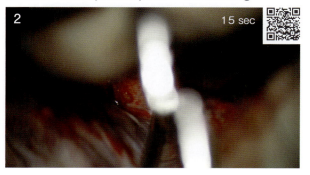

3 Ⅰst，Ⅱnd CN周辺腫瘍の減圧：basal interhemispheric view from Lt side

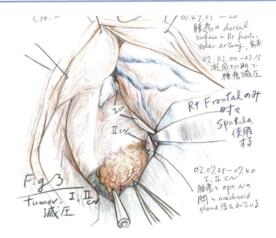

A：Basal interhemispheric view

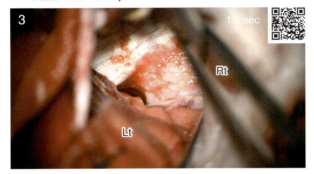

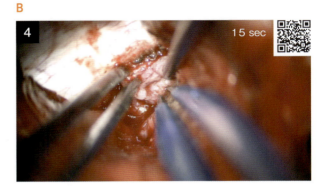

4 腫瘍減圧，main mass 除去

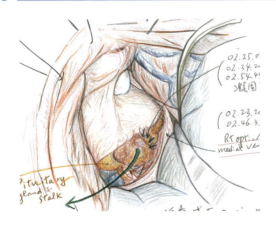

A

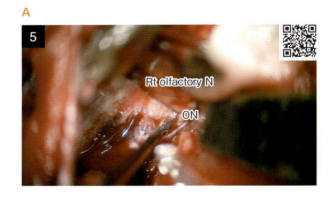

B

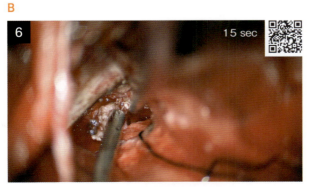

C

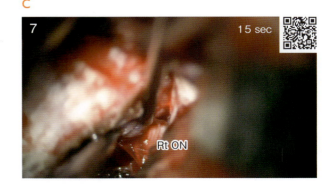

D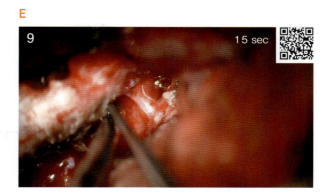

E

5 Sono-curettage 開始

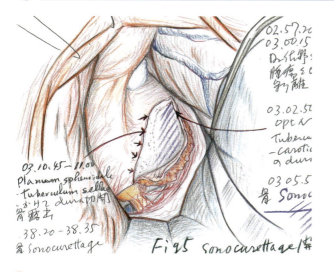

A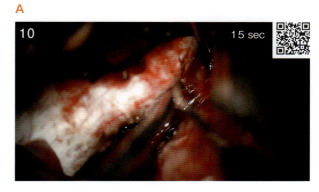

B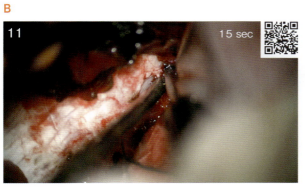

C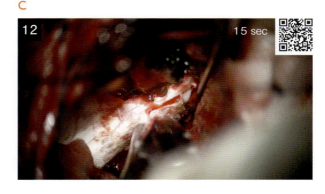

D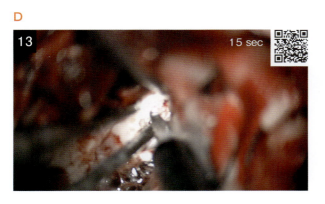

E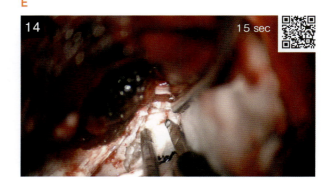

6 Medial optic canal sono-curettage

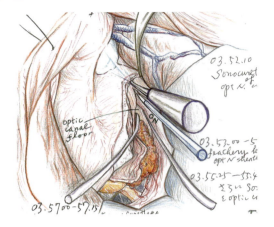

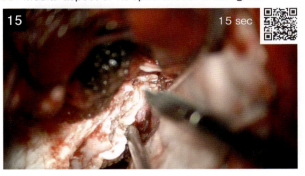

A：Medial aspect of Rt optic sheath is being cut

B：Additional sono-curettage distally

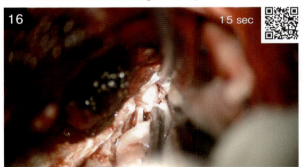

C：Tumor intrusion, but no invasion into optic sheath floor

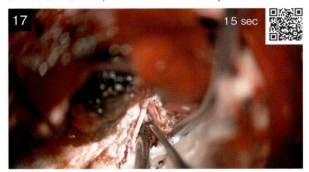

7 Dural attachment切除

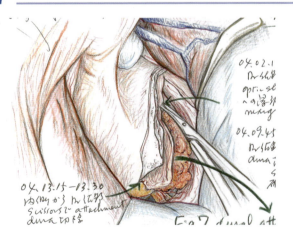

A：Resection of medial leaf of optic sheath, invaded by tumor

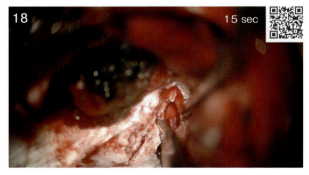

B

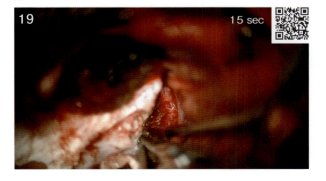

C：Bleeding from CS anterior communication

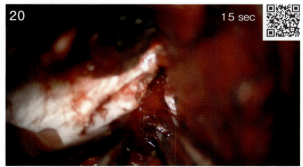

D

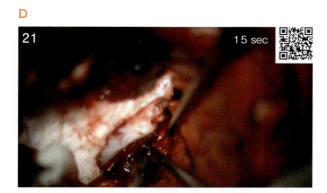

8 Extended view

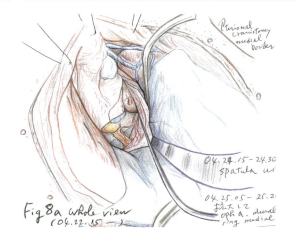

A

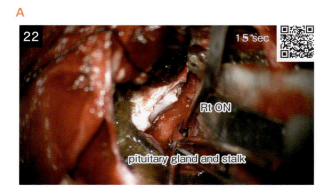

B

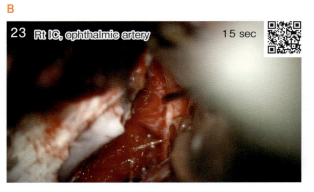

C

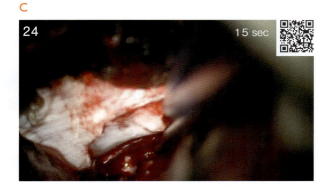

D

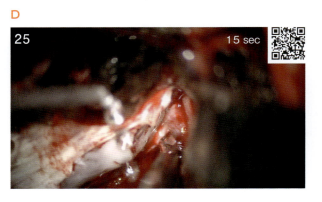

E

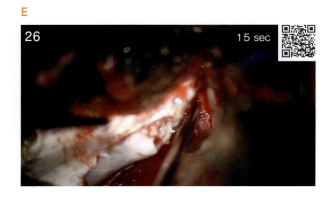

I 頭蓋底手術 イラスト&ビデオ

Whole view

9 Magnified final view

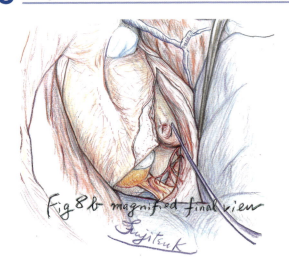
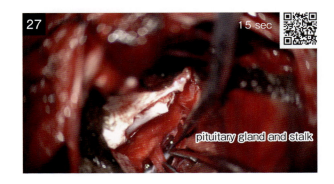

Post-OP

Day 8 of OP

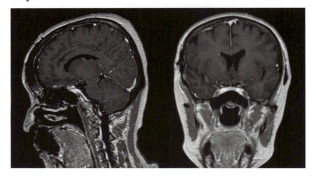

患者からの便り

Original Case No.63

Case 11：64F　最も一般的な症例

Pre-OP

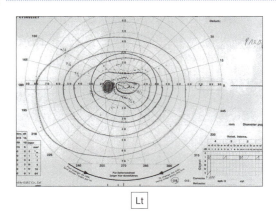
Lt

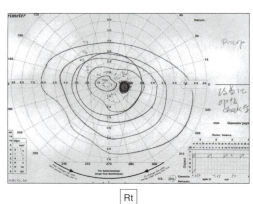
Rt

140

OP

1 Basal interhemispheric approach

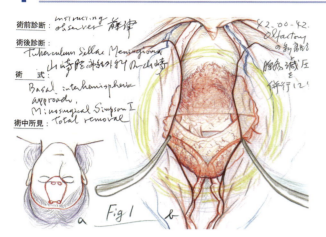

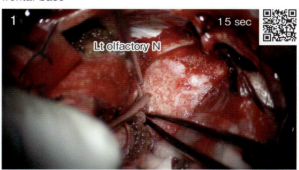

Olfactory nerves dissected and preserved on the frontal base

1 Lt olfactory N

2 Perforator preservation

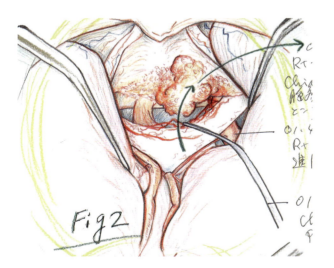

Fig2

A

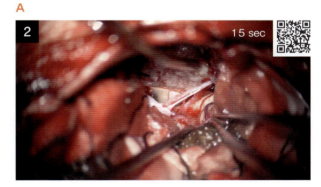

B : Tumor overlying optic chiasm

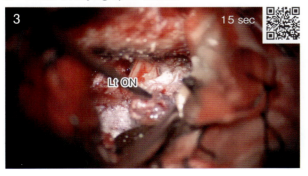

Lt ON

C : Perforator preservation

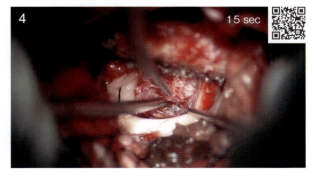

3 Diaphragma切除（pituitary stalkより前方）

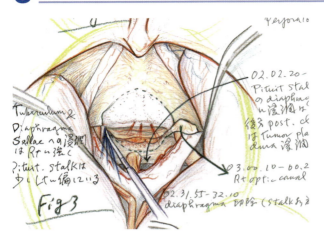

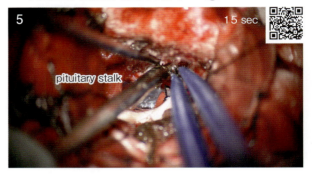

A：Diaphragma sellae invasion: positive
　　Posterior clinoid dura invasion: negative

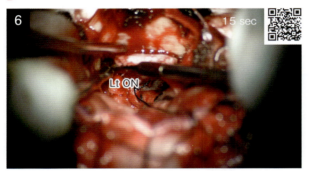

B

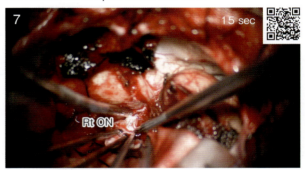

C：Resection of optic canal roof dura

4 Final view

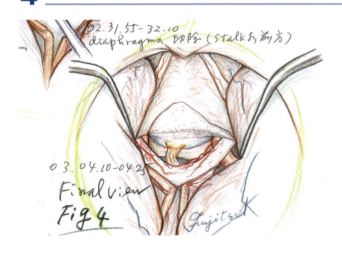

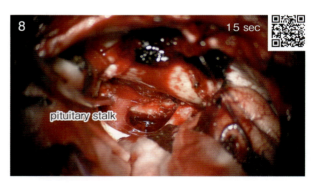

術後視野視力改善するも，受け持ちが検査してない!!

Original Case No.51

Case 12: 40 F　初回手術が不完全で3年後再手術してみたら海綿静脈洞に侵入していた症例

- No visual problems, Lt deep ocular pain only
- Lt pure clinoidal type-tuberculum sellae Mx

1st OP

Pre-1st OP

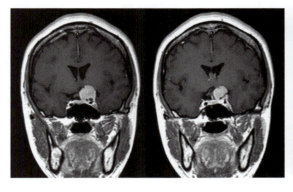
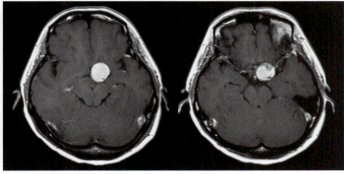

1st OP

1　Without clinoidectomy

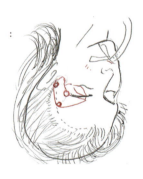
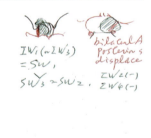

2　SW, IW compartment〔「床突起髄膜腫①」(p.22) 参照〕

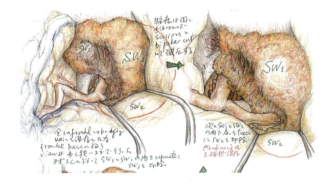

3

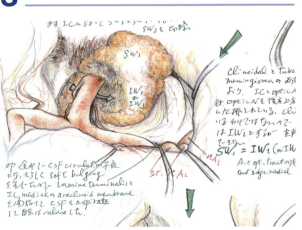

4　Tumor remaining around ant. clinoid. process

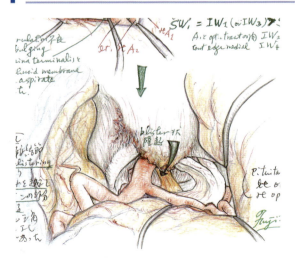

Pre-1st OP

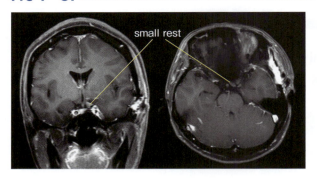

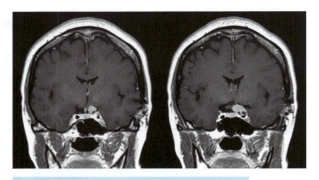

Re-growth in 3yrs: no visual complaints

2nd OP　In 3yrs after 1st OP

1　After clinoidectomy

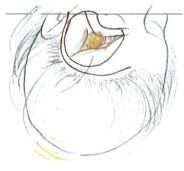

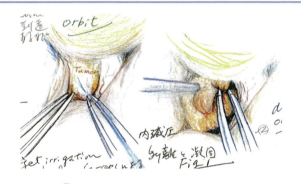

A：Water-jet dissection

B

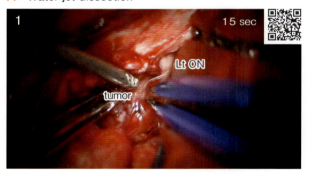

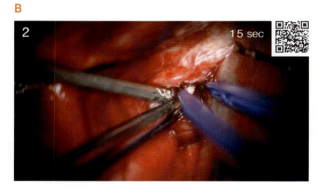

2　腫瘍をON，optic tractから剥離して後方のcisternを開放し，Pcom，perforatorを確認

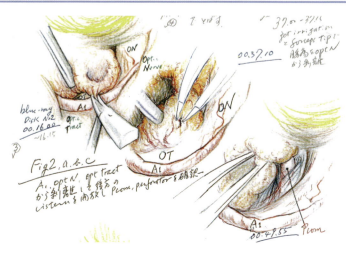

鞍結節髄膜腫

A
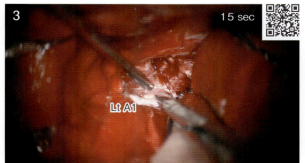

B：Water-jet cleaning of blood
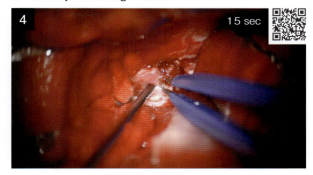

C：Water-jet dissection between tumor and Lt optic tract
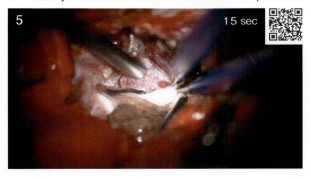

D
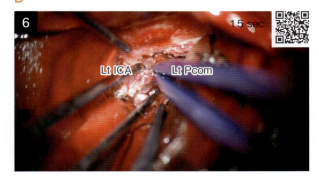

3 Dolenc三角開放後

a：ICAの確保
b：Optic canal内でON外側ventralに陥入する腫瘍を摘出（→）．ここにdural invasionはない．

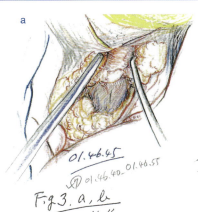

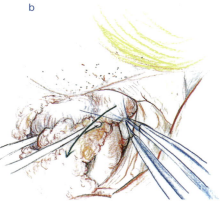

A：Dolenc's triangle ICA exposed
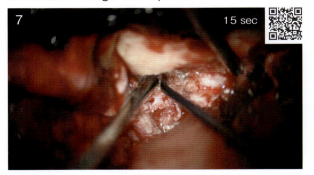

B：Optic sheath invaded by tumor, being dissected from ON
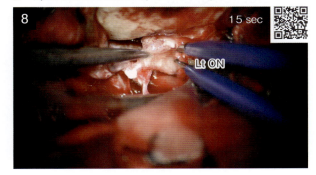

4

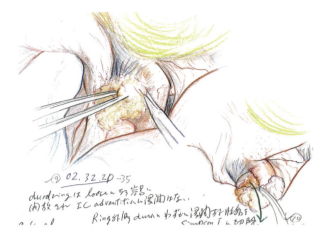

A：Lt dural ring released

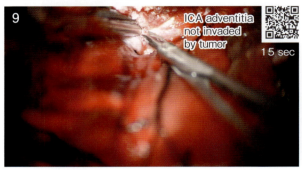

B：Latral leaf of dural ring, invaded by tumor, was resected

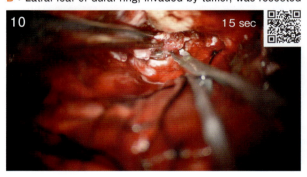

5

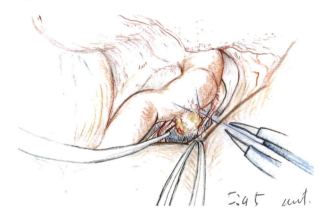

Small piece of tumor, attaching to ant. choroid a., removed carefully

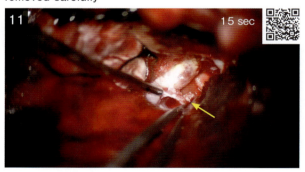

6 Resection of ant. clinoid. dura and of CS roof around Ⅲrd CN

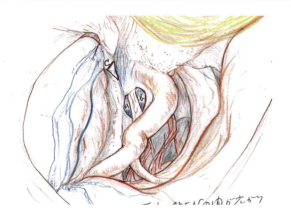

A：Lateral to Ⅲrd CN

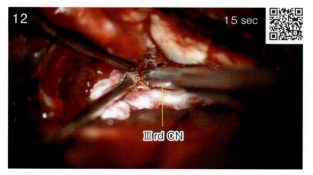

B : Medial to Ⅲrd CN

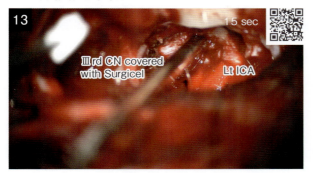

C : Resection of tumor invading tentorial edge

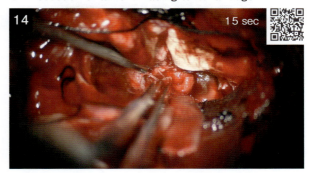

Post-2nd OP

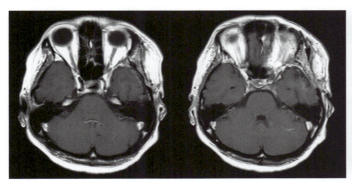
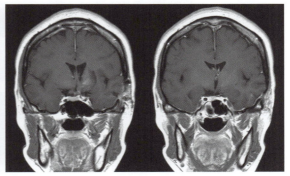

- 6yrs after 2nd OP

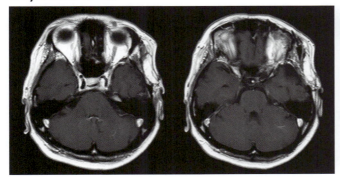
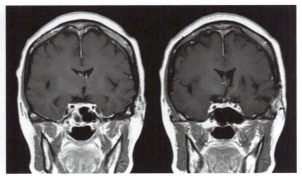

- 13yrs after 1st OP; now 53yo

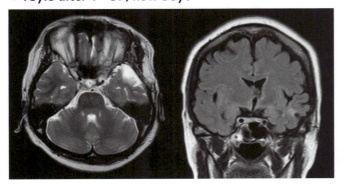

No visual problems throughout the course
No REC in 14 yrs

Original Case No.65

Case 13: 63F Rt pure clinoidal type-tuberculum sellae Mx

- Clinoidal-tuberculum sellae 移行型
- Dolenc 三角開放して根治切除
- 術後視野障害改善

Pre-OP

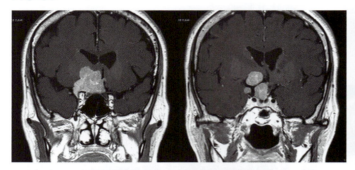

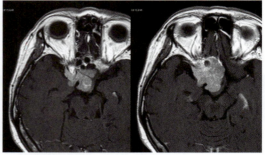

Dolenc's triangle-optic canal intrusion

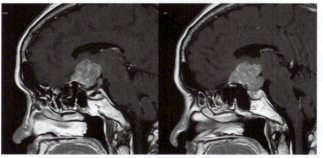

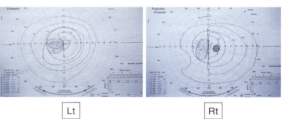

Lt homonymous hemianopia

Lt　　　　　　Rt

OP

1 Rt orbitozygomatic approach with anterior clinoidectomy

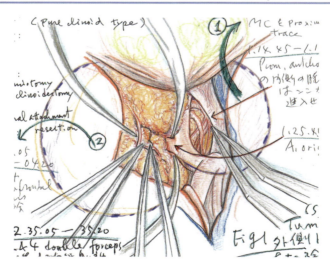

＊IW1-3，SW1-3 等については
「床突起髄膜腫①」(p.22)
を参照．

A：Retro-grade tracing of Rt MCA

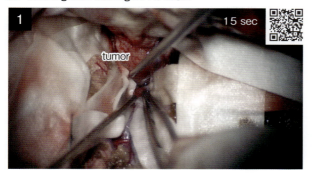

B：IW3 compartment medial to ant. choroid. artery and Pcom

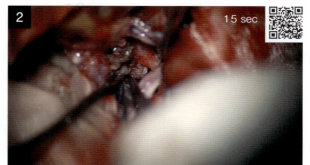

C

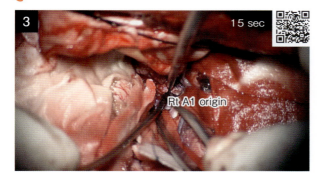

D：2 & 4 SW2：(subfrontal mass) debulking

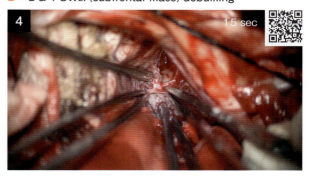

E：IW3 compartment should be taken out from mdial to ICA, avoiding perforators of Pcom and ant. choroid. artery

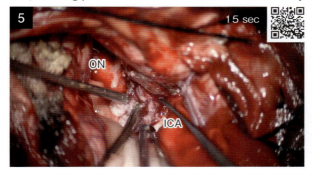

F

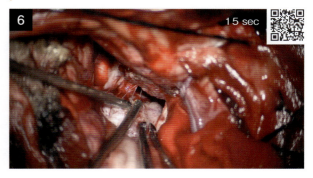

2　IW1, 2 compartment 〔IW：infra-Willis；「床突起髄膜腫①」(p.22) 参照〕

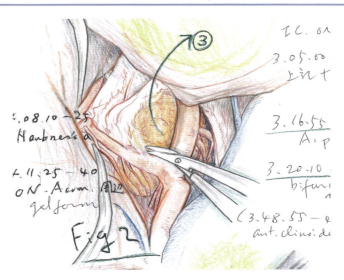

A

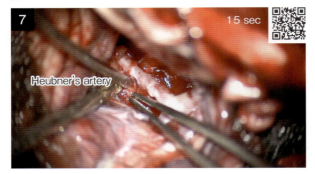

B：IW2 compartment should be removed below A1

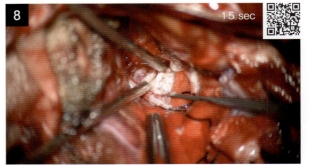

C

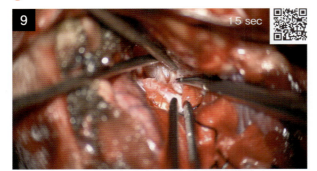

D：Anterior clinoidectomy added

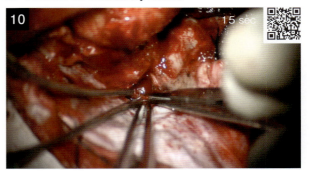

3 Final view

Basal dural defectをabdominal fatで補充 suture, lumbar drainageを留置する.

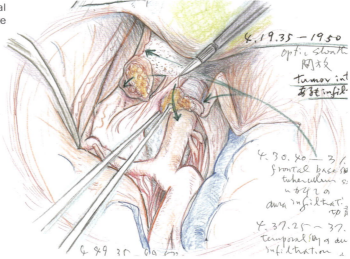

A：Optic sheath opened

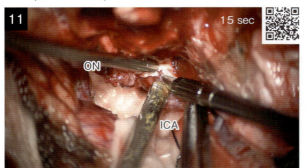

B：Dural sheath invaded by tumor, is being resected

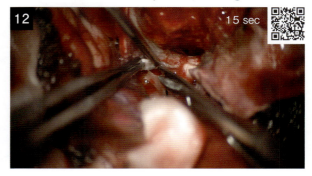

C
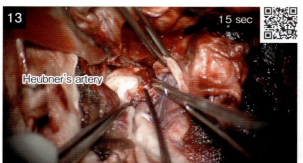

D: After extensive dural resection in Dolenc's triangle
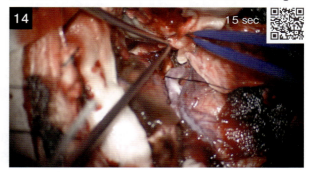

Post-OP

Visual field improvement

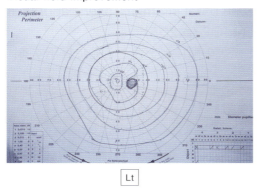

Lt

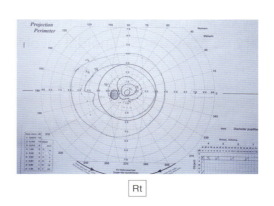

Rt

● 2 WKs post-OP

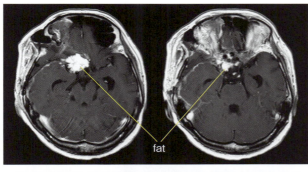

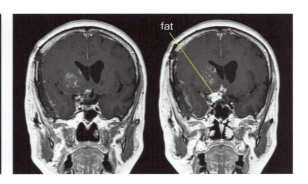

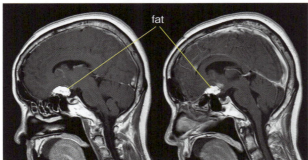

● Shrinkage of fat in 3 yrs; no REC

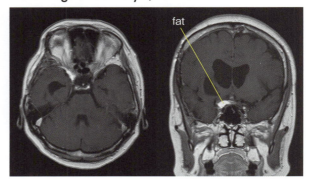

No REC without SRT(5 yrs after OP)

I 頭蓋底手術 イラスト&ビデオ

海綿静脈洞髄膜腫①

- 1st Series (1985-'95) と 2nd Series (1998-2021)
  - Cavernous sinus (CS) へのアプローチ：筆者の工夫
  - CS schwannoma 2例提示
  - Extensive spheno-petrocliv-CS meningioma (Mx)
  - 頭蓋底髄膜腫 (特にCS Mx) の治療における筆者の基本的な考え方.
- 上記広範腫瘍に複数の手術と1回のSRTで生存中症例 (「海綿静脈洞髄膜腫②」p.168)
- Primary CS Mx: OP+SRT，lateral wall CS Mx: OP (「海綿静脈洞髄膜腫③」p.178)
- Primary CS Mx: 2-staged OP; No REC without SRT (「海綿静脈洞髄膜腫④」「p.187)
- Dolenc's triangle Mx: OP+SRT; tumor control (海綿静脈洞髄膜腫⑤」p.197)
  - Primary CS Mx: Dolenc's approach combined with basal interhemispheric approach (p.200)
  - Primary CS Mx-paraCS-clinoidal involvement: OP (p.205)

の順にビデオとともに提示する.

Cavernous sinus(CS) meningioma(Mx)

今日，CS Mxを積極的に専門領域にしようとする脳神経外科医は皆無であろう.

しかし本病変はstereotactic radiation therapy(SRT)をもってしても完全に制圧できているわけではない. CSのfloorに広く固く発生するMxの手術には明らかな限界がある.

しかし一方においてclinoidal MxではDolencの三角に，petro-clival-tentorial MxではParkinsonの三角に入って，CSの腫瘍を切除して初めて根治が得られる症例があることも事実である.

また，CS floor duraに腫瘍浸潤がない場合は根治切除の可能性が高くなるが，浸潤の有無は手術してみないとわからない.

Nothing ventured, nothing gained

CSのできるだけ多くを学習して，自身の技量を磨き，その50〜70%を現場に活用するのが賢明であるといえよう.

筆者の1st Series 52例，2nd Series 32例から代表例を示しつつ，このきわめて重要な事実を論じる.

CS Mx総論－解剖と術語

Dolenc (ドレンツ) の記述に従って
A. 内頚動脈の4つのloop
B. CSの9つの三角 (triangle)
について簡単に解説する.
(Microsurgery laboratory, Mayfield neurological institute: Surgery of the cavernous sinusより改変)

より詳しく勉強したい方は以下の単行本を参照されたい.

Vinko V. Dolenc: Anatomy and Surgery of Cavernous Sinus. Springer-Verlag. Wien, New York

A. 内頚動脈の4つのloop

内頚動脈のsegmentはC1, C2, C3, C4などと表記されるのが一般的である (C1：前脈絡叢動脈分岐より末梢で内頚動脈の分岐部まで，C2：眼動脈分岐から後交通動脈分岐を含めて前脈絡叢動脈分岐まで，C3：海綿静脈洞内の前極屈曲部，C4：海綿静脈洞内の水平部，C5：海綿静脈洞部で，ほぼ破裂孔に一致する部分，C6：錐体骨内走行部).

これに対してDolencは4つのloop (anterior, medial, lateral, posterior loop) を基準にして記述している. 筆

者は個人的にその理由を彼に尋ねたことがある．彼の答えは「Segmentには長さがあるがloopは最大屈曲部をほぼ点で表すことができるので，より良い術中のオリエンテーションが得られる」とのことであった．彼は旧ユーゴスラビアのLjubljana出身であるが，彼の言葉に対する感性は天才的である．「日本人が最も多く使う言葉は何だと思うか？」と聞かれて，私が「わからない」と答えると，「"どーも"という日本語だよ．ありとあらゆる場面で日本人が使っているのを聞いてきた」と教えてくれた．成程!!

前述の"Mayfield neurological institute"の記述はいささか誤解を招く．実際のGlasscock三角は**下図**のようにDolencのposterior loopの少しdistalである．Posterior loopを完全に露出すると蝸牛を損傷する恐れがあるので注意いただきたい．Meckel's caveの位置もlateral loopよりも少しdistalである．かつMeckel's caveの下壁すなわちICAの上壁はしばしば骨欠損してICA lateral loopのdistal portionが露出していることがある．A, Bの詳細は筆者の症例提示の各症例のビデオを参照いただき，前述で紹介したDolencの単行本で勉強していただきたい．

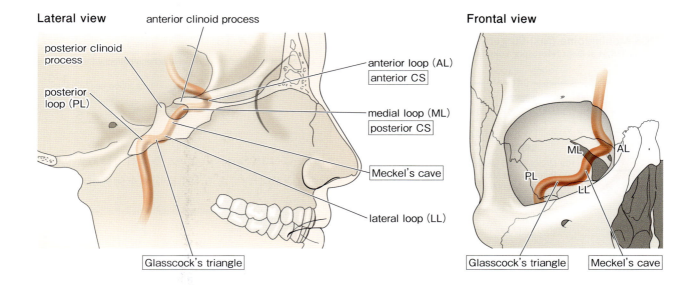

B. DolencによるCSの9つの三角(triangle)

1. Anteromedial triangle：前床突起を除去することによってIInd CNとIIIrd CNの間にできる空間で，Dolencによって開発されたのでDolenc's triangle（ドレンツの三角）ともよばれる．
2. Paramedian triangle：IIIrd CNとIVth CNの間のスペース．故 白馬先生が好んでＣＳへ進入した部位なので，白馬の三角ともよばれる．
3. Parkinson's triangle：IVth CNとV1との間．CS surgeryの創始者Parkinsonが用いたので彼の名が付いている．
4. Anterolateral triangle：V1とV2の間．
5. Lateral triangle：V2とV3の間．
6. Posterolateral(Glasscock's) triangle：外側線は棘孔(foramen spinosum)と弓状隆起(arcuate eminence)を結ぶ線，内側線は大錐体神経(greater superficial petrosal nerve：GPN)，底辺はV3の後縁で形成される三角で，ここをair drillで骨削除すれば錐体骨内の内頚動脈C6が確保できることがGlasscockによって開発された．
7. Posteromedial (Kawase's) triangle：外側線はGPN，内側線は錐体骨内側骨稜，底辺はpetrosal sinusで，この三角を骨削除することによって河瀬のanterior petrosal approachが開発された．
8. Inferomedial triangle：内側線は後床突起とDorello's canal (VIth CNの頭蓋底への入り口)を結ぶ線，外側線はDorello's canalとIVth CNがテント縁に入る部位とを結ぶ線，底辺は錐体骨稜．
9. Inferolateral triangle：内側線はDorello's canalとIVth CNがテント縁に入る部位とを結ぶ線，外側線はDorello's canalと錐体静脈petrosal vein (詳しくは上錐体静脈)が錐体静脈洞(petrosal sinus, 詳しくは上錐体静脈洞)に入る部位とを結ぶ線，底辺は錐体骨稜．

筆者のCS Mx手術の歴史

下図は2021年6月までの筆者のCS Mx手術の歴史を示している．SRTの出現とともにCS Mx手術をまったく行わなかった時期（1995〜1998）もある．この時期以前のCS Mx surgeryを1st Series，それ以降を2nd Seriesと称している．両シリーズを通じて手術死亡例はない．

1st SeriesでⅢ，Ⅵ，Ⅴ脳神経（CN）の1つ以上に永続的障害を残した例が約20％あるのに対して，2nd Seriesではほぼ0％である．

両Seriesの次期を明確に区切ることは困難ではあるが，術者の技量向上以上に，SRTの出現によってQOL-orientedの手術適応に心がけるようになった結果であろう．

2nd Seriesの予後を下図に示す．術後SRTを追加したExtensive spheno-petrocliv-CS Mx 3例中2例が数年の経過で死亡し，1例がstableで生存中であることを示している．

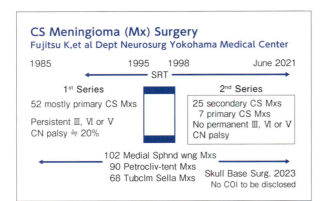

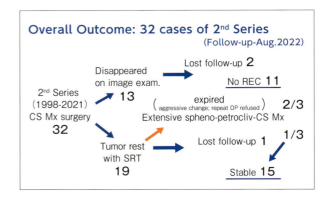

以下には1st Seriesのなかから今日ではあまり行われることがないであろう手術症例を何例か示しておく．

Case 1: 1st Series case: Primary CS Mx　術後に眼瞼下垂を残した症例

Pre-OP

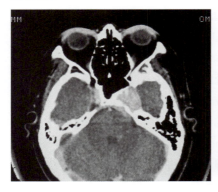
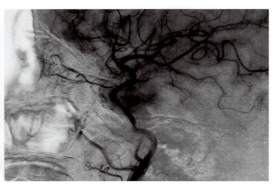

Post-OP

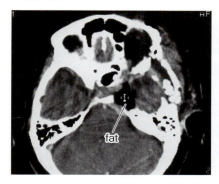
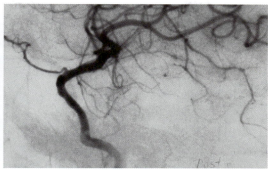
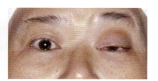

With patient's permission

Case 2: 1st Series case: Rt CS Mx 外眼筋麻痺を残さなかった症例

Pre-OP
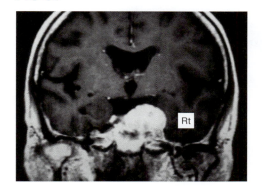

Post-OP
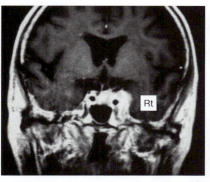
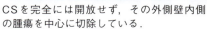

CSを完全には開放せず，その外側壁内側の腫瘍を中心に切除している．

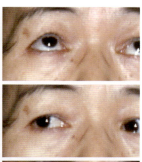
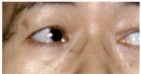

With patient's permission

Case 3: 1st series case: 41 F Lt petrocliv.-CS Mx

- 1st OP後，2年でCSに再発（REC）
- 2nd OPでICA injury生じるも縫合－再建
- GKS追加後17年生存中

1st OP

Pre-1st OP
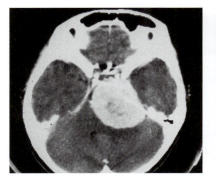

Post-1st OP
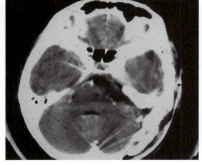

CS Recur. in 2yrs
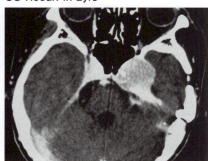

2nd OP

2nd OP(CS)
Intra-operative ICA injury; sutured

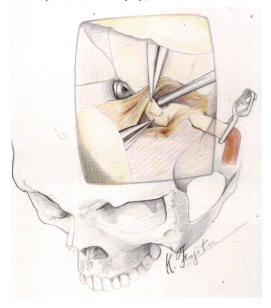

Post-2nd OP
Angiography proved reconstruction of ICA

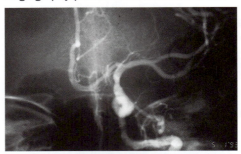
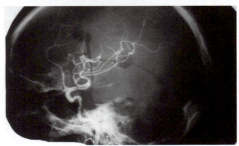

Post-Re OP

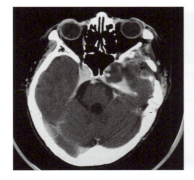

Post GKS

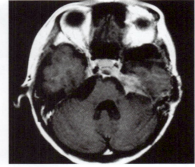

17 yrs after the 2nd OP

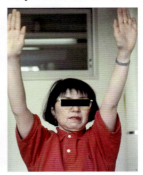

With patient's permission

Case 4: CS aneurysm: Clipping

Pre-OP
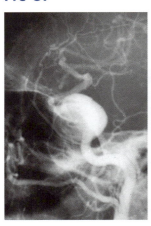

OP
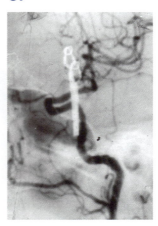

Post-OP
Slight ptosis, lt: resolved in 6 months

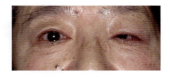

With patient's permission

Case 5: CS thrombo-endoarterectomy

Pre-OP

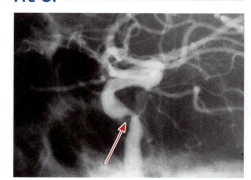

Post-OP

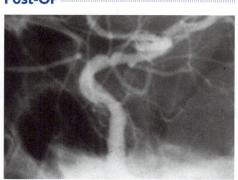

Case 6: CS aneurysm: Bypass surgery

Pre-OP

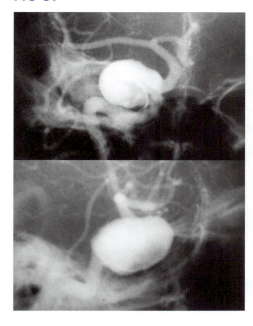

Post-OP

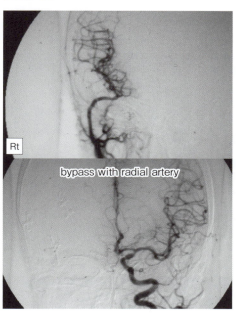

bypass with radial artery

I 頭蓋底手術 イラスト&ビデオ

CS schwannoma

　CS schwannomaはCS Mxとは比較にならないほどに手術がやさしい．しかもCSの解剖を学習できる最高の教材ともなる．1例スライドで，もう1例はビデオと図解で提示する．

　機会があれば経験のある指導者の下で手術に参加させてもらうと良い．

Case 7: 1st series case: CS schwannoma, extending into infratemporal fossa

Pre-OP

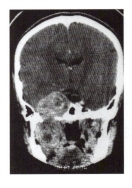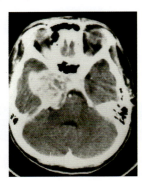

OP

Orbitozygomatic CS and infratemporal fossa extradural approach

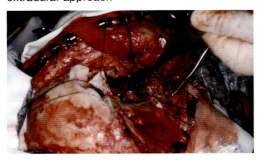

Post-OP

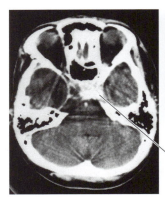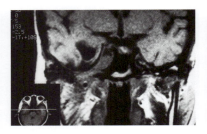

CS floor bone (Lt)

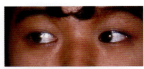
No neurological deficit

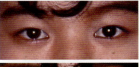

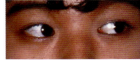
With patient's permission

Case 8: 2nd series: CS schwannoma; 37F

Pre-OP

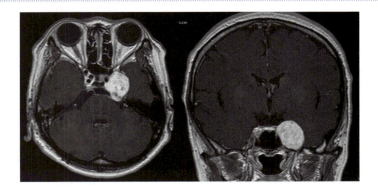

OP

1 Orbitozygomatic approach

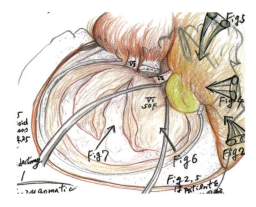

B：Orbitotomy

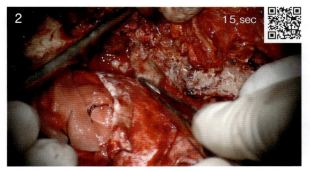

A：Pterigoid plateの基部が露出されるまで低く開頭

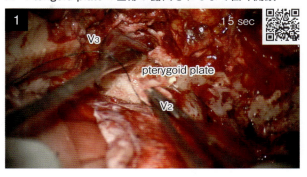

C：After anterior clinoidectomy

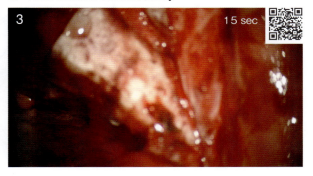

2 腫瘍減圧開始

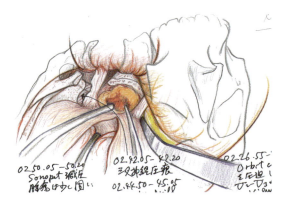

B：Trigeminal impression

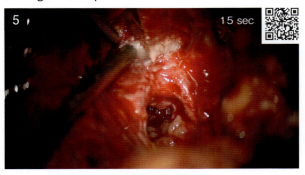

A：V2-V3間

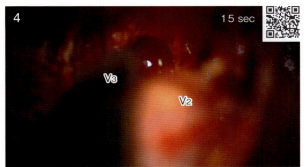

C：Drilling of trigeminal impression to help displace Vth CN

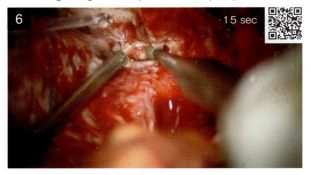

D：CUSA

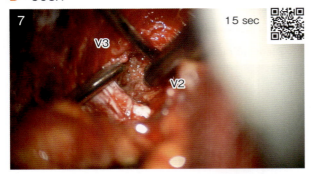

E：Sucker

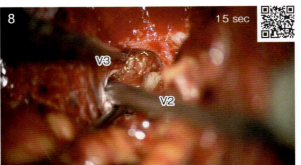

3 術者移動

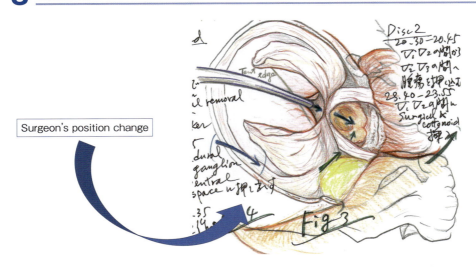

Surgeon's position change

A：V3, V2, V1

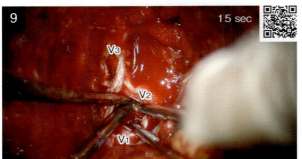

B：V3 split into 2 parts

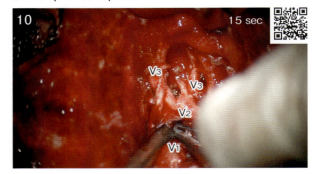

C：V3, V2, V3

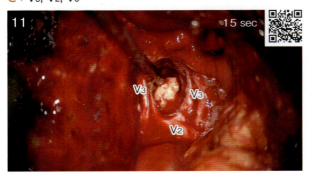

D：V3, V2, V3

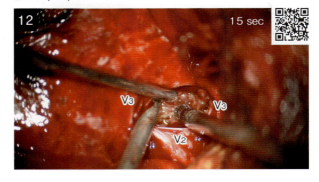

E：V3, V2, V1

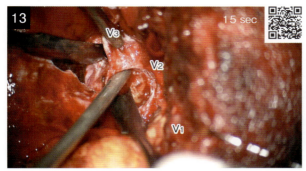

F：2 & 4 manipulation

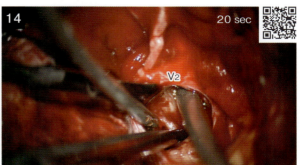

4 ICA lateral loopのpulsationとⅥth CNが見える

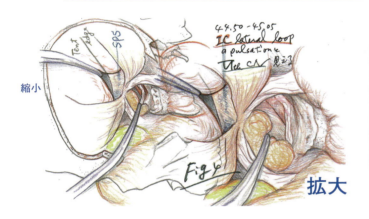

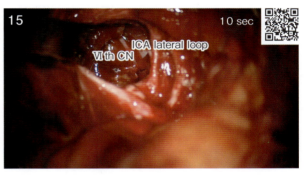

5 CP angleとeroded Kawase's triangle

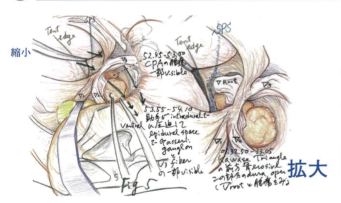

A：Rostral to V3

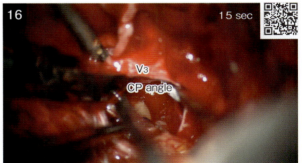

B：Between V3 and V2

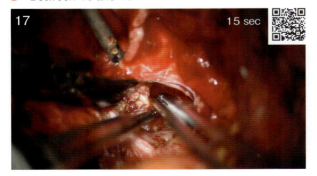

C：Eroded Kawase's triangle

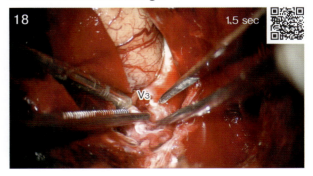

161

6 術者移動，腫瘍摘出（brain dura省略，base duraのみ示す）

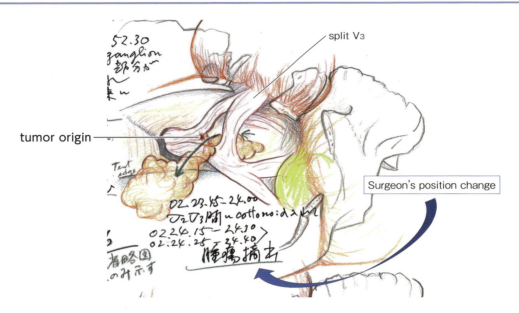

A：Tumor origin on V3（＊）

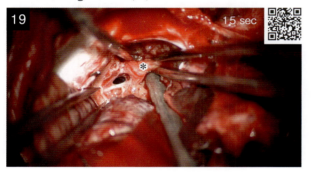

B：V3, Gasserian ganglion, V2

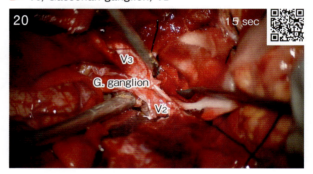

C

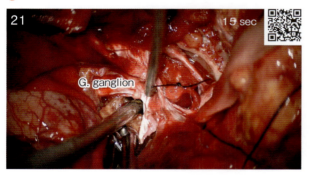

D

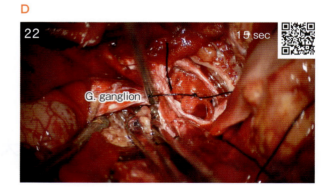

7 Final view

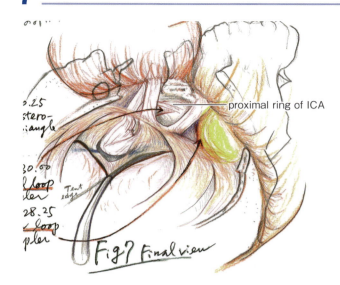

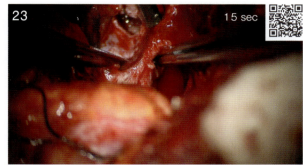

A：V3-V2間

B：V3-V2間

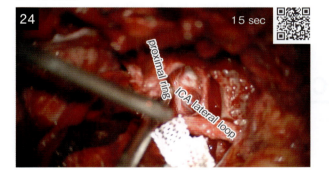

C：V3, V2, V1

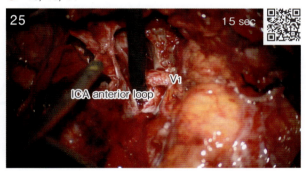

Post-OP

8 days after OP

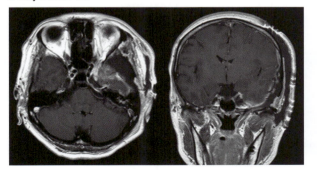

5 yrs after OP

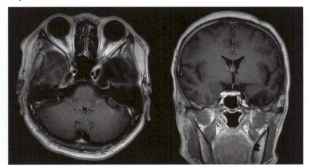

側頭葉前極のbridging veinを温存する筆者のアプローチ

　CS Mxでは多くの場合，側頭極のbridging veinは腫瘍によって閉塞しnon-functioningである．しかし，ときにはfunctioningであることが術前血管撮影や術中ICGで証明されることがある．小さい腫瘍や非浸潤性で柔らかい腫瘍ほどその可能性は高い．

　下図はDolencの方法に加えて側頭葉前極のbridging veinを温存してアプローチする筆者の方法を示す．

Peel off CS wall

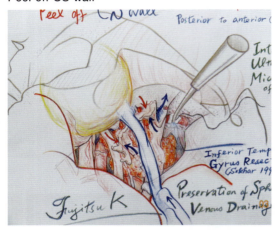
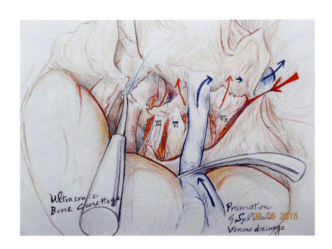

Extensive spheno-petrocliv-CS Mxに対する筆者の手術法

　フローチャート（p.154右上）に示したように，spheno-petrocliv.-CS Mxの様式で広範囲に大きく頭蓋底中心を占める腫瘍の治療には最も難渋する．SRTの追加でも完全なコントロールは難しい．

　まず第一段階の治療としてstaged OPでCSを含めてできるだけ多く切除し，SRTを追加し，再発の大きさに応じて同様の治療を繰り返すが，繰り返す治療の途中で悪性化が生じたり〔「頭蓋底髄膜腫の悪性化の頻度について」（p.41）参照〕，患者が途中で治療続行を拒否することも多い．治療続行を希望した症例は生存中である．

　下図はきわめて全方位的にかつ主として後方からCSに進入する方法を示している．本法は次に述べる如く下側頭回切開で側脳室下角に進入しchoroidal fissureを分けることが必須である．

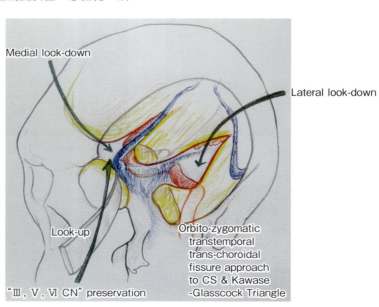

筆者のtranschoroidal fissure approach

　筆者のtranschoroidal fissure approachは病変に対して側頭葉を持ち上げることなく，水平にアプローチすることを目的に考案したもので，元々は脳底動脈先端の大きな動脈瘤やretro-chiasmを占拠する難治性頭蓋咽頭腫に用いていたものである[1]．このアプローチをorbitozygomatic approachと組み合わせればほとんどすべてのtrajectoryを使用できるので大きなspheno-petrocliv.-tent.-CS Mxの一期的あるいはstaged operationに最適である．難点は側頭葉を経由することであるが，これによる障害はないし，優位側にも用いられる．詳細は「頭蓋咽頭腫」(p.237)も参照されたい．

　本法を考案するにあたってはepilepsy surgeryにおけるフランスのHamlatらの論文[2]も参考にした．

　彼らは下側頭回をできるだけ低く横切開するためにわれわれのzygomectomy[3]を採用している．また，彼らは本法を優位側側頭葉にも採用している．

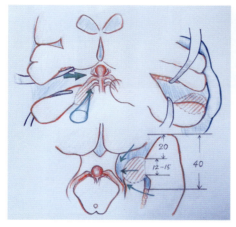
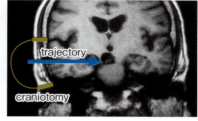
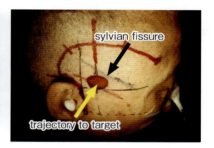

Transzygomatic, transtemporal lobe, trans-choroidal fissure approach with amygdalectomy

32 CS Mx of 2nd Series (1998-June 2021)

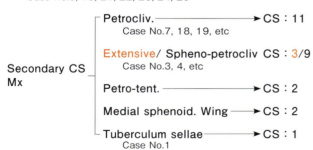

※Case No.は"Original Case No."を示す．

　以降のCS Mx 2-5に主としてprimary CS Mxの手術症例のビデオと図解を供覧するが，spheno-petrocliv-CS Mxを含めてsecondary CS Mx症例は原則的にclinoidal Mx, tuberculum sellae Mx, petrocliv-tentorial Mxの各項に供覧する．

　左に示した9例のspheno-petrocliv-CS Mxのなかでも広範浸潤(extensive)型3例の治療に最も難渋しているが，複数のアプローチと複数回の手術で生存中の症例(次ページ上図)の詳細がCS Mx 2のすべてを使用して紹介され，逆に複数回の手術と複数回のSRTの後に腫瘍の悪性化を生じ，その後の治療を拒否して死亡した症例(次ページ下図)の詳細がpetrocliv. Mx 2の3症例中の最初に提示してある．

Extensive spheno-petrocliv-CS Mx (35-47F)

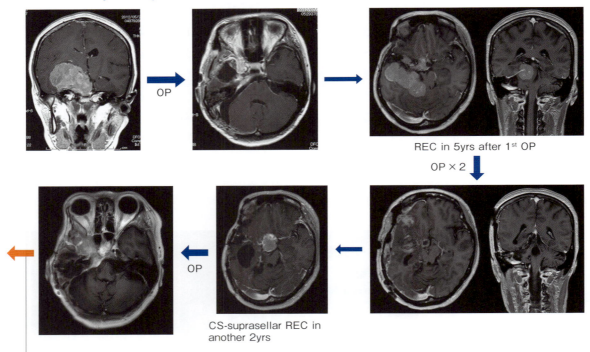

Extensive spheno-petrocliv-CS Mx (61-68F)

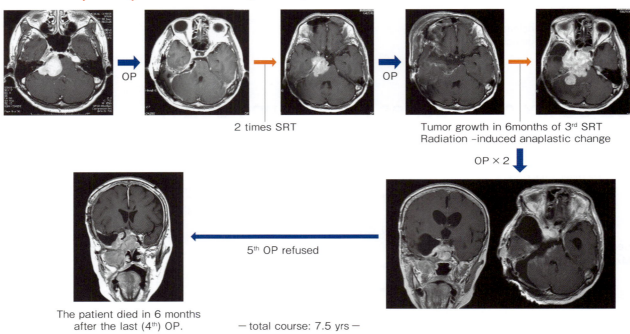

頭蓋底髄膜腫（特にCS Mx）の治療における筆者の基本的な考え方

「床突起髄膜腫①」の最後に述べた「頭蓋底髄膜腫の悪性化の頻度」（p.41）を参照していただきたい．本シリーズに提示した頭蓋底中心部髄膜腫の手術数は346（床突起髄膜腫102，錐体斜台髄膜腫92，鞍結節髄膜腫68，海綿静脈洞髄膜腫84）であるが，手術死亡例はない．初回手術でGradeⅡ以上が証明された症例は4例（atypical 3，hemangiopericytoma 1）で4/346：1%強である．

手術を繰り返すうちにaggressive change（atypical）が生じたのは「海綿静脈洞髄膜腫②：Case 1」の初回手術時35歳の女性（p.168）だけである（1/346：0.3%）．一方において手術とSRTを繰り返した16症例中aggressive changeを生じた症例が2例（anaplastic 1，atypical 1）ある（2/16：13%）．聴神経鞘腫ではSRTによる悪性化はきわめて珍しく1/1,000以下とされているので頭蓋底髄膜腫におけるSRTの適応はきわめて慎重でなくてはならない．海綿静脈洞髄膜腫に対して安易にSRTに依存することは避けるべきであろう．特に複数回に渡ってSRTを受けた症例に悪性化が生じる頻度が高い．

そこで海綿静脈洞髄膜腫に限らず頭蓋底髄膜腫全般において筆者が心掛けている治療方針の基本は、まず初回手術で複数回のstaged operationを行ってでも根治切除を目指す．それでも腫瘍が残存する場合には患者の生活設計に応じて何度でも再手術を試みる．根治切除に至るまで繰り返すが，勿論，根治できない症例が圧倒的に多いのでQOLを保てる範囲で繰り返す．SRTはできるだけ最後まで保留し，かつ回数を少なくなるように手術との組み合わせを工夫して計画を立てる．これが今日までの筆者の経験から得た結論である．

この方針は筆者の施設で宮原宏輔，谷野 慎 両部長の下に全医師に継承されている．

● 文献

1) Okada T, Fujitsu K, et al. Surgical approaches and techniques for radical resection of craniopharyngioma based on histopathological analysis of the dissection plane. Jpn J Neurosurg (Tokyo). 2014; 23: 142-9.

2) Hamlat A, et al. Transtemporal-transchoroidal approach and its transamygdala extension to the posterior chiasmatic cistern and diencephalo-mesencephalic lesions. Acta Neurochir (Wien). 2008; 150 (4): 317-27.

3) Fujitsu K, et al. Zygomatic approach for lesions in the interpeduncular cistern. J Neurosurg. 1985; 62 (3): 340-3.

I 頭蓋底手術 イラスト&ビデオ

海綿静脈洞髄膜腫②

Original Case No.4（元の症例番号を記載）

Case 1：35F　CS Mx-spheno-petroclival extension

- 1st OP(3-staged)
- その後，10年間に上記初回手術を含めて4回の開頭術，最後は1st OP後7年にcombined basal interhemispheric and endoscopic TSS，その6ヵ月後にCyberknife治療．
- 45歳時点でtumor under controlではあるが，明らかなmassとして残存，すべての頭蓋底髄膜腫のなかでも最も治療に難渋している症例．
- 子供を育て正常日常生活を送っている（1st OP後11年，46歳）．
- 1st OP後7年の合併手術後の病理検査で初めてatypical changeが指摘された．

1st OP

Pre-OP

T2: Solid, hard meningioma

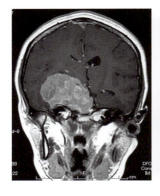 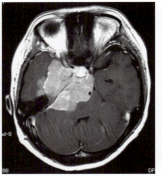 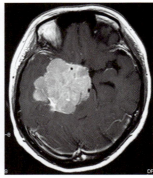 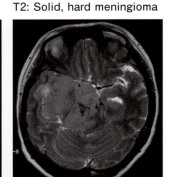

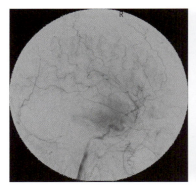 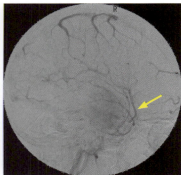

Sylvian-spheno-basal venous drainage: patent
術中，なんとかこの静脈を温存しようと考えた．

1st stage OP

1 Combined transsylvian and anterior subtemporal approach

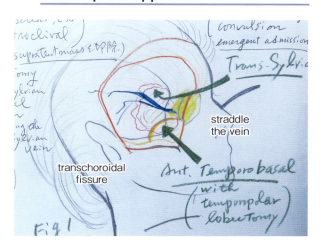

2 Below the vein

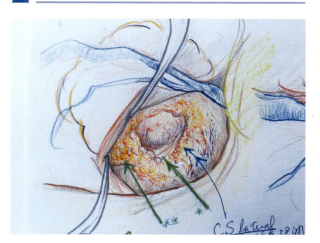

3 Above the vein: MCA branch dissection

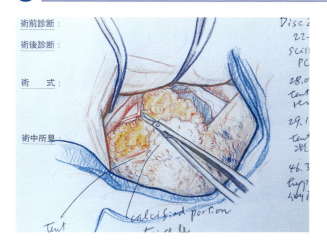

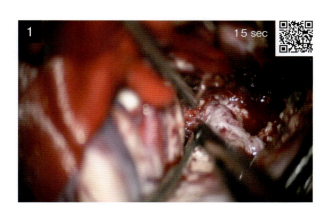

4

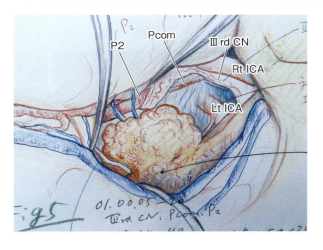

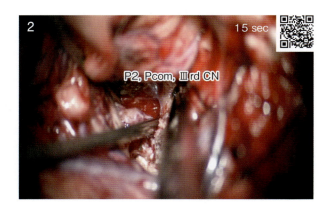

5 1st stage OP final view

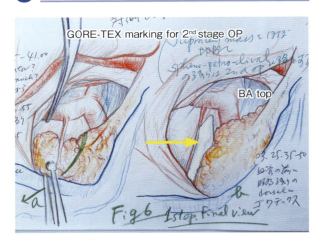

2nd stage OP

6 Lateral supra-cerebellar approach

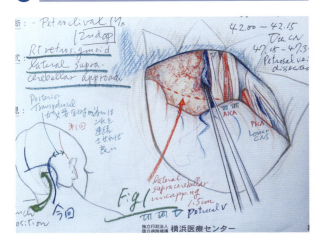

7 Brain stem perforaters dissected with scissors

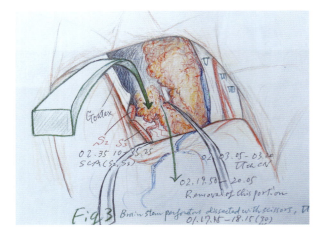

8 View into Lt side

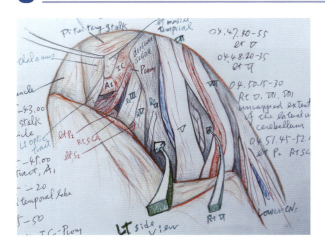

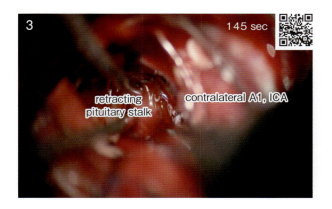

3rd stage OP (CS)

9 側頭葉前極 bridging vein 温存

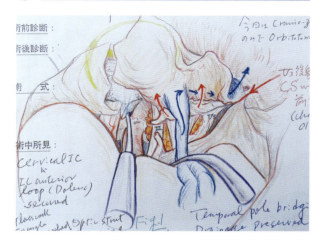

10 Peel off CS wall

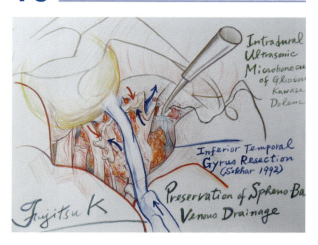

11 ICA 走行の確認

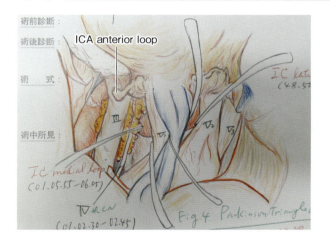

Between tent. edge and V₁

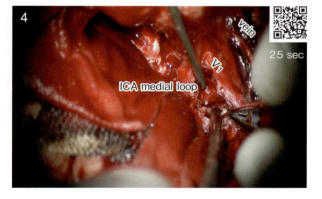

12 Final stage

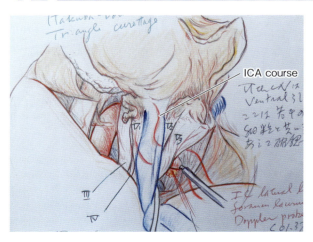

Caudal to V₃

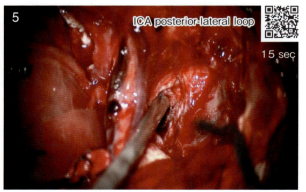

Post-1st (3-staged) OP

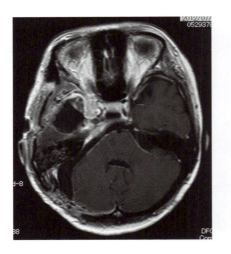

REC in 5yrs after 1st OP

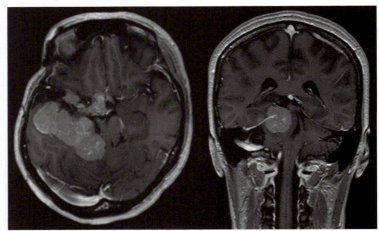

2nd OP 40F

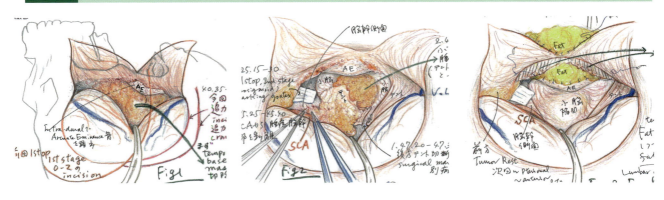

3rd OP 40F

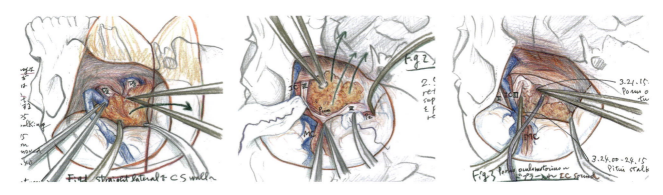

海綿静脈洞髄膜腫②

4th OP 41F

Post-4th OP

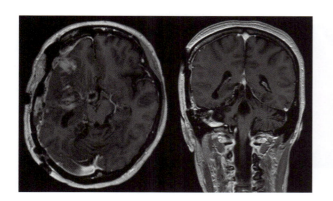

CS-suprasellar REC in another 2yrs

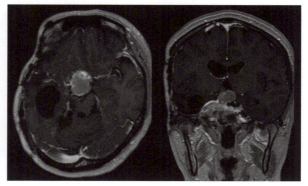

5th OP 42F: Combined basal interhemispheric and endoscopic TSS

Combination of basal interhemispheric approach and endoscopic trans-sphenoidal surgery (ETSS)

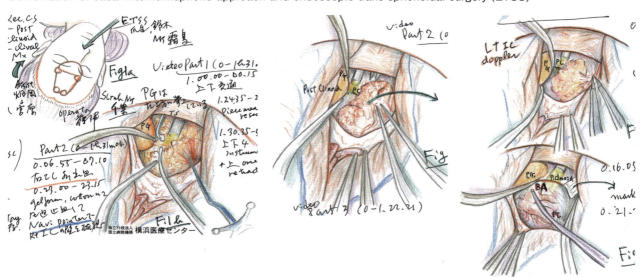

173

Endoscope side video

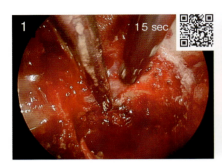
1 15 sec

Supra-and infra-sellar co-operation
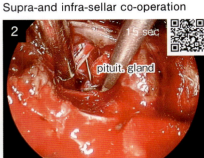
2 15 sec
pituit. gland

Tuberculum sellae drill. added
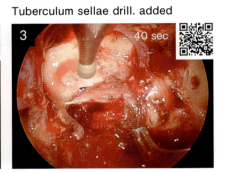
3 40 sec

5-HAND Manipulation

Tuberculum sellae dura cut
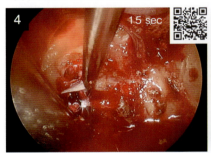
4 15 sec

5-hand manipulation
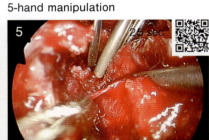
5 25 sec

Rt ICA bled
6 20 sec

Hemostasis on craniotomy side
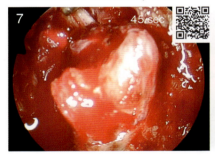
7 45 sec

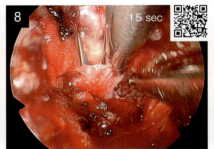
8 15 sec

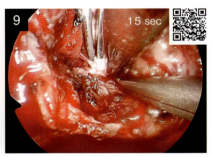
9 15 sec

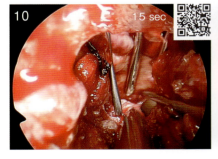
10 15 sec

Caudal portion manipulation on craniotomy side
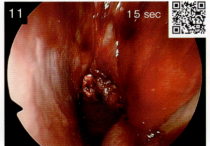
11 15 sec

Infra-chiasm manipulation
12 20 sec
pituit. staik and gland

海綿静脈洞髄膜腫②

Caudal manipulation on craniotomy side

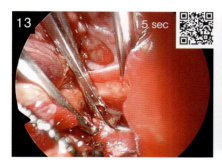
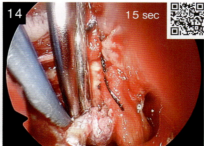

Fat from craniotomy side

Fat, fascia from nasal side

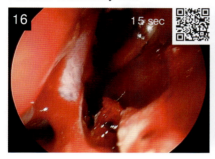
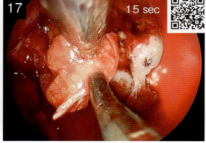
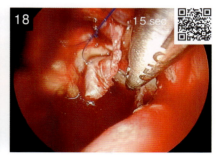

Final view: simultaneous closure of craniotomy

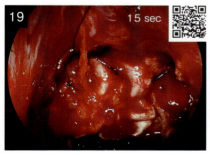

Craniotomy side video

Nasal side sucker visible

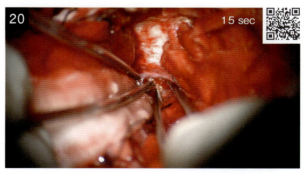

3-some 5-hand (3 & 5)

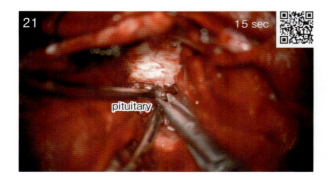
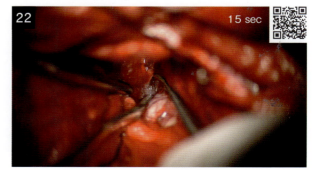

175

Rt ICA bled

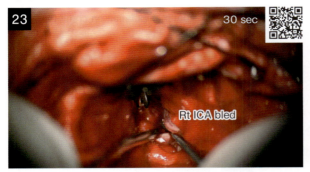

Hemostasis on craniotomy side

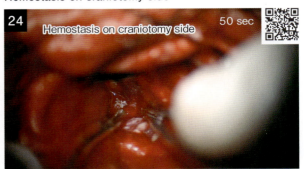

Interpeduncular cistern

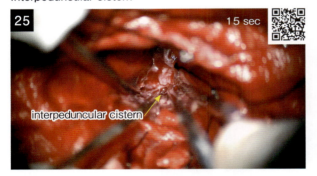

Rt IIIrd CN

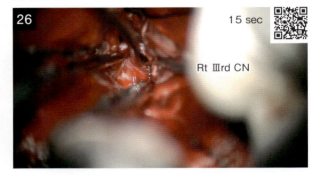

Rt Pcom

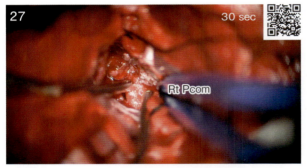

Tumor dissection from Rt Pcom

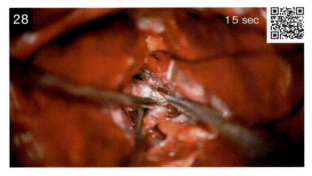

Previous op. GORE-TEX marking; removed

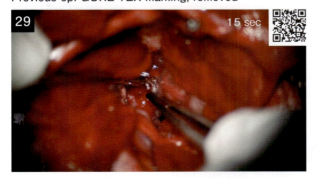

BA top

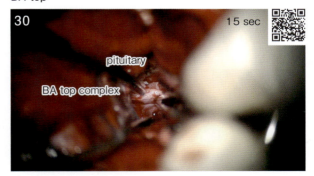

Post-OP

Post-BIHA & ETSS

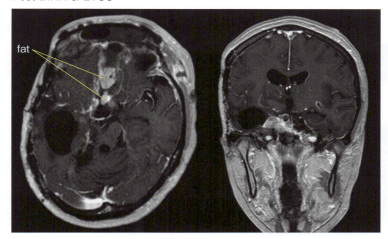

Post-OP pathological exam. proved atypical change of tumor
↓
Cyberknife after 6 months of the combined BIHA & ETSS

Tumor control in 2 yrs after the combined BIHA & ETSS with Cyberknife

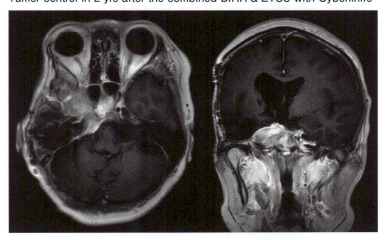

I 頭蓋底手術 イラスト&ビデオ

海綿静脈洞髄膜腫③

Original Case No.5（元の症例番号を記載）

Case 1：43F　Lt primary CS Mx　spheno-petroclival extension

Pre-OP

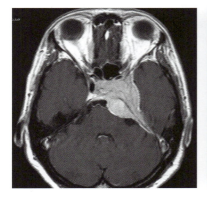
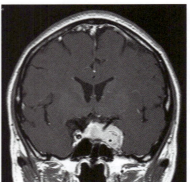

OP

1　Orbitozygomatic approach

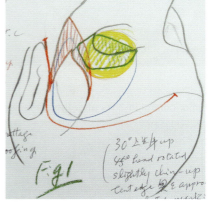

2　Ⅲrd CN overlying tumor

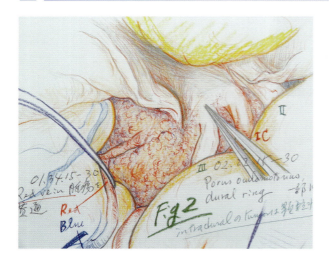

A：Red vein preserved in the initial stage

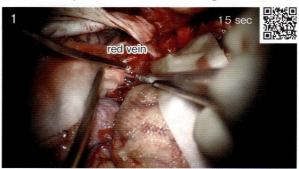

B：Ⅲrd CN overlying tumor

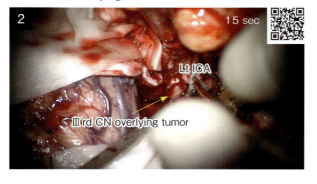

C：CS basal dura resected between V2 and V1

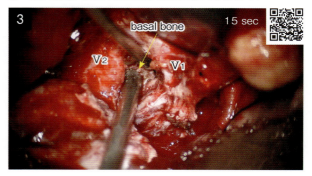

海綿静脈洞髄膜腫③

D：Dura propria together with tumor

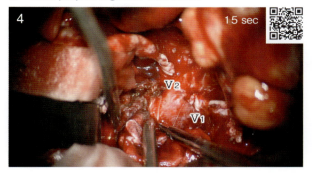

E：Peeling off

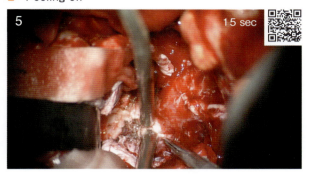

F：Tent. edge cut together with Ⅳth CN
　　Ⅳth CN sutured at later stage of OP

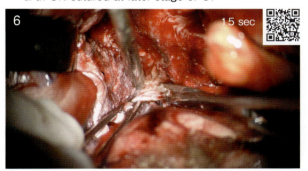

G：Cut ends of Ⅳth CN for later anastomosis

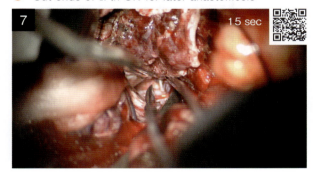

3　Ⅴth CN剥離

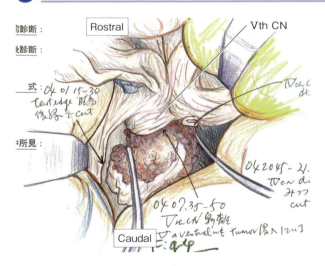

A：Tent. edge cut, creating posterior surgical margin of tumor

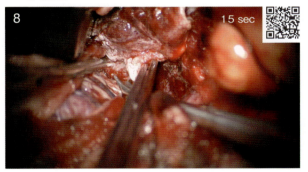

B：Caudal to Ⅴth CN

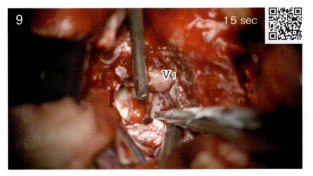

C：Ⅳth CN distal stump

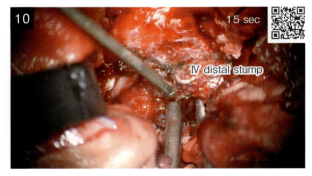

4　IInd-VIth CN, ICA

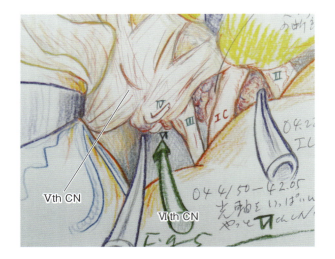

A：IInd CN(ON), Lt ICA, IIIrd CN

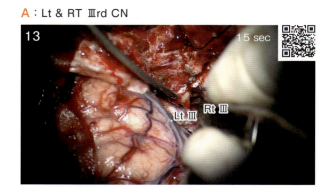

B：VIth CN

5　Final view

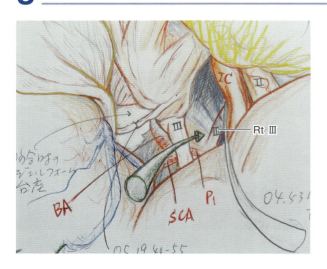

A：Lt & RT IIIrd CN

B：Anastomosed IVth CN

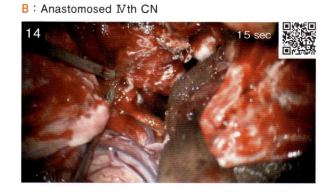

海綿静脈洞髄膜腫③

Post-OP

Post-OP 2 WKs　　GKS 6 mos. after OP　　No regrowth in 9 yrs after OP

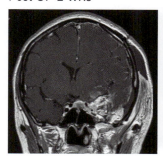
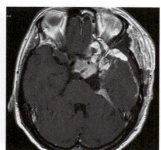
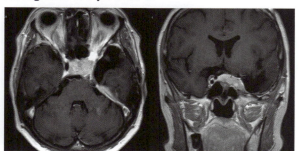

Original Case No.15

Case 2: 65F　Lt CS lateral wall-petro-tent Mx; Partial orbitozygomatic approach to posterior CS

- Asymptomatic
- Primary CS Mx

Pre-OP

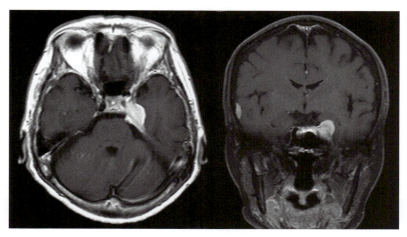

OP

1 Epidural procedure

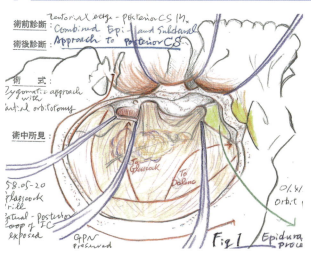

A：Foramen ovale, base of pterygoid plate, foramen rotundum

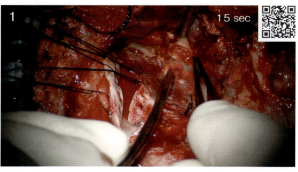

181

B：Glasscock's triangle drilled, ICA secured

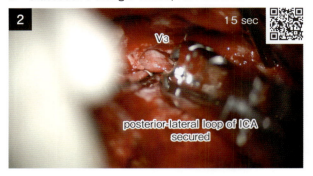

C：Posterior lateral wall of orbit removed en-bloc

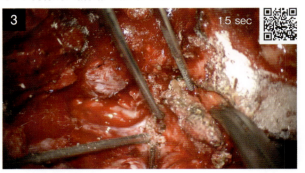

2　Subdural procedure：Sylv. draining v. を温存するために Dolenc's triangle → V₁ は peel off せず

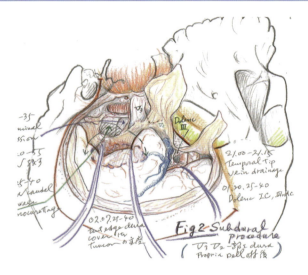

A：Sylvian venous drainage into CS preserved

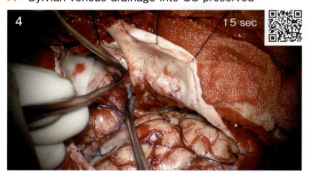

B：Ⅲrd CN, ICA in Dolenc's triangle

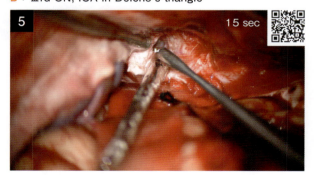

C：Tumor in posterior CS exposed

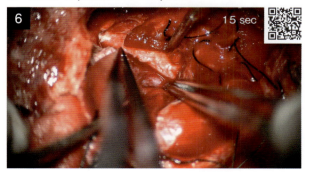

D：Doppler detecting ICA

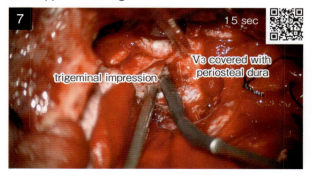

E：Kawase's triangle; GPN preserved

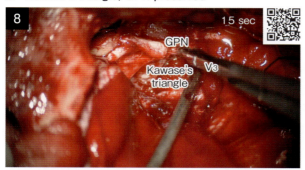

F：Partial sono-curettage of Kawase's triangle and trigeminal impression to displace V3 rostrally

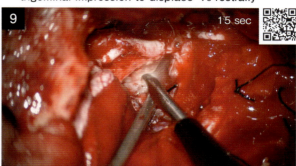

3 Main massの切除開始

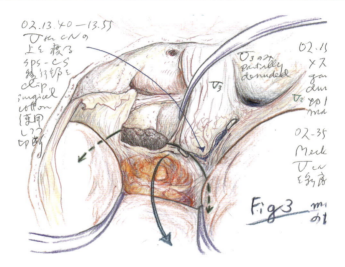

A：Degenerate SPS crossing over V3; clipped and cut

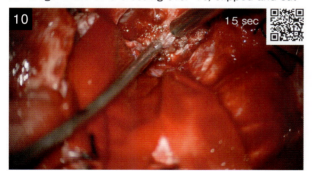

B：Peeling off dura propria over Gasserian ganglion

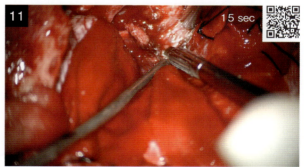

C：Tumor removal together with the roof of Meckel's cave

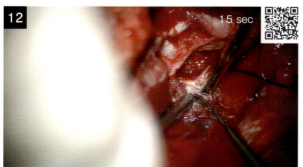

I 頭蓋底手術 イラスト&ビデオ

4 術者は患者頭頂側から顔面方向へ移動

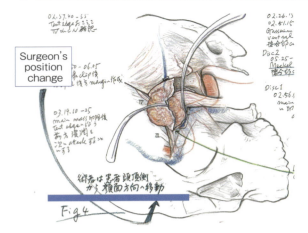

A：Ⅳth CN identified

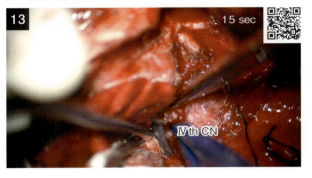

B：Obtaining posterior surgical margin

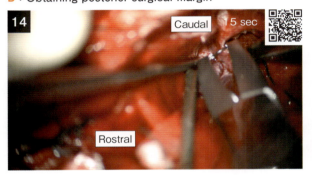

C：Dissection from V1, 2, 3

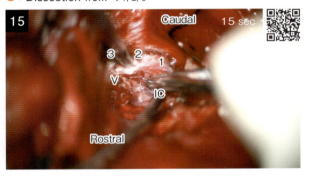

D：Junction of SPS and CS is being cut on the floor of Meckel's cave

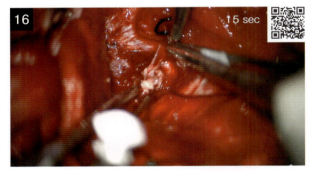

E：Obtaining anterior surgical margin

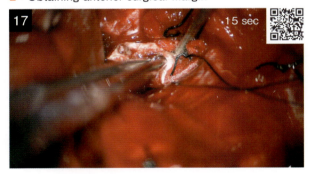

5 ICAからのfeeder処理

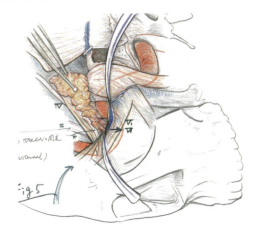

184

A：Multiple feeders from meningo-hypophyseal trunk

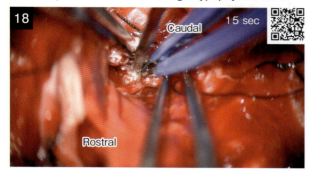

B：Feeders from meningo-hypophyseal trunk

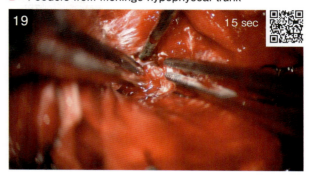

C：

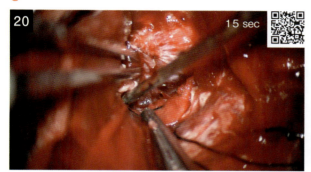

D：Still other feeders from ICA

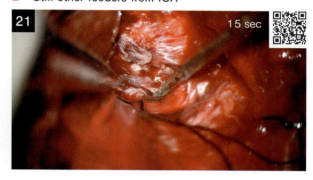

6 術者は患者頭頂側へ移動，dural closure, final view

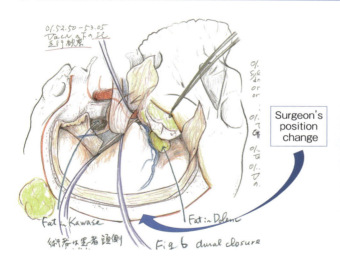

A：Fat in Dolenc's triangle

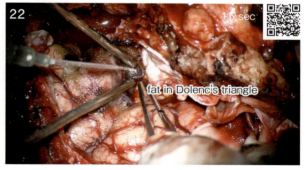

B：ICA in Glasscock's triangle

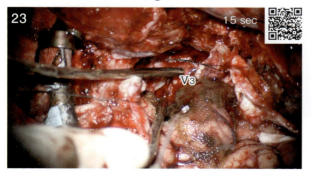

C：Tracing full course of ICA

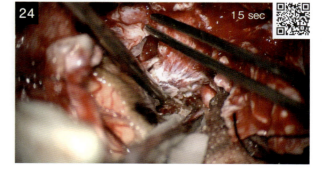

D : Preserved Ⅳth CN

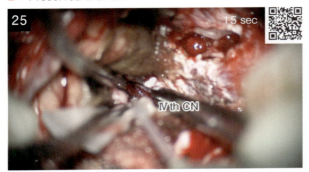

E : Sono-curetted Kawase's triangle and trigeminal impression

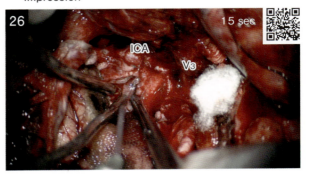

Post-OP

11 days post-OP

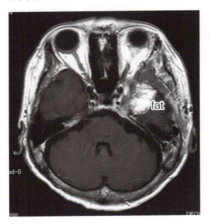
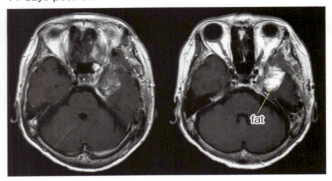

Transient Ⅵth CN palsy through day 3 to 30 post-OP

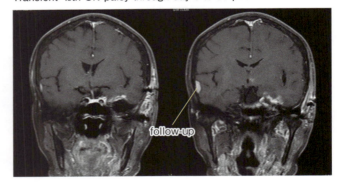

6 mos. post-OP

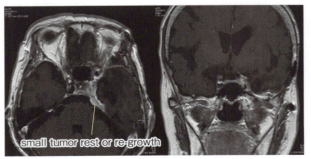

5.5 years post-OP

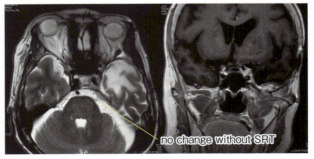

I 頭蓋底手術 イラスト&ビデオ

海綿静脈洞髄膜腫④

Original Case No.21, 22（元の症例番号を記載）

Case 1：69F　Lt CS-petro-cliv-tent Mx

- Primary CS Mx
- Lt Ⅲrd CN palsy for 3-4 months
- 2-staged OP
  ・No.21
  ・No.22

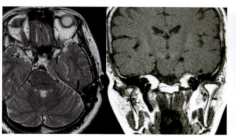
Plain MRI 8yrs 5mos before OP

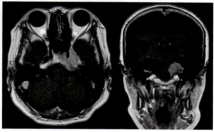
CE MRI 6yrs 3mos before OP

Pre-OP

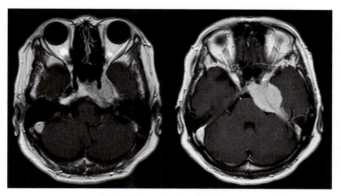
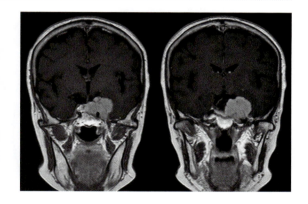
CE MRI just before OP -tumor growth is evident-

Original Case No.21

1st stage OP　Zygomatic subtemporal approach

1　Veinを温存してtemporal lobe tipを2.5cmカット

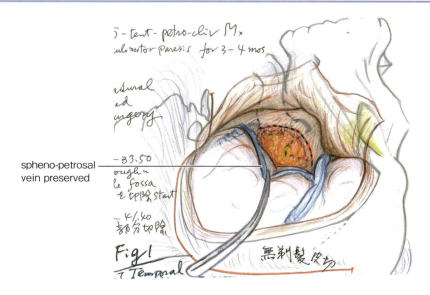

A：Spheno-petrosal vein preservation

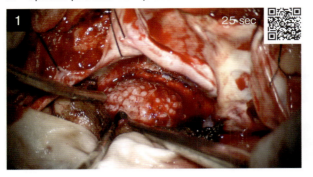

B：Tumor debulking

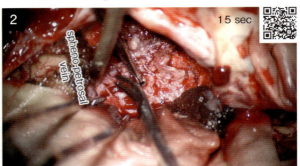

2 外側壁硬膜切開

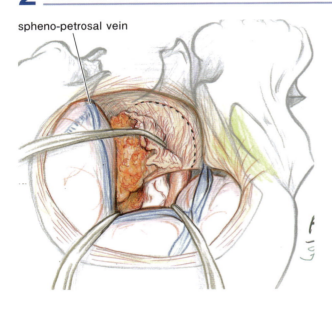

spheno-petrosal vein

A：Lt Ⅲrd CN, ICA

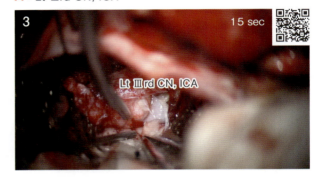

B：Dura propria cut

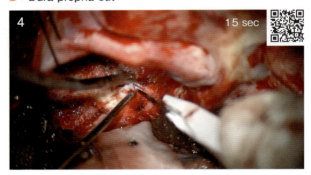

3 Gasserian ganglion, tumor, (V1-V2)

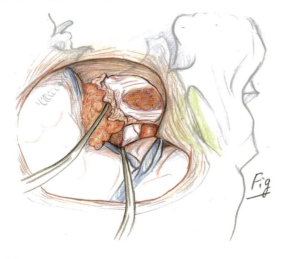

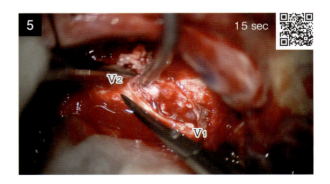

4 Middle fossa 腫瘍除去

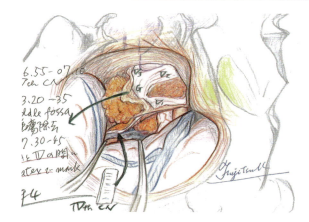

A：Ⅳth CN

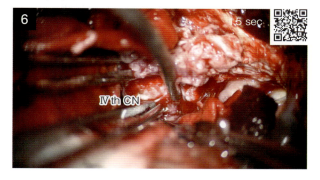

B：Tumor feeders

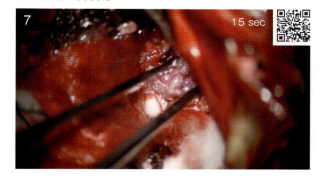

C：GORE-TEX marking between Ⅳth CN and SCA

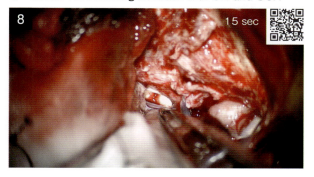

5 Ⅲrd CN 後方腫瘍切除

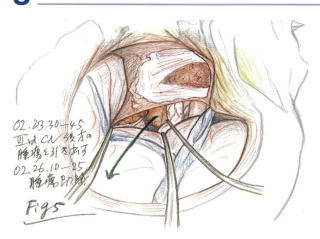

A：Tumor removal caudal to Lt Ⅲrd CN

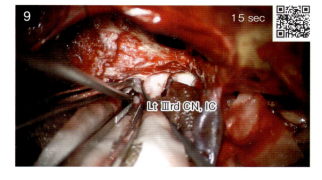

B

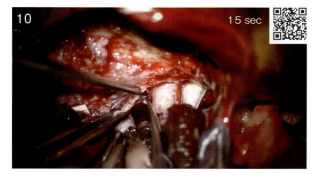

6 Ⅲrd CN全走行

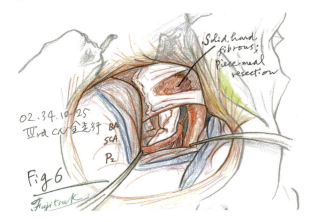

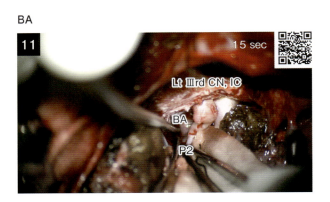

BA

7 腫瘍剥離

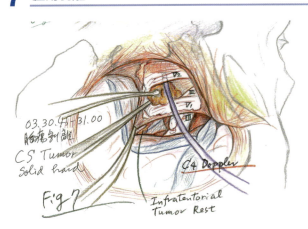

C4 Doppler

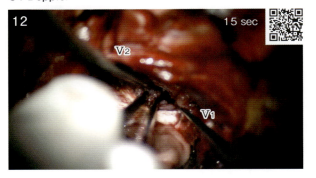

8 Microscope rotation

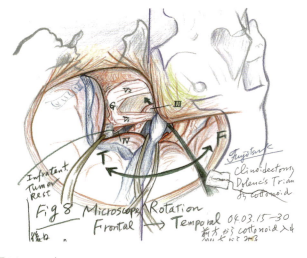

T：temporal
F：frontal

A：Frontal to temporal

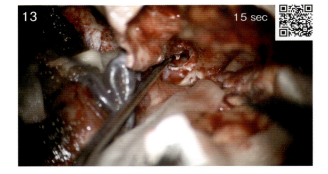

B：Gelfoam & Surgicel cotton

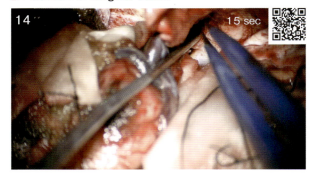

9 Sphenobasal vein を Gelfoam で保護

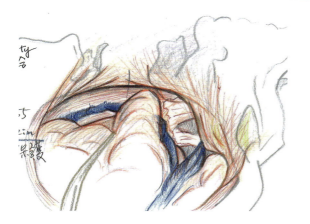
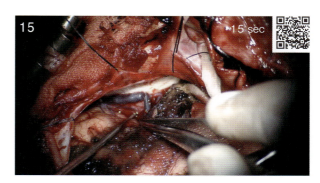

Original Case No.22

2nd stage OP　Zygomatic epi- and subdural anterior petrosal approach

1 Kawase triangle drilling

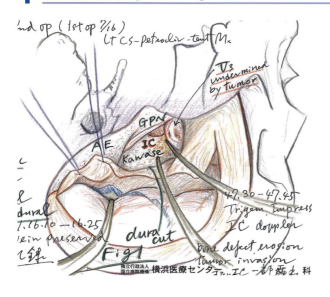

A：Trigeminal impression

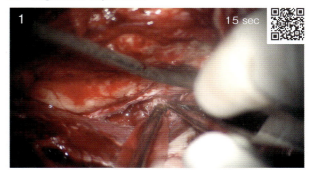

B：Preserved venous drainage

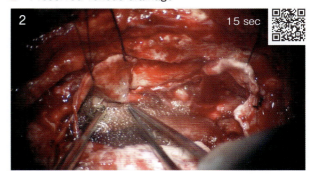

191

2 Manipulation in Parkinson's triangle (between IVth and Vth CN)

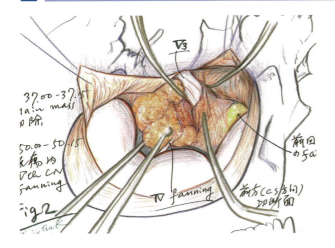

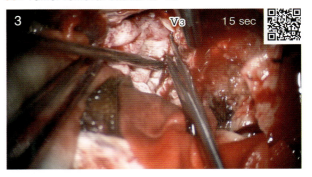

A：Tumor removal caudal to V3

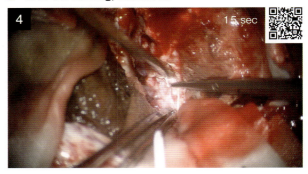

B：IVth CN fanning; sacrificed

3 後方 surgical margin 切除

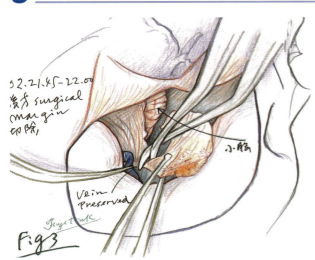

Posterior surgical margin secured

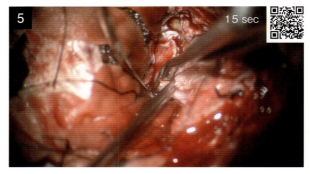

4 IVth CN を含めて Parkinson's triangle を切除して inf. medial triangle へ向かう

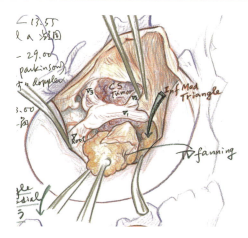

A：Parkinson's triangle

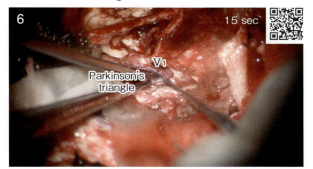

B：Tentorial artery

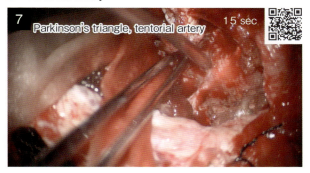

C：Doppler detecting ICA

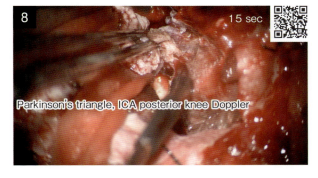

D：Tumor removal in Parkinson's triangle

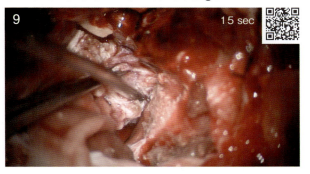

5 Microscope を回転し inf. medial triangle の腫瘍と VIth CN を観察

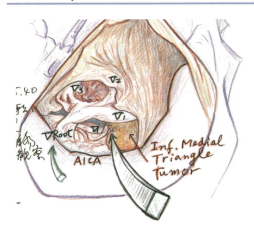

Inferomedial triangle

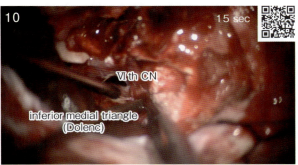

193

6 Inf. medial triangle tumor

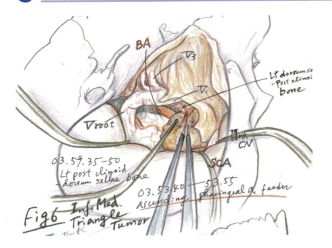

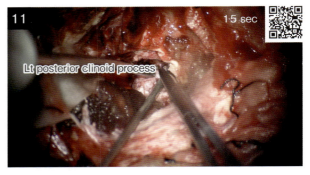

A：Tumor dissection from Lt posterior clinoid process

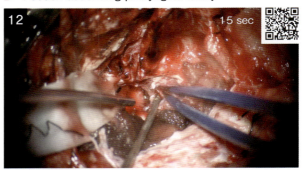

B：Feeder: ascending pharyngeal artery

7 Inf. medial triangle tumorをⅢrd CN後方までⅣth CNを含めて切離し上げる

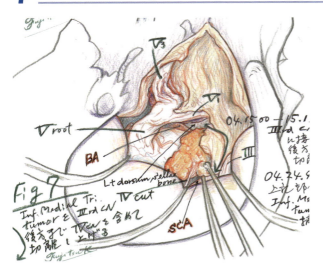

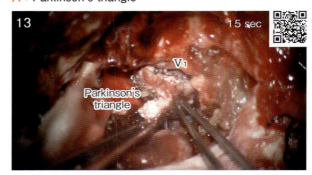

A：Parkinson's triangle

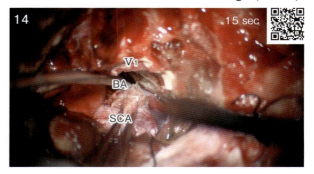

B：Tumor removal from inferior medial triangle (Dolenc)

8 CS tumor摘出：腫瘍が侵入した後方から

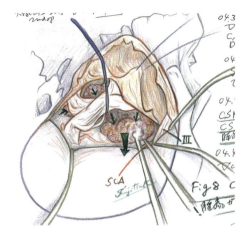

A：C3-4 Doppler

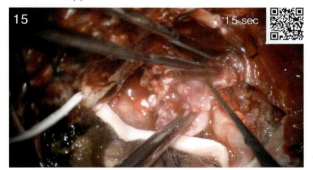

B：Vth CN fiber sparing

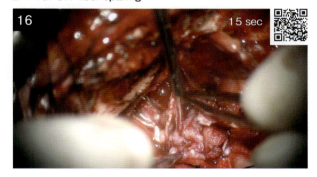

C：CS ventral periosteal dura: no tumor invasion
Significant indicator of possible radical resection

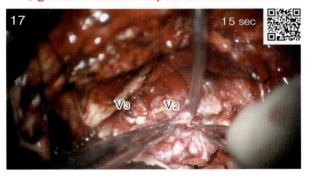

D：Vth CN root

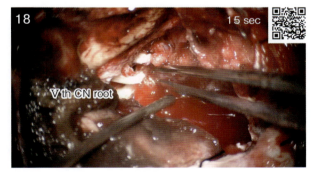

9 Final view

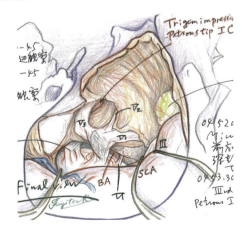

A: Surgicel covered V3, 2, 1

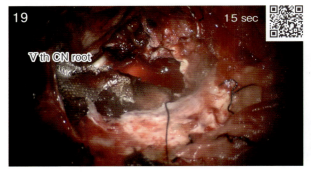

B: Ⅷth, Ⅶth CN

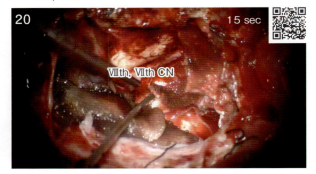

C: Surgicel covered Ⅴth CN root

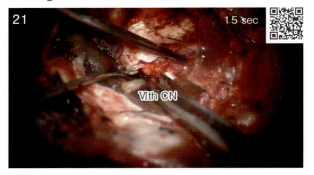

D: Surgicel covered V2, V1

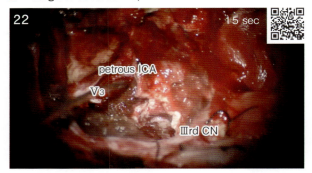

Post-OP

11 days post-OP

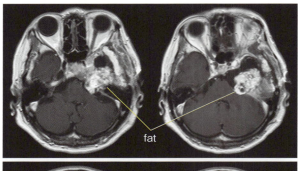

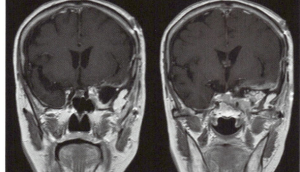

No REC in 5 yrs　fat: atrophied

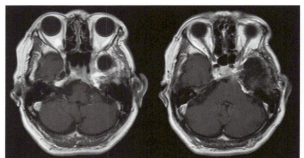

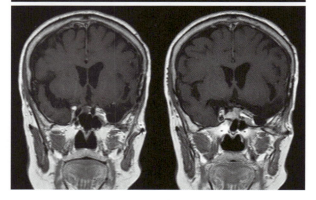

No REC in 7yrs without SRT

I 頭蓋底手術 イラスト&ビデオ

海綿静脈洞髄膜腫⑤

Original Case No.23（元の症例番号を記載）

Case 1：33F　Primary(Dolenc's triangle) CS Mx

Pre-OP

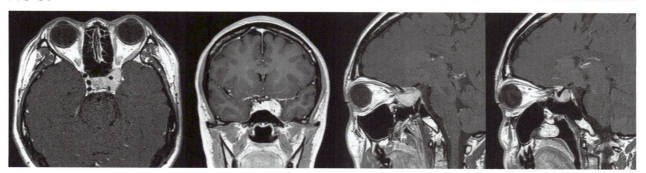

OP

1 筋紡錘開放

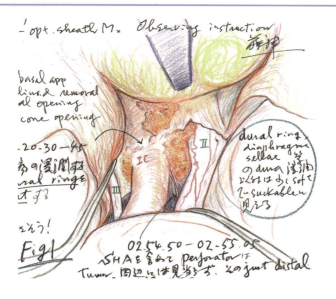

A：Cutting dural ring

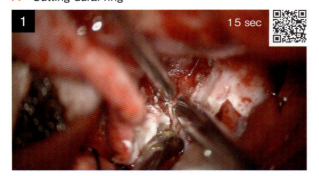

15 sec

B：SHA

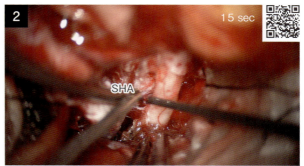

15 sec

上-下垂体動脈（SHA）について

　内頸動脈の基部内側にはくも膜下腔の陥入を伴うcarotid caveとよばれるスリット状の空間があり，ここから上-下垂体動脈（superior hypophyseal artery：SHA）とよばれる特殊な穿通枝が同側の視神経内側，ときには正中の視交叉下面にまで及ぶことがある．ただし，SHAの発達には著しい個人差があり，ほとんど機能しない索状物になっている場合もある．

　また，どの穿通枝がSHAなのか判然とせず，内頸動脈内側から分岐する多くの穿通枝の中に混ざり込んでいる場合もある．

　SHAは前床突起を除去してDolenc's triangleを操作するときには特に注意すべき（本症例のビデオ❷参照）だが，ときには前床突起を除去しなくても，内頸動脈の基部からくも膜下腔に顔を出していることもある〔「補充症例⑥」（p.323）参照〕．

❷ Ⅳth CNの露出温存

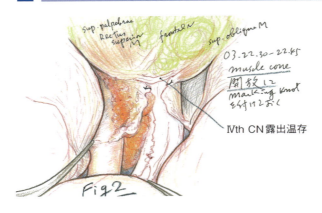

Releasing muscle cone

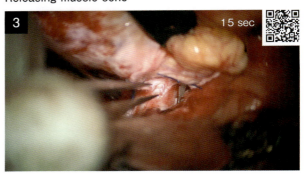

❸ 腫瘍切除

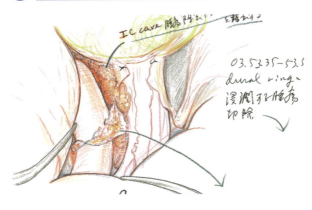

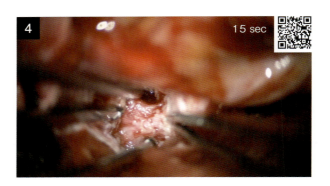

❹ 白馬三角の腫瘍浸潤のあるdiaphragma sellaeをcutしてCS内腫瘍除去にかかる（ややsoft）

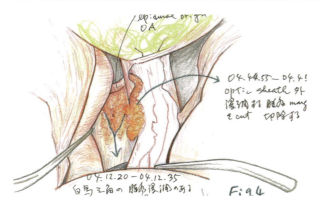

A：Cutting diaphragma sellae

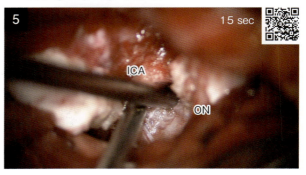

B: Epidural (proximal to dural ring) origin of ophthalmic artery (OA)

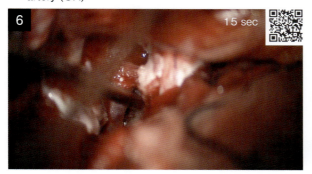

C: Tumor invading lateral inferior portion of optic sheath

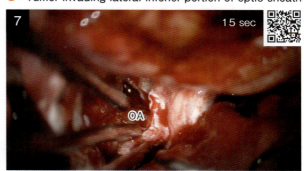

5 Final view

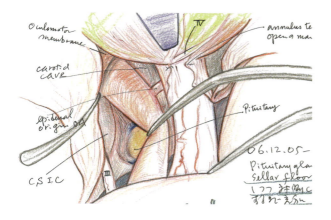

腫瘍本体と腫瘍浸潤のある硬膜を可能な限り切除

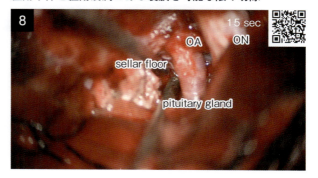

Post-OP

2 WKs post-OP

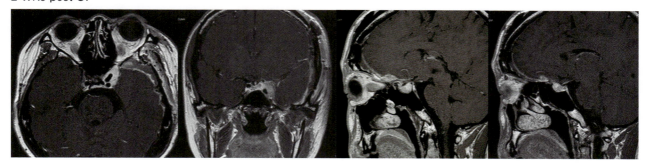

SRT (Novalis)

Shrinkage of residual tumor in 1.5 yrs of Novalis

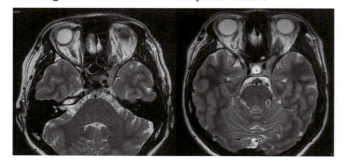

Slightly progressive shrinkage of tumor in 3 yrs

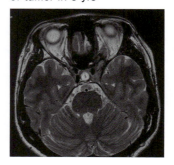

Original Case No.24

Case 2: 68 M Primary CS Mx

- 2 staged OP
  - 1st stage OP: Dolenc's approach
  - 2nd stage OP: basal interhemispheric approach

Pre-OP

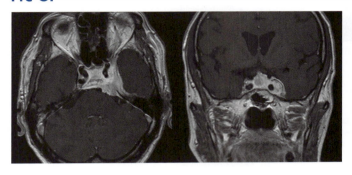
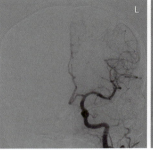
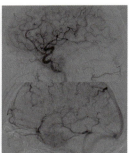

1st stage OP — Zygomatic approach without orbitotomy

1 Front-temp-zygomatic approach

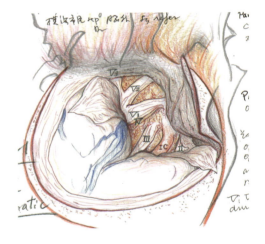

Tumor dissection from the posterior margin of IIIrd CN

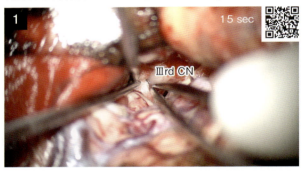

2

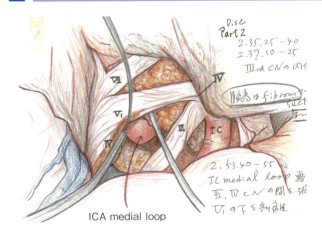

ICA medial loop

A: ICA medial loop

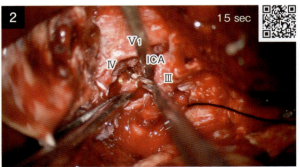

B : Tumor removal caudal to the medial loop of ICA

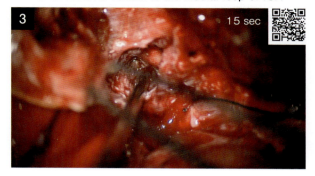

C : Tumor dissection under V1

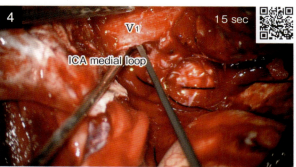

3 ICA medial-lateral loop 露出

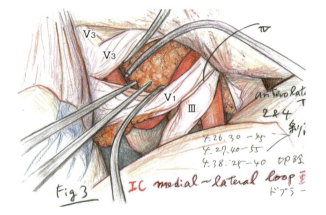

A : Manipulation between V2 and V1

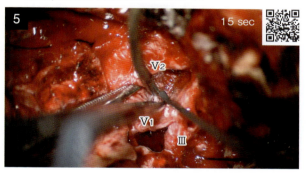

B : Doppler detecting ICA

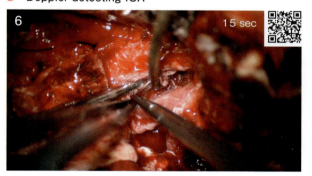

C : Tumor resected between V2 and V1

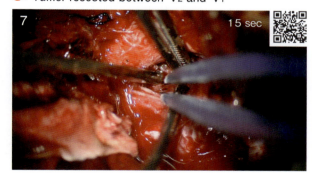

4 ICA lateral ring

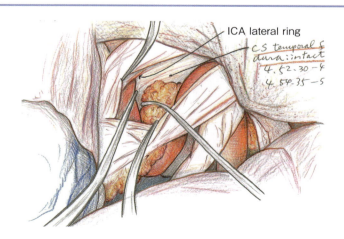

201

A：CS floor intact: radical resection possible

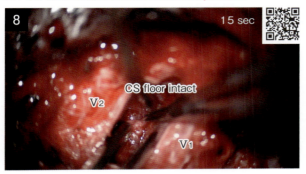

B：Doppler detecting ICA

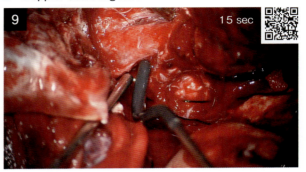

5 Tent. edge tumor resection (Ⅳth CN sacrifice)

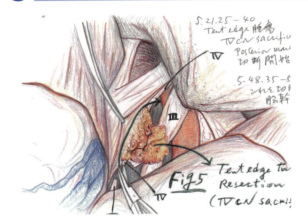

A：Tent. edge cut, together with Ⅳth CN

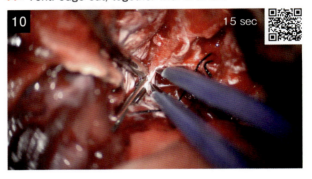

B：Brain-stem visible

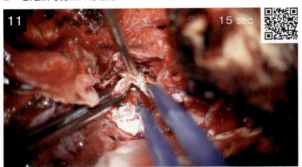

C：Clivus dura cut

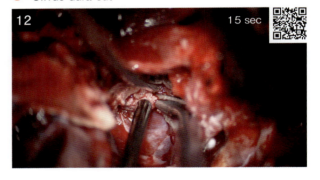

D：BA

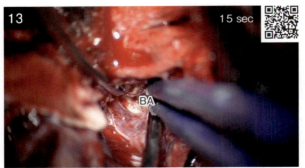

6 Final view

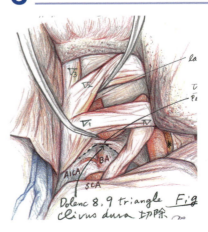

わずかに残存するトルコ鞍内は 2nd stage OP: basal interhemispheric approachを予定する．

2nd stage OP

1 Trans-ethmo-sphenoid approach through basal interhemispheric craniotomy

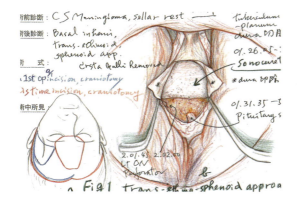

A: Tuberculum sellae-planum dura exposed

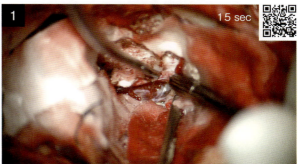

B: Sono-curettage of tuberculum sellae

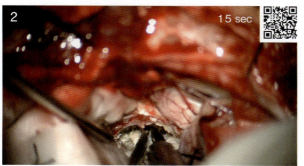

C: Pituitary stalk

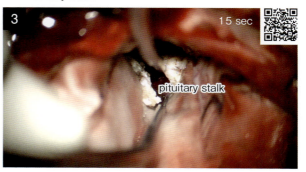

2 Sphenoid sinus mucocele

Mxの浸潤が疑われていた

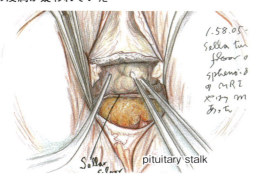

Sphenoid sinus mucocele

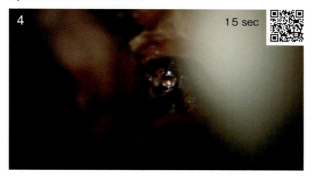

3 Just before tumor removal

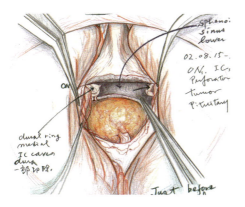

ICA perforators identified bilaterally

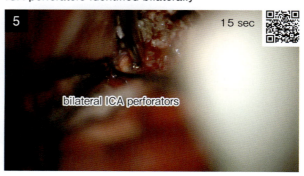

4 Tumor removal

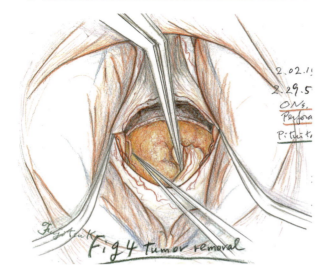

Fig 4 tumor removal

A：Tumor removal toward posterior clinoid process

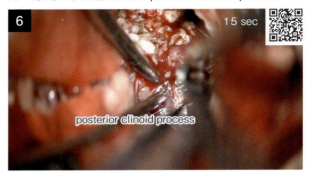

posterior clinoid process

B：Pituitary gland and stalk preserved

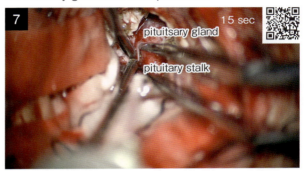

pituitsary gland
pituitary stalk

5 Final view

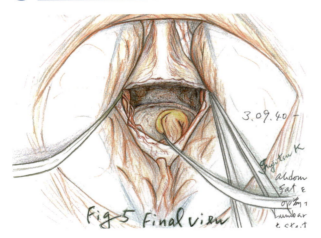

Fig 5 Final view

After tumor removal

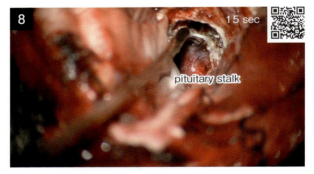

pituitary stalk

Post-OP

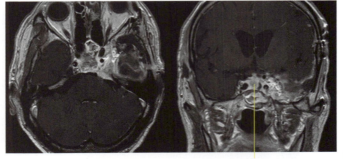

pituitary stalk and gland

Lost follow-up in 3 yrs

Original Case No.29

Case 3: 61F Para-CS, clinoidal extension

Pre-OP
Primary CS Mx

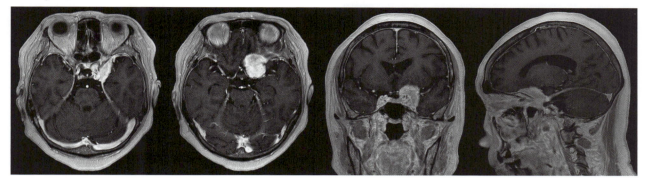

藤津 不在で OP イラストなし　市川, 岡田 OP

OP

A: Lt Dolenc's triangle, optic canal unroofing

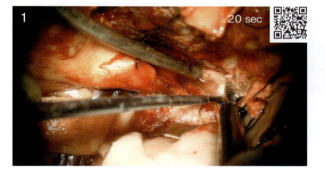

B: Para-CS debulking

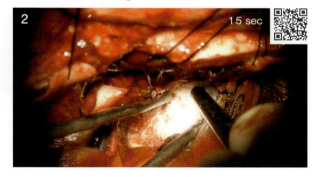

C: Lt ICA, M1, A1

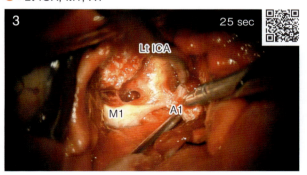

D: Lt ON, tuberculum, sellae

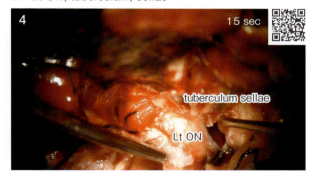

E: Tentorial edge, IIIrd CN

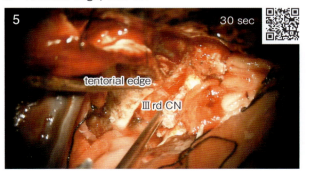

F: Lt ICA protection

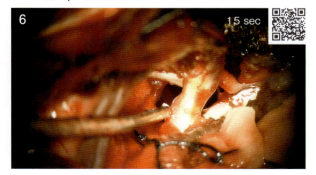

205

G：Final view

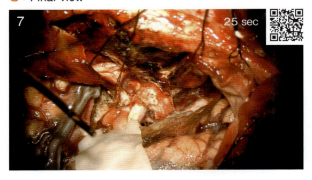

Post OP
8 days post-OP

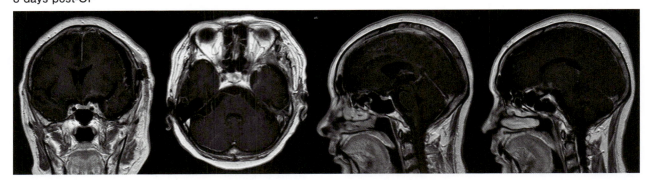

Lost follow-up in 1 yr

聴神経腫瘍

2011年 Mobile CNAP tracer (MCT) を開発以来,腫瘍発生源神経 (nerve origin : NO), 腫瘍のgrowth pattern (GP), 各神経の状態 (nerve state : NS) をより正確に把握できるようになった[1]. MCTで蝸牛神経 (CoN) を追跡しつつ聴力温存した多くのビデオと成績を供覧する.

またvestibular fork (VF) という外科解剖的用語も提唱する. Case 5にHypervascularな腫瘍の手術ビデオを供覧する. またCase 6のように腫瘍が脳幹に強く陥入して, 腫瘍栄養血管と脳幹栄養血管との鑑別が難しいときには, 下極部分の腫瘍を減圧した後にchoroidal plexusを下位脳神経から完全に剥離すれば, 顔面および聴神経のroot entry or exit zone (REZ) が確認できて十分な操作空間が確保できる. この操作空間でdifferential vascular dissectionを行い腫瘍血管のみを遮断する.

聴神経鞘腫 Acoustic schwannoma

Nerve origin (NO) : not always vestibular nerve
Growth pattern (GP)
Hearing outcome
  Analysis according to Koos grade

全287手術症例からこれらを詳細に分析した93症例を選出し, スライド症例にビデオ症例を交えて解説する.

Total: 287 cases (1995-April 2020: 25yrs)

Precise analysis of NO and GP with MCT[1] : 93 cases (2011-April 2020)

Vestibular nerve (VN) 以外のNO : 3例

Cochlear nerve (CoN) origin

Case No.199 :
  Koos 2, pre-OP GR (Gardner-Robertson) Ⅲ,
  preserved caloric response of vestibular nerve
Case No.206 :
  Koos 2, pre-OP GR Ⅳ,
  preserved caloric response of vestibular nerve

Facial nerve (FaN) origin

Case No.212 :
  Koos 4, pre-OP facial palsy
  〔HB (House-Brackmann) grade 2〕

聴力温存が目的であるか否かにかかわらず, 腫瘍のNOとGPを追及しようとする姿勢が本腫瘍の手術に上達する近道である.

Nerve origin(NO) and growth pattern(GP) fundamentals

深部に発育するにつれて神経温存は難しくなる. またCoNの温存はinferior vestibular nerve (IVN) からisolateされると難しくなる.

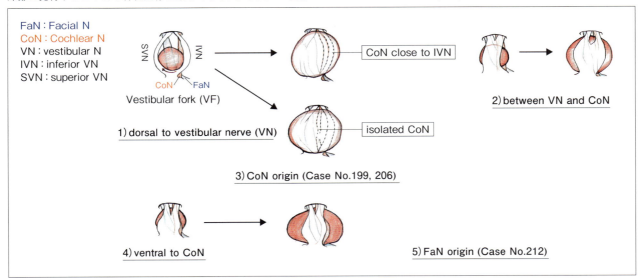

Growth Pattern (GP), postoperative Nerve State (NS), presumed Nerve Origin (NO) in 64/93 (after MCT: Case 195-Case 287, 2011-April 2020) の表現法

GP, NS, NO を組み合わせて、GP が II で NS が 1 で NO が S の場合は II1S と表記、GP が IV で NS が 4 で NO が U の場合は IV4U と表記する．

Growth pattern (GP)	Post-OP nerve state (NS)	Presumed nerve origin (NO)
I	1 : cochlear nerve (CoN) preserved	I : inferior vestibular nerve (IVN)
II	2 : CoN not preserved	S : superior vestibular nerve (SVN)
IIIa, b	3 : acoustic nerve complex (AN) preserved	F : vestibular fork (VF)
	4 : AN not preserved	C : CoN
IV	5 : facial nerve (FaN) preserved	U : unclear
	6 : FaN not preserved	Fa : FaN
Va, b, c		

AN : acoustic nerve; each nerve component undifferentiated
REZ : root entry or exit zone

Growth Pattern (GP) and Nerve Origin (NO) in 23 cases of Koos 1, 2

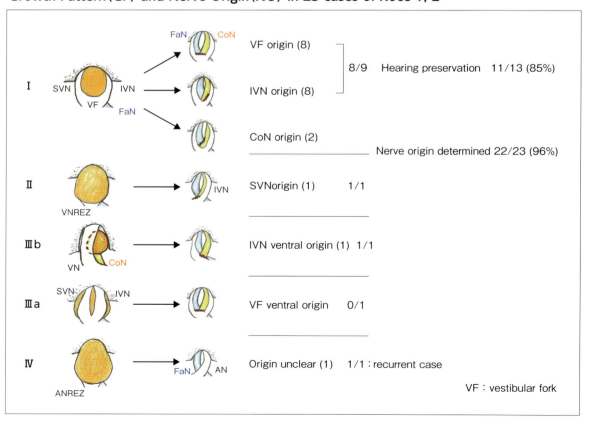

I → VF origin (8); IVN origin (8); CoN origin (2)
8/9 Hearing preservation 11/13 (85%)
Nerve origin determined 22/23 (96%)

II → SVN origin (1) 1/1

IIIb → IVN ventral origin (1) 1/1

IIIa → VF ventral origin 0/1

IV → Origin unclear (1) 1/1 : recurrent case

VF : vestibular fork

208

Growth Pattern (GP) and Nerve Origin (NO) in 15 cases of Koos 3

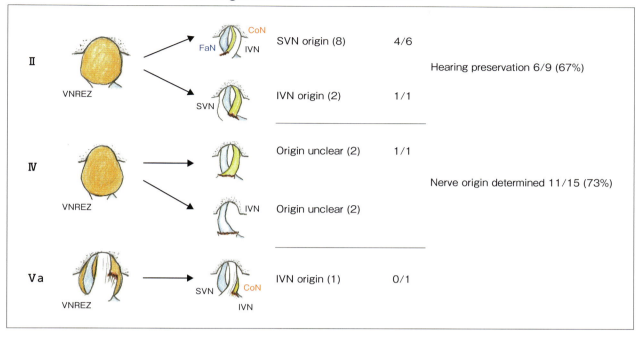

Growth Pattern (GP) and Nerve Origin (NO) in 26 cases of Koos 4

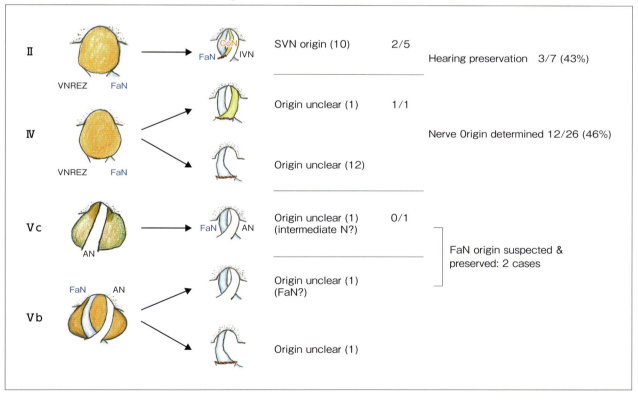

以上に示した聴力温存率と腫瘍発生源神経確定率をKoos gradeの順に述べると**右表**のように，すべての大きさの腫瘍において発生源神経確定率が聴力温存率を上回っている．従って，聴力温存の技術にはまだ"伸びしろ"があるといえる．

Koos 1, 2	聴力温存率 腫瘍発生源神経確定率	11/13 (85%) 22/23 (96%)
Koos 3	聴力温存率 腫瘍発生源神経確定率	6/9 (67%) 11/15 (73%)
Koos 4	聴力温存率 腫瘍発生源神経確定率	3/7 (43%) 12/26 (46%)

I 頭蓋底手術 イラスト&ビデオ

聴力温存失敗例の原因を分析すると,
- Koos 1, 2ではCoN origin症例かVNが腫瘍の背側にある症例
- Koos 3ではIVNをCoNの保護組織として利用できなかった症例
- Koos 4では腫瘍がAN REZに強固に陥入していた症例　である.

腫瘍発生源神経が確定された症例を分析すると,
- Koos 1, 2ではVF 10例, IVN 9例, SVN 1例
- Koos 3ではSVN 8例, IVN 3例
- Koos 4ではSVN 10例　である.

つまり, 腫瘍が小さいうちはVFかIVNが発生源神経であるが, 腫瘍が大きくなるにつれてSVNへ; rostralへと発育する傾向が窺える.

Follow-up data and characteristics of 18 patients (among case 195-287) who showed postoperative facial paresis (2011-april, 2020)

Koos Grading	Growth Pattern Final State of Nerves Nerve Origin	Case No.	Age(yrs)	Sex	Side	Post-OP HB grade		
						Pre-OP	4 Wks	12 Mos
2	I 1 i	195	59	F	Rt	1	2	1
	II 1 s	255	52	F	Rt		2	1
3	II 1 s	213	72	F	Rt		2	2
		244	61	F	Lt		3	1
	V 1 s	264	45	F	Rt		2	1
4	II 1 s	203	39	M	Rt		3	2
		205	46	F	Lt		4	2
		209	51	M	Rt		3	ND
		220	29	F	Lt		4	3
		222	62	M	Rt		4	3
		250	33	M	Rt		4	3
	IV 1 u	260	44	F	Rt		3	1
	IV 4 u	215	43	M	Lt		2	1
		229	59	F	Rt		4	2
		233	60	F	Rt		4	3
		234	84	M	Rt		3	3
	Case 137 recurrent	236	58	F	Rt	1	2	1
	V 3 u	212	73	M	Rt	2*	4	2

＊: Facial nerve origin shwannoma?　　HB: House-Brackmann　　ND: no data

p.211 ～ 223にGardner-Robertson(GR)'s classによる
- Hearing outcome
- Mobile CNAP tracer (MCT)
- Nerve origin of tumor (NO)
- Growth pattern of tumor (GP)

を分析した症例Case 1 ～ 4に, 部分的videoやイラストを混じえて提示する.

● 文献

1) Watanabe N, Ishii T, Fujitsu K, et al. Intraoperative cochlear nerve mapping with the mobile cochlear nerve compound action potential tracer in vestibular schwannoma surgery. J Neurosurg. 2018; 130(5): 1568-75.

Original Case No.268

Case 1: 48F Koos 1, Rt (MCT: mobile CNAP tracer)

- Vestibular Fork(VF) origin
- GR I → GR I
- 術中ビデオをMCTの経時的表示とともに示す.

Pre-OP

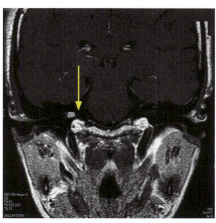

OP

1 Choroid plexus を剥離して下図のようにオリエンテーションを得る

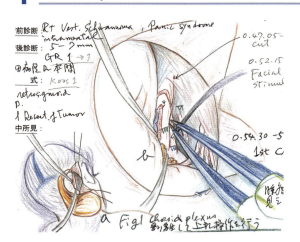

A
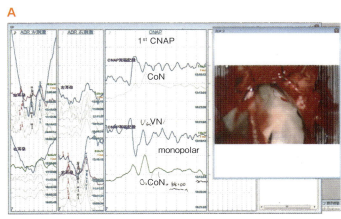

B: FaN stimulation
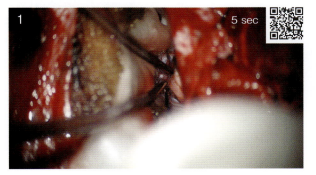

C: 1st CNAP recording on caudal surface of CoN
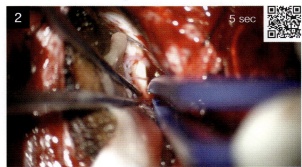

2 種々のinstrumentsの使用

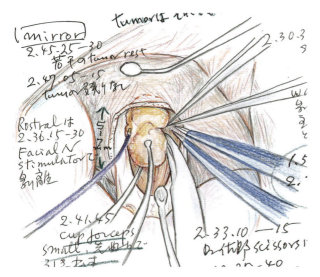

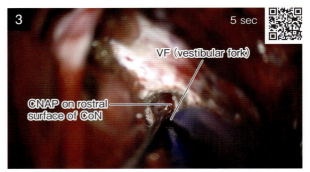

A：CNAP on rostral surface of CoN

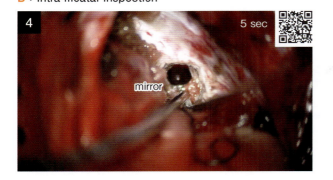

B：Intra-meatal inspection

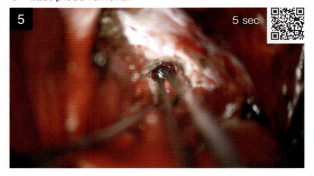

C：Last piece removal

3 Final view

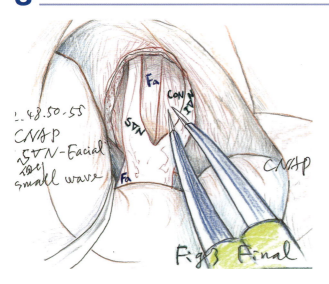

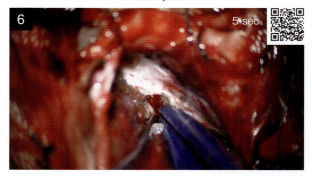

A：Final CNAP on rostral aspect of CoN

Post-OP

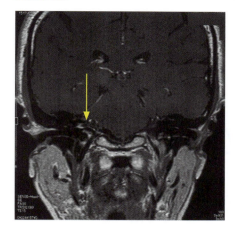

CoN以外では振幅小さく,潜時も遅れる

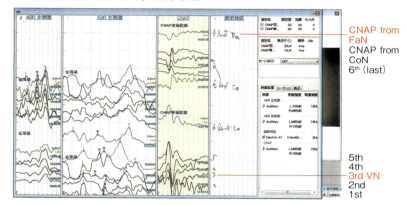

"試みに"—刺激したときのwave

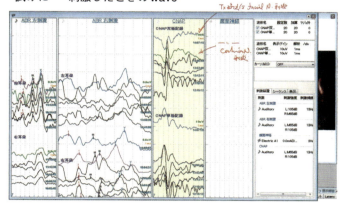

前庭神経分岐 vestibular fork:VFという用語について

　Koos 1, 2で最も頻繁にみられる腫瘍発生源神経 nerve origin (NO) は前庭神経分岐 vestibular fork (VF) * である.

　Cisternal portionでは上下の前庭神経は区別できないとされており,腫瘍によって分かれているだけだと考える脳神経外科医も多い.たとえそうであってもなんらかの腫瘍外科解剖用語があっても良いと思う (Tumor Growth Dynamic Anatomy).

　VFはKoos 1, 2の腫瘍ではほとんど常に認められ,Koos 3, 4でも一部に認められる.その実際の形は本シリーズのイラストとビデオで確認していただきたい.

　故 福島孝徳先生の下に最も長くいた現 東京逓信病院の鮫島哲朗先生に聞いたところによると,福島先生も腫瘍によって形成されるこのdentに注目していたようであり,前庭神経の "V cut" と呼んでいたらしい.これを境いにして上下の前庭神経を区別し,発生源神経を推測していたという.

　さらに詳しく手術所見に基づく筆者の解析を述べるならば,大多数の聴神経腫瘍はすべての神経の背側に発育するので腫瘍と蝸牛神経の間には下前庭神経のremnant tissueが残存しやすく,腫瘍と顔面神経の間には上前庭神経のremnant tissueが介在しやすくなる.これらのremnant tissueと温存したい神経のperineuriumを顔面・蝸牛神経のprotective membraneとして残せれば両神経の機能温存の可能性が高い,理想的な剥離面を確保できる.

　本シリーズでは,蝸牛神経と下前庭神経に注目した症例は多いが上前庭神経と顔面神経の関係に着目した症例は少ない.上前庭神経を切断して,その腹側の顔面神経を確認している「補充症例⑧」(p.329)や,上前庭神経と顔面神経の剥離に苦労して一過性の顔面麻痺を生じた「補充症例⑨」(p.332)をよく参照されたい.

　腫瘍が大きくなるに従って,上前庭神経の走行は確認が困難となり,下前庭神経のremnant tissueだけが

確認されるようになる．ただし，疑えばきりがないが，"Retro-sigmoidの術野では下前庭神経は確認しやすく上前庭神経の確認は遅れやすいのではないか"という疑いは残る．

手術所見に頼ったEBMの弱点はビデオ等で所見を蓄積する努力を続けるしかない．

* "vestibular fork"と言う解剖学的用語はないらしいが，小さい聴神経腫瘍を多く手術している脳神経外科医にとっては便利な表現だと思う．

GP：1）dorsal to vestibular nerve (VN)

● 最も多くみられるGP.

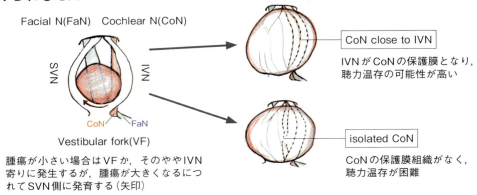

Original Case No.204：48M, Lt, Koos 3（MCT: successful）

- SVN origin
- GR：Ⅱ→Ⅱ
- IVNをCoNの保護膜として聴力温存できた例．

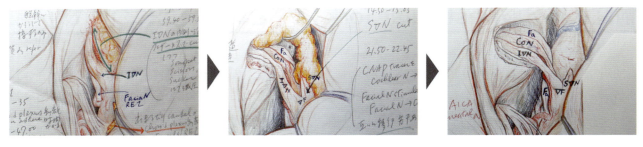

Original Case No.208, Koos 4, Lt（MCT: successful）→次ページCase 2

- SVN origin
- GR：Ⅰ→Ⅰ
- IVNをCoNの保護膜として聴力温存できた大きな腫瘍の症例．

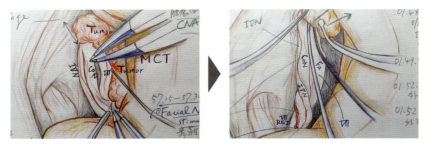

Original Case No.208

Case 2: 61 F Koos 4, Lt (MCT: successful)

- Pre-OP GR I → Post-OP GR I

Pre-OP：GR I

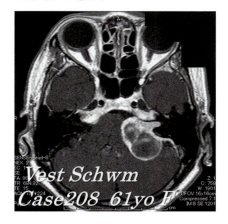

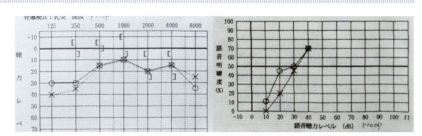

OP

1 Caudal aspect of tumor

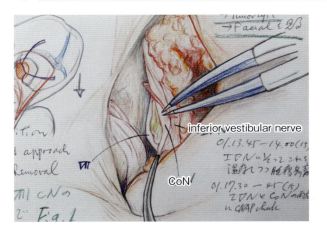

- 十分に腫瘍を内減圧した後にCNAP check（左図参照）.

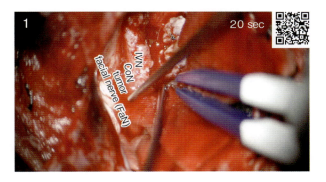

2 Rostral aspects of nerves

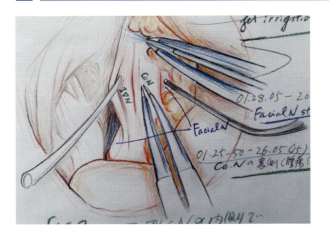

CNAP tracing

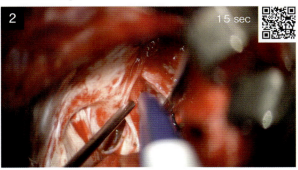

215

Post-OP：GR I

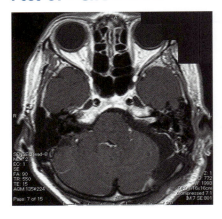
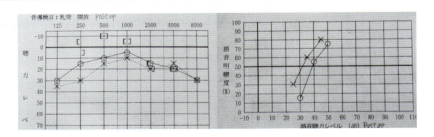

Original Case No.197：69M, Koos 3, Lt (MCT: successful)
- Nerve origin unclear
- GR：I → I
- CoNがisolateされてnerve originも不明だったがたまたま聴力が温存されたlucky case.

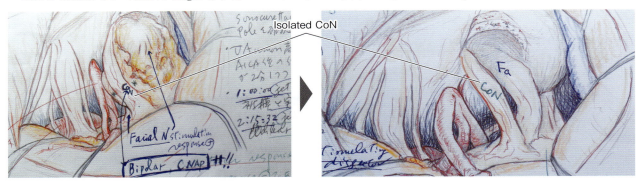

Original Case No.259：71F, Koos 3, Lt (MCT: successful → failed)
- CoN isolated from IVN (protective tissue for CoN)
- SVN origin
- GR：I → IV
- 多くの場合，CoNはIVNから分離されると形態は保っても機能は残らない．

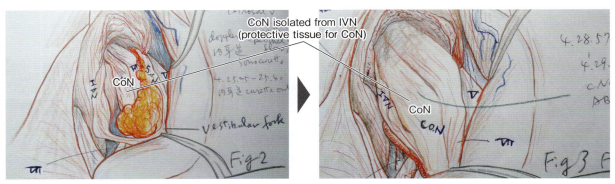

Original Case No.198：44M, Koos 3, Lt (MCT: successful → failed)

- IVN origin
- GR：Ⅲ→Ⅳ
- この症例も同じ理由で聴力温存はできなかった．一般論として，術前のGRⅢを術後にも保つことは難しい．また術前GRⅡの下限〔PTA (pure tone average) 40～50dB〕は術後GRⅢへ移行しやすい．

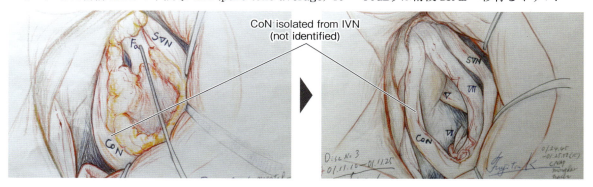

GP：2) between VN and CoN

- 比較的少なく，本シリーズ5例以内．
- 小さい腫瘍では聴力温存可能だが，大きくなりventralに発育するほど，聴力温存が困難．

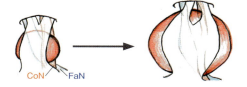

Original Case No.287

- GR Ⅰ→Ⅰ
- 小さかったので聴力温存できた症例．

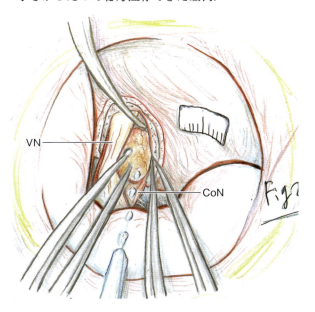

左図参照

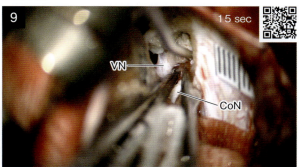

I 頭蓋底手術 イラスト&ビデオ

GP：3）CoN origin（本シリーズに2例あり，下図2つは次のCase 3のイラスト：p.207参照）

- 聴力回復不能，ビデオを示す．
- GR：Ⅳ→Ⅳ
- Pre-OP caloric response: preserved

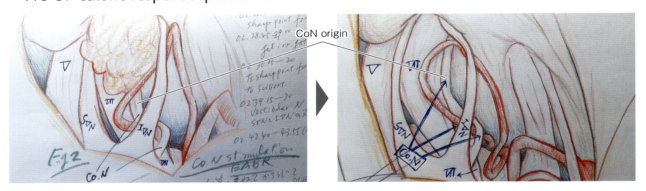

Original Case No.206

Case 3：71 F　Koos 2, Rt (MCT: failed)

Pre-OP：GR Ⅳ

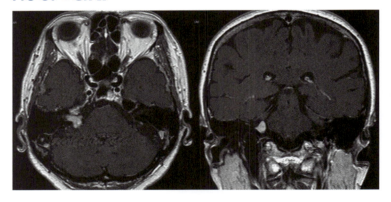

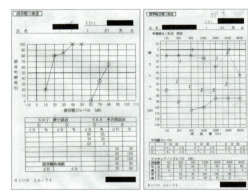

・腫瘍が小さいのに聴力障害は強い．
・Preserved caloric response of vestibular nerve

OP

腫瘍残りと各神経の関係

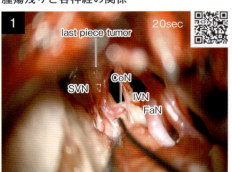

Post OP：GR Ⅳ

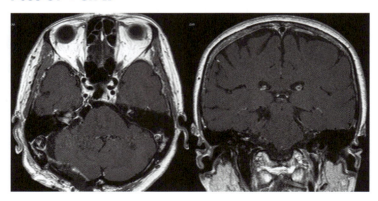

GP：4）Ventral to CoN, between CoN and FaN

- 少なく，本シリーズ3〜4例．聴力温存はさらに困難．
- 1例のビデオを示す．

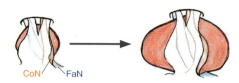

Ⅷth CN が腫瘍の背側にある

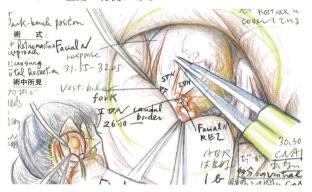

CNAP negative

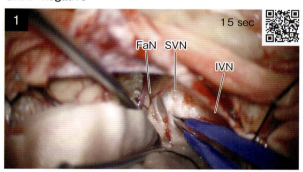

Final view

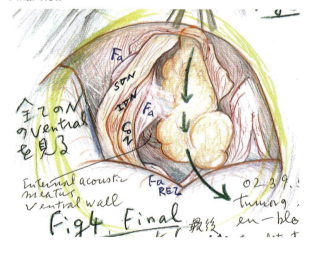

Cisternal fanning of FaN

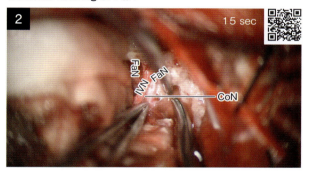

GP：5）FaN origin

Original Case No.212

- この症例の他，中間神経 origin 疑いが1例．
- 画像，顔面神経，聴力の経過と術中ビデオを示す（次のCase 4）．

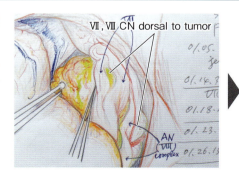
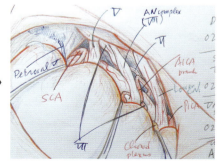

Original Case No.212

Case 4: 73M Facial paresis: HB grade 2

Pre-OP：GR Ⅲ

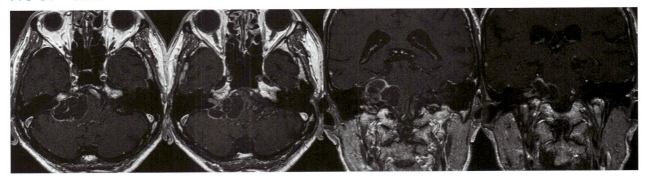

OP

1 FaN fanning, Ⅶth, Ⅷth CNの間にAICA branch

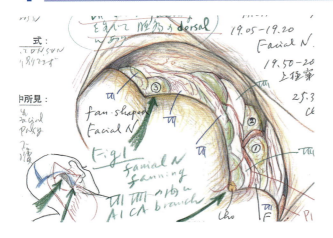

A：FaN, acoustic N (AN), AICA

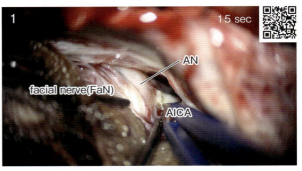

B：Split FaN

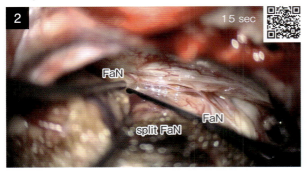

C：Choroid plexus dissected for wider surgical manipulation field

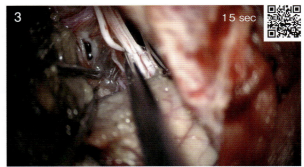

聴神経腫瘍

2 Fanned FaNs をまとめる

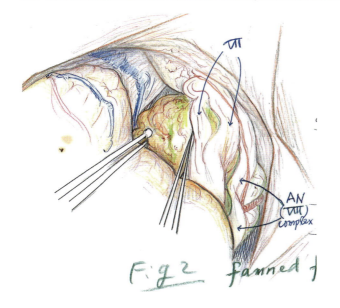

A：Gathering up spread FaNs

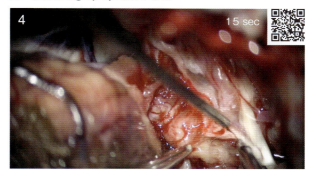

B：FaN, AN

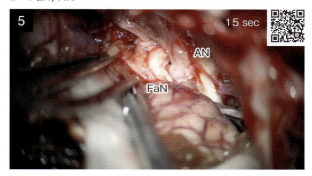

3 腫瘍上極を attack，摘出

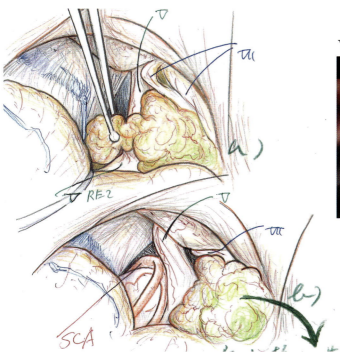

Vth CN

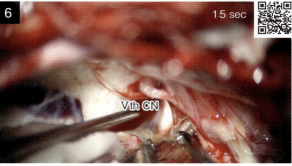

221

4 Ⅶth, Ⅷth CN 周辺の腫瘍摘出

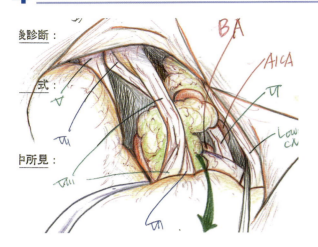

A：Vth CN, FaN, AN

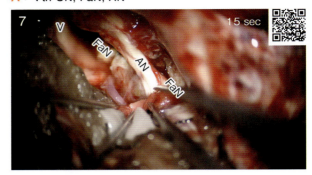

B：Ⅵth CN

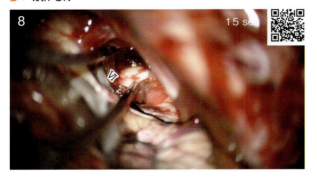

C：BA & Ⅵth CN

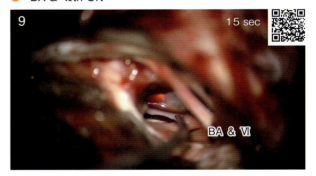

5 内耳道周辺の腫瘍摘出

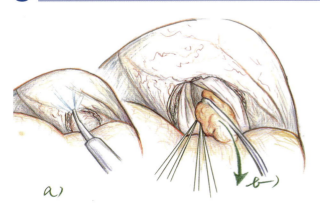

A

B

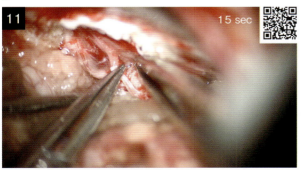

C

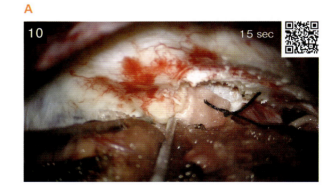

222

6 Final view

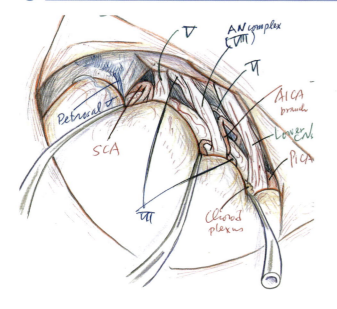

A：左図参照

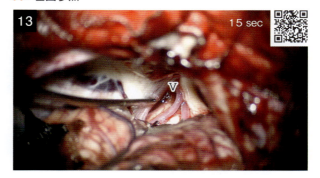

B：AICA passing through between FaN and AN

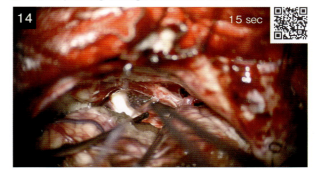

Post-OP

No worsening of pre-OP facial paresis: HB grade 2

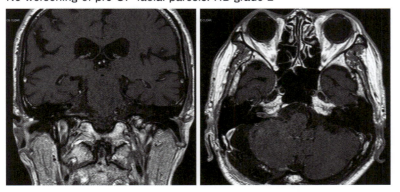

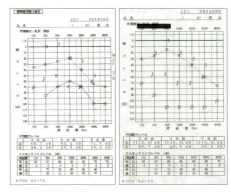

pre-OP GR Ⅲ → post-OP GR Ⅳ

Case 5〜7に難しいATの手術の仕方を示す．

Original Case No.155

Case 5: 26M Hypervascular AT

Pre-OP

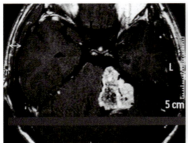
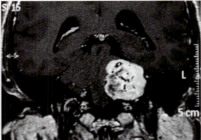
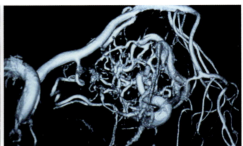

OP

1 Lateral 1/4 〜 1/3 cerebellar uncapping

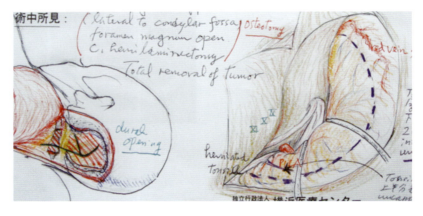

2 Hypervascular AT

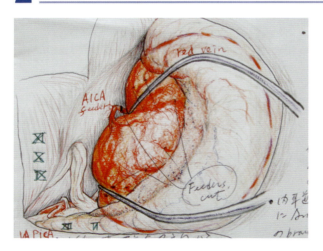

A：Feeder coagulation: limited effect

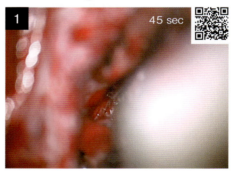

B：Cutting into tumor

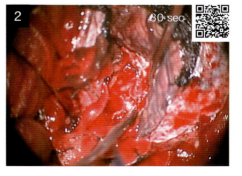

3 Bleeding control with 2&4 method

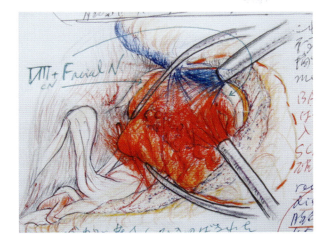

A：2 & 4：double coagulator method（藤津，市川）

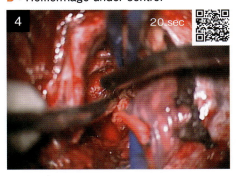

B：Hemorrhage under control

4 After tumor removal

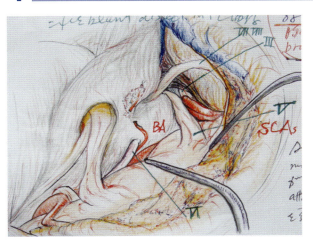

A：Ⅵth CN

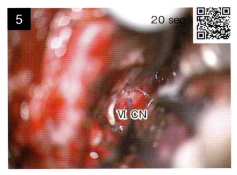

B：Ⅶth CN, Ⅷth CN, Ⅴth CN

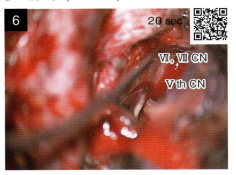

術後，HB grade 3の顔面神経麻痺を生じたが，3ヵ月でgrade 2，6ヵ月でほぼHB grade 1となる．

Ⅰ 頭蓋底手術 イラスト&ビデオ

Original Case No.272, 293

Case 6：40F　Rt Koos 4, deaf

- 職業（接客業）上，顔面麻痺は絶対に避けてほしいとの強い要望あり．
- 1st OP：Original Case No.272ではFaN周辺に腫瘍残存．
- 2nd OP：1st OP後2年2ヵ月（Original Case No.293）においては十分なIC (informed consent) の下に完全摘出した．
- 聴神経腫瘍は"術前の年齢－容姿の如何にかかわらず初回手術で全摘出を目指す"という私の主義に反した唯一の症例．
The exception proves the rule

Original Case No.272

1st OP

Pre-1st OP

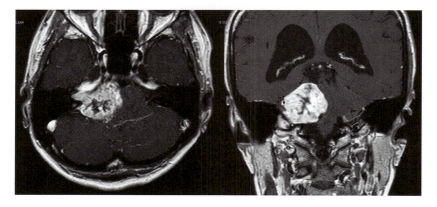

1st OP

1　Debulkingして上極下極を剥離

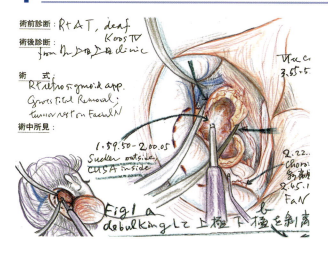

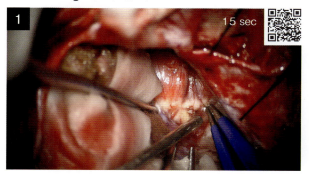

Pre-debulking view of tumor

2 Final view

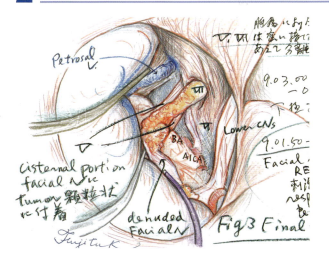

FaN-AN complex with adhesive pieces of remaining tumor

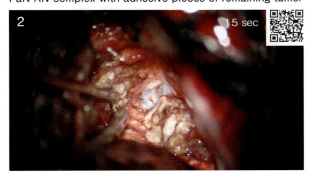

Original Case No.293

2nd OP — 42F REC in 2yrs, reopening of the original craniotomy

Post- 1st OP

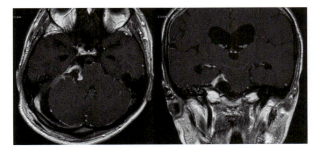

Pre-2nd OP

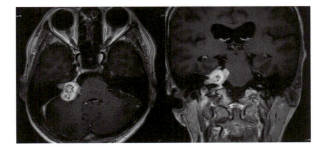

2nd OP

1 Debulking with CUSA

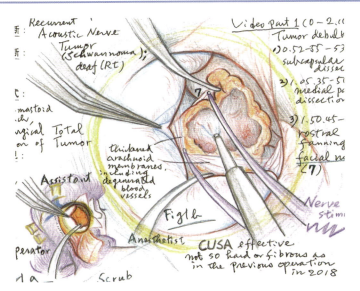

2 Vth, VIIth, VIIIth CN

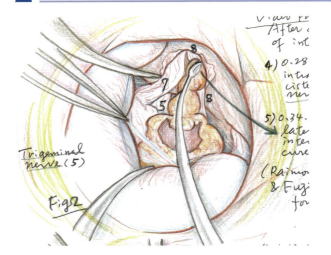

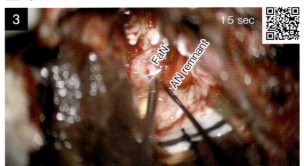

左図参照

3 Tumor-nerve transitional portion

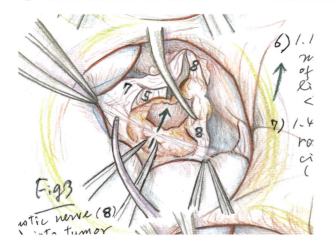

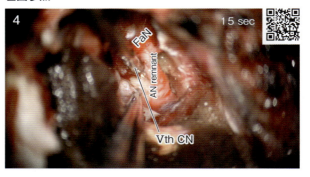

左図参照

4 Final view

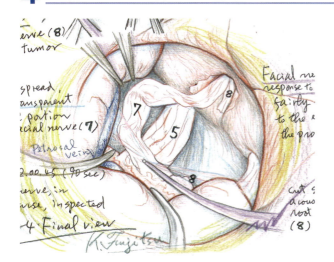

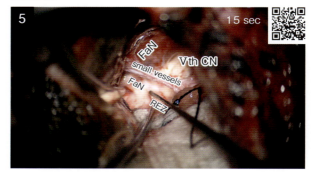

左図参照

Post- 2nd OP

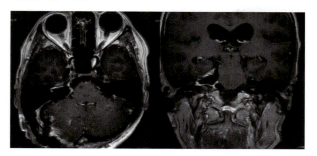

> Immediate post-OP facial palsy：HB grade 2
> Day 3-14：HB grade 3
> Day 30 −：HB grade 3 → 2 → normal in 1 year
> Returned to previous bar business
>   and
> No REC in image exam, for more than 3 yrs
>
> 1st OP後にSRTを追加していたらいかなる経過をたどったかはわからない．

Original Case No.215

Case 7：43M　Difficult vascular dissection in tumor biting into brain-stem

- Pre-OP：GR Ⅳ
- Post-OP：GR Ⅴ
- Post-OP FaN status：
  HB grade 2 (4WKs) → HB grade 1 (12 mos.)

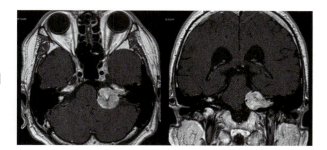

OP

1　Devascularization and debulking

A：Devascularization around internal acoustic meatus(IAM) and internal decompression with micro-scissors

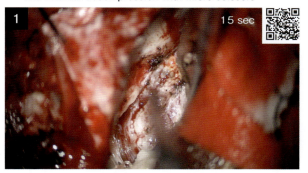

B：Ultra-sonic debulking with a spatula into decompressed cavity

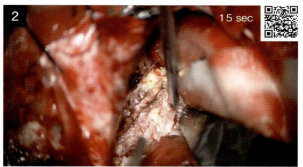

C：AN cut

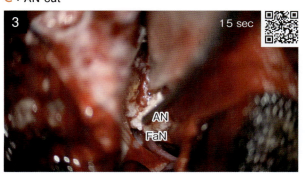

D：Tough, hemorrhagic tumor

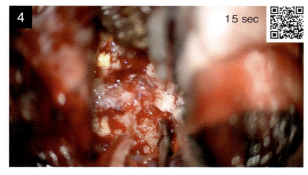

聴神経腫瘍

229

E : Correct dissecting plane

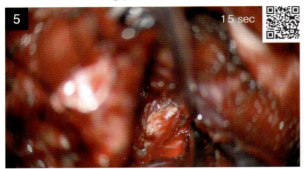

F : Vascularity-rich tumor surface near brain-stem

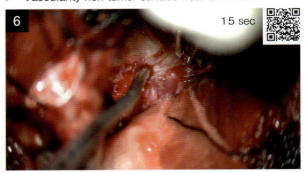

2 Choroid. plexus dissection from lower CNs to obtain wider working space

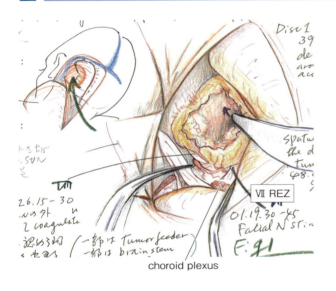

choroid plexus

Choroid. plexus dissection

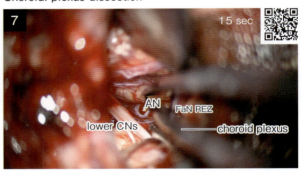

3 Differential vascular dissection around Ⅶth, Ⅷth CN REZ

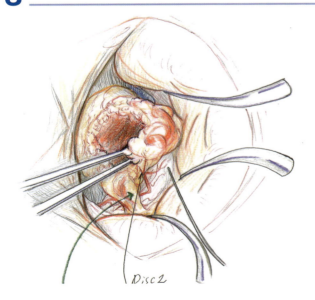

A : Differentiation of vasculature

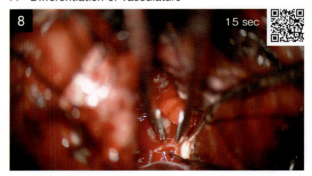

B : Differential dissection of vasculature

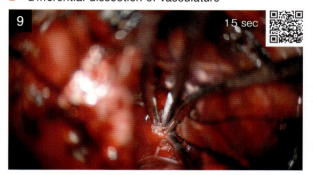

C : Only tumor feeders should be cut; preserve recurrent feeder to brain-stem

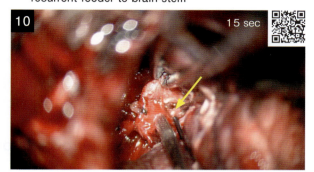

4 2 & 4

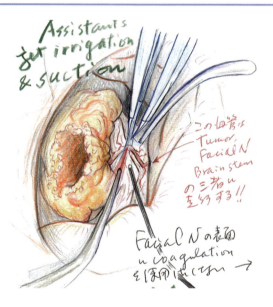

2 & 4 assistant's jet-irrigation

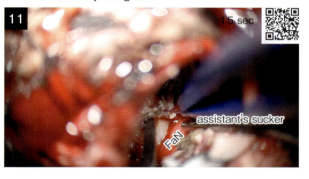

Post-OP

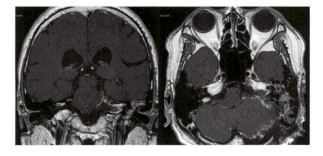

- 各神経の位置が比較的同定しやすいのは内耳道内とroot entry or exit zone (REZ) である．
- 腫瘍の十分な内減圧を行った後に内耳道を骨削除し内耳道側とREZ側とで交互に神経を追跡するのが基本．REZを探索するときに重要なことはchoroid plexusを完全に下位脳神経から剥離してcaudal to rostralへ観察できる十分なworking spaceを確保すること．
- そうすれば自ずとこの症例に示したような"腫瘍栄養血管と神経－脳幹栄養血管とのdifferential dissection"が容易となり，自信をもって凝固切離ができるようになる．

I 頭蓋底手術 イラスト&ビデオ

頭蓋咽頭腫

- 頭蓋咽頭腫の最大の問題は再発の多いことである．
- 正しい剥離面の追及は本腫瘍の最重要課題である．
- この目的を達するために筆者は以下のようなさまざまなアプローチを開発した．
  1) Cranio-nasal median splitting
  2) Basal interhemispheric approach through frontal sinusotomy
  3) Transtemporal lobe, transchoroidal fissure approach
- 全67手術，51症例を基に以上のような種々のアプローチを用いた代表的症例をスライド症例1例(Case 2)，ビデオ症例6例(Case 1, 3〜7)に要約して解説する．

ここで筆者のいう再発とは「手術中に術者が全摘を確認し，画像上もいったん完全消失した後に画像上再発すること」を意味し，少しでも残存したものが再増大することは意味しない．

再発を含めて，解説には多くの用語が必要なので，以下の略語を使用する．

> REC：recurrence　　loc REC：local REC
> drp MT：drop metastasis　　TR：total resection
> ITR：ideal TR (no need of hormonal replacement)
> nrlTR：near ITR
> siTR：surgeon's impression of TR
> lst F-U：lost follow-up　　DD：dead

頭蓋咽頭腫の最大の問題は前述の如く再発の多さである．術者がTRと考えていた症例siTRにもしばしばloc RECやdrp MTが生じる．drp MTはsurgical corridorに沿って生じることもあれば，術中頭位の最も低いcisternに生じることもある．

従って真に正しい剥離面を考察することは脳神経外科医にとってきわめて重要である．

> "Almost correct is not really correct"：Ben Hogan
> in "the modern fundamentals of golf"

マイクロサージャリーが普及する15年以上前，Matsonがold-fashionなsubfrontal approachで右図のように視交叉の上下からアプローチし，腫瘍をlamina terminalisからinfrachiasmal spaceへと導き出すようにして全摘する方法を示している．彼は下垂体と下垂体柄をも合併切除できるようになったのは"ホルモン補充療法発展のおかげである"と下記の著書のなかで謙遜している．

小児50例中39例が根治切除，この内33例が通常通学．手術死亡例が5例あるが，これらはすべて残存あるいは再発腫瘍に対する2度目の手術によるものである．

皮肉なことに，マイクロサージャリーが導入された1980年代半ばからは彼のような大胆な手法を引き継ぐ脳神経外科医は影を潜めてしまった．しかし，彼の根治率を凌ぐ者もまた現れることはなかった．

われわれはこのことから何を学ぶべきであろうか？

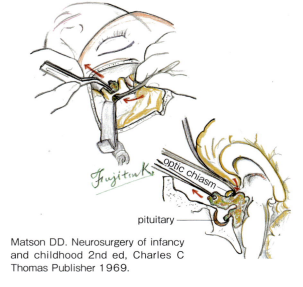

Matson DD. Neurosurgery of infancy and childhood 2nd ed, Charles C Thomas Publisher 1969.

私の恩師の故 桑原武夫先生はBostonのChildren's Hospitalに留学してMatsonの手術を直接に見てきているので，その手法をわれわれに教えてくださった．ただ，"前頭葉の牽引が強すぎてマイクロ時代にはそぐわないな"という印象は否めなかった．そのようなとき，同じく故 白馬明先生が"Transpetrosal, transtentorial approach for retrochiasmal craniopharyngioma"という論文を発表された．以下の話は私が白馬先生から直接お聞きしたことである．先生はまずJournal of Neurosurgery, 次いでNeurosurgeryに投稿したがいずれにも却下された．理由は"本腫瘍に大掛かりな頭蓋底手術法を用いるのはいかがなものか"であった．先生は止む無く，少し格は落ちるがSurgical Neurologyに投稿したところ，Editorの"注意書き"付きなら良いということになった．その注意書きとは"初心者は無暗にこのような方法を真似せずに白馬先生のような経験者によく教わってからにせよ"というコメントであった．頭蓋底外科のようなaggressiveな手術に対する当時の指導者の反応を良く表している話のように思う．Editorの名前は伏せておく．興味ある方は下記論文を参照されたい．

Hakuba A. et al. Transpetrosal-transtentorial approach and its application in the therapy of retrochiasmatic craniopharyngiomas. Surg Neurol. 1985; 24: 405-15.

頭蓋咽頭腫手術における正しい剥離面

Fig.1は正常視床下部の組織である．軟膜と神経細胞の間には若干の距離がある．頭蓋咽頭腫は視床下部に浸潤してgliotic layerを形成するが，このgliotic layerの中に腫瘍細胞と反応性のRosenthal's fiberが混在する(Fig.2)．

Fib.1, 2に示した距離のなかでこのgliotic layerを含めて上手に全摘することがMatson (Matson DD. Neurosurgery of infancy and childhood 2nd Ed, Charles C Thomas Publisher, 1969)が示し，筆者らが主張し続けている，いわゆる"理想的な手術法"である(Fig.1-3)．すなわち，理想的な剥離面はgliotic layerの脳側である．皮肉なことに，microsurgical techniqueのrefinementがgliotic layerの腫瘍側での剥離を促している可能性がある．

さらに，初心者が最も迷うのは腫瘍を覆う半透明膜様組織と反応性に肥厚した正常くも膜，軟膜との鑑別である．前者の中には腫瘍組織が存在する．ビデオを見て識別力を養っていただきたい．

Fig.1
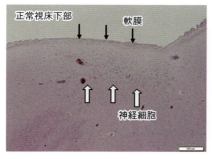
神経細胞まで若干の距離があり，軟膜とgliotic layerを腫瘍とともに切除することが完治につながる

Fig.2
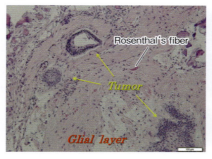
腫瘍はgliotic layerの中にもあり，gliotic layerの完全切除が大事

Fig.3
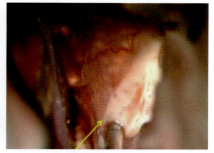
第三脳室頭蓋咽頭腫においては視床下部に点状出血を認めるまで剥離

頭蓋咽頭腫における発生部位の分類

頭蓋咽頭腫はその発生部位によって右図のように分類されるが，発生部位が視床下部に浸潤すればするほど完全切除を躊躇する脳神経外科医が多い．われわれはそれに異を唱える．

根治切除のためにはinfra- and suprachiasm, 3rd ventricle, retrochiasmすべてが良く見えることが大事と考えて筆者が最初に考案した大掛かりなアプローチがcranio-nasal median splittingである．

Fujitsu K, et al. Cranio-nasal median splitting for radical resection of craniopharyngioma. Neurol Res. 1992; 14(4): 345-51.

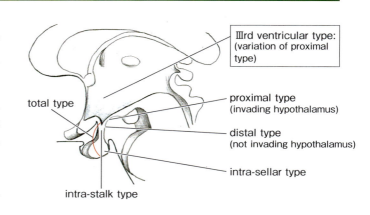

本法では頭皮を鼻根部よりも下方に十分に反転するためにAに示すようにharlequin mask scalp flap：detachment and replacement of medial canthal ligamentsを用いるが，注意すべきはmedial canthal ligament（MCL）がdetachされたままだと鼻根と内眼角の間が浅くなり平べったい顔貌になる．この皮切とその整復には形成外科の協力が望ましい．

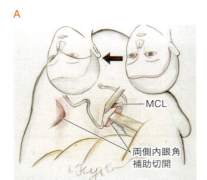

A

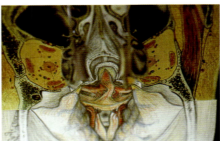

B
経蝶形骨洞と大脳間裂との合体アプローチ

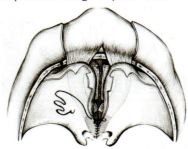

C
Closure of splitting with pericranial flap at final stage of procedure

Post-OP lumber drainage for 1 Wk

Original Case No.5

Case 1 : 8F　Suprasellar, proximal, adamantinomatous type OP: cranionasal median splitting

Pre-OP

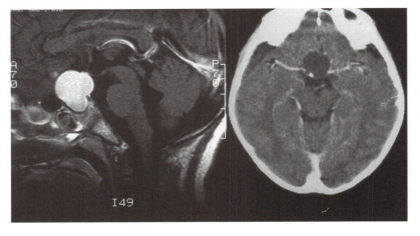

8yo growth retardation

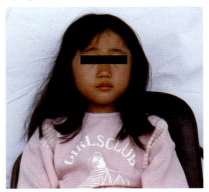

With patient's later permission

OP
Pituitary stalk and gland were completely preserved

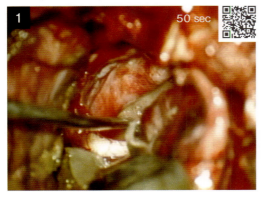

Post-OP

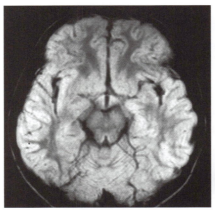

17yo 165cm tall
Ideal total resection(ITR) without any hormonal replacement.
Got married and gave birth, 7yrs later.

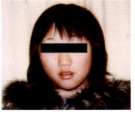

With patient's permission

Cranio-nasal median splittingからbasal interhemispheric approach (BIHA) へ

このcranio-nasal median splittingは経蝶形骨洞法と正中頭蓋底法を合体させたようなきわめて広い上下方向の操作空間を作成できるので当時の学会の注目を集めた．故 白馬明先生が大いに興味を示され講演に招いて下さった（先生の奥様が耳鼻科医であったからかもしれない）．

しかし，本法は余りにも特殊で複雑な手技であったので広く普及せず，筆者は以下の**解説①②**に示すような合理的かつ簡便なbasal interhemispheric approach (BIHA) へと変更していった．われわれのBIHAは従来行なわれていたbi-frontalの左右に広い無駄な開頭を用いず，正中開頭を鼻根部まで十分に低く行うものである．本法は鞍結節髄膜腫に対しても第一選択のアプローチである〔「鞍結節髄膜腫」(p.126〜151)参照〕．

また，この開頭は意図的経前頭洞法(Fujitsu K, et al. Basal interfalcine approach through a frontal sisusotomy with vein and nerve preservation. J Neurosurg. 1994; 80: 575-9.) を基に開発されたものである．原法はfalxをsplitしてBIHAを行うが，腫瘍においては広い操作空間を確保するためにfalxをその基部で切断してBIHAを行う．上記論文も参照されたい．

解説①

環状切開で帽状腱膜(galea aponeurotica)下に皮弁を反転し，次に頭蓋骨膜(pericranium)を開頭部分だけ剥離し，これを眼窩骨膜periorbitaと連続させて下方に反転する．この際，眼窩上神経孔または溝を骨ノミで開放して同神経を眼窩方向に皮弁とともに温存する〔この詳しい手技は「眼窩内腫瘍①」(p.262〜287) および「眼窩内腫瘍②」(p.288, 289)を参照〕．こうすることによって皮弁をnasion (鼻根点) まで十分に反転することができる．

Aのように4つの穿頭孔を正中を挟んで左右をできるだけ接近させて作成する．接近させる理由は**B, C, E**のように前頭洞内外板と正中骨稜(median bony crest)を切断して左右の交通を容易に作成するためである．前頭洞粘膜を剥離切除して骨内板と正中稜の骨を露出，diamond barのdrillで**B, C**のように左右を交通させて内板下の硬膜を露出する．

前頭蓋底近くの硬膜は特に薄く裂傷を生じやすいので，上方の穿頭孔から硬膜外protectorで保護をする．**B, C**のように左右内板と正中稜が完全にdrillし終わってから，**D, E**に示すようにcraniotomeまたは小型のbone sawで外板を切断する．

開頭は**D**のように2-pieceにするが，上下を境する横の骨外板切開はgapが生じないようにbone sawを使用するのが望ましい．眼窩内に入る部分は整容上の問題はないのでdiamond barでも良い．Gapが生じる骨切開線や穿頭孔は骨粉やアパタイト粉末にfibrin glueを混ぜて埋め，穿頭孔はチタンプレートでカバーする．Pericranial flapは用いない．

解説②

F, Gに示すように，頭蓋底を鼻側方向に観察し，前頭洞および篩骨洞前部の粘膜と内板を完全に切除し，鶏冠(crista galli)を切除する．ここで注意すべきことは眼窩上壁の前方が二重構造になった症例があることである．つまり鶏冠が眼窩上壁の内板および外板の間にあって，前頭蓋底前方が著しく高くなっているのである．このような症例では眼窩上壁前方の外板を完全に切除して，入り込んだ粘膜も完全に切除しないと鶏冠の基部も前頭-鼻管(鼻-前頭管)の正確な位置も確認できず，本法の意図する蝶形骨平板に沿った低いアプローチができなくなる．鶏冠の切除は先端極小のrongeur骨鉗子かdiamond bar drillを用いるが，硬膜を十分に剥離する．ただし両脇にolfactory filaがあることを意識して，硬膜剥離は丁寧に行う．

Gのように両側の前頭-鼻管を側頭筋から採取した筋肉片で完全に閉塞し，fibrin glueで固定する．これが終わって，使用した器具を不潔扱いとして下げ，手袋

Centrally situated craniopharyngioma

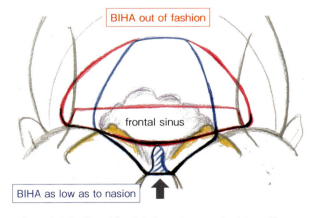

through intentional frontal sinusotomy and crista galli resection without preparation of pericranial flap
次ページのA〜Hに開頭の手順と進入路を図解する．

を交換し，抗生物質入り生理食塩水で術野を洗浄する．
　次に，**G**のようにできるだけ頭蓋底に近く硬膜を横切開し，上矢状洞下端を結紮切断して大脳鎌基部切断へ続ける．切断端硬膜を上下に牽引するとすべての架橋静脈は頭頂側硬膜の静脈洞へ温存される．大脳間裂を分け，両側の，ときには片側だけのこともあるが，嗅神経を剥離し嗅神経溝に温存して，Gelfoamとフィブリン糊で頭蓋底に固定する．進入路は**H**のとおりであるが，実際の硬膜内操作はビデオ症例を参照されたい．硬膜の完全縫合と前頭・鼻管の筋肉片による閉塞があれば，術後のlumbar drainageは不要である．

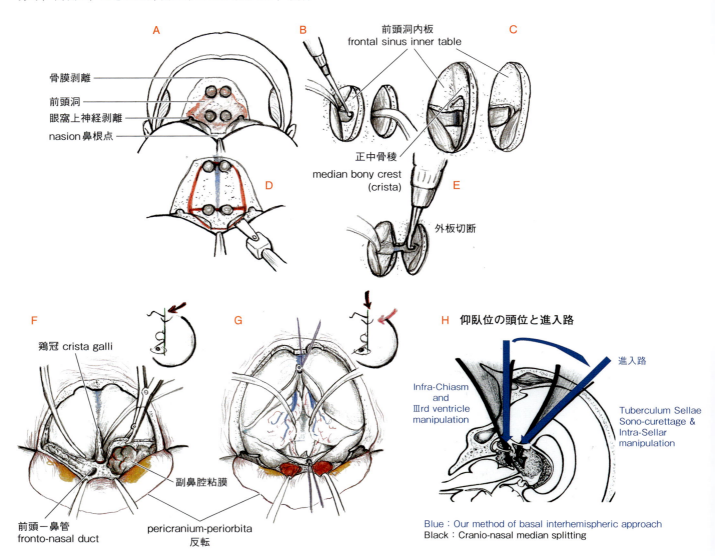

髄液漏の予防

　前述のきわめて低い正中頭蓋底開頭で初心者が最も心掛けるべきは髄液漏の予防である．次の2点を厳重に守らなければならない．

1) fronto-nasal duct 前頭－鼻管の閉鎖

　前頭洞の内板と粘膜を完全に除去すると傍正中頭蓋底で前頭洞が鼻腔に交通する左右の前頭－鼻管（鼻－前頭管）が現れる．ここを両側とも側頭筋から採取した小筋肉片とfibrin glueで確実に閉鎖する．鼻－前頭管の位置を正確に確認しないでaboutな位置に筋肉片を置いておくと，努責などで容易に剥がれてしまう．

2) 前頭蓋底の硬膜は薄いので容易に裂傷を生じる

　骨切りの際には神経質に硬膜外protectorを挿入すること．特に鶏冠切除に際しては十分に硬膜を剥離すること．ただし，その外側にolfactory filaがあることを意識して丁寧に操作すること．万一，硬膜裂傷が生じたら8-0 monofilamentを用いて，その時点で縫合す

ること．後回しにすると正確な裂傷部位の確認が困難になる．術後lumbar drainageは不要．

1），2）の注意を守れば，皮弁は帽状腱膜下の大きな冠状ではあるがpericraniumの切開は骨弁を覆う部位だけで良く，pericranial flap採取は不要．pericranial flapを従来の前頭開頭とsupraorbital barとの間に挿入し前頭蓋底を補強すると，長期観察で前額部陥凹とsupraorbital bar上縁に沿うgapを残すことがある．

一方，unilaterally deviated suprasellar craniopharyngiomaに対しては，小さい腫瘍ではpterional approachで十分であるが，きわめて大きく複雑な再発例などには右図に示す
Orbitozygomatic transtemporal
　transchoroidal fissure
　　multi-trajectory approach
を用いることが多い．

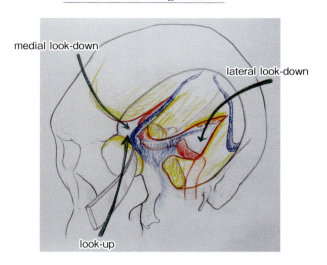

Transchoroidal fssure approachとorbitozygomatic approach

本項（p.258）にも詳述してある筆者のtranschoroidal fissure approachは病変に対して側頭葉を持ち上げることなく，水平にアプローチすることを目的に考案したもので，元々は脳底動脈先端の大きな動脈瘤やretro-chiasmを占拠する難治性頭蓋咽頭腫に用いていたものである．

このアプローチを「床突起髄膜腫①」（p.39, 40）に述べたorbitozygomatic approachと組み合わせればほんどすべてのtrajectoryを使用できる．難点は側頭葉を経由することであるが，これによる障害はないし，優位側にも用いることができる．詳細は下記論文も参照されたい．

本法の拡大利用に関しては「海綿静脈洞髄膜腫①」（p.164, 165）も参照のこと．

Okada T, Fujitsu K, et al. Surgical approaches and techniques for radical resection of craniopharyngioma based on histopathological analysis of the dissection plane. Jpn J Neurosurg (Tokyo). 2014; 23: 142-9.

手術の変遷
Period Ⅰ（1990-1999）：14cases, 21ops
下垂体柄と視床下部の温存に留意して全摘を目指す．
Period Ⅱ（2000-2009）：17cases, 19ops
下垂体柄切除と視床下部穿孔を厭わず全摘を目指す．
Period Ⅲ（2010-June 2021）：20cases, 27ops
下垂体と視床下部が下垂体柄残存組織（remnant tissue）で連絡を保つように工夫しつつ全摘を目指す．

画像上のREC
画像上のRECはすべて5年未満であった．
ITR：ホルモン補充療法の必要なく，5年以上RECがない．
nrITR：少量の補充療法で職場復帰し，5年以上RECがない．

次ページ冒頭の表「squamous papillary (SP) typeの分析」を通じて言えることは，RECはadamantinomatous (AD) typeとほぼ同頻度に生じるが，ITRやnrITRの症例はやや多いようである．症例No.25, 40, 41のようなepithelial cystとの組織学的移行型を示す症例を加えると，さらに予後良好となる傾向がある．

Squamous papillary (SP) type（病理学的には最近は"papillary type"とだけ称し"squamous"をつけないことが多い）の予後は比較的良好で，取り残しの腫瘍があっても画像上変化しない例がしばしば認められ，囊胞の自然破裂による縮小すら認められる．

これとは逆に，興味深いことには画像上の再発率はAD typeと差がないことである．囊胞再貯留による再発はAD typeよりもむしろ早期に生じる傾向がある〔「補充症例⑩」（p.334～336）参照〕．

さらに良好な予後を有することの多い各種のepithelial cystとの組織学的移行型にも注意すべきであろう．

SP type（19/51cases：37％）の分析

1）lstF-Uのため，分析不能症例 　No.2：60M，No.7：33M，No.18：68M，No.46：66M，No.53：37M，No.63：65M
2）lstF-Uではあるが，RECやITRなどの参考になる症例 　No.19：6M proximal type, 1st OP→1yr REC (sella-loc), lstF-U 　No.22：44F distal type, 1st OP→2yr REC (sella-loc), 2nd OP→3yr REC, lstF-U 　No.24：23F distal type, partial removal+STR (another HP), 1st OP→5yr nrITR, lstF-U 　No.43：59F proximal type, 1st OP→1yr locREC, 2nd OP+STR→6yr nrITR, lstF-U
3）F-U続行中の症例 　No.9 ：24M intrasellar type, 1st OP (sbTR)→4yr sbTR→24yr no change, gCL 　No.10：52F proximal type, MD, 1st OP→nrITR→10yr DD of another disease 　No.25：61M intrasellar type, 1st OP (sbTR)→13yr no change, gCL (SP>ciliated Cranio) 　No.26：54M distal type, 1st OP→13yr ITR 　No.40：60F distal type, 1st OP (sbTR)→14yr no REC, gCL (ciliated Cranio-Rathke) 　No.41：48M distaltype, 1st OP (sbTR)→14yr noREC, gCL (SP>epithelialcyst, nocilia) 　No.54：34M total type, 1st OP→9yr nrITR 　No.55：65F proximal type, 1st OP→7yr nrITR→1yr DD of another disease 　No.65：60F proximal type, KPS60, 1st OP→7yr noREC, gCL

sbTR：sub TR　gCL：good control with hormonal replacement　KPS：Karnofsky Performance Scale

年代別の治療成績

ITR：Period Ⅰ，Ⅱ，Ⅲ：14％，12％，15％
nrITR：Period Ⅰ，Ⅱ，Ⅲ：7％，24％，60％
ITRは年代毎に大差ないがnrITRは2nd OP以降，明らかに増加する．

Recurrence（REC）率はREC/OP数で表現した．
Period Ⅰ，Ⅱ，Ⅲ：33％，32％，26％

REC率は年代毎に若干の減少を認めるが顕著ではない．本腫瘍の全摘が如何に困難であるかを示している．術者が全摘だと思っていた症例にもlocal RECやdrop metaを生じることがある．

直接の手術死亡例は「補充症例⑪」（p.336, 337）の1例だけである．

初回手術で画像上残存がないことが第一条件

SRT（stereotactic radiotherapy）の効果に関しても同様であることを次に示す．

SRT 症例

No.8：39M, AD proximal type 　'87 7月 1st OP+SRT, '89 12月, '90 1月〜1994年まで7回OP, 全経過7年で死亡 No.20：14M, AD proximal type 　2 times OP+SRT at another HP, 1st OP→5yr nrITR, lst F-U No.24：23F, SP distal 　Partial removal+SRT at another HP, 1st OP→5yrlst F-U No.42, 56：17F AD proximal 　2 times OP+SRT at another HP, 1st OP→5yr REC, 2nd OP→10yr nrITR No.43：59F, SP proximal 　1st OP→1yr REC, 2nd OP+SRT (cyber)→6yr nrITR, lstF-U No.59：53F, AD distal 　KPS60, 1ST OP→2yr REC, SRT, lstF-U

われわれの施設には手術を目的に紹介されるのでSRTの効果と手術の効果を厳密に比較することは難しいが，以上の症例からSRTで根治を期待することは無理で，根治は手術でしか得られないということはできるであろう．

他院で2回の手術の後にgamma knifeを追加，その後再発して当科に紹介された症例を次に示す．

Case 2: 17 F Recurrent craniopharyngioma (2 drop metastasis)

- Orbitozygomatic approach adamantinomatous, proximal type
- PH: 3rd ventricle craniopharyngioma
  - Interhemispheric approach 8yrs ago (9yo)
  - Pterional approach & gamma knife 4yrs ago (13yo) at another HP
  - 1st OP in our HP (17yo)

1st OP Lt orbitozygomatic approach

Pre-1st OP

No.1 lesion

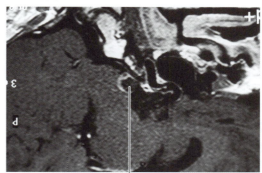

Lt pre-pontine region

1st OP

1 En-bloc removal (Lt)

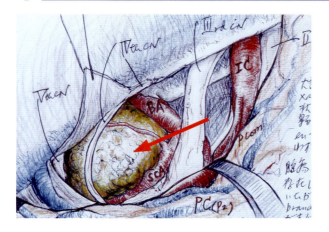

No.2 lesion

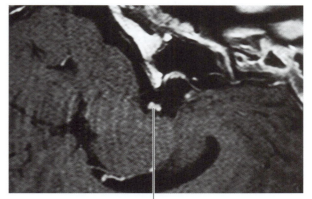

Rt optic tract

2 Orbitozygomatic subtemporal and additional presigmoid transpetrosal approach with tilting OP table

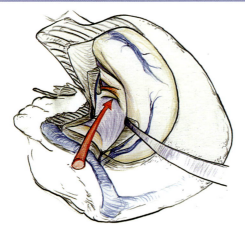

3 En-bloc removal (Rt)

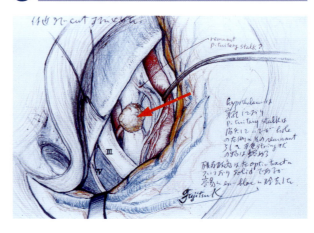

2nd OP Local REC in another 4yrs (22yo) : Rt pterional approach

Pre-2nd OP

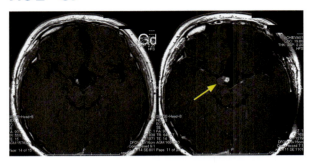

Post-2nd OP

No REC in 9 yrs (31yo), nrITR

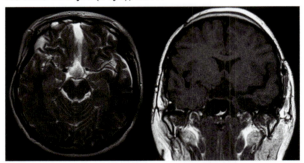

2nd OP

1 Rt pterional approach

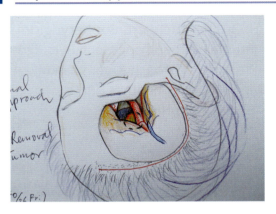

2 Tumor

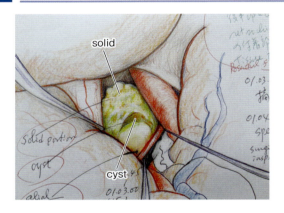

Original Case No.66

Case 3 : 48 F Adamantinomatous(AD) type complaining only Lt central scotoma

- Proximal(supra-sellar) type → ITR

Pre-OP

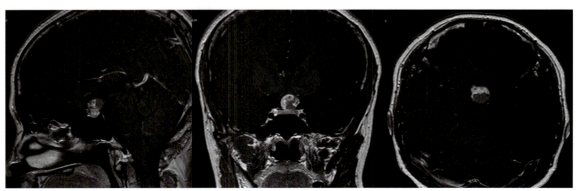

OP

1 開頭（無剃毛）

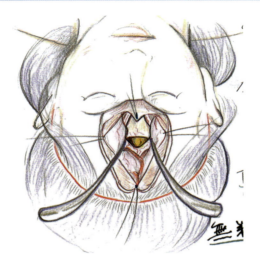

2 Perforator preservation

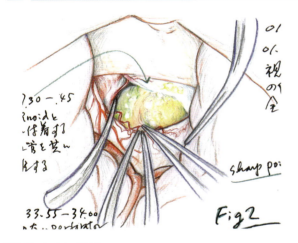

A : Chiasm perforator preservation

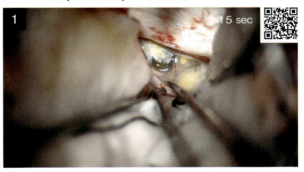

B : Probably SHA

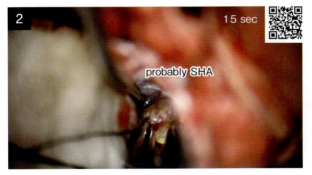

C : Normal arachnoid membrane dissection

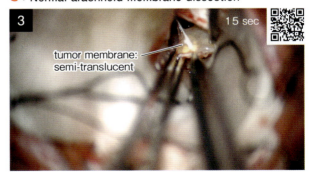

3 腫瘍の減圧・剥離

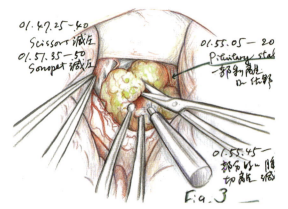

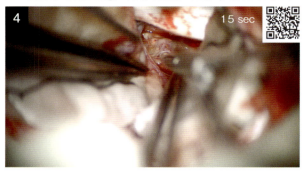

A：Careful debulking; not to scatter small pieces of tumor

B：CUSA

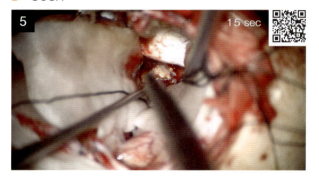

C：Pituitary stalk

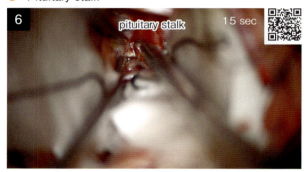

4 腫瘍の切離・摘出

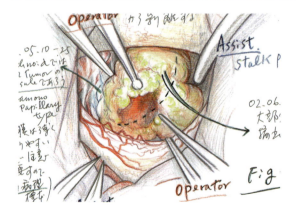

A：2&4 dissection from chiasm

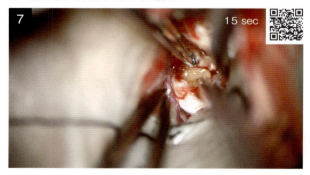

B：Semi-transparent membrane patho. : proved to be adamantinomatous cranio.

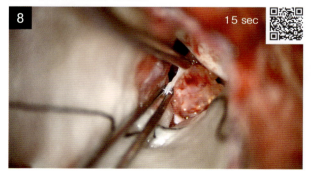

5 まずlast pieceを残して切離

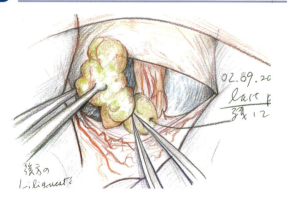

6　Last piece removal：stalk-hypothalamus移行部，前壁穿孔

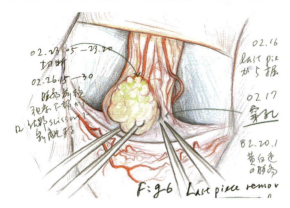

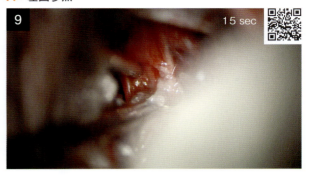

A：左図参照

B：Pituitary stalk being partially cut to remove the tumor completely

C：Tumor dissection from hypothalamo-pituitary stalk junction; proximal type

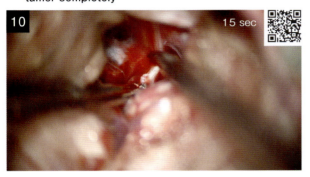

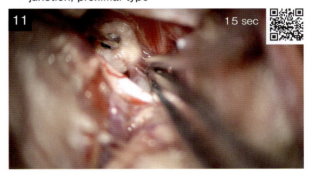

7　Final view

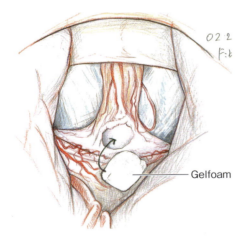

— Gelfoam

Hypothalamo-pituitary stalk plasty with Gelfoam and fibrin glue
下垂体柄と視床下部の連続を一部損傷しても永続的に補充療法が必要になることはない．

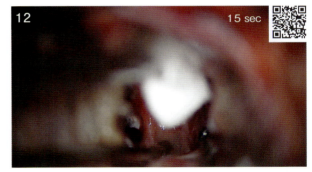

Post-OP：no REC for 5 yrs after OP

- Visual problem disappeared immediately after OP
- ITR

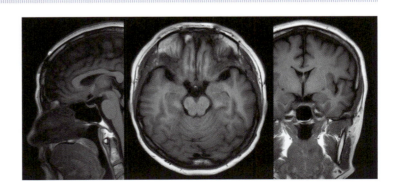

I 頭蓋底手術 イラスト&ビデオ

Original Case No.69

Case 4: 39F Adamantinomatous(AD) type

- Complaining headache, dysmenorrhea
- Proximal (Ⅲrd ventricular) type → nrITR

Pre-OP

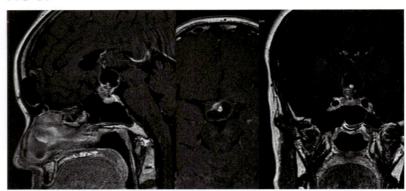

OP

1 Basal interhemispheric approach

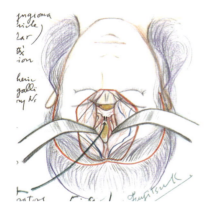

A：Acom perforators

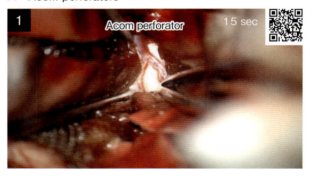

B：Acom cut; Subcallosal artery should be spared
この血管の閉塞は両側脳弓の障害を招き長期に永続する記銘力障害を生じうる．Clipのspaceがなければ8-0ナイロン糸で結紮することもある．

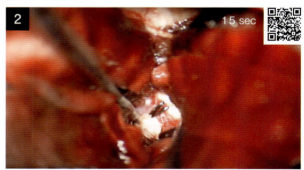

2 Operator's position change

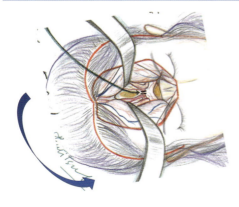

244

3 Posterior to anterior dissection

減圧の後に，後極で中脳水道を確認して前方へと剥離するのが最大のコツ．後極は癒着がなく，正しい剥離面をとらえやすい．

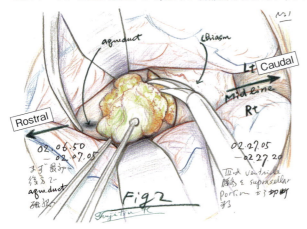

A：まず後方を剥離すること

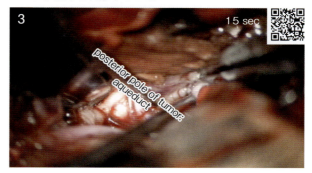

B：最後に前方をattackすること．

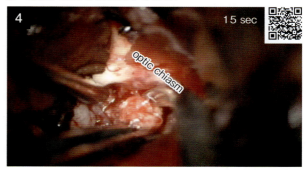

4 Sono-curettage of tuberculum sellae

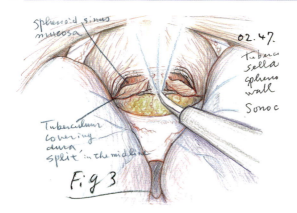

左図参照

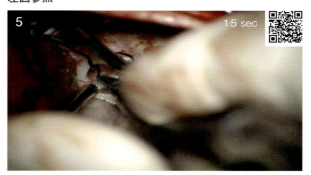

5 Origin: proximal type

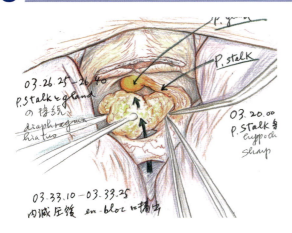

A：左図参照

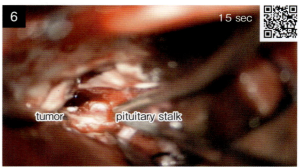

B：奥にcottonoidを敷いて腫瘍砕片が散らばらぬようにもっと注意深く操作すべきである．

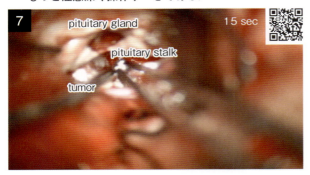

C：En bloc removal of near last piece of tumor．この局面でも周辺を綿でshieldすべきであった．

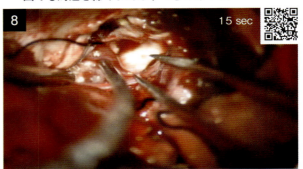

5 Final view

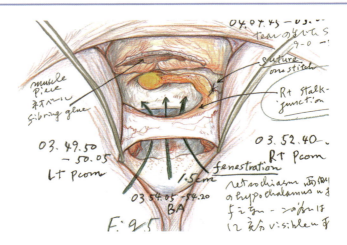

A：Lt Pcom

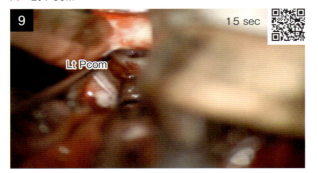

B：Perforation of anterior Ⅲrd ventricle

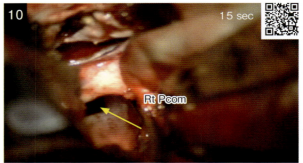

C：BA

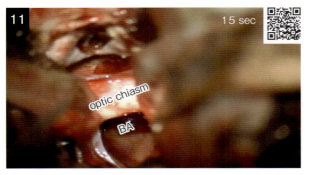

D：Suture of partly torn pituitary stalk
下垂体と視床下部の連続性を保つように努力することは術後の補充療法を少なくするnrITRにつながる．

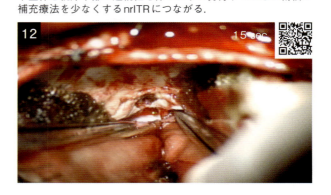

Post-OP

No REC in 6 yrs, nrITR

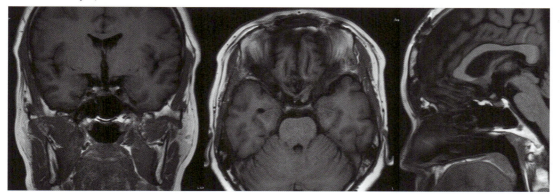

Original Case No.52

Case 5 : 36 M　Proximal (Ⅲrd ventricular) adamantinomatous(AD) Type

- 1st OP → drop meta → local REC → wait → 2nd OP

1st OP　Basal interhemispheric approach

Pre-1st OP

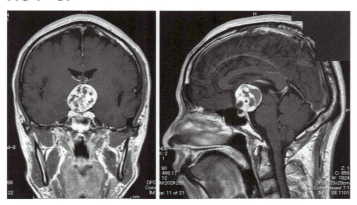

1st OP

1　Acom cut

A : Acom cut, subcallosal artery preserved

B : Posterior margin: aquaeductus Sylvii

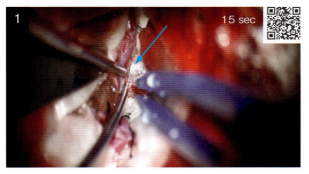
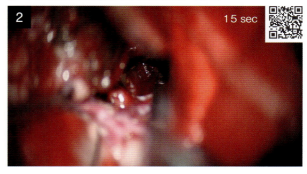

2 最後にchiasmに向かう

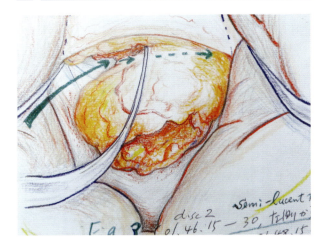

3 View of the chiasm

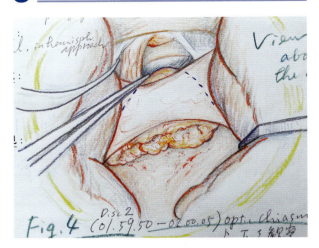

4 Last pieceはできるだけen blocに

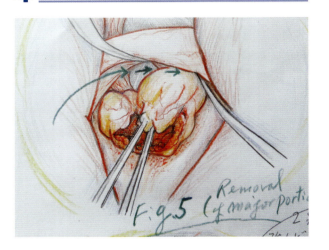

5 Yet !, fragments of tumor are apt to remain

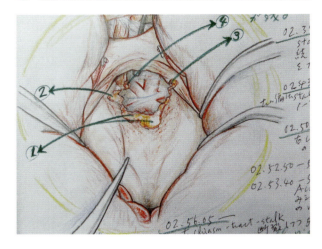

Trying to pick up all the pieces of remaining tumor

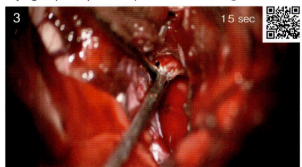

Post-1st OP

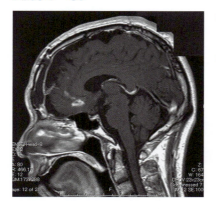

- Drop meta. suspected on MRI in 2 yrs., followed by small local REC.
- 2nd OP was postponed till the patient's schedule permits, and eventually done 8 years after the 1st OP.

2 yrs after 1st OP

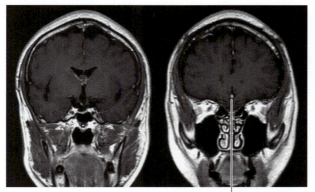

drop metastasis suspected

4 yrs after 1st OP

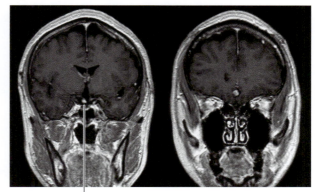

local REC also suspected

6 yrs after 1st OP

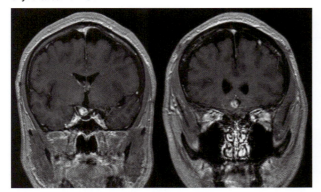

8 yrs after 1st OP

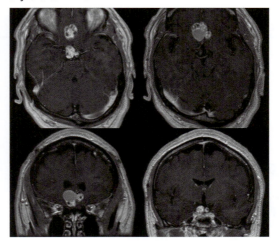

2nd OP　Basal interhemispheric reoperation

OP

1 Tumor ①〜④

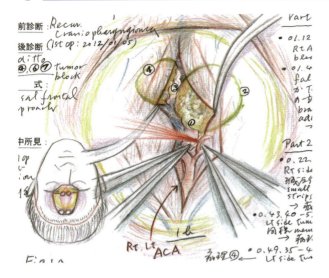

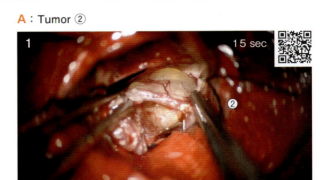

A：Tumor ②

B：Tumor ④

2 Tumor ⑤, ⑥

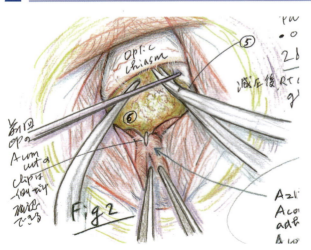

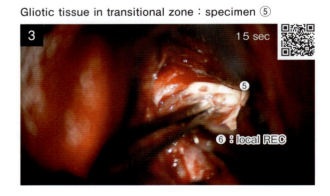

Gliotic tissue in transitional zone：specimen ⑤

3 Final view (tumor ⑤〜⑦)

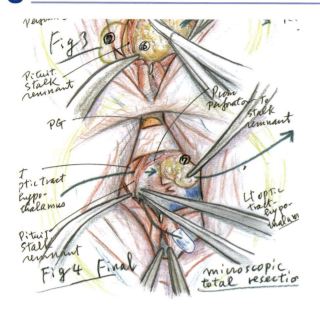

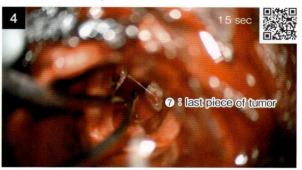

A : Tumor ⑦ (last piece)

B : BA

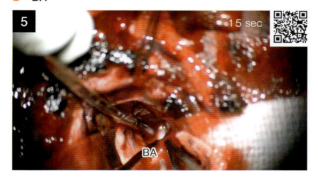

Post-2nd OP
Probably near ideal total resection (nrITR)

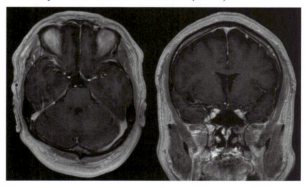

Original Case No.50

Case 6 : 12 F Proximal, Ⅲrd ventricular, adamantinomatous type

No.50 : 12F　1st OP
　Basal interhemispheric trajectory, Acom cut, infra- and suprachiasmal combined approach
　Proximal (Ⅲrd ventricle), adamantinomatous type

No.60 : 15F　2nd OP
　Lt basal frontal pole drop metastasis (Ca. 1.5cm)

No.62 : 16F　3rd OP
No.68 : 17F　4th OP
　　　　22F　5th OP

東京慈恵会医科大学附属柏病院
脳神経外科

横浜医療センター脳神経外科

いずれも
術者は藤津

Original Case No.50

1st OP　Basal interhemispheric approach

Pre-1st OP

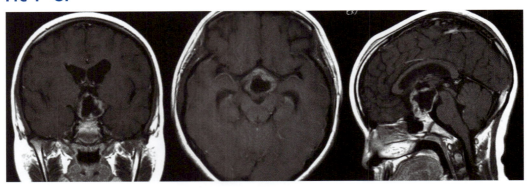

1st OP

1　Initial view

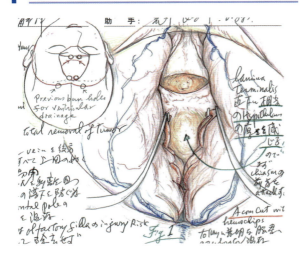

2　腫瘍を部分減圧した後に，まず最深部で aqueduct を確認する

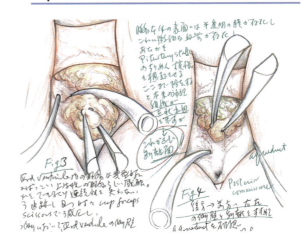

3　Composite image of infra-& suprachiasmal anatomy at the end of operation

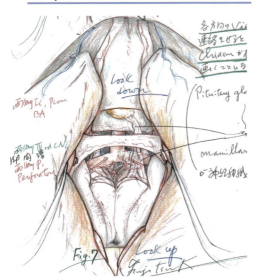

Post-1st OP

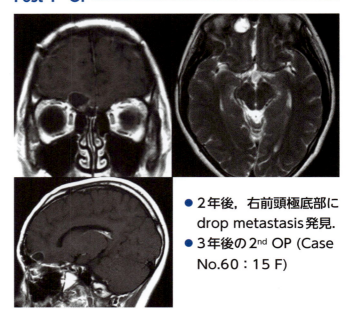

- 2年後，右前頭極底部に drop metastasis 発見．
- 3年後の 2nd OP (Case No.60：15 F)

頭蓋咽頭腫

2nd OP — Reopen   Original Case No.60

この症例の2回目の手術所見を描くのを失念していたので，田中俊英先生のイラストを紹介する．

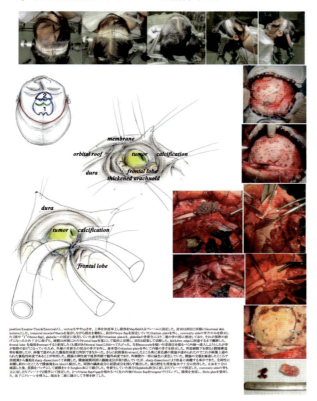

3rd OP — Basal interhemispheric reoperation   Original Case No.62

Pre-3rd OP : REC in 1yr

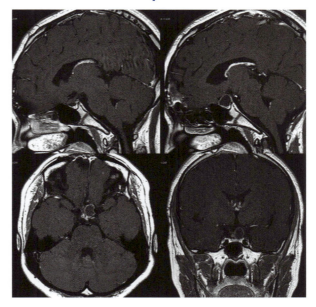

3rd OP

1 Progressive visual field cut

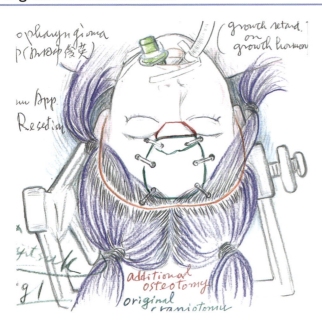
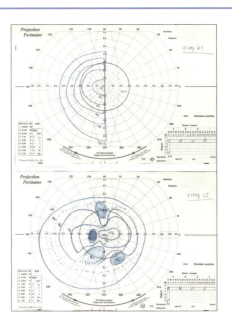

253

2 Tumor ①〜⑧

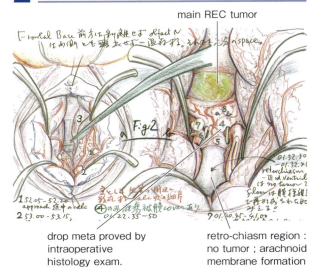

drop meta proved by intraoperative histology exam.

retro-chiasm region : no tumor ; arachnoid membrane formation

Post-3rd OP

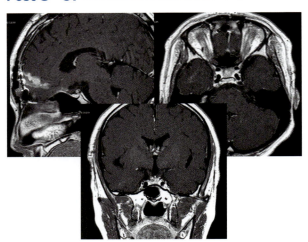

Original Case No.68

4th OP 17F Same craniotomy reopen

Pre-4th OP: Local REC in 1yr

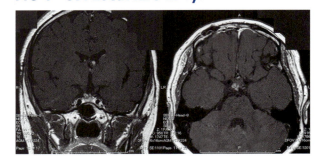

2 WKs post-4th OP

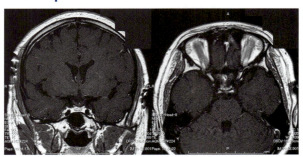

4th OP

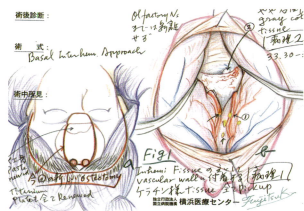

patho. 1, 2 : no tumor

Local REC in another 4 yrs

Original Case No.68

5th OP 22F Same craniotomy reopen

Pre-5th OP

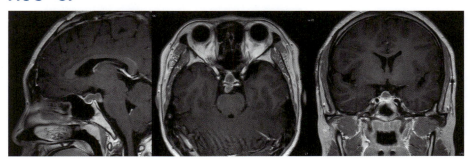

5th OP

1 Specimen 3, 5: tumor tissue proved

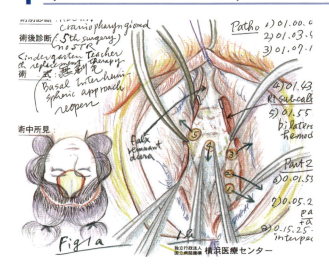

A: Specimen 5: drop meta.

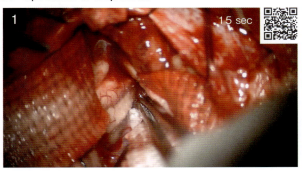

B: Specimen 3: drop meta.

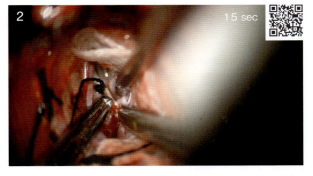

2 Main mass: local REC

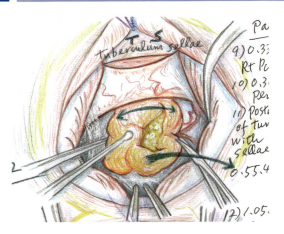

A: Rt Pcom

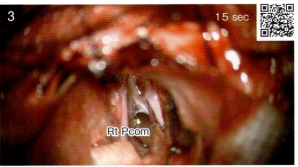

255

B：Dissection from Rt Pcom perforators

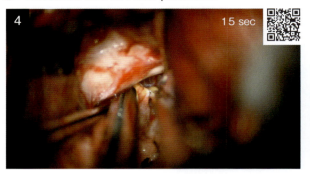

C：Retro-chiasm 3/4 mass resection

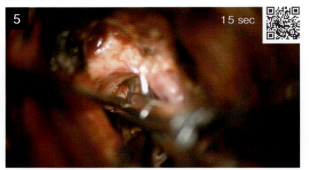

3 Intrasellar manipulation

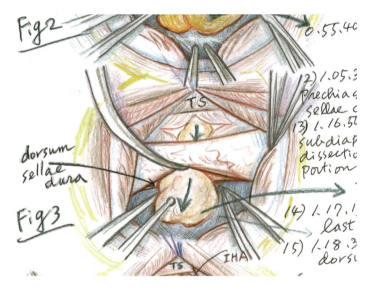

A：Subdiaphragma sellae dissection

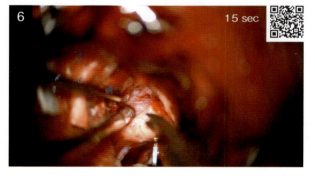

B：Dorsum sellae visible

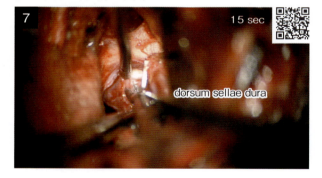

4 Final view

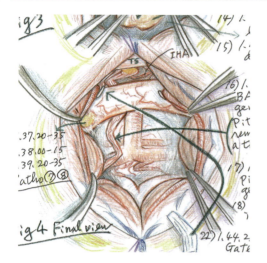

A：Pituitary stalk

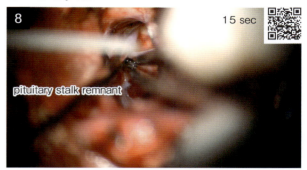

pituitary stalk remnant

B：Pituitary stalk-gland junction
forceps tipの腫瘍砕片をこぼさないように！

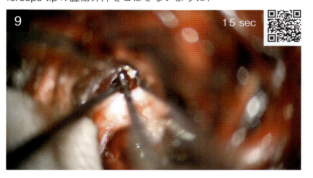

C：Inferior hypophyseal artery

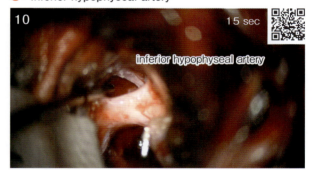

inferior hypophyseal artery

Post-5th OP

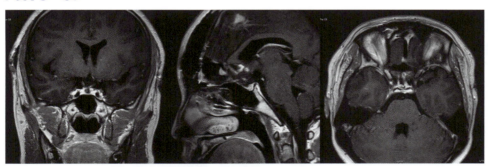

No REC
160cm tall → growth hormone stopped

no REC
nrITRまであと1年，保育士として就職中

一番大事なことは，

- できると思えば何度でもOPして，必ずnrITRへ到達させる．
- "落穂ひろい"と馬鹿にされてもやる．
- まずは 1st OP で "残さず，こぼさない" OP を目指す．

Orbitozygomatic transtemporal lobe, transchoroidal fissure, retrochiasmatic approach for craniopharyngioma

本法は大きくて，一側に偏したsuprasellar typeの頭蓋咽頭腫に対して用いるが，後述する如く下側頭回切開で側脳室下角に進入しchoroidal fissureを分けることが必須である．

筆者のtranschoroidal fissure approachは病変に対して側頭葉を持ち上げることなく，水平にアプローチすることを目的に考案したもので，元々は脳底動脈先端の大きな動脈瘤やretrochiasmを占拠する難治性頭蓋咽頭腫に用いていたものである．難点は側頭葉を経由することであるが，これによる障害はないし，優位側にも用いられる．詳細は下記論文も参照されたい

Okada T, Fujitsu K, et al. Surgical approaches and techniques for radical resection of craniopharyngioma based on histopathological analysis of the dissection plane. Jpn J Neurosurg (Tokyo). 2014; 23:142-9.

本法を考案するにあたってはEpilepsy Surgeryにおける以下のフランスのHamlatの論文[1]も参考にした．

彼らは，下側頭回をできるだけ低く横切開するためにわれわれのzygomectomy[2]を採用している．また，彼らは本法を優位側側頭葉にも採用している．

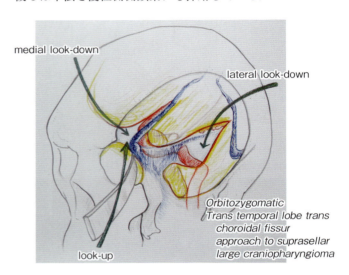

● 文献

1) Hamlat A, et al. Transtemporal-transchoroidal approach and its transamygdala extension to the posterior chiasmatic cistern and diencephalo-mesencephalic lesions. Acta Neurochir (Wien). 2008; 150 (4): 317-27.
2) Fujitsu K, et al. Zygomatic approach for lesions in the interpeduncular cistern. J Neurosurg. 1985; 62(3): 340-3.

Transzygomatic transtemporal lobe, transchoroidal fissure approach with amygdalectomy

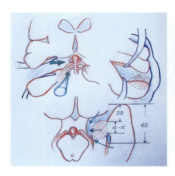 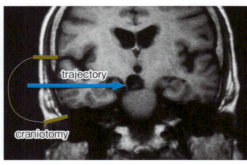 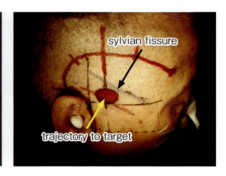

Original Case No.53

Case 7: 37M Suprasellar craniopharyngioma

- Visual disturbance
- Proximal squamous papillary type
- Orbitozygomatic transtemporal lobe, transchoroidal fissure, retrochiasmatic approach

Pre-OP

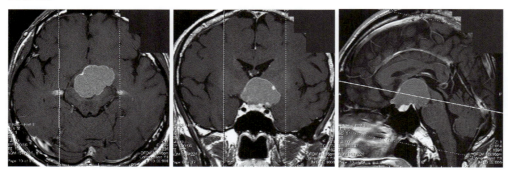

OP

1 Orbitozygomatic, transtemporal lobe, transchoroidal fissure, retrochiasmal approach

2 Orbitozygomatic multi-trajectory approach

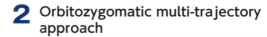

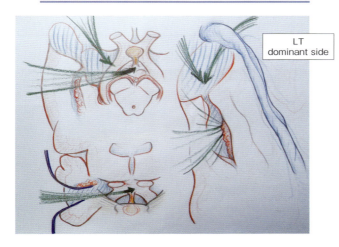

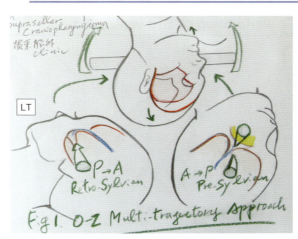

3 Pituitary gland-stalk junctionの確認

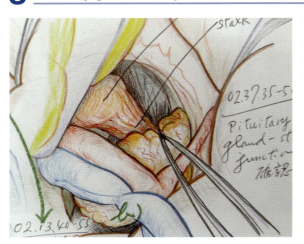

左図参照

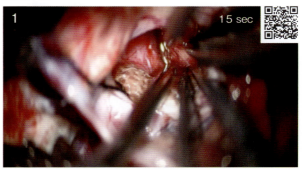

259

4 Perforation of Ⅲrd ventricular floor and preservation of pituitary stalk

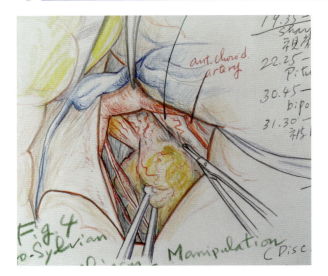

A：左図参照

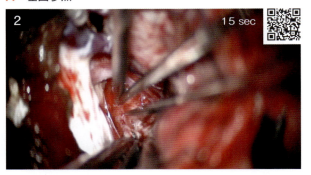

B：左図参照

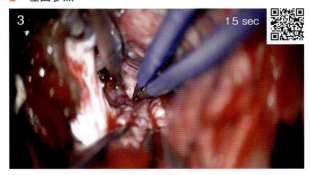

5 Perforation of Ⅲrd ventricular floor

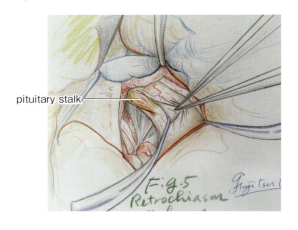

Preservation of pituitary stalk

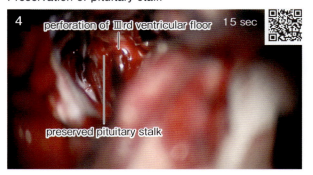

6 Retrochiasm final view

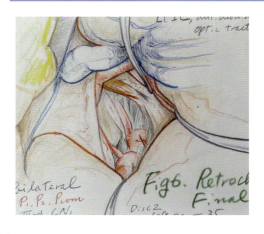

Lt, Rt P1 & Pcom

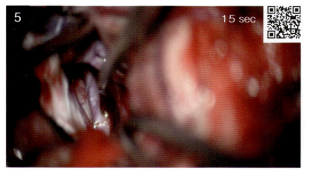

Post-OP

10 days after OP

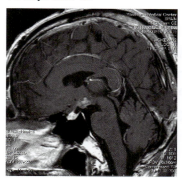

No neurological deficits on endocrine replacement therapy, (nrITR)

1 year after OP

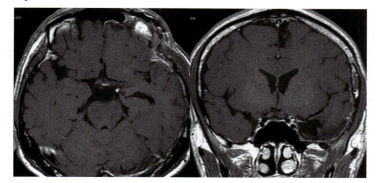

1.5 yrs after OP since then, lost follow-up (last MRI)

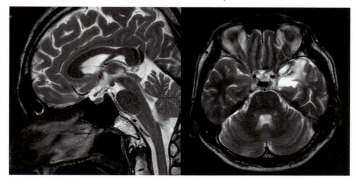

眼窩内腫瘍①：総論

- 本項では「総論」として，症例の内訳，画像，解剖，手術，視神経鞘病変，整容，症例提示（視神経鞘髄膜腫 optic sheath meningioma, 眼窩内神経鞘腫 orbital schwannoma）の順に述べる．
- 海綿状血管腫（cavernous angioma：CA）症例（「眼窩内腫瘍②」p.288）
- Venous angioma 症例の問題点，および眼窩外側からのアプローチにおける工夫（「眼窩内腫瘍③」p.297）

の順に記述する．

総論①：画像

- 25年間の全症例についてまず画像を中心に提示する．
- 古い症例の資料が失われているので過去に発表した資料[1,2]を基にする．

1) 藤津和彦, 桑原武夫. 脳腫瘍8 眼窩内腫瘍. 脳神経外科疾患の手術と適応1 第2版（阿部 弘 他，編）. 東京，朝倉書店，2003, pp280-94
2) 桑原武夫, 藤津和彦. 図説脳神経外科学 第2版. 南山堂, 1983
   上記文献からの図を中心にして以下に示す．

● 症例の内訳
Orbital tumor surgery : 125 Cases in 25yrs（～ Oct. 31, 2020）

Cavernous angiomas	:	26
Optic sheath tumors	:	24
Meningiomas	:	16
Cavernous angiomas	:	4
Pseudo-tumors	:	2
Hemangioblastomas	:	2
Schwannomas	:	9
Dermoid-epidermoid	:	8
Optic gliomas	:	5
plus others	:	total 125

● 視神経膠腫（右眼, CT）

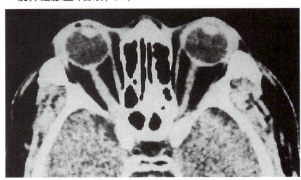

視神経膠腫の典型的なものでは視神経管が拡大し，眼窩内と頭蓋内の腫瘍が亜鈴状に発育する．残念ながら，この図とは別の5歳男児の典型的症例のすべての資料が失われたので，後の手術の項に図解で示すことにする．

● 視神経鞘内髄膜腫（右眼, CT）

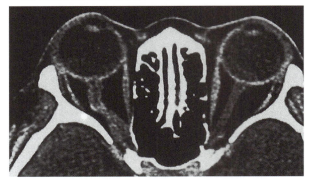

造影剤使用のCTによって視神経の周辺が造影剤効果陽性を示す．視神経は屈曲し，中心が造影剤増強効果をまぬがれる（rail track sign）．

Periorbital meningiomaのほとんどは次に示したような内側蝶形骨縁髄膜腫の二次的浸潤であり，どこまでを眼窩内腫瘍に編入するかの基準はないので，前出の原発性眼窩内腫瘍症例の内訳には記載していない．
　次ページに示す2番目の症例はその意味では眼窩内原発のまれな症例である．

● 左蝶形骨縁髄膜腫の眼窩内伸展（右：CT）

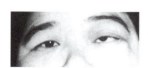
With patient's permission
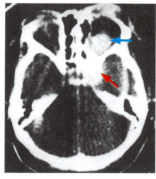

● 眼窩内原発のperiorbital meningioma（右：CT）

Pre-OP
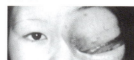
Post-OP
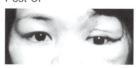
With patient's permission
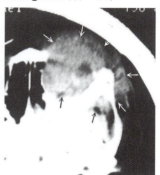

左眼球突出のほか，左動眼神経，外転神経の不全麻痺を認める．CTでは頭蓋内（→）と眼窩内（→）にdumbbell typeの腫瘍を認める．患側のすべての内外眼筋麻痺に加えて三叉神経第一枝障害と眼球突出を示せば上眼窩裂症候群とよばれる（上眼窩裂を通るすべての脳神経すなわち，Ⅲ，Ⅳ，V₁，Ⅵの障害を示す）．

● 左眼窩内CA（MRI）

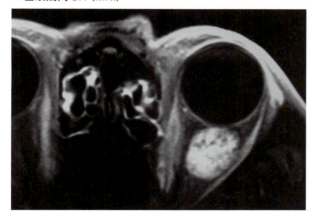

いかにも桑の実様の形状を予想させる．

● 眼窩内偽腫瘍（orbital pseudo-tumor）（CT）

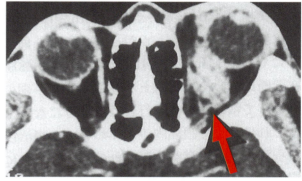

眼窩内，眼瞼下に境界不鮮明な増強CTでの増強される病巣を認める（矢印）．Orbital pseudo-tumorの病理に関しては従来，さまざまに議論されているが未解明なことも多い．わかっていることは，急性炎症の段階から肉芽腫や限局性の腫瘍状のものまで広いスペクトラムがあることである．また注意を要することは画像上で悪性度を判断することは不可能で，pseudo-lymphomaや全身性の悪性lymphomaが隠れていることもある．病理を確認するとともに血液所見等の全身検査を怠ってはならない．

● Epidermoid（niveau formation）（MRI）

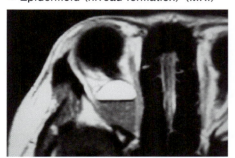

● 視力障害を伴うmucocele（CT）

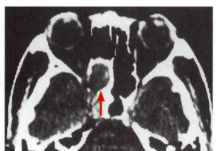

後篩骨洞に発生した粘液嚢腫（矢印）が同側の視神経管へ突出している．

● 甲状腺機能亢進症による両眼球突出と外眼筋の肥大（CT）

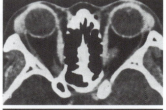
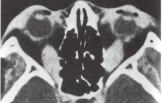

下直筋肥厚硬化による眼球の上転障害が特徴的である．

＊Schwannomaの画像は症例提示のなかの画像を参照されたい（Case 10, 11）

総論② : 解剖

　眼窩の解剖を学習することは症例の少ない眼窩内腫瘍のためだけでなく，前・中頭蓋底前極，Dolenc三角，視神経周辺，海綿静脈洞手術などきわめて高度な手技が要求される手術に習熟するためには是非とも必要なことである．

　血管の解剖で最低限必要な知識は，眼動脈(ophthalmic artery：OA)の走行，網膜中心動脈[central retinal artery (central artery of retina CAR)]がOAから分岐する位置，上-下垂体動脈(superior hypophyseal artery：SHA)のバリエーションなどである．

　神経解剖では各種外眼筋神経の走行はいうまでもないが，筋紡錘[annulus(anulus) tendineus：tendon of Zinn：orbital muscle cone]の中では鼻毛様体神経(nasociliary nerve：NCN)の走行，毛様(体)神経節(ciliary ganglion：CG)の位置に関する知識などが最低限必要なことである．

血管

　Fig.1に示す如く，Hayrehらによると眼窩内で眼動脈が視神経鞘の上を横断して内側に移行するものが82.6％，下を通って内側に移行するものが17.4％である．この球後1～1.5cmの"移行部"から網膜中心動脈(CAR)が分岐する．CARは眼動脈(OA)から分岐して斜めに視神経鞘を貫き，すぐに視神経の中心を走行した後，網膜の血行を支配する．LPCA，MPCAもこの"移行部"から分岐し，眼球後端でZinn氏帯[circle of Zinn (CZ)：前述のtendon of Zinnとは異なる]を形成し，recurrent branchを出して球後の視神経を栄養する．視神経はまた多くのcollateral branchで栄養されるが，その多くはこの"移行部"から分岐する．従って視神経鞘の球後1～1.5cmの腹側の操作においてはOAのいかなるbranchも遮断してはならない．逆に，OAは外頸動脈からの吻合が豊富なので，その基部における遮断は無症候のことも多い．た

Fig. 1　視神経管内の血管解剖

Hayrehが文献[1]で述べている視神経管内の神経鞘を介しての栄養血管は臨床的に証明された資料を伴っていない．筆者は後の症例提示に述べる如く，視神経管と管内の神経鞘を開放して髄膜腫を切除した後に視力が著しく回復した症例や，この部の神経鞘開放のみで回復した症例などの経験から以下の如く結論している．
視神経管内の視神経栄養血管は主として視神経管の中枢側から順行性に，末梢側から逆行性に支配されており，神経鞘自体には視神経を栄養する血管はない．少なくとも視神経鞘の背側を切開して視神経を広く開放しても有害事象は生じない．
CARがCZからのrecurrent branchやLPCA，MPCAに比べてinsignificantという考えにも賛成しかねる．筆者の経験では眼球後部CZをまったく操作しなくてもCARの出口周辺の操作で著しい視力障害を生じるからである．血行支配にはvariationが多いことは間違いないであろう．また彼の言うanterior superior hypophyseal arteryはvariationが著しく，今日の脳神経外科学会ではsuperior hypophyseal artery (SHA)と総称されている．眼窩内腫瘍だけでなく，Dolenc三角髄膜腫，海綿静脈洞髄膜腫，鞍結節髄膜腫の章とその補充症例で実際のビデオと図解を参照されたい．

Ant. Sup. Hyp. Art.：anterior superior hypophyseal artery
CAR：central retinal artery
Col. Br.：collateral branches
CZ：circle of Zinn
ICA internal carotid artery
LPCA：lateral posterior ciliary arteries
MPCA：medial posterior ciliary arteries
Med. Mus.：medial muscular artery
OA：ophthalmic artery
Rec. Br. CZ：recurrent branches from the circle of Zinn

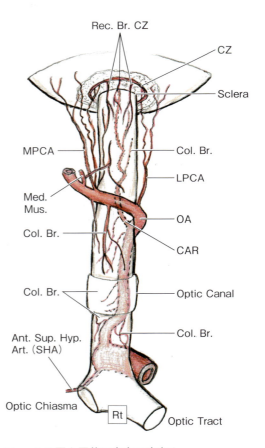

Hayrehの図を原著に忠実に改変[1]

だし，SHA（**Fig.1**）の遮断は避けなければならない．

・上-下垂体動脈（SHA）について

　内頚動脈の基部内側にはくも膜下腔の陥入を伴うcarotid caveとよばれるスリット状の空間があり，ここからSHAとよばれる特殊な穿通枝が同側の視神経内側，ときには正中の視交叉下面にまで及ぶことがある．ただし，SHAの発達には著しい個人差があり，ほとんど機能しない索状物になっている場合もある．

　また，どの穿通枝がSHAなのか判然とせず，内頚動脈内側から分岐する多くの穿通枝の中に混ざり込んでいる場合もある．

　SHAは前床突起を除去してDolenc's triangleを操作するときには特に注意すべき〔「海綿静脈洞髄膜腫⑤：Case 1」（p.197〜199）のビデオ参照〕だが，ときには前床突起を除去しなくても，内頚動脈の基部からくも膜下腔に顔を出していることもある〔「補充症例⑥」の図，ビデオ 16 （p.323）を参照〕。

神経

　Fig. 2に右眼窩内の神経解剖を示す．LN，SON，NCNは三叉神経第一枝，ZNは第二枝である．NCNは瞳孔括約筋に，ZNは涙腺分泌に関係するので少し詳しく記述する．

　NCNは上眼窩裂を通じて筋紡錘（anulus tendineus）の中に入った後，CGにsensory rootを出す．その後すぐに視神経に向かうLCNを分岐し，末梢に向かうとanterior ethmoidal canalの近くでinfra-trochlear nerveを分岐した後，眼窩を離れて篩骨洞と前頭蓋底前極の傍正中を支配し，最終的にはexternal nasal nerveとなって鼻根部の知覚を司る．従って本神経の障害は眼鏡の台座にあたる部分の知覚障害をきたす．頚動脈に沿って上行する交感神経インパルスは海綿静脈洞を出た後にNCNを通ってLCNとなり瞳孔拡大筋に至る．

　瞳孔括約筋を支配する副交感性インパルスはいうまでもなくEdinger-Westphal核に発して動眼神経の中を走行する．動眼神経は**Fig. 2**に示す如く海綿静脈洞から上眼窩裂に入る直前に上枝（OMN ram sup）と下枝（OMN ram inf）とに分かれるが，通常下枝がCGにmotor rootを出している．前述の副交感性インパルスはこのmotor rootを通ってCGでシナプスを変えてSCNとなって瞳孔括約筋に至る。CGの位置は球後1〜1.5cmの視神経鞘の背外側部であり，前述の眼動脈の"移行部"に隣接している。CGの障害による瞳孔異常については「眼窩内腫瘍③：Case 2」（p.299）の術後経過を参照されたい．

　涙腺分泌の副交感性インパルスは延髄の上唾液核に発して顔面神経とともに脳幹を離れ，錐体の中でgreat(superficial) petrosal nerve（GPN）となりGasserian ganglionの下を通って破裂孔先端でvidian canalに入る（anterior petrosal approachで河瀬の三角を削除する際にGPNに強い牽引が加わると顔面神経にまで影響が及んで顔面麻痺を生じることがあるので，丁寧に温存するか，それが不可能なら切断する．切断した場合は一過性に眼球乾燥を生じる可能性がある）．Vidian canalに入ったGPNは頚動脈周囲交感神経叢から由来するdeep petrosal nerveと一緒になりvidian nerveを形成する．すなわちvidian nerveは交感，副交感の両方のインパルスをもつことになる．Vidian nerveは下眼窩裂の後下方fossa pterygo-

Fig. 2　眼窩内の神経解剖（右）

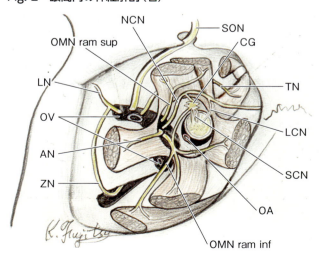

AN：abducens nerve
CG：ciliary ganglion
LCN：long ciliary nerve
LN：lacrimal nerve
NCN：nasociliary nerve
OA：ophthalmic artery
OV：ophthalmic vein(superior, inferior)
OMN ram inf：inferior ramus of oculomotor nerve
OMN ram sup：superior ramus of oculomotor nerve
SCN：short ciliary nerve
SON：supraorbital nerve
TN：trochlear nerve
ZN：zygomatic nerve

palatinaにあるspheno-palatine ganglionでシナプスを代えて三叉神経第二枝maxillary nerveの中に入り，すぐにmaxillary nerveの分枝であるzygomatic nerveに移行する．Zygomatic nerveは三叉神経第一枝からくるlacrimal nerve（LN）と吻合し，この吻合枝を介して涙腺分泌のインパルスがLNへ移行する．涙腺分泌はこの神経インパルスのみで行われるものではないようだが，この吻合枝の障害は少なくとも一過性に眼球乾燥を招く可能性がある．

● 文献

1) Hayreh SS. The central artery of the retina. Its role in the blood supply of the optic nerve. Br J Ophthalmol. 1963; 47(11): 651-63.

総論③：手術

開頭手術を論じる前に，**Fig. 3**のような手術法があることを紹介しておく．

Anterior superior approachは眼科医によって行われるもので，眉毛に沿った皮膚切開で，その適応は浅在性の涙腺腫瘍などに限られる．

Lateral approachはKrönleinによって開発された眼窩外側骨切り術で，眼窩外側部腫瘍に適応がある[1]．

Berkeの方法はKrönleinの毛髪線に沿った皮切を外眼角を延長する方法に変えたもので，一見簡便な皮切に思われるが，手術創を眼鏡の柄で隠すなどの工夫を要し，整容上の問題を残す[2]．

● 文献

1) Krönlein RU. Zur Pathologie und operativen Behandlung der Dermoidcysten der Orbita. Beitr Klin Chir. 1889; 4: 149-463.
2) Berke RN. A modified Krönlein operation. Trans Am Ophthalmol Soc. 1953; 51: 193-231.

Fig. 3　開頭を伴わない各種アプローチ

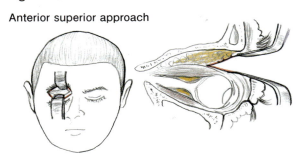

Anterior superior approach

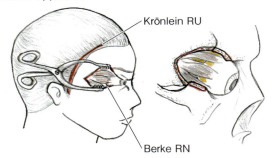

Lateral approach

眼窩内腫瘍の開頭手術

多くの脳神経外科医が眼窩内手術は苦手であるという．

その理由は，①症例が少ない，②眼窩内脂肪の処置に悩まされる，③解剖に馴染みがなくオリエンテーションがつかない，などである．筆者は幸いなことに眼窩内腫瘍手術の先駆者 故 桑原先生（桑原武夫. 眼窩内腫瘍の手術. No Shinkei Geka. 1974; 2: 663-8.でfrontozygomatic approachと名付けている．その意味は眼窩縁外側部に位置するfrontozygomatic sutureを中心に前頭開頭するということである）に師事したので多くの眼窩内手術を経験した．125例という症例数はおそらくわが国では今後も一人の脳神経外科医が経験することはないであろう．

眼窩内の脂肪は一切，除去する必要はない．むしろ重要な神経や血管を保護する緩衝組織として利用すべきである．脳ヘラは使用するがほとんど動かさないですむ部位にしか用いない．頻回に展開を変化させる局面では2&4 methodが有用である．糸付き綿片で脂肪を巧みに包み込んで視野を展開する技法は症例提示の各症例のビデオを参照されたい．

手術頭位

眼窩内腫瘍の手術においては患者の頭位は少しchin-downにする．それによって視神経をはじめとする解剖を無理なく長軸に沿って観察することができる（**Fig. 4**）．

Frontozygomatic approachによって眼窩縁骨を除去することは手術器具が挿入しやすくなるだけでなく，眼球後縁の位置を触知できて全体のオリエンテーションをも容易にする．

筋紡錘への進入アプローチ

最も一般的な進入路は斜め側方の**アプローチB**で，pterionalの小開頭で眼窩縁を含むorbitotomyを行う．Dolenc三角から海綿静脈洞へ進入することもできる．ただし，**アプローチB**では筋紡錘（orbital muscle cone：annulus tendineus: tendon of Zinn）を開放して視神経全長を露出することはできない．

視神経全長を操作できるのは**アプローチA**で，筋紡錘を開放，閉鎖する手技は若干特殊ではあるが眼窩内腫瘍，特に眼窩先端部の手術には是非とも身に着けておくべき手技であるので**Fig. 8, 9**で説明する．開頭は正中を四角にする（**Fig. 6**）古典的前頭開頭にしないと器具が入らないので注意すること．

アプローチCは眼窩底に進入する特殊なもので，頬骨弓を切除しないと十分に眼窩底を操作できない〔「眼窩内腫瘍③：Case 3」（p.300, 301）参照〕．

以上の如く，筆者らの手術法によれば眼窩を"死角無く微細に"操作できる．

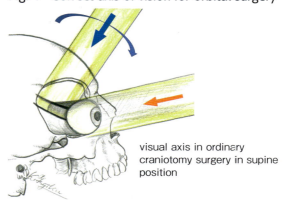

Fig. 4 Correct axis of vision for orbital surgery

visual axis in ordinary craniotomy surgery in supine position

赤矢印は通常の仰臥位，前頭開頭手術における術者の視軸を示している．術者がこのような見方をすると，視神経の長軸は眼球によって妨げられてしまう．

Fig. 5 筋紡錘へのアプローチ

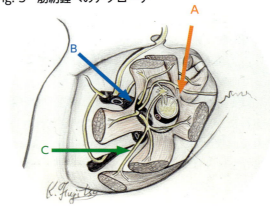

筋紡錘の中に進入する経路には上斜筋と上眼瞼挙筋，上直筋との間（**A**），上直筋と外直筋の間（**B**），外直筋の腹側（**C**）がある．いずれの場合も頭皮反転に際してSONを保護するためには，当該神経の通過する孔あるいは溝の骨とともにこの神経を眼窩内に落下させる必要がある．頭皮を復元させればこの骨片と神経は元の位置に戻る．〔「眼窩内腫瘍②：Case 1」（p.283）参照〕

Fig. 6 Fronto(orbito)-zygomatic approach after Kuwabara

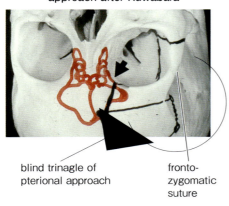

blind tringle of pterional approach

fronto-zygomatic suture

Fig. 7 **A**のcorridorを通っても**B**を通っても視神経鞘中枢則の上には必ずNCNが走行する
Bのcorridorで視神経鞘（ON）内側のcavernous angioma（CA）にアプローチした症例．

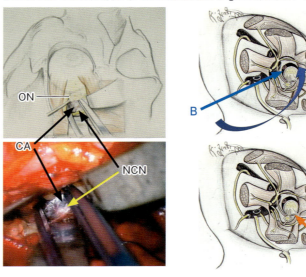

初心者にとって役に立つランドマーク

1) 眼球後縁の触知
2) 視神経鞘の確認
3) 眼窩先端部では視神経鞘の上を斜行するNCNによって術者の深部到達度を知る

以下，眼窩内解剖の理解と手術手技の習得に最も役立つ視神経膠腫の手術を**Fig. 8**で図解する．

筋紡錘の開放：視神経膠腫を例に

多くの脳神経外科医は筋紡錘の開放を躊躇する．以下にその心配を列挙し，安心の答えを解説する．

1) 筋紡錘周辺は神経鞘と視神経が強く癒着し，穿通枝も心配!!

確かに癒着は強いが，この部位に穿通枝はない．CRAとICAからの穿通枝で中心から栄養されているので心配ない．Sharpに尖刃の背中を用いて剥離できる．腫瘍が神経鞘内の場合は筋紡錘がlooseになって開放しやすくなっていることも多い．

2) 筋紡錘を切断された上斜筋の機能は回復するのか!!

あらゆる筋肉はその腱が適切に固定されれば収縮力を回復する．神経およびそのinnervationさえ損傷しなければ大丈夫(**Fig. 8D**参照)．上斜筋，上眼瞼挙筋，上直筋の一過性麻痺も3 WKs内に回復する．

5歳男児の視神経膠腫の症例を基に図解

いかなるアプローチを用いるにせよ眼窩先端部を手術するときは視神経管を開放し前床突起を切除してDolenc三角を開放しないと十分な操作空間が確保できない．筋紡錘を開放するにあたっては，まずその表層を斜めに上斜筋に向かって走行する滑車神経を避けねばならない．筋紡錘の切開は上斜筋と上眼瞼挙筋＋上直筋との間で斜めに行う．この直下の視神経への栄養血管はないので心配ない．ただし，眼球方向に向かうにつれて視神経鞘上をNCNとOAが斜行するので，その温存に留意する．

OA，NCNを温存しつつ筋紡錘と視神経鞘を開放する．腫瘍は視神経管を拡大しつつ頭蓋内と眼窩内に亜鈴状に発育している．視交叉では反対側視神経の内側下半分からの神経線維が同側視神経基部に若干のloopを形成する(Wilbrand's anterior knee)．従って，視神経切断はその基部ギリギリで行うと反対側の目の上外側の視野障害を生じる．

筋紡錘の閉鎖に当たっては髄液が眼窩内に漏出しないように筋肉片でpackする必要がある．さらに視神経を失った眼窩は若干の眼球陥凹をきたすのでGORE-TEX rollなどで形成するほうが良い．

筋紡錘の切断部位は閉鎖時に確認するのが案外難しい．切断したときに目印のclipかstay sutureを置いておくほうが良い．図のように階段状に切断しておくのも後の縫合時の合わせ目として有用である．外眼筋はその腱の位置が固定されれば運動が回復する(**Fig. 9**参照)．

Fig.8 眼窩内神経膠腫の手術

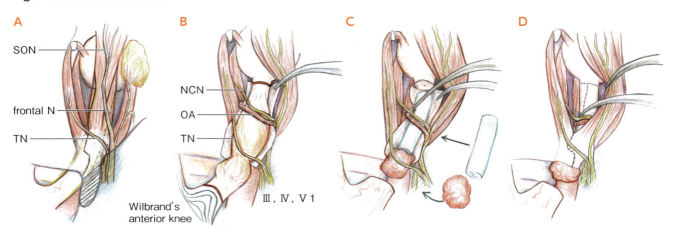

SON：supraorbital nerve　　TN：trochlear nerve　　NCN：nasociliary nerve　　OA：ophthalmic artery

Fig.9　左側筋紡錘の開放・腫瘍除去・閉鎖（「補充症例⑫」p.337〜341）

A：筋紡錘の開放と腫瘍除去

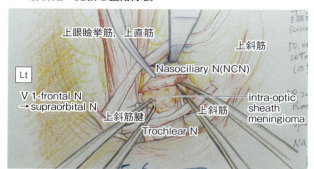

B：筋紡錘の閉鎖．筋膜を補充するバリエーション

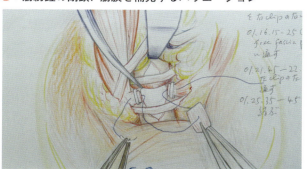

総論④：視神経鞘病変

　1984年，視神経鞘髄膜腫に対してきわめて消極的な治療方針を示したMaroonの論文[1]発表以来，gamma knifeの開発も相まって，あらゆる脳神経外科医が視神経鞘髄膜腫に対して消極的な治療方針を選択するようになった．しかし，当時の顕微鏡手術とは比較にならない程にわれわれの手術技量は向上している．髄膜腫を代表とする視神経鞘病変に対する筆者の手術経験と成績を以下に示す．

　以降の症例提示表では代表例として提示する**Case No.**を**赤**で示す．

Optic Sheath Tumor：24 cases
Meningioma ：16
Cavernous angioma ： 4
Pseudo-tumor ： 2
（Hemangioblastoma ： 2）
von Hippel-Lindau's disease

● 文献

1) Maroon JC, Kennerdell JS. Surgical approaches to the orbit. Indications and techniques. J Neurosurg. 1984; 60(6): 1226-35.

Original Case No.43（元の症例番号を記載）

Case 1：49 F　Rt blind

Optic Sheath Meningiomas

En Bloc Removal (prechiasm to retrobulbar)
Blind or near blind→blind
- Case No.12, 50F：optic sheath meningioma
- Case No.43, 49F：optic sheath meningioma
- Case No.57, 54F：optic sheath meningioma
- Case No.62, 36F：optic sheath meningioma

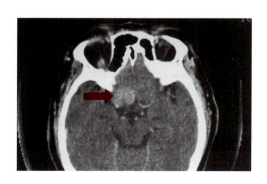

Pre-OP

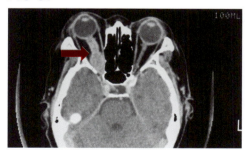

Immediately post-OP

EOM disturbance disappeared in 6 mos.

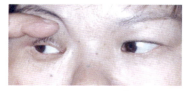

With patient's permission

Case 2: 34F Hemangioblastoma (CF→Blind), von Hippel-Lindau's disease

Original Case No.108

Aggravated cases

- Case No.79, 40F：optic sheath meningioma
  SL：OP→Blind
- Case No.108, 34F：optic N. hemangioblastoma
  CF：OP→Blind

（Case No.94：Dr. Sakata's case）hemangioblastoma
  Near blind→blind (no surgery)

SL：sense light 光覚残存，CF：count finger 指数弁

Pre-OP

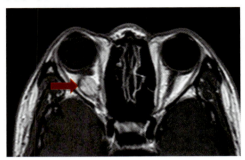

OP

1 視神経鞘の外からも腫瘍が少し透見される

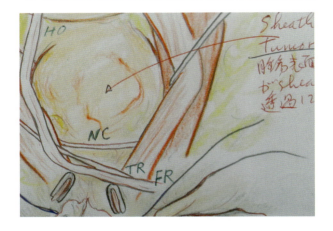

2 栄養血管の遮断

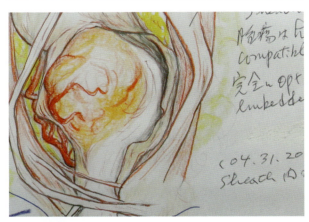

腫瘍栄養血管を硬膜外で遮断したのが間違いであった．硬膜内で神経と腫瘍へ行く血管とを識別しつつ遮断すべきであった．

3 腫瘍除去後の視神経

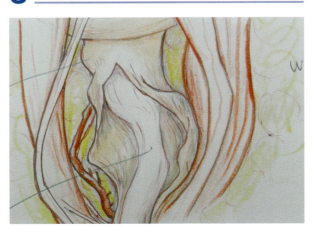

Post-OP：Lt blind

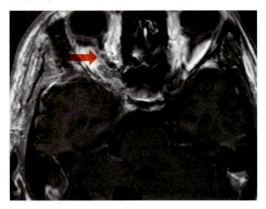

眼窩内腫瘍①：総論

Original Case No.81

Case 3: 35F (HM→HM, stable for 10 Yrs)

Optic sheath meningioma : Stabilized cases
- Case No.22 ：29F（CF→OP：CF→Rec in 5yrs, re-OP→Blind）
- Case No.56 ：9F（CF→OP：CF→CS Rec. in 5yrs, re-OP→SRT, Blind）
- Case No.42 ：74F（CF→OP：CF→Rec. in 2yrs, re-OP refused, lost in F/U）
- Case No.81 ：35F（HM→OP：HM stable for 10yrs）
- Case No.100：35F（0.6→OP：0.5 stable for 3yrs, then, lost in F/U）

HM：hand move 手動弁，F/U：follow-up

Pre-OP

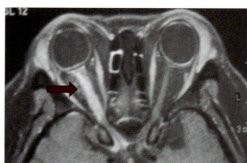

OP

1 視神経鞘の切開

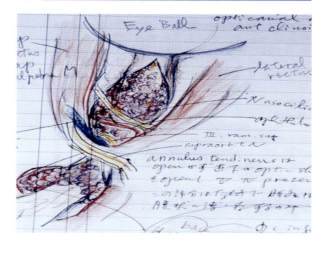

2 腫瘍切除後

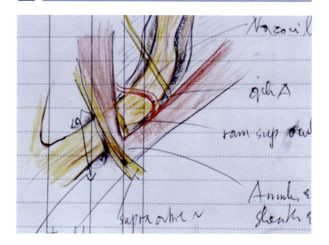

Post-OP

HM；no change

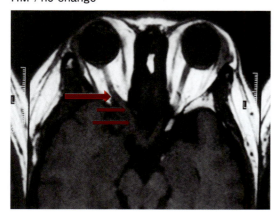

271

Original Case No.65

Case 4: 55 y F Optic sheath meningioma (Hemangiopericytoma)

Improved 12 Cases (Mx: 6, CA: 4, Pseudo Tx: 2)

Mx
- Case No.65　：55F（near blind→CF-SRT（hemangiopericytoma）stable for 10yrs）
- Case No.99　：59F（v. field constrict.→improved, stable for 10yrs）
- Case No.69　：47F（0.2→0.4 F/U lost in 9yrs）
- Case No.100：47F（blurred vision→nomalized, stable for 10yrs）
- Case No.114：61F（near blind→HM, stable for 4yrs）
- Case No.116：33F（near blind→HM, stable for 3yrs）

CA
- Case No.75　：41F（v. field constrict.→normalized, stable for 2yrs）
- Case No.101：39M（blurred vision→nomalized, stable for 10yrs）
- Case No.105：50F（blurred vision→normarized, stable for 10yrs）
- Case No.120：43M（v. field constrict.→normalized, stablee for 2yrs）

Pseudo Tx
- Case No.40　：51F（v. field constrict.→improved, stablee for 25yrs）
- Case No.119：49M（v. field constrict→improved, stable for 2yrs）

Pre-OP
Near blind→OP: CF→SRT（hemangiopericytoma）
→stable for 10yrs

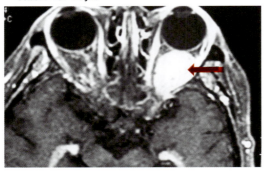

Intra-OP photo

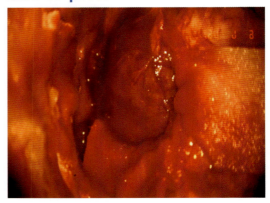

Post-OP

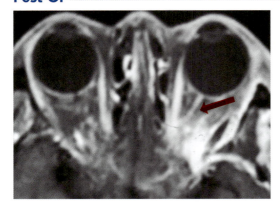

Post-OP & SRT：10yrs later

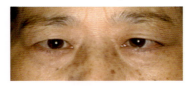

With patient's permission

OP前 near blind が OP後 CF に改善→SRT→no REC for 10yrs

眼窩内腫瘍①：総論

Original Case No.99

Case 5 : 59F　視神経鞘髄膜腫：手術で視野視力改善症例

Pre-OP

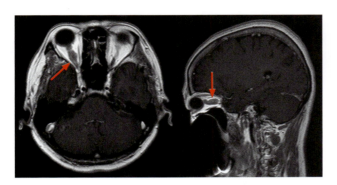

Rt visual field constriction

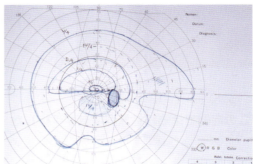

OP

1　開閉頭図

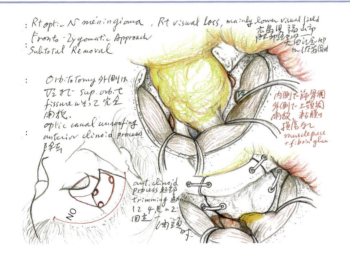

A : Intracranial inspection

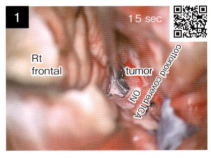

B : 嗅神経，腫瘍，ON，ICA

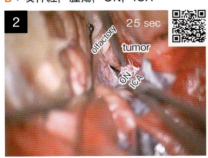

C : Orbitotomy, including superior orbital fissure

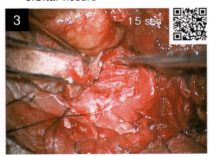

D : Optic canal unroofing and anterior clinoidectomy

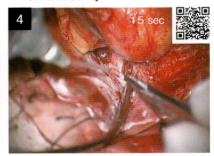

273

E：Opening optic sheath

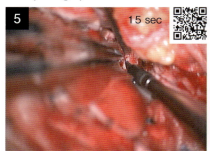

F

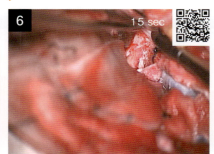

G：Periorbital side

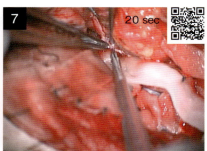

2 この症例では筋紡錘を開放せず手術した

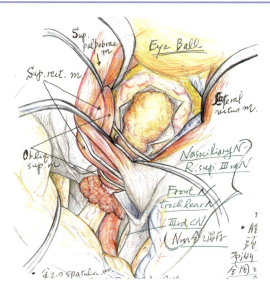

A：Tumor continuous to inside the optic sheath

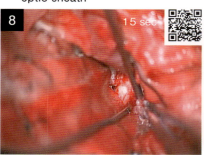

B：Fine coagulation

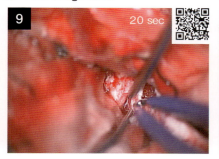

C：Fine cutting

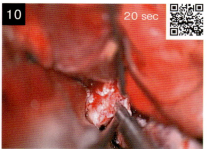

D：Tumor carpet dissected from optic sheath floor

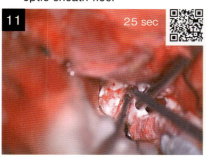

E：Tumor invasion into the floor dura: negative

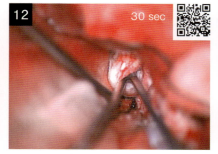

F：Optic sheath cut is continued distally without severing the muscle cone

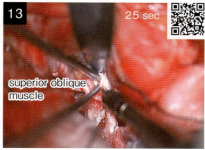

G：Tumor inside the intra-orbital optic sheath is visible

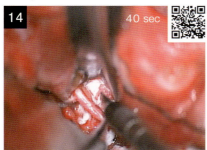

H：Intra-orbital main bulk of tumor

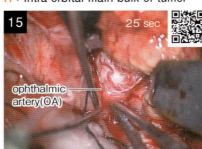

I：Intra-orbital ON sheath cut

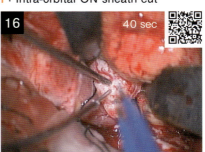

J：Main mass removal

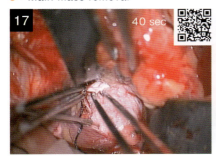

K

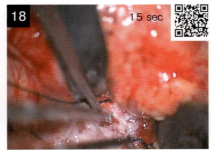

L：Optic nerve（ON）

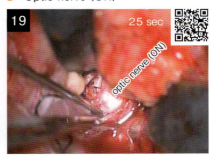

M：残存腫瘍周辺解剖

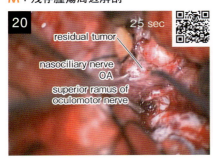

N：Removal of residual tumor, taking care not to injure ON vascularity

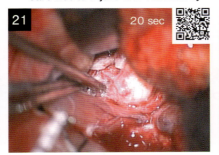

O：Tumor removal almost completed

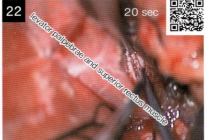

P：眼窩内，筋紡錘，頭蓋内移行部観察

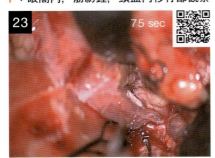

275

3　筋紡錘を開放しない場合の処置

- この症例のようにsoft tumor carpetが筋紡錘を跨いでいる場合には筋紡錘を完全に切断せず，その位置を前後に移動させながら腫瘍を摘出することも可能である．
- ただし，如何なる場合においても髄液の眼窩内流出を防止するため眼窩先端部は図のごとく筋肉片でdumbbell状に閉鎖する．
- 術後のlumbar drainageは不要．

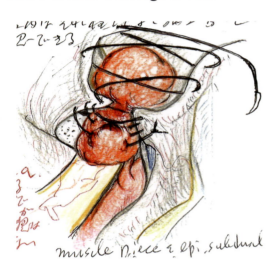

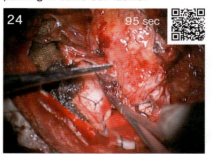

Orbital apex closure with muscle piece packing in dumb-bell fashion

Post-OP

- 右視神経鞘の髄膜腫手術．術後10年外来
- 眼は見える．術後視野が広がった．
- MRI：明らかな再発なし．

10 days post-OP

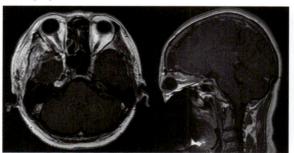

10 yrs post-OP

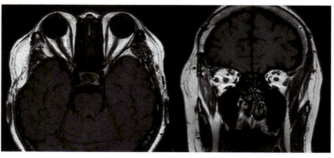

眼窩内腫瘍①：総論

Original Case No.120

Case 6 : 43M Optic sheath cavernous angioma

- Visual field defect → Normalized, stable for 2 yrs

Pre-OP

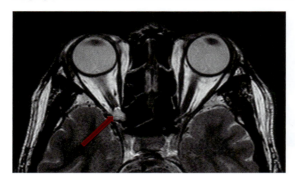
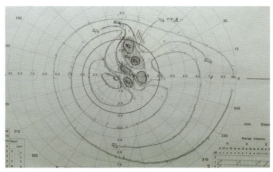

Rt

OP

1 開頭

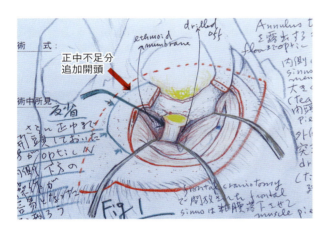

2 腫瘍切除

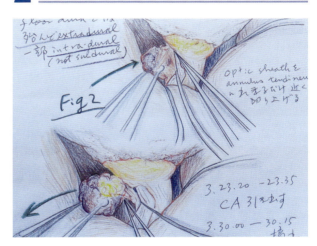

Post-OP

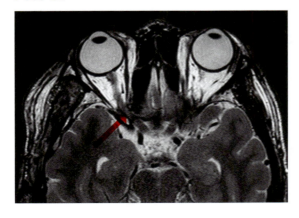
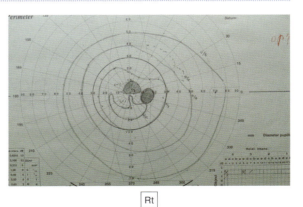

Rt

277

Original Case No.40

Case 7: 51 F Optic sheath pseudotumor

- Visual field constriction
  → improved, stable for 25 yrs
- まるで髄膜腫のようである（矢印）.

Pre-OP

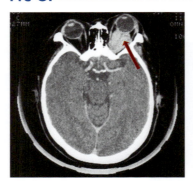
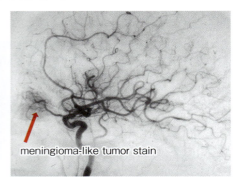

meningioma-like tumor stain

OP

髄膜腫に良く似た限局性の肉芽腫

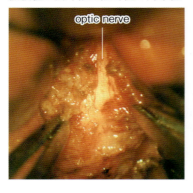

optic nerve

Post-OP

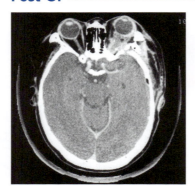

1 mo. Post-OP

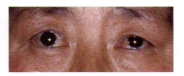

With patient's permission

総論⑤：整容

　眼窩上壁の欠損は相当大きくても眼球陥凹（enophthalmus）を生じることはない．経験上12時間以内に眼球拍動も消失する．恐らく脳圧とのバランスが保たれて厚い隔壁が再生するのであろう．

　これに対して後方外側壁の欠損は頭蓋－眼窩内圧がその空間から外に逃げるため，長期に観察していると必ず眼球陥凹を生じるので形成を要する．

　術中に後外側壁を形成することは案外と難しい．術前に欠損の範囲を正確に予測するのが難しいのに加えて，術中は突出してくる脂肪が骨欠損範囲の計測を妨げる．

　筆者は頭蓋骨標本に合わせて術前に作製したチタンメッシュを消毒しておき，術中にトリミングして使用している．

眼窩の病変は外見に大きくかかわるので，術後の整容には最大限の配慮を要する.

Lt orbital schwannoma

Pre-OP

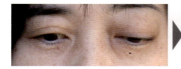

Post-OP

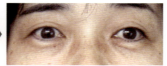

With patient's permission

眼窩上壁の欠損

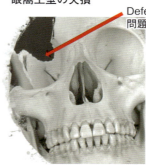

Defect of orbital roof は問題ない！

* Orbital pulsation always disappears within 12hrs after operation

眼窩内腫瘍①：総論

術前にチタンメッシュで後外側壁を作製し，消毒しておく
Reconstruction of posterior lateral wall is mandatory to prevent enophthalmus.

作製の実際

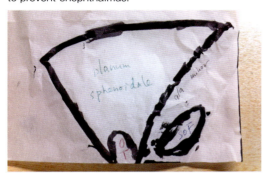
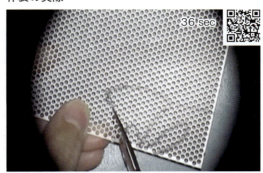

by Dr Hataoka

Original Case No.103

Case 8: 39 F　Meningioma Rt

Pre-OP

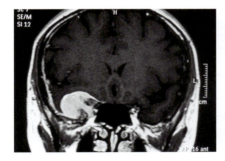
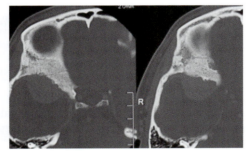

OP

1　Frontozygomatic approach

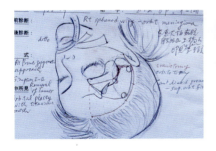
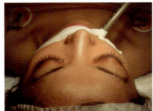

With patient's permission

2　内側骨追加切除：前床突起基部まで

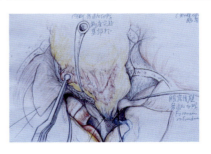

3　骨欠損をチタンメッシュで形成

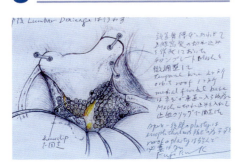

Post-OP

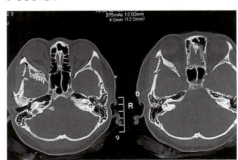

279

Optic sheath meningioma 症例提示

Original Case No.100

Case 9 : 47F Optic sheath meningioma

- Exophthalmus and ocular pain without any visual loss.
- 大部分，神経鞘外で眼球よりも大きい髄膜腫の珍しい症例．

Pre-OP
MRI：not available

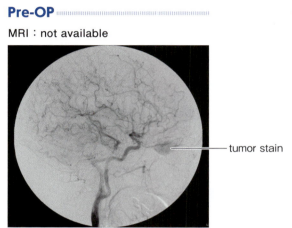

tumor stain

OP
1 開頭

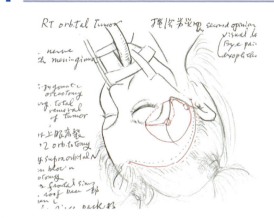

A：En bloc orbitotomy

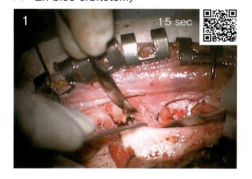

B：CSF aspiration

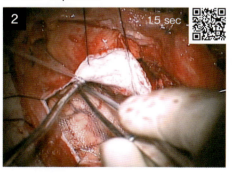

2 腫瘍露出

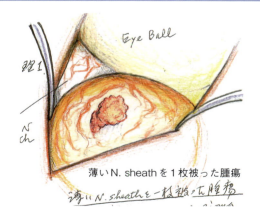

薄い N. sheath を 1 枚被った腫瘍

A

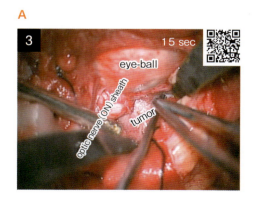

眼窩内腫瘍①：総論

B：眼球，視神経鞘，腫瘍

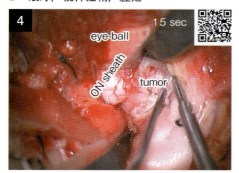

C：腫瘍減圧

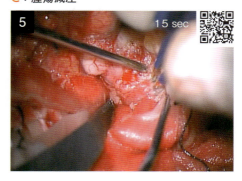

D：CUSA

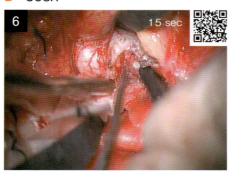

E：動眼神経下枝と下直筋

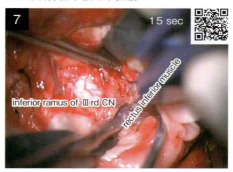

3 腫瘍栄養血管の確認

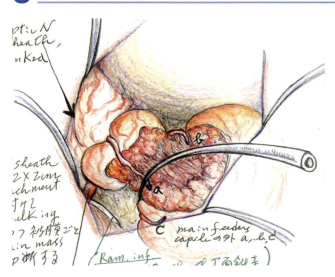

A：OAからのfeeder

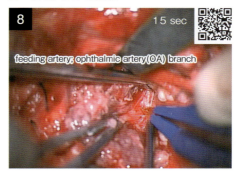

B：さらにOAからのfeeder

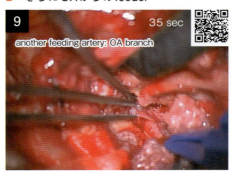

C：腫瘍細片残存

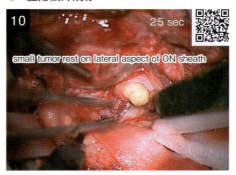

この部位の視神経鞘の腹側のOAにはcentral retinal arteryの出口がある．また，この部位の視神経鞘の背外側にはciliary ganglionが存在する．この部位の操作は慎重でなくてはならない．

4 Last piece周辺の解剖

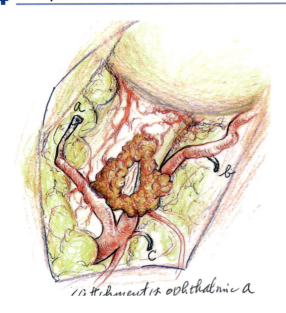

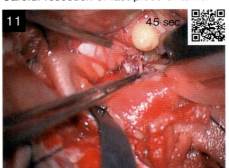

Careful resection of last piece of tumor

5 Last piece removal

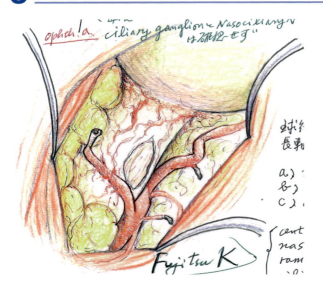

A: Denuded ON is visible through the hole of ON sheath

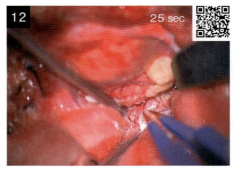

B: Showing the hole of ON sheath

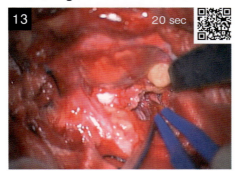

C: Oxycel cotton and fibrin glue

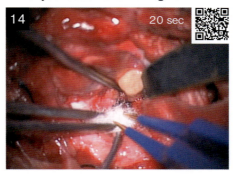

眼窩内腫瘍①：総論

Post-OP

11 yrs post-OP

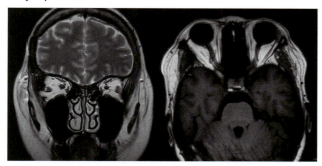

Orbital schwannoma症例提示

Original Case No.107

Case 10: 39M Orbital schwannoma; exophthalmus only

- 眼窩深部のschwannomaの発生源神経はnasociliary nerve NCNのbranchであることが多いが，本症例では判然としなかった．

Pre-OP

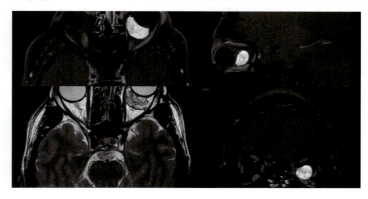

OP

1 Frontozygomatic en bloc orbitotomy

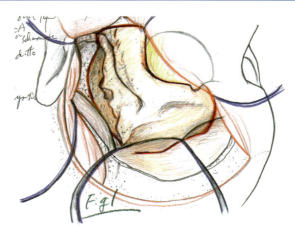

283

2 腫瘍露出

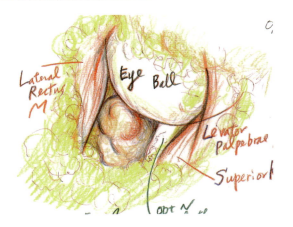

眼球，視神経鞘，腫瘍，外直筋

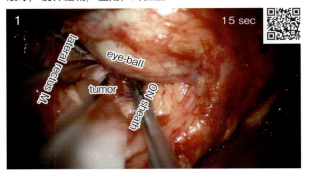

3 腫瘍と外直筋の関係

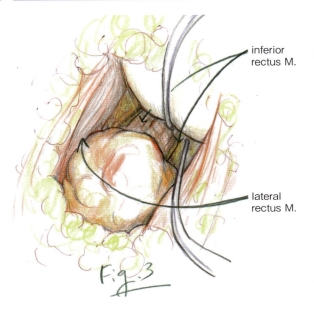

A：下直筋と腫瘍

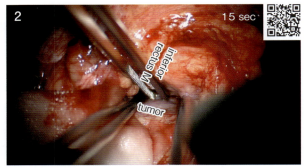

B：眼球，外直筋，腫瘍

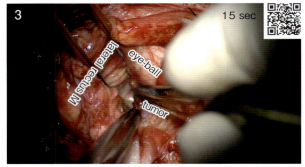

4 外転神経支配付着部と腫瘍

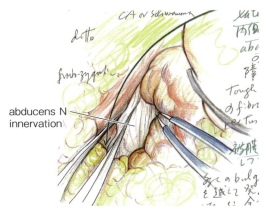

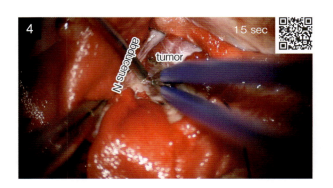

5 上・外直筋の間だけでmedial rectus M.まで達する

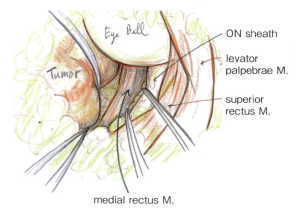
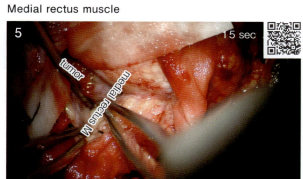

6 en-block removal

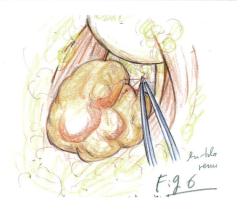

A
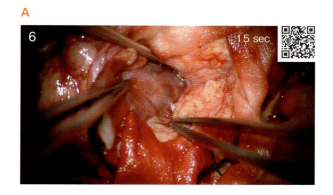

B
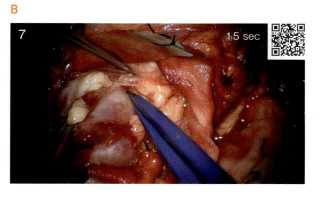

C
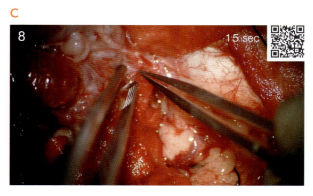

Post-OP

6 mos. after OP

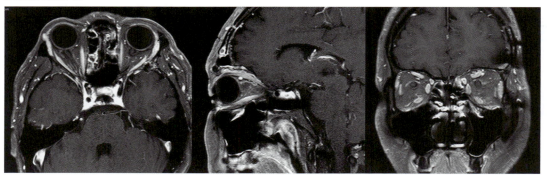

その他

Original Case No.104

Case 11 : 24 y F NF2

- Naso-ciliary nerve (NCN) の branch が腫瘍の nerve origin (NO) であった症例を示す．
- 東京慈恵会医科大学附属柏病院にて OP
- ビデオなし

Pre-OP

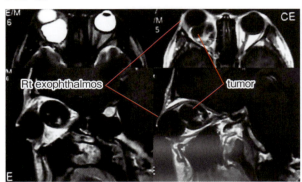

OP

1 開頭

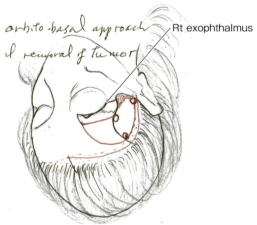

2 En block orbitotomy

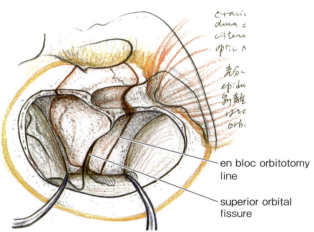

3 腫瘍減圧

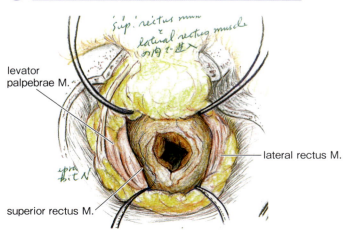

4 NCN origin の腫瘍

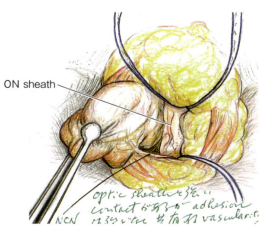

286

5 閉創

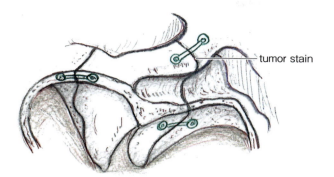

tumor stain

Post-OP
1.4yrs later

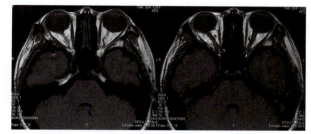

Note disappearance of the Rt exophthalmos.

I 頭蓋底手術 イラスト&ビデオ

眼窩内腫瘍②
眼窩内海綿状血管腫（cavernous angioma：CA）

Original Case No.95

Case 1：44M　Typical cavernous angioma (CA), Lt

- 眼窩内側へのアプローチと眼窩骨切りの注意点を述べる．
- 若干のexophthalmusとblurred visionのみ．

Pre-OP

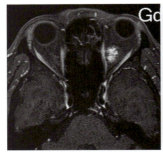 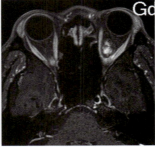 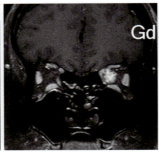 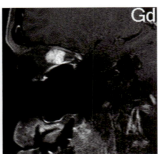

OP

1 開頭

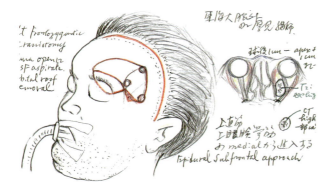

開頭にあたっての注意点

1. 眼窩内側部に進入するときは正中まで開頭する．
2. 硬膜内で髄液を吸引して硬膜外操作空間を拡大する．
3. 前頭神経の枝－上眼窩神経supraorbital nerve(SON)の損傷は前額部知覚障害を招くので，この神経の通過する孔あるいは溝に対して小さいノミを用いる．神経の通過する両脇と天井を形成する骨に切り込み，当該神経を損傷しないように注意しながら，床を形成している小骨片とともに当該神経を眼窩内に落として保護する．この骨片と神経は皮弁を戻せば自然に整復される．

A：シルビウス裂一部開放　　B：CSF aspiration

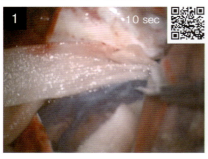 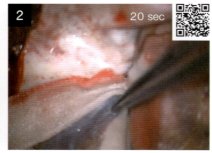

眼窩内腫瘍②：眼窩内海綿状血管腫（cavernous angioma：CA）

2　眼窩骨切り

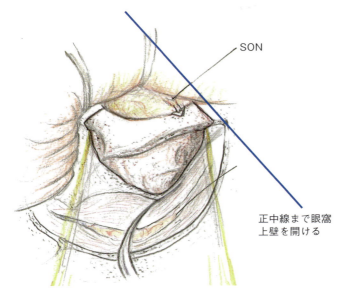

SON

正中線まで眼窩上壁を開ける

眼窩骨切りにあたっての注意点

1) 眼窩上壁の骨切りは深部を欲張る必要はない．総論で述べた如く，上壁欠損が眼球陥凹 enophthalmus を引き起こすことはない．あまり奥を意識して視神経損傷を生じては意味がないので，できる範囲でよい．足りなければロンジュールなどで追加すれば良い．初心者はGelfoamなどを入れて眼窩内容を保護するのも良いが，ドリルに慣れれば抵抗が弱まった感触を手に感じ取れるので保護具なしでできるようになる．
2) Periorbitaが一部破れて，脂肪が一部に突出しても気にしなくてよい．一番浅く存在する上眼瞼挙筋や前頭神経を損傷しないようにだけ気を付ける．

A：Drill-cutting in the deepest portion of orbital roof

B：Sawing the medial part of orbital rim
ここはdrillよりsawのほうがgapを生じにくい．

C：Sawing of lateral orbital rim
眼窩内側のOPでは，外側の骨切りはfronto-zygomatic suture より浅くてもよい．

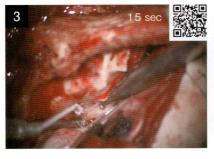
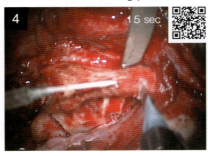
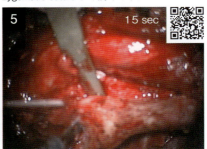

D：Final drilling cut , and removal of orbital roof

E：Cutting of periorbita

F：上眼瞼挙筋と上直筋

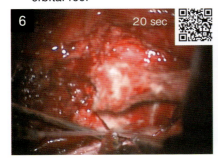
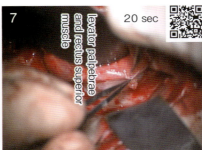
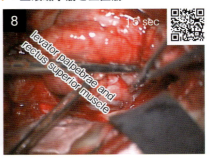

G：CA 一部露出

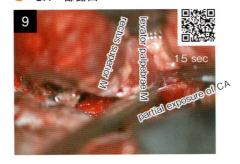

289

I 頭蓋底手術 イラスト&ビデオ

3 Cottonoid dissection の実際

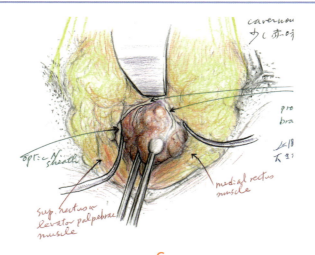

A：Cottonoid dissection

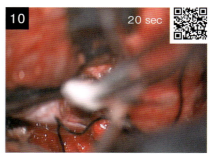

10　20 sec

B　11　15 sec　　C　12　20 sec　　D　13　15 sec

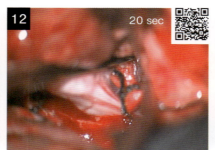
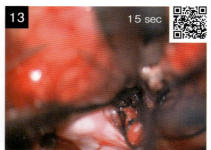

4 Nasociliary nerve と feeder の処理

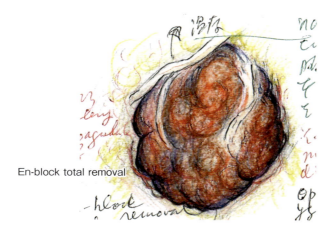

En-block total removal

A：Dissection of nasociliary nerve branch

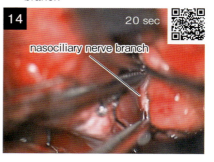

14　20 sec　nasociliary nerve branch

B　15　50 sec　branch of nasociliary nerve

C：Obliteration of feeding vessels
16　30 sec

D：Coagulating and cutting connecting vessels
17　45 sec

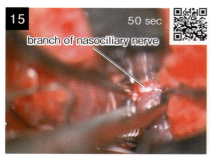
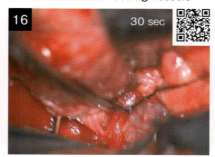
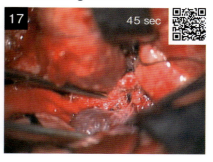

290

眼窩内腫瘍②：眼窩内海綿状血管腫（cavernous angioma：CA）

Post-OP

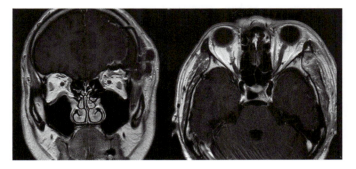

Original Case No.105

Case 2: 50 F　Lt orbital apex cavernous angioma (CA)

Pre-OP

Lt central scotoma, decreased visual acuity

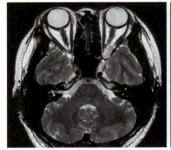
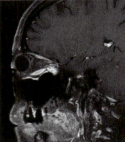
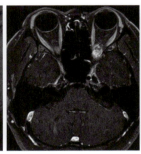
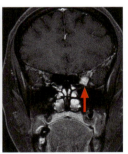

OP

1 開頭

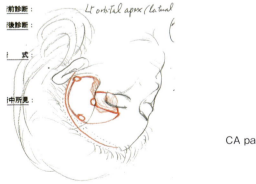

2 Orbitotomy with partial clinoidectomy（斜線部）

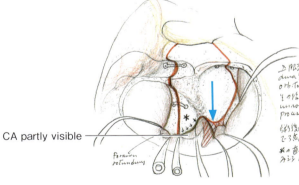

CA partly visible

A：菲薄化した骨からCA一部透見　　B：En blockに眼窩上壁除去　　C：CA露出

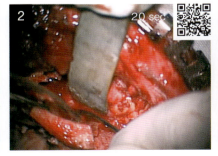
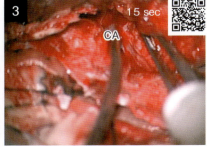

291

D：Anterior clinoid process partially removed to obtain wider working space

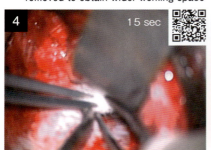

E：これによってCAはさらに露出される

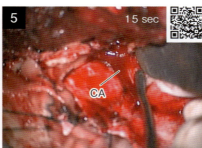

F：Cutting the periorbit covering CA

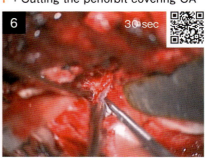

3 外直筋のさらに外側に位置するCA

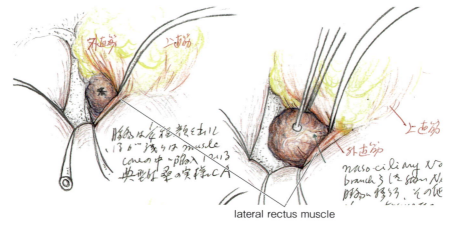

A

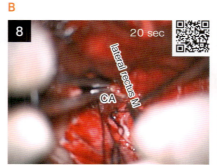

B

C：Dissection of nasociliary nerve branches

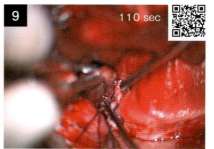

4 CS not opened

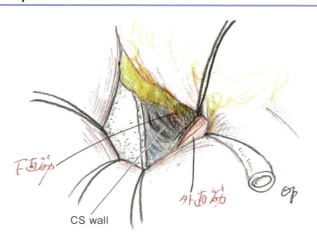

Inferior oblique muscle innervation

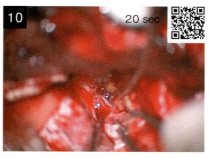

眼窩内腫瘍②：眼窩内海綿状血管腫（cavernous angioma：CA）

Post-OP
2 WKs post-OP

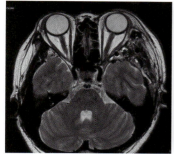
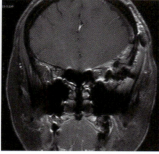
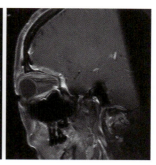

Original Case No.101

Case 3 : 39M   Rt orbital apex cavernous angioma(CA)

Pre-OP : Rt blurred vision

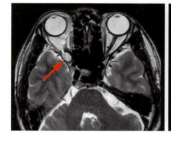
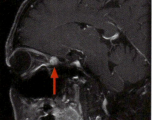
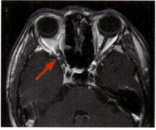
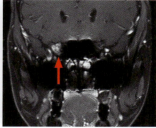

OP

1 Pterional craniotomy without removal of orbital rim

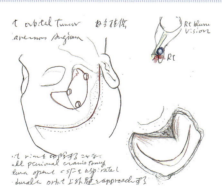

2 すでに病変上の骨が薄くなっており，cavernous angioma(CA) seen-through between optic canal roof and anterior clinoid process

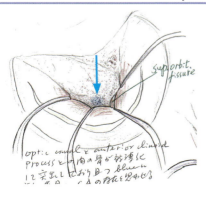
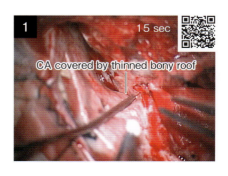

CA covered by thinned bony roof

293

3 Limited orbitotomy with anterior clinoidectomy

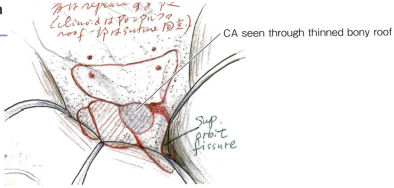

CA seen through thinned bony roof

4 CA露出

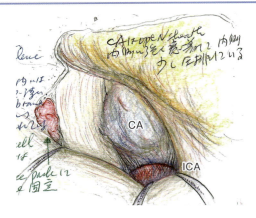

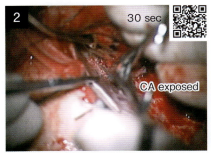

Last piece bone removal — CA exposed

5 Nasociliary nerveとの関係

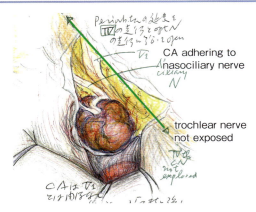

CA adhering to nasociliary nerve
trochlear nerve not exposed

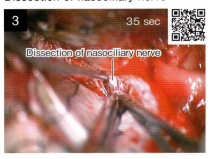

Dissection of nasociliary nerve

6 CA切除後解剖

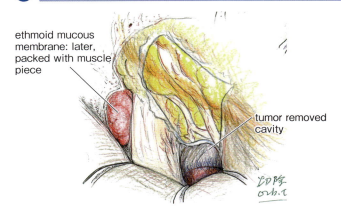

ethmoid mucous membrane: later, packed with muscle piece
tumor removed cavity

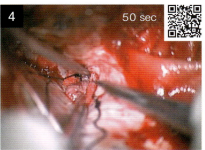

Tumor removal completed

Post-OP

2 WKs post-OP   His blurred vision disappeared

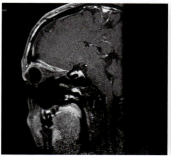
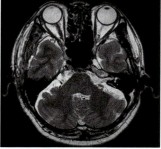

Original Case No.106

Case 4: 35M Exophthalmos; multi-locular cavernous angioma(CA), Rt

Pre-OP

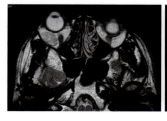
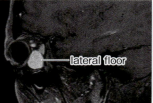
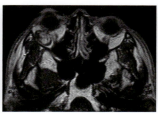
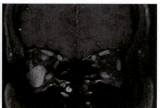

OP

1 Transzygomatic lateral cranio-orbitotomy to approach lateral floor of orbit

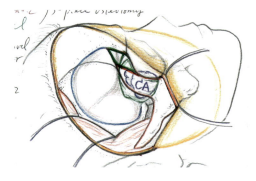

2 Lateral orbitotomy

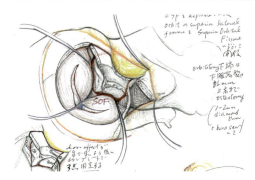

3 Multi-locular cavernous angioma(CA)

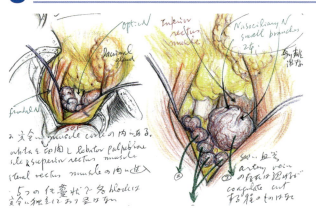

A：多房性腫瘍と周辺解剖

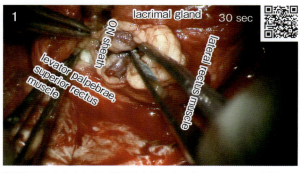

"芋蔓を引き出すように"連続を保たないとCAのpieceを残してしまうことがあるので注意を要する．

B：Being removed one after another, being connected to each other

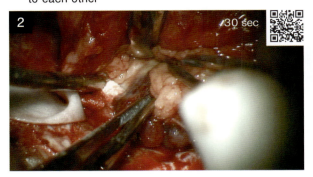

C：視神経鞘

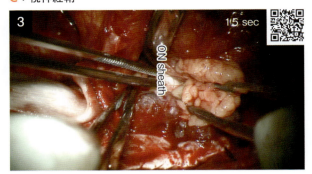

D：Last and the largest piece

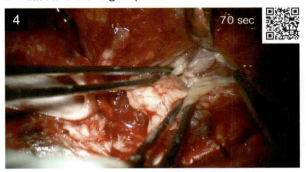

E：Pulling out the last piece

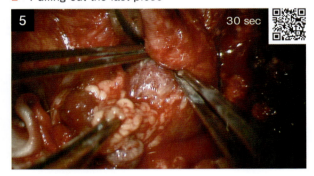

F：Dissecting nasociliary nerve branches

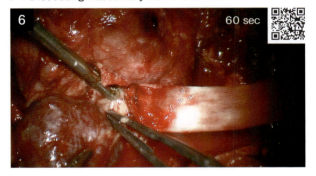

G：下直筋まで到達

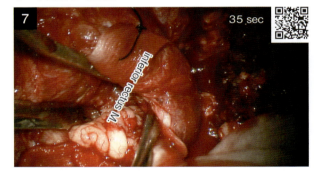

Post-OP

8 days post-OP: disappearance of the tumor and exophthalmus

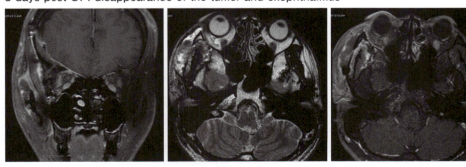

眼窩内腫瘍③

- Venous angiomaの2症例を提示し，その問題点を提起する．
- 眼窩下壁内側へは，眼窩の外側からもアプローチできることをpseudotumor症例の手術で供覧する．
- 神経内視鏡手術について．

Original Case No.122（元の症例番号を記載）

Case 1：54M　Venous angioma (classified as CA variant)

- 左眼窩内側病変．
- わずかなexophthalmusと異物感のみ．

Pre-OP

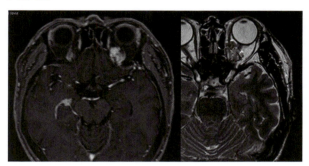

OP

1 Lt frontozygomatic approach (Kuwabara)

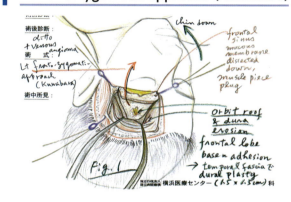

2 2 & 4 + 1 spatula, epidural, medial subfrontal

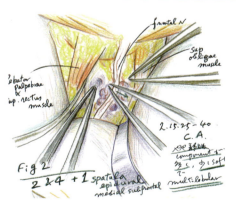

Levator palpebrae M. と angioma

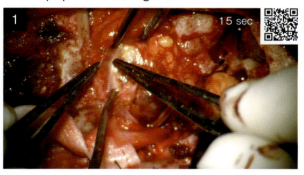

3 Strong adhesion to levator palpebrae M. and nasociliary N.

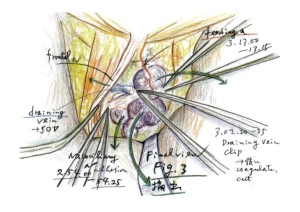

B：Ill-demarcated thin-wall angioma; strong adhesion to levator palpebrae muscle

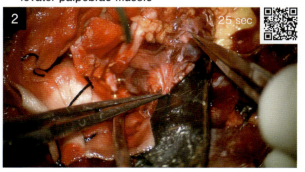

297

B：Large draining vein, temporarily clipped to see if swelling occurs

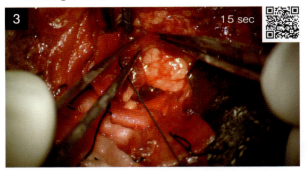

C：The clip in place because of no venous swelling

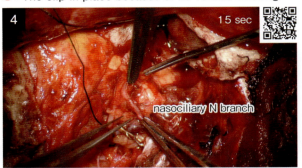

Post-OP

8 days post-OP：residual angioma

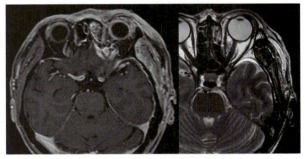

病理：venous type angioma

術後の形成外科的追加治療

Venous type angiomaと病理診断された本腫瘍は海綿状血管腫（CA）に比べて静脈瘤様で壁も薄く境界も確保し難く，上眼瞼挙筋に強く癒着していた．

術後，強い眼瞼下垂を生じたので形成外科で前額筋の一部を上眼瞼にtranspositionするOPをしてもらった．

その形成外科医からの報告

診断名：左眼瞼下垂

形成外科的術後2週目で眉毛の高さと開瞼バランスが良くなってきていると思います．閉瞼は問題なく可能ですが，下方視の際瞼が開いてしまうのは，眉毛と連動している本法の欠点となります．眼窩内volumeの減少による眼球陥凹があるため，どうしても奥眼となってしまい，眼瞼がやや小さくなってしまいますがこの点はやむを得ないかと思います．

術前

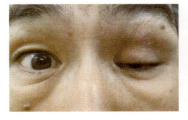

術後2週

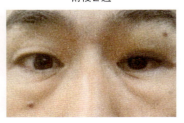

術後3ヵ月

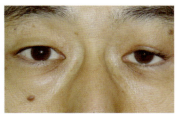

With patient's permission

眼窩内腫瘍③

Original Case No.124

Case 2: 49M Not well-demarcated venous type angioma : blurred vision
(classified into CA for the sake of convenience)

Pre-OP

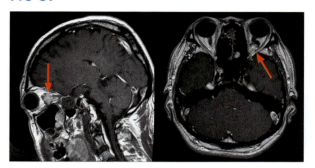

OP

1 Deep orbitotomy, connecting superior orbital fissure to foramen rotundum

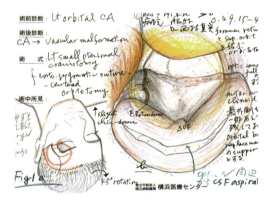

En block orbitotomy

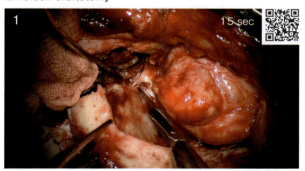

2 Double spatula + 4-hand

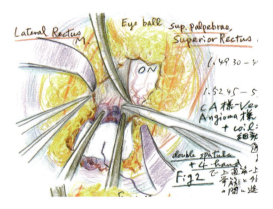

A：薄い壁で形成されるangioma

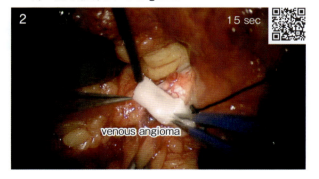

B：Small coiled arteries

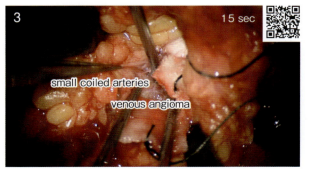

C：Ill-demarcation around ophthalmic artery(OA)

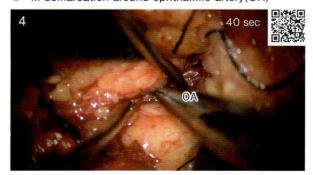

299

3 Final view

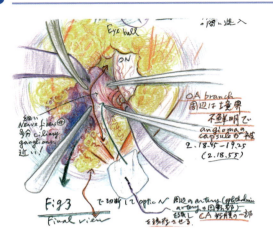

病理報告

組織診断
Venous malformation

組織所見
追加所見
弾性線維染色で拡張した血管壁には少量の弾性線維を認めます。海綿状血管腫をしては拡張血管が集簇性ではなく脂肪組織内に疎らに存在することより、静脈奇形とします。

前回報告分：
標本は眼窩腫瘍です。
①②ともに脂肪組織内に拡張した静脈性血管を示します。
海綿状血管腫に矛盾しません。
悪性所見はみられない。

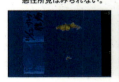 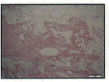 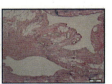

弾性線維染色

Post-OP

1 WK post-OP

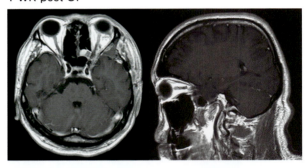

- 静脈性の血管腫は典型的な桑の実状CAに比べて明らかに境界不鮮明で壁が薄い．治療方針は経験者によく相談するほうが良い．
- 画像ではCAと区別が難しく，手術中にそれと気付くことが多い．その場合は眼動脈の視神経鞘回旋部の腹側（central retinal artery）と背外側部（ciliary ganglion），外眼筋癒着（「Case 1」参照）の周辺は無理をしないほうが良い．

術後，ciliary ganglion毛様体神経節の障害と思われる病側瞳孔散大を生じた．外眼筋麻痺や視力視野障害はない．瞳孔異常は徐々に改善したが完全回復には約1年を要した．なんらかの自然調節機能のおかげであろう．

Original Case No.102

Case3: 65M　Orbital floor pseudolymphoma眼窩下壁内側病変に対して頬骨弓を含む外側眼窩骨切りで外側からアプローチ

OP

1 Transzygomatic lateral cranio-orbitotomy

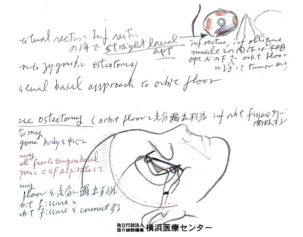

2 En block orbitotomy

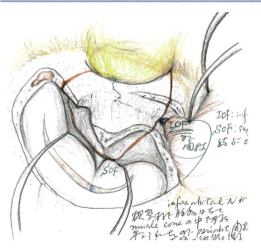

3 外側から見たpseudotumorと周辺解剖

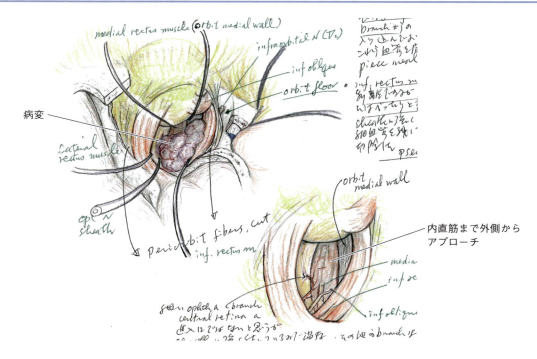

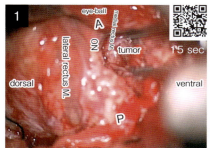

A

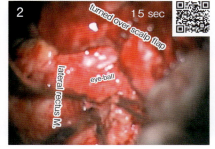

B：Pulling the tumor out

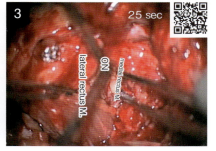

C：Anatomy after the tumor has been taken out

Post-OP

8 days post-OP

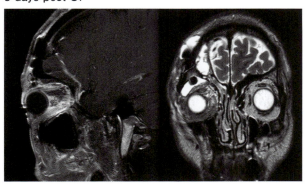

- 眼窩内側下壁へは，上方から内斜筋と上直筋の間を進入することもできるが，外側から外直筋の下を進入することもできる．ただし外側からのアプローチでは頬骨弓を切除，整復するほうが良い．
- 内視鏡の現在の手技的粗雑性（むしり取る）を考慮すれば，神経内視鏡はperiorbitaの外の病変に限定するほうが無難であろう．
- 神経内視鏡の繊細な器具と手技の改良が望まれる．

Ⅱ 補充症例

II 補充症例

Original Case No.102（元の症例番号を記載）

補充症例① 床突起髄膜腫
59 M, Rt para-CS type, mental deterioration improved after operation

p.20参照

- Headache and mental deterioration
- Red sylvian vein and brain edema

Pre-OP

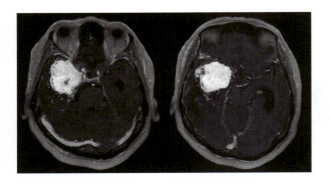

no invasion into CS

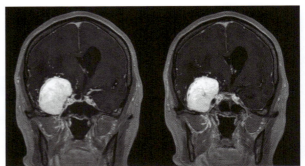

OP

1 Epi- and intradural coagulation

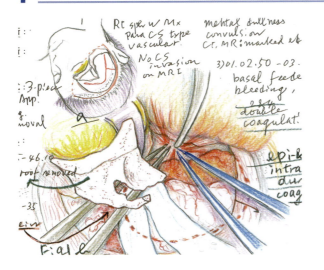

A: En-block removal of orbital bone

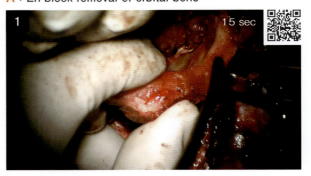

B: Red sylvian vein draining tumor blood

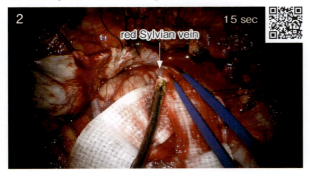

C: Basal feeder coagulation : 2 & 4 double coagulator method

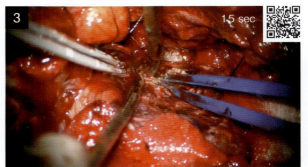

2 No tumor invasion into the middle fossa dura

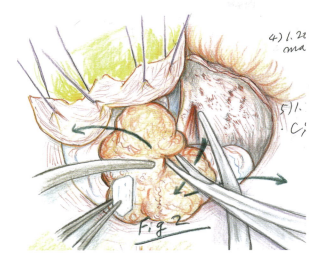

A: Fairy bloody main mass resected

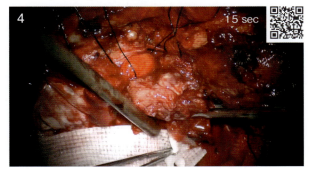

B: CS wall bleeding

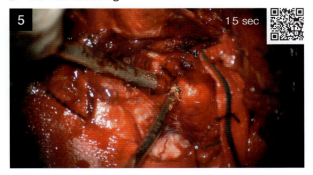

3 CS wall hemostasis and Ⅲrd CN

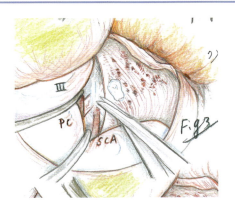

Ⅲrd CN

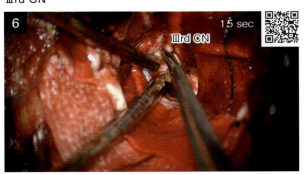

4 Final view; Sylvian vein returned to normal blue color.

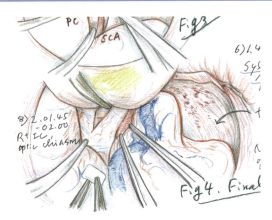

II 補充症例

A：Sylvian vein returned to normal blue color

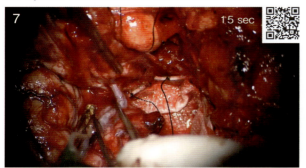

B：After tumor removal

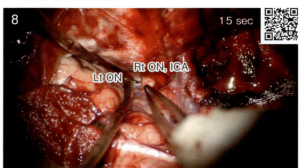

Post-OP

Post-OP day 8: mentally, returned to normal

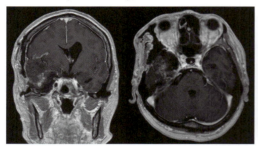

CS-free

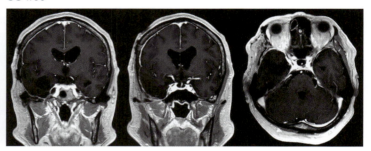

No REC

Original Case No.33

補充症例② 床突起髄膜腫　68F, para CS type Mx, video not available

p.20参照

Pre-OP
- Pre-eMR case
- Lt V2, V3 pain
- Lt para-CS type Mx

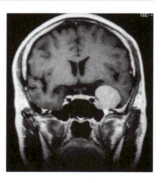

Post OP
- V2, V3 pain relieved

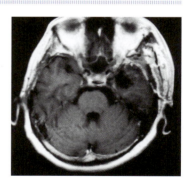

OP

1 Tumor on V2, V3

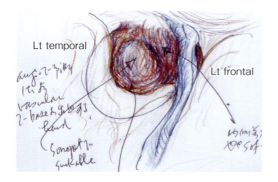

2 Dura propria peeled off

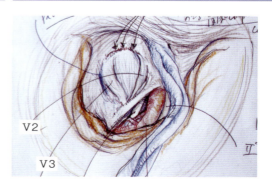

Original Case No.99

補充症例③ 床突起髄膜腫 37M, Lt anterior medial type

p.20, 38参照

● 総論に示したhypervasulal caseをさらに詳細に提示する．

1st stage OP

Pre-1st stage OP

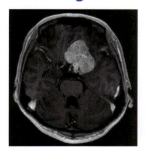

Lt eye: visual field constriction, mainly lower nasal 1/4

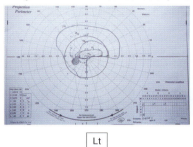
Lt

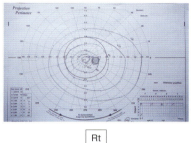
Rt

Hypervascular

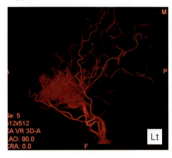

- Semi-territorial pattern of tumor blood supply
- これを念頭に入れたsurgical strategyについてはp.37参照

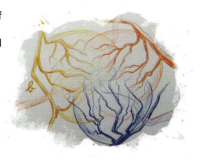

1st stage OP

1 Triple sucker, double coagurator method for hypervascular tumors

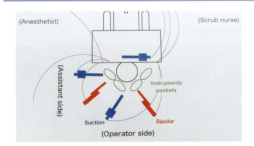

A：Double coagulator method

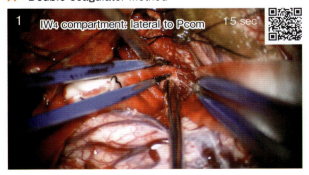

2 Double coagulator method (ビデオ1参照)

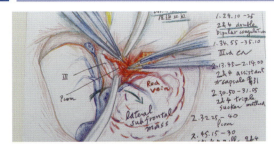

B：Triple sucker method

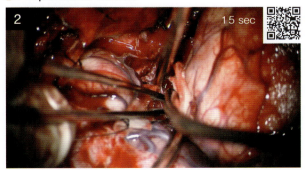

II　補充症例

C：Ⅲrd CN dissection

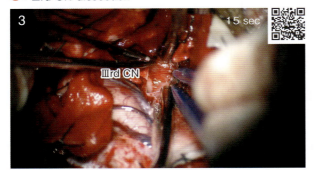

E：Fetal type PCA and IW3 medial to ICA

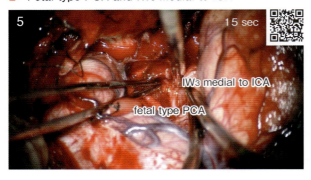

G：Back to epidural space; clinoidectomy and optic canal unroofing

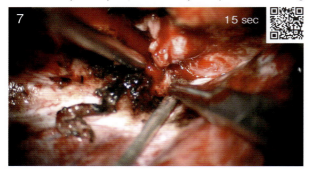

I：Subfrontal tumor bulk dissection

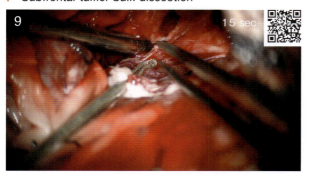

D：Partial debulking of tumor

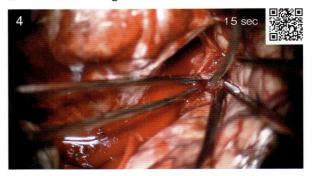

F：Stick and pull method

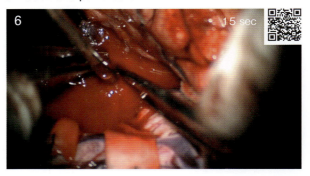

H：Dural cut toward Dolenc's triangle

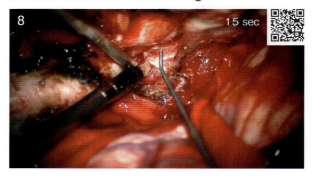

J：Cyst formation in pituitary stalk

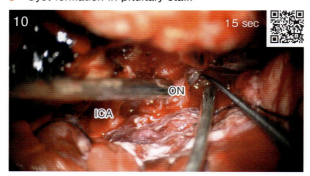

308

K : Heubner's artery

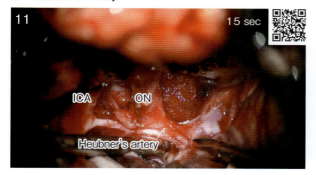

L : Last piece(subfrontal mass) removal

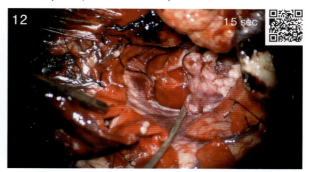

M : Papaverine applied on striate arteries

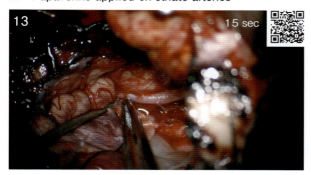

N : Final view of 1st stage OP

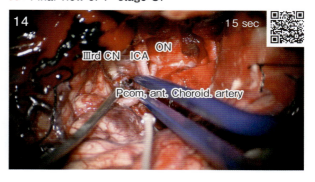

3 Broad attachment including lateral, but mainly medial anterior basal dura (Final view of 1st stage OP)

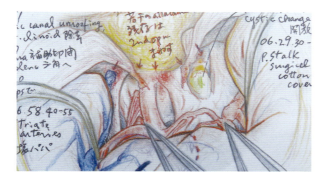

2nd stage OP

2nd stage OP

1 Retrograde venous drainage confirmed by ICG

Before radical resection of basal dura invaded by tumor

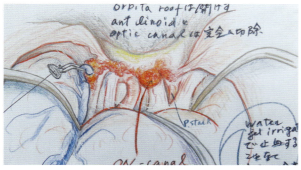

A : Clip on sylvian vein before the start of ICG

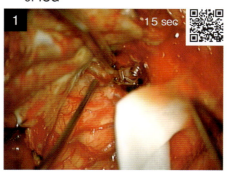

309

B：Indocyanine green fluorescence①

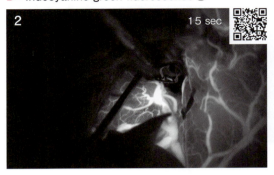

C：Indocyanine green fluorescence②
Smooth washout of fluorescence with a clip on sylvian vein

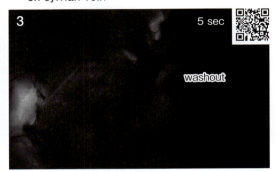

OP

2 Complete resection of tumor attachment, including temporal tip vein

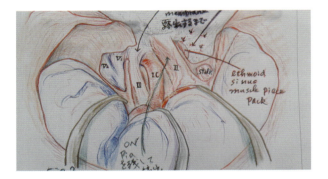

3 Dural plasty after extensive resection of basal dura invaded by tumor

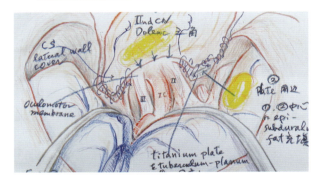

Post-OP

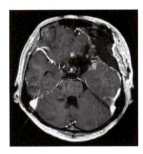

Lt eye field constriction improved, but partially remained

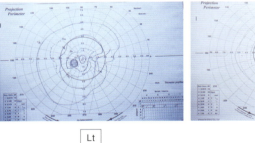

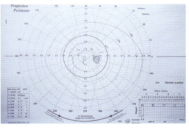

No REC in 3yrs

Lt   Rt

補充症例

Clinical Case No.62, 66

補充症例④ 床突起髄膜腫　52M Hemangiopericytoma in spheno-tento-petroclival region

p.35, 36参照

- Orbitozygomatic combined look-up & look-down approach
- 総論のposterior typeと同一症例だがさらに詳細にイラスト解説．

1st OP
Clinical Case No.62

Pre-1st OP

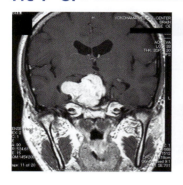
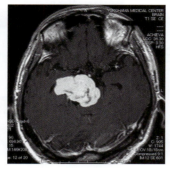
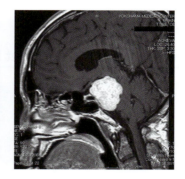

1st OP　　　　　　　　　　　　　　　　　　　　　　　　　　　**Post-1st OP**

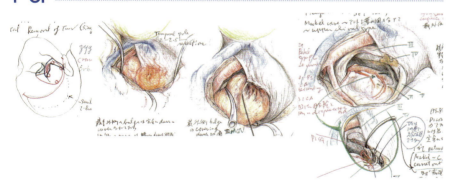
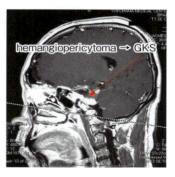

2nd OP　Recurrence in 2yrs, hemiplegia
Clinical Case No.66

Pre-2nd OP

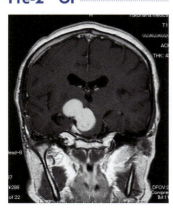

2nd OP

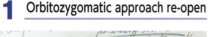

1 Orbitozygomatic approach re-open

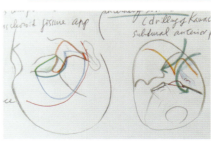

2 全体像：PCAとPcom perforatorをinvolveする腫瘍を減圧

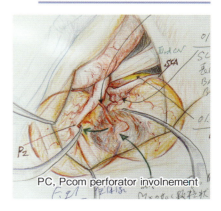

PC, Pcom perforator involvement

3 Sucker decompression

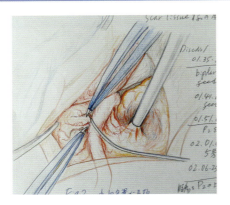

Stick & pull technique

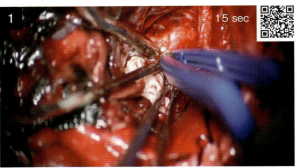

4 Perforators dissection with water-jet bipolar forceps

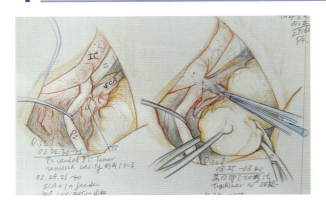

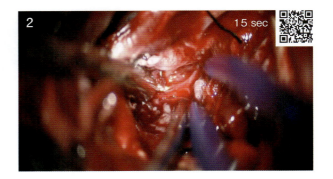

5 Tumor removal from brain stem

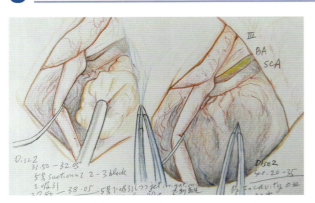

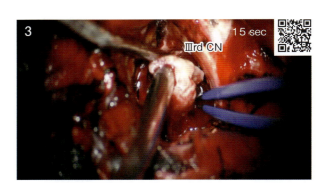

6 Multiple trajectory

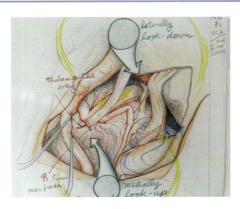

7 Posterior CS surgical margin obtained

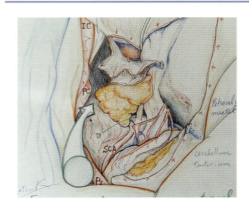

A

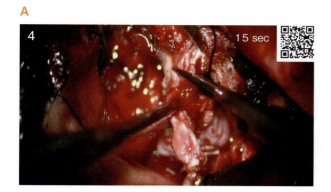

C: meningo-hypophyseal artery; coagulated and cut

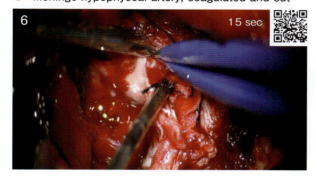

B: CS entered

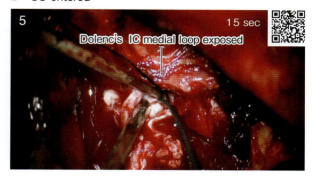

Post-2nd OP

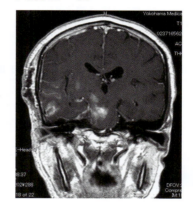

Discharged on foot;
No REC in 12 yrs

Original Case No.58, 82

補充症例⑤ 斜台錐体テント髄膜腫 　61 M, Lt petro-tent Mx

p.41参照

1st OP　　　　　　　　　　　　　　　　　　　　　　　　　Original Case No.58

Pre-1st OP

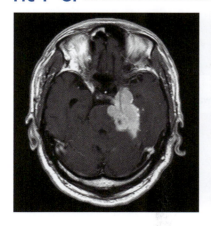 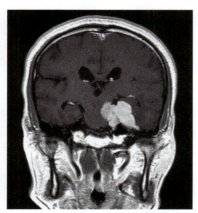

313

II 補充症例

1st OP

1 Lt orbitozygomatic approach

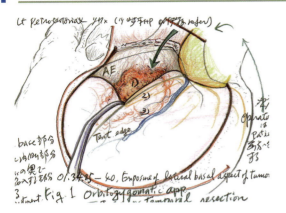

Lt temporal base tumor

1 | 15 sec

2 Surgeon's position change, 2 & 4 double irrigating bipolar cautery

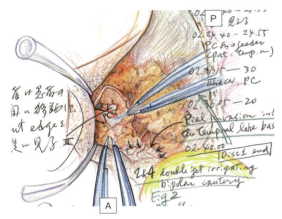

A: Identification of P2

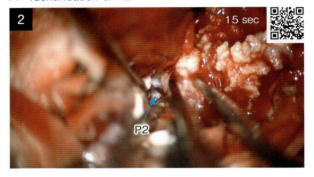

2 | 15 sec

B: Intrinsic feeder (posterior temporal artery)

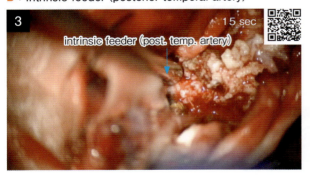

3 | 15 sec — intrinsic feeder (post. temp. artery)

C: IIIrd CN, P2

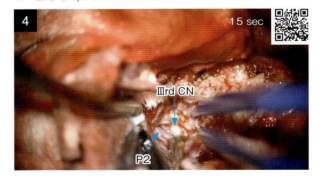

4 | 15 sec — IIIrd CN, P2

D: Temporal lobe base pial invasion

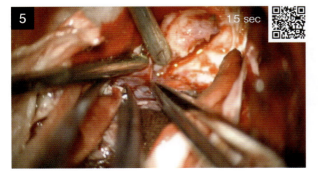

5 | 15 sec

E: Double use of water-jet bipolar forceps

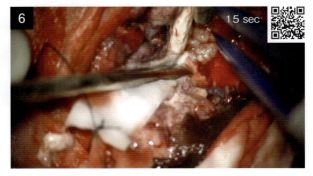

6 | 15 sec

314

3 Circum-mesencephalic arteries の剥離

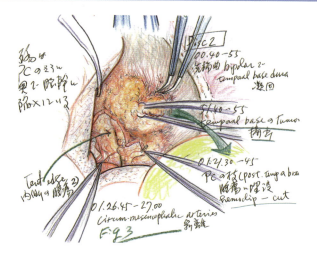

A：Angled-tip bipolar forceps for basal dura coagulation

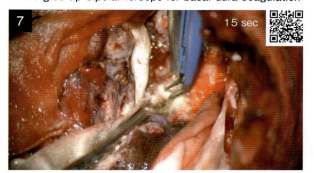

B：Temporal base tumor removed

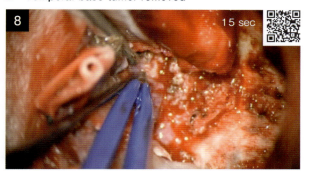

C：Main feeder (post. temp. artery) ; clipped and cut

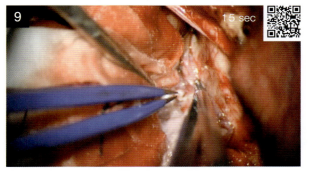

D：Circum-mesencephalic artery dissected and preserved

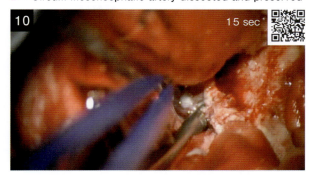

4 Petrous bone apex sono-curettage

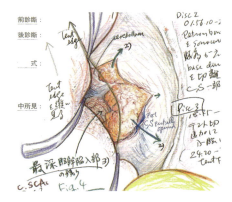

A

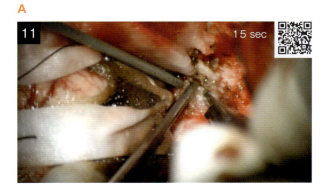

B：Tumor overlying Lt. cerebellum

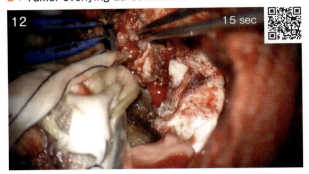

C：Differentiation of tumor feeders

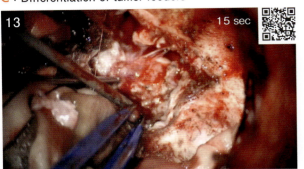

5 PCA，SCAの内側で脳幹に陥入する部分

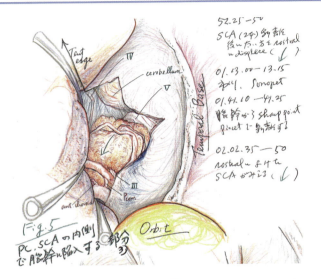

A：Dissection of Lt. SCA

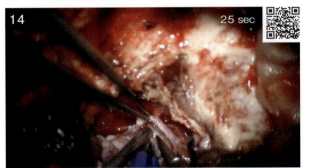

B：Debulking with CUSA

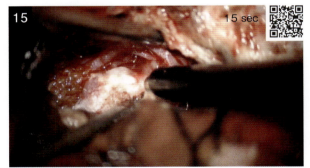

C：Tumor dissection from upper brain-stem

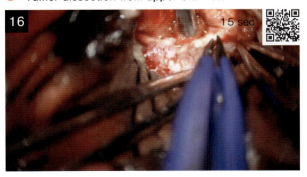

D：Dorsally avoided SCA

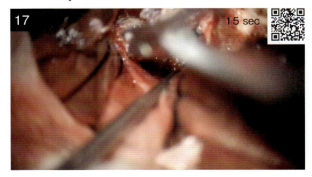

6 Duplicated SCAs and concave upper brain-stem

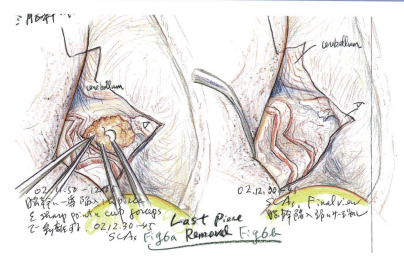

A : Embedded piece of tumor in upper brain-stem

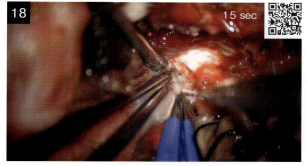

B : Duplicated SCAs and concave upper brain-stem

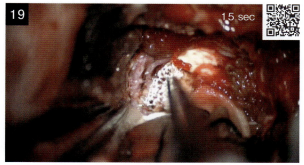

2 & 4 Operator: Ichikawa, Leading Assistant: Fujitsu

Post-1st OP

Post 1st OP → Cyber knife

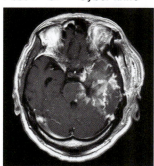

Post cyber → REC in 5yrs

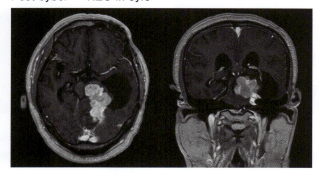

II 補充症例

2nd OP Orbitozygomatic approach after 5yrs of 1st OP   Original Case No.82

2nd OP

1 Surgeon's position change during operation

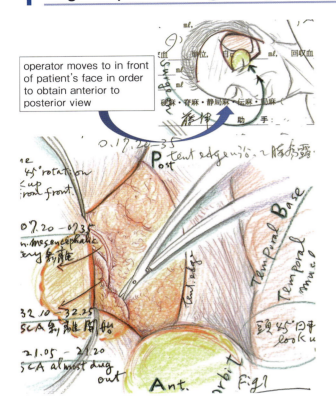

operator moves to in front of patient's face in order to obtain anterior to posterior view

A : Tumor and tentorial edge

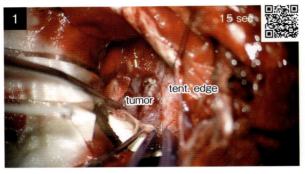

B : Circum-mesencephalic artery

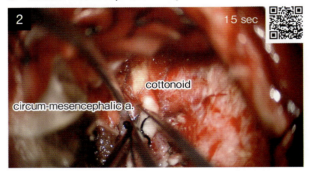

C : SCA

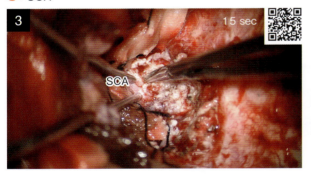

D : Dissection of SCA

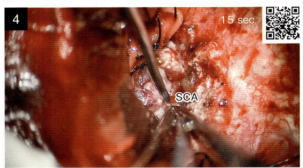

E : Tentorial edge cut

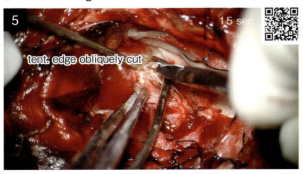

F : Tumor invading tentrium

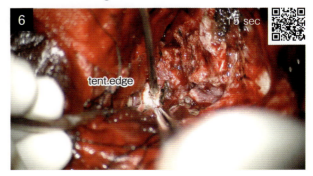

318

G：Pulling out the tumor

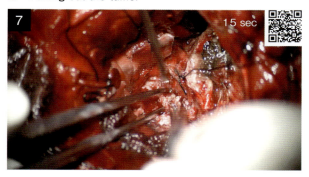

2 Tentorial cut extended, and tentorial artery cut

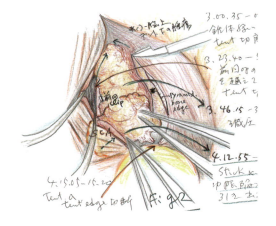

Stick and lift

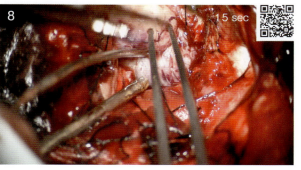

3 Final view

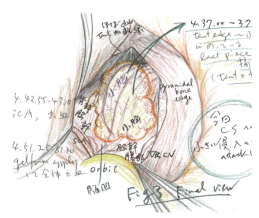

A：Last piece removal together with tent. dura

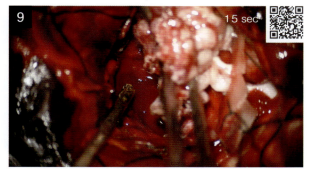

B：SCA bleeding

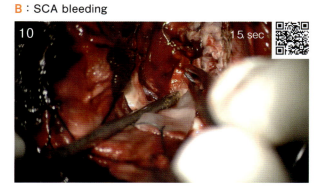

C：Hemostasis with Gelfoam

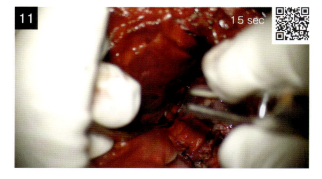

Post-2nd OP

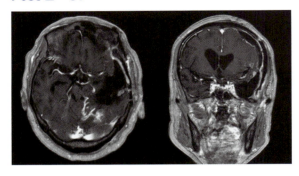

5 mos. after 2nd OP　　　　　　　　Totally bed-ridden, drowsy

"atypical change after SRT" was proved in this case by patho. exam.: 2 cases in this series

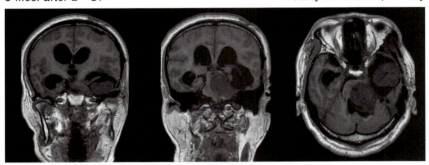

The patient's family did not wish any further positive treatment.
He was transferred to a nursing facility and died in 3 months after the transfer.

Original Case No.61

補充症例⑥ 鞍結節髄膜腫 54F

p.21, 126, 198, 265 参照

Pre-OP

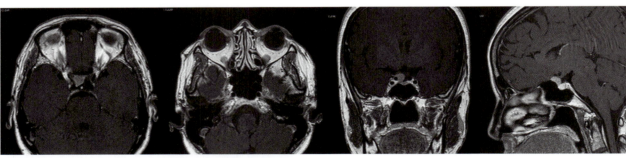

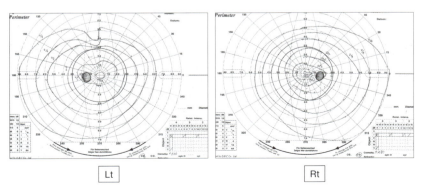

Lt　　　　　Rt　　　　Pre-OP visual field defect

OP：Basal interhemispheric approach

1 開頭～crista galli 切除

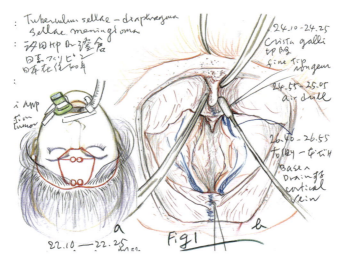

A：Crista galli exposure

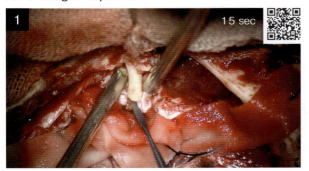

B：Fine-tip rongeur

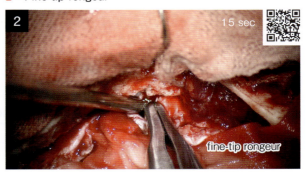

C：Diamond drill

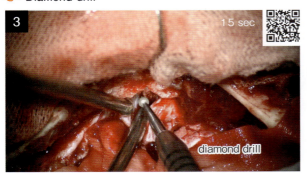

D：Transverse dural and falx incision: as low and near as possible to frontal base in order to avoid bridging veins

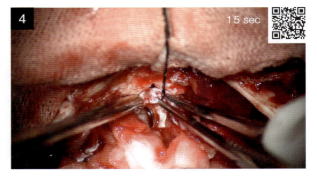

E：Olfactory nerves are dissected and preserved onto the frontal base.

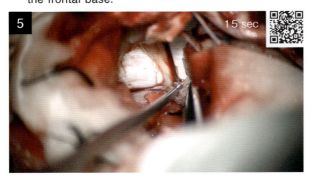

F：Surface part of tumor and Rt ON

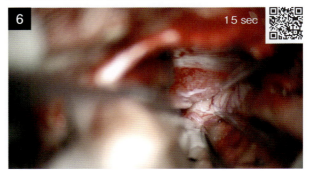

2 腫瘍摘出

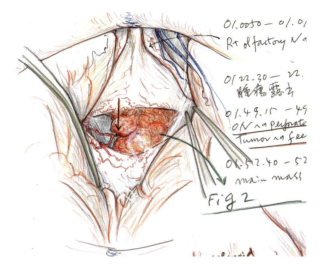

A：Cut tumor feeders only!!

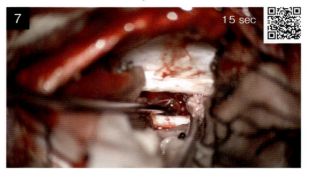

B：Main mass resection

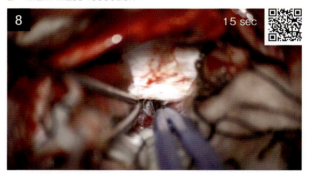

3 Sono-curettage of tuberculum sellae and sphenoid sinus roof bone (video 9〜11)

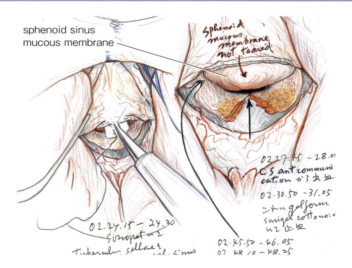

sphenoid sinus mucous membrane

A：Sono-curettage of posterior clinoid process

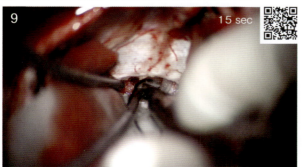

B：Exposure of posterior clinoid dura, invaded by tumor

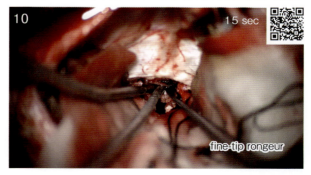

C : CS bleeding control with Gelfoam

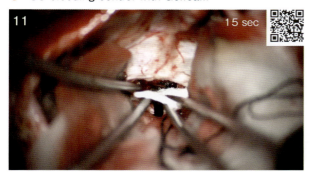

D : Resection of dural attachment

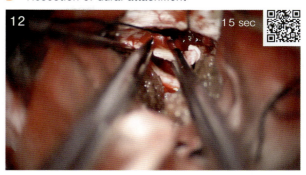

4 Radical resection of dural attachment of tumor（video⓭〜⓯）

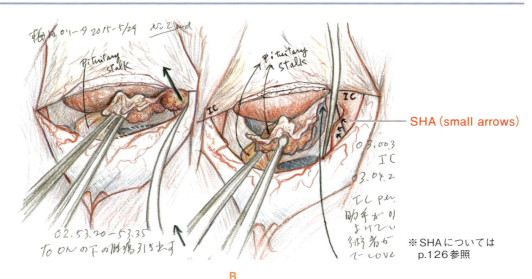

SHA (small arrows)

※SHAについては
p.126参照

A

B

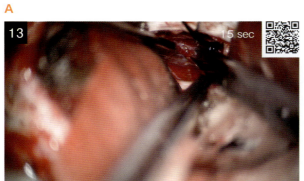

C : BA complex probed with Doppler

D : Applying papaverine hydrochloride to SHA

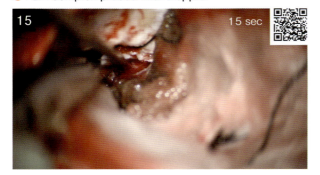

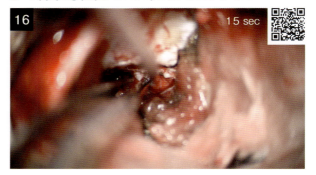

323

E：Dural fiber dissection

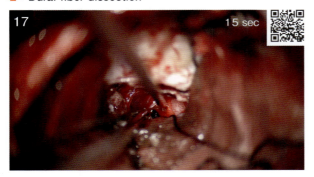

F：Pituitary gland and stalk

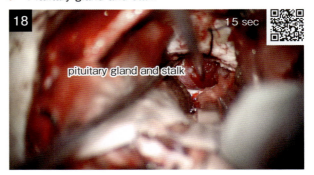

5 Final view

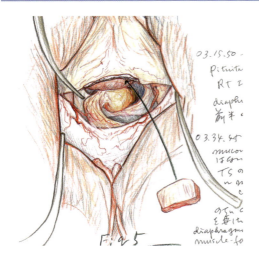

Packing a piece of fascia into sphenoid sinus

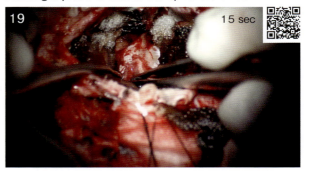

Post-OP

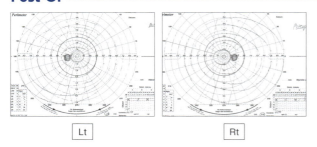

Lt　　　Rt

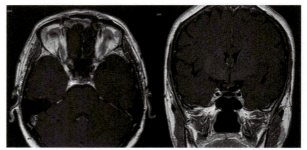

No REC in 8 yrs

Original Case No.57

補充症例⑦ 鞍結節髄膜腫 56M

p.132参照

Pre-OP

No.57: 56M

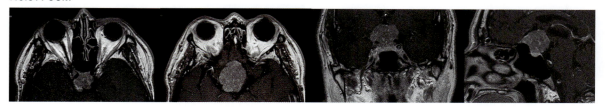

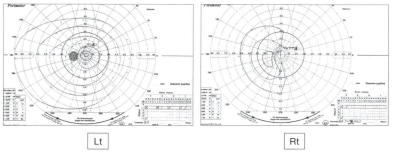

Lt　　　Rt

1st OP

1 Lt side approached

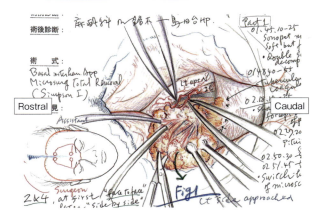

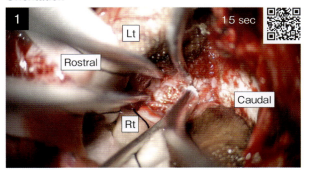

Orientation

2 Removal of main bulk

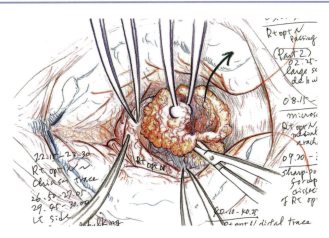

325

A : Perforator dissection and preservation

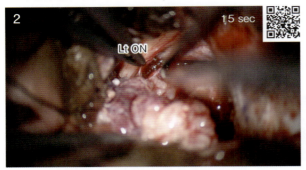

B : Pituitary stalk

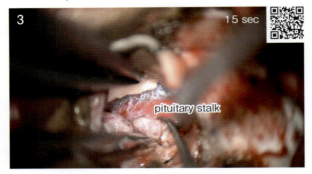

C : Bipolar coagulation of tumor

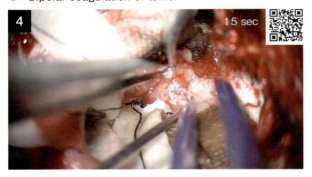

D : Scissors dissection

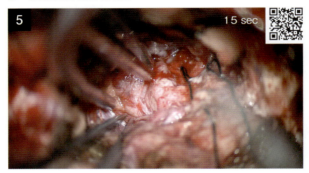

E : Perforator preservation

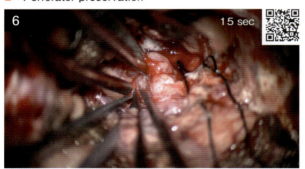

F : Removal of main portion of tumor

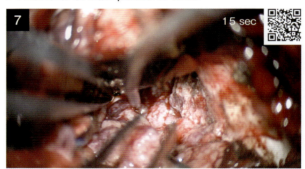

G : Infra-chiasmal dissection

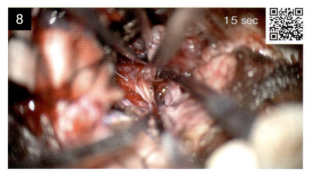

H : Tumor removal continued

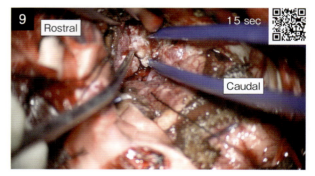

3 View after removal of main bulk

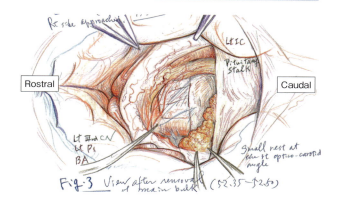

A

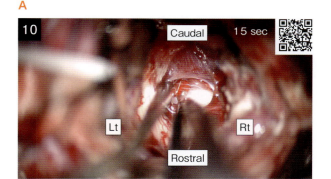

4 Operator's position change

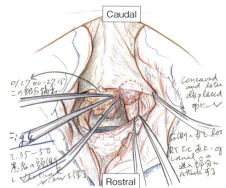

B : Tuberculum sellae

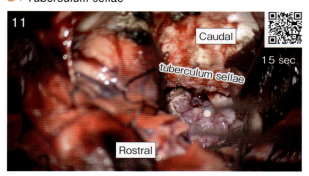

C : ACAs

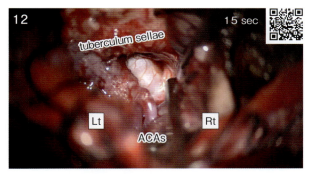

5 Last piece removal

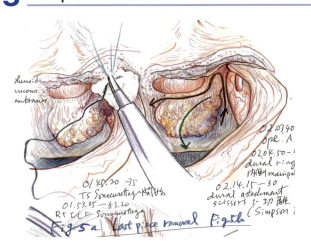

A : Sono-curettage of tuberculum sellae

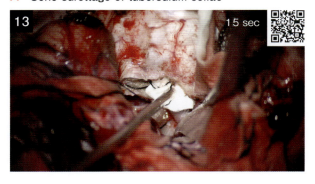

II 補充症例

B：Sono-curettage of tuberculum sellae

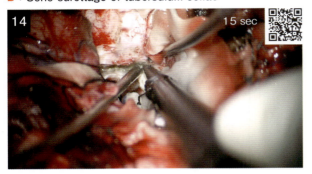

C：Rt ophthalmic artery

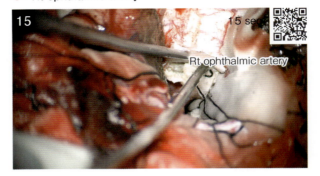

D：Dissection of tuberculum sellae dura

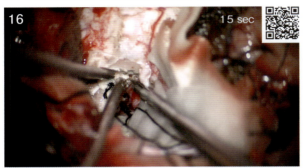

E：Resection of dural attachment

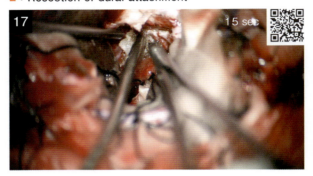

6 Final view

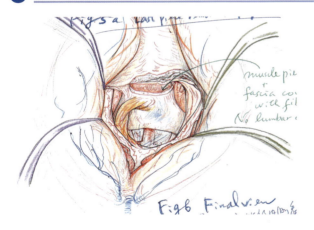

Rt ICA

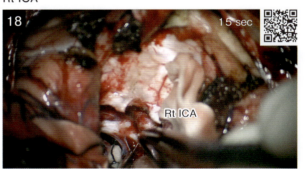

Post-OP

10 days post-OP

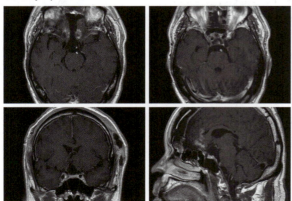

No recovery of visual field constriction

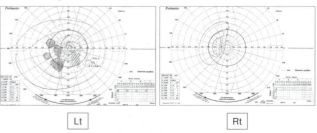

Lt　　　Rt

No REC in 10 yrs

Original Case No.204

補充症例⑧ 聴神経腫瘍　48M　Koos 2-3

p.213参照

- GR Ⅱ → GR Ⅱ
- Nerve Origin (NO)：SVN
- Growth Pattern(GP)：Ⅱ

Pre-OP

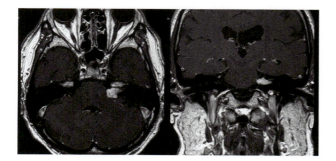

pre-OP　GR Ⅱ

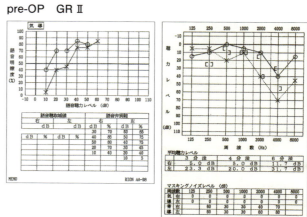

OP

1　Choroid plexus dissection to observe FaN and acoustic nerve(AN) REZ

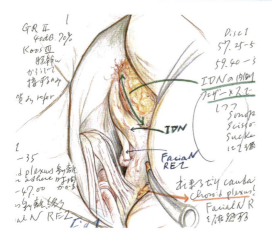

A：FaN REZ after dissection of choroid plexus from lower CNs

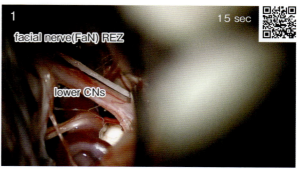

B：IVN, FaN

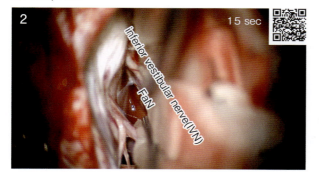

C：Using IVN as a protective tissue for cochlear nerve(CoN)

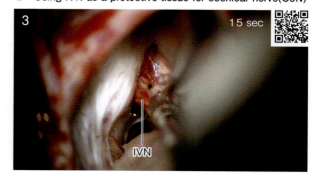

329

2 Debulking of tumor

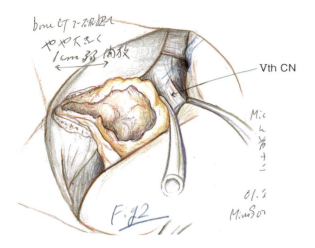

A : Debulked tumor

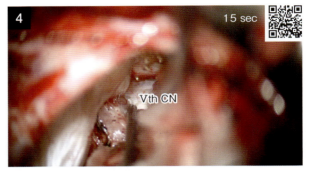

B : Unroofing of internal acoustic meatus(IAM)

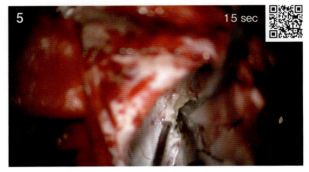

3 IVN, CoN

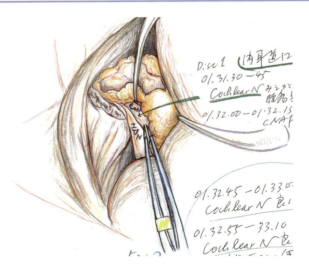

A : CNAP recording on rostral surface of CoN

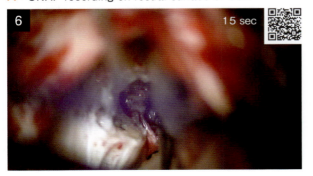

B : CNAP recording: blue forceps

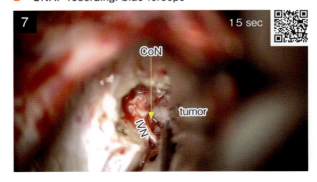

4 IVN, CoN, FaN

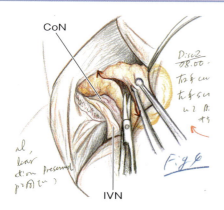
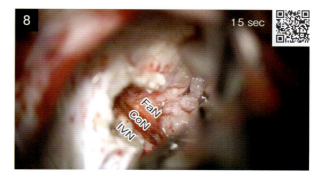

5 Superior vestibular nerve (SVN) cut

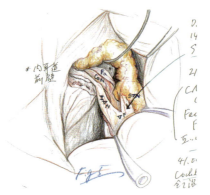

A: Superior vestibular nerve(SVN) cut

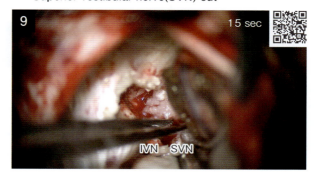

B: Mobile CNAP Tracer(MCT) moving between CoN and FaN

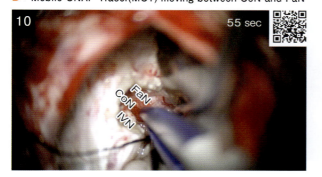

C: Vth CN, IVN

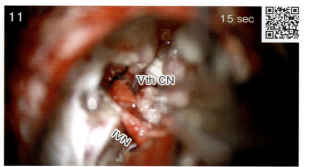

6 Anatomy after tumor removal

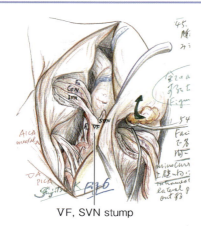

VF, SVN stump

Last piece removal

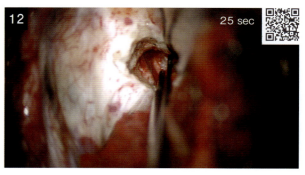

II 補充症例

Post-OP

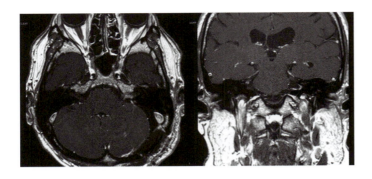
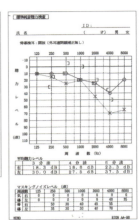

GR Ⅱ

VF, IVN, SVN がすべて確認でき, SVN origin の腫瘍なので IVN を CoN の保護膜として利用できた.

Original Case No.260

補充症例⑨ 聴神経腫瘍 44F Koos 4

p.213参照

- GR Ⅰ → Ⅱ
- Growth Pattern(GP): Ⅱ
- Nerve Origin(NO): Vestibular Nerve(VN); SVN or IVN: not determined

Pre-OP

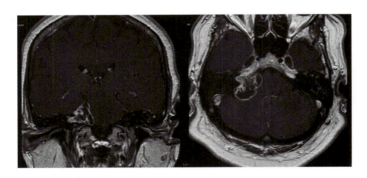

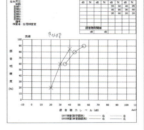
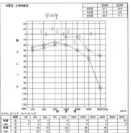

GR Ⅰ

1 Facial nerve (FaN) および cochlear nerve (CoN) response

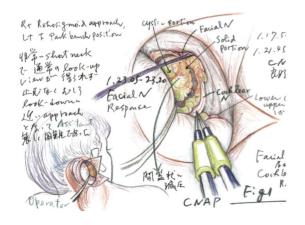
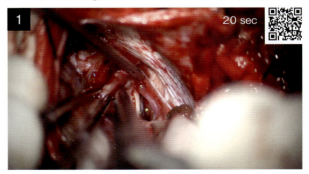

A: CNAP recording①. 2～3秒で十分だが, 念のため長く当てている.

補充症例

B：CNAP①

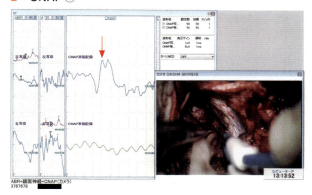

C：MCT②

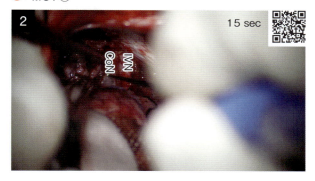

D：CNAP②

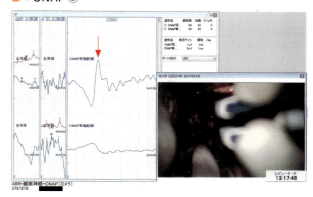

E：FaN stimulation

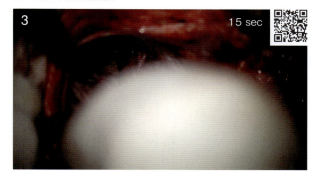

2 Inspection of VN

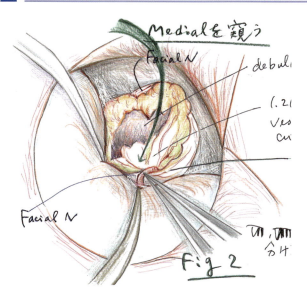

Nerve origin (NO) の考察

この症例では蝸牛神経（CoN）はMobile CANP Tracer（MCT）によって確認，温存できたが腫瘍発生原神経（NO）に関しては前庭神経（NV）であることは確認したが，それがIVNかSVNかまでは判明しなかった．すなわちGrowth Pattern Ⅱである．従って，IVNを確実に確認しつつCoNの保護膜として利用することもできなかったが，幸いにして聴力はGR Ⅰ→GR Ⅱにとどめることができた．

ただ，ビデオを見るとわかるように顔面神経（FaN）との癒着が著しく，顔面神経剥離に関してはあまり綺麗な手術ができなかった．このことから筆者は多分SVN originの腫瘍であろうと考えている．術後一過性の顔面神経麻痺を生じたが回復した．総論に示した顔面神経麻痺症例の表（p.210）のcase No.260も参照いただきたい．その表からも窺えるように顔面神経麻痺はSVN originの腫瘍のほうに多く出現する．この点は解剖学的にも十分に理解できる．

333

Ⅱ 補充症例

A : Vestibular nerve (VN) cut

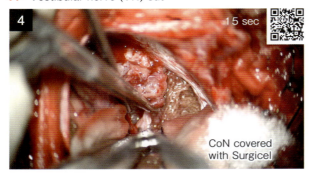

CoN covered with Surgicel

B : Gross total removal of tumor

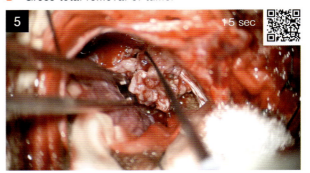

3 Final view

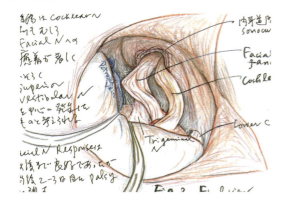

FaN, CoN, IVN?

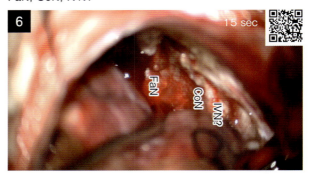

Post-OP

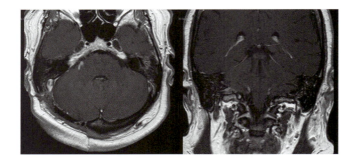

GR Ⅱ

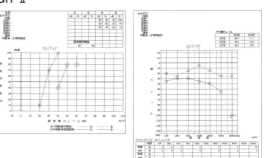

Original Case No.43

| 補充症例⑩ | 頭蓋咽頭腫 | 59F Suprasellar proximal squamous papillary type, video not available |

p.237参照

1st OP

Pre-1st OP

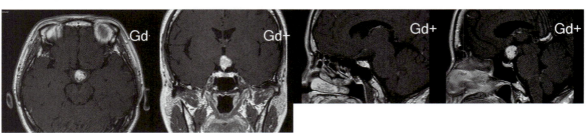

334

1st OP

1 Basal interhemispheric approach through classical wide craniotomy

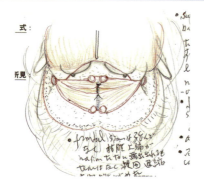

2 No deviding of Acom

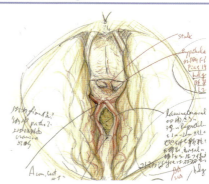

3 Supra- and infrachiasmal approach

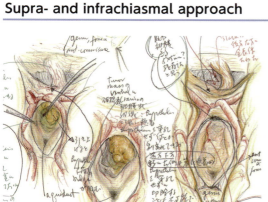

Post-1st OP

9 days post-1st OP

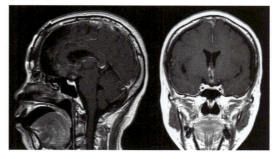

REC in 5 months

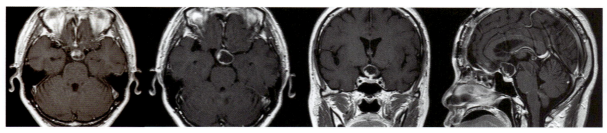

2nd OP

1 Reopen of the previous craniotomy

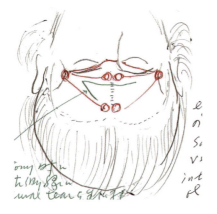

2 Cyst formation of the tumor

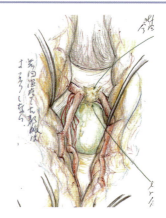

II 補充症例

3 Translamina terminalis approach without perforating hypothalamus

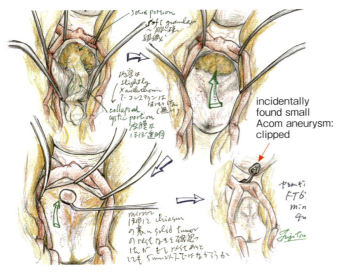

Post-2nd OP
8 days post-2nd OP → STR(cyber)

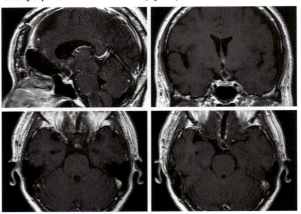

incidentally found small Acom aneurysm: clipped

No REC in 6.5 yrs ; near ideal total resection(nr ITR)

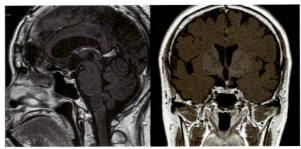

総論でも論じたが，squamous papillary typeはadamantinomatous (AD) typeに比べて，予後が良い．明らかに画像上残存があるにもかかわらず，増大しなかったり，逆に嚢胞部分が破裂によると思われる縮小を示すことも多い．

しかしながら，興味あることには，画像上の再発率はAD typeと同じである．手術で残存すれば5年以内に画像上の再発を起こす．むしろ，嚢胞再形成による再発はAD typeより早期の感がある．

本症例では画像上の再発は初回手術後1〜2カ月だが，実際の手術は5カ月まで待った．

Original Case No.27

補充症例⑪ 頭蓋咽頭腫
44F proximal(Ⅲrd ventricular) adamantinomatous type, video not available

p.238参照

Pre-OP
● Headache, hydrocephalus

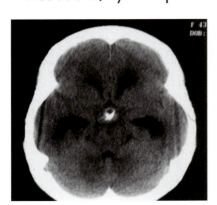

OP illustration

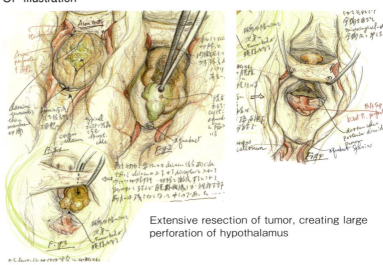

Extensive resection of tumor, creating large perforation of hypothalamus

Post-OP

| Post-OP for 1WK, alert, neurologically normal, however, no sensation of thirst | Uncontrollable hyponatremia Suddenly comatose after 1WK of OP | Marked brain edema; on respirator Dead after 3WKs of OP |

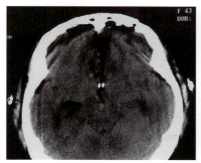 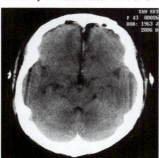 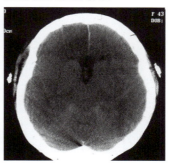

考察

術後，意識清明にもかかわらず口渇をまったく訴えない hypernatremia が1週間続き抗利尿ホルモン，ステロイド，その他の治療にてもコントロール不能，1週間後急激な著しい hyponatremia の出現とともに deep coma, brain edema で呼吸停止，brain death となる．

おそらく切除範囲が広すぎて，両測の supra-optic nucleus の Na 中枢，喝中枢に非可逆的損傷を生じたためと考えられる．

本シリーズに提示した全頭蓋底腫瘍症例中唯一の手術死亡例

Original Case No.110

補充症例⑫　眼窩内腫瘍　64F Lt ON sheath Mx

p.269参照

- pre-OP visus: 0.6 → post-OP visus: 0.5
- No change

Pre-OP

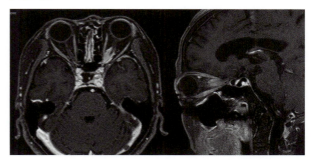

OP

1 Fronto(orbito)zygomatic osteotomy

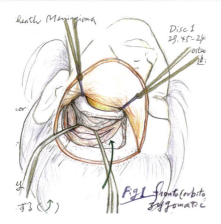

2 Microscope entire view of approach

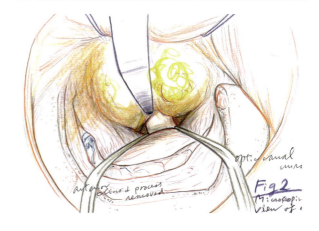

337

3 Levator palpebra, superior rectus muscleとsuperior oblique muscleとの間でアプローチ（矢印）

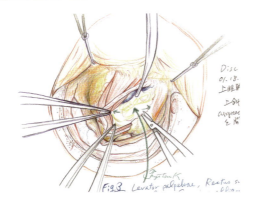
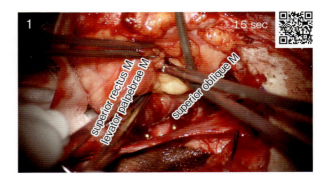

4 Muscle cone 開放①

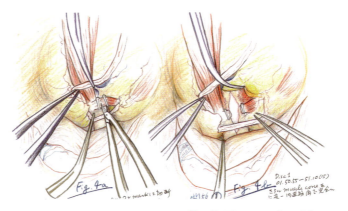

A：Marking clips on superior oblique M

B：Cutting superior oblique muscle(SOM) tendon to open orbital muscle cone

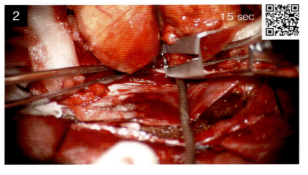
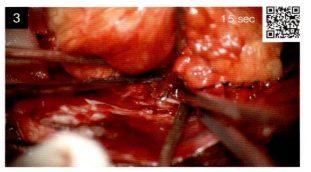

5 Muscle cone 開放②

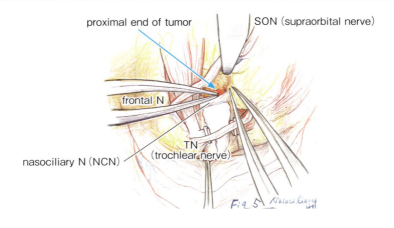

A：Nasociliary nerve（NCN）

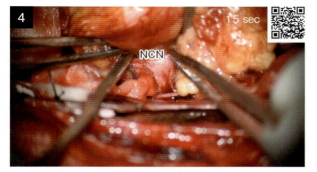

B：TN

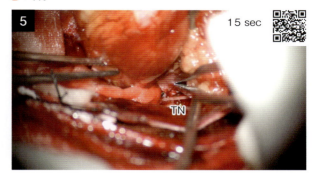

C：Opening ON sheath（ischemic ON）

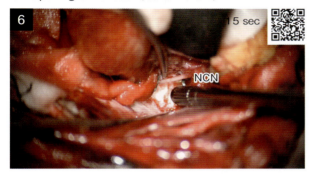

D：proximal end of tumor

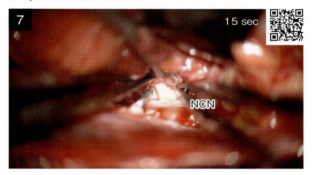

6 Nasociliary Nのproximalをmanipulate

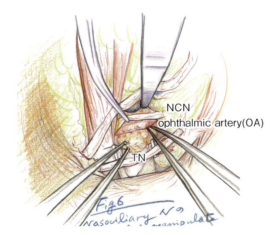

A：OA injury

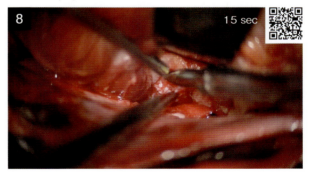

B：Hemostasis by suction compression with cottonoid

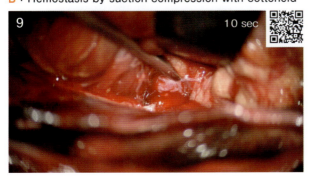

C：OA bleeding stopped

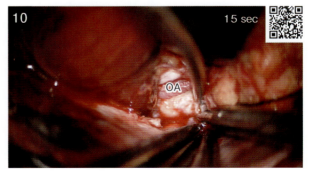

7 Nasociliary Nのdistalをmanipulate

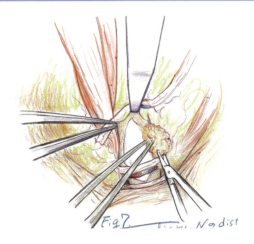

A：Tumor resection distal to NCN

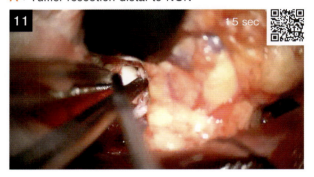

B

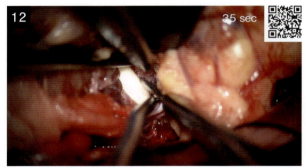

C

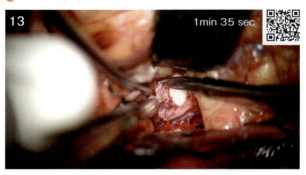

D：OA turned dark red

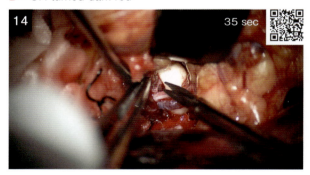

E

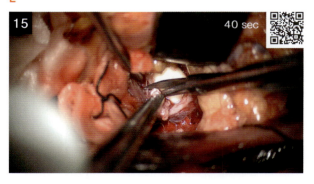

F：Last piece removal

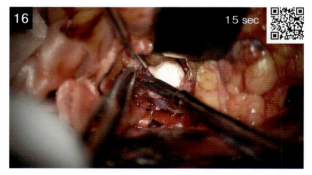

8 Muscle cone closure supplemented with a piece of fascia

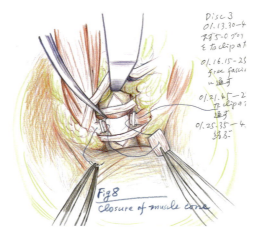

A

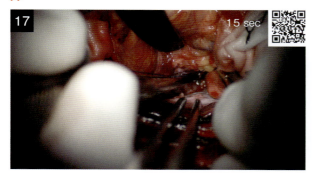

B: Suture supplemented with fascia①

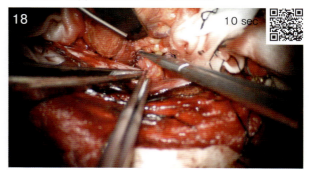

C: Suture supplemented with fascia②

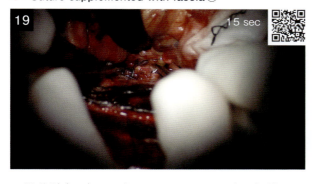

D: Ligation

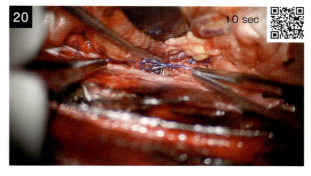

眼動脈（OA）の一部がmeningiomaの中に埋没していることを見抜けず，OAの一部を損傷し圧迫止血したことは誤算であった．OAが変色していることが見て取れる．これがなければ視力はもっと回復したと思われる．

負けに"不思議"の負けなし

Post-OP

1 WK post-OP

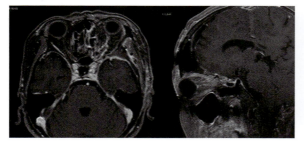

3 yrs post-OP: visus no change, then lost follow-up

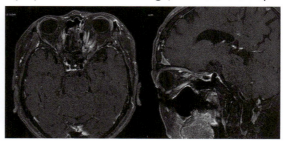

図説
脳神経外科
局所解剖診断学

「図説　脳神経外科局所解剖診断学」を著すにあたって

　東大医学部の学生時代の終わりには，学生紛争で安田講堂が炎上するなど大変な混乱がありましたが，脳神経外科と脳の局所解剖診断神経学にはどういう訳か魅力を感じ続けていました．今日のように進歩した画像診断装置のない時代でしたから，問診，診察，ハンマーや眼底鏡などの限られた検査器具で脳の病変部位と病気の性質を推理していく先輩指導者たちの教えを憧れと尊敬をもって学びました．脳の局所診断に関する良書と言われるものも多く推薦されましたが，その多くは実感をまったく伴わない脳の切片標本を並べて難しいラテン語が羅列されているものでした．そのような教科書の中で脳のさまざまな部位の連絡を美しく図解している本には大いに心惹かれました．筆者が子供のころから“絵”が得意だったせいもありました．

　脳神経外科医として多くの手術を経験するにつれて，恐らく自分以上に脳のあらゆる箇所を手術用顕微鏡で観察した者はいないだろうし，これからも現れないであろうと確信するようになりました．その理由は昨今では手術という治療法の選択が激減し，同時に，一人の脳神経外科医が経験できる手術数が激減しているからです．自分自身が手術を多く行うようになってからは，すべての手術記事を得意のイラストで記録する習慣が自然に身に付きました．言葉で記述するよりも自分にとっては楽なのです．

　現在も脳の局所解剖診断学の良書は多く出版されており，その一部は本書にも引用させて頂きました．しかし失礼を顧みず私に言わせて頂ければ，いずれも直接に“その部位”を見ないで文献を引用しているようにしか思えません．患者の病気を診て，病変部を直接見て手術し，経過を観察した者にしか確信がもてないことが沢山あります．自分で難しい箇所の手術をして，それをイラストで解説する能力は誰にも負けないと自負しています．端的に申し上げて，それが本書を企画した最大の動機です．その私の気持ちを少しでも感じ取っていただければ，筆者の喜びはこれに勝るものはありません．

　本稿の記述に当たっては，恩師の故 桑原武夫先生と共に著わした『図説 脳神経外科 第1版』（南山堂，1983発行）を基にしながらも，新たに作成したイラストや新知見を豊富に追加しました。しかし，脊髄−脊椎，内分泌，下垂体腫瘍，水分代謝，および神経伝達物質に関しては割愛しましたので，各々の領域に関する専門の成書で学習して頂きたいと思います。また，痛みと不随意運動などの機能的脳神経外科に関しても古典的基礎概念の記述にとどめ，この領域の専門家の記述による良書に委ねることとしました。

※本章の本文・図は，桑原武夫, 藤津和彦『図説 脳神経外科学』（南山堂，1983年）を典拠として作成しました。

Ⅲ 図説 脳神経外科局所解剖診断学

神経症候学の基本的事項

意識障害，無動無言症，封じ込め症候群，他

意識障害患者の神経学的検査

意識障害患者の神経学的検査は意識明瞭な患者に行われる神経学的検査をそのまま施行することはできない．意識障害患者の障害レベルの判定，予後判定，治療方針決定，に有効な神経学的事項としては，1) 意識障害の程度，2) 呼吸異常の種類，3) posture および刺激に対する反応，反射，4) 瞳孔，5) 眼球運動および眼球偏位などが役立つ．これらの各項目については，それぞれ別項目を設けて述べる．本項では意識の生理，解剖について述べることにする．

意識の生理学的研究

意識を定義することは非常に困難であるが，広く脳の活動水準としてとらえるならば，覚醒と睡眠の2つの状態を基本として変動していると考えることができる．脳の活動水準は脳波によって適確にとらえられ，この方面の研究は動物実験において脳波を指標として以下のように歴史的発展をとげてきた．

1. Bremerの上位離断脳 (cerveau isolé) 標本

1935年Bremerはネコを中脳の上丘と下丘の間で離断（上位離断）すると皮質脳波は持続睡眠パターンを示すのに対して，延髄と脊髄の間で離断（下位離断脳 encephale isolé）した場合には覚醒パターンを示すことを発見した．今日では脳幹網様体が意識に重要な役割をもっていることは広く知られているが，当時，彼は上記の実験結果の解釈として三叉神経を中心とする上行性インパルスが重要な役割をもっていると想像した．

その後，実験的あるいは臨床的経験から，視床下部も意識に重要な役割をもつことが予想されるようになった．

2. Gellhornの視床下部興奮中枢説

1945年Gellhornは後部視床下部を高頻度電気刺激すると新皮質脳波は覚醒パターンを示し，破壊すると睡眠パターンを示すことを発見し，脳の活動水準を保つに必要なあらゆる上行性インパルスはすべて視床下部に集まると考えた．

しかし，1.のBremerの実験の上位離断脳では視床下部は残っているにもかかわらず持続睡眠脳波を示すことから，視床下部と脳幹網様体の両者ともに意識に重要であると考えられるようになった．

3. Magounの網様体賦活系と視床下部

1949年Magounは中脳から延髄に及ぶ脳幹網様体 reticular formation を高頻度電気刺激すると新皮質脳波は賦活されることを発見した．また，脳幹網様体を破壊すると傍にある知覚上行インパルスの重要な経路である内側毛帯が残っていても動物は昏睡に陥った．

彼はこれらの実験結果を以下のようにまとめて考えた．すなわち，脳幹網様体→視床内側部非特殊核群（通常の知覚上行インパルスはすべて特殊核群を通る）→皮質，の経路が賦活系として最も重要であるが，この賦活系には別の経路があり，脳幹網様体→中継所として，視床下部後部，視床腹部→皮質，も存在すると．

脳幹網様体と視床下部の2つの代表的な賦活系を新・旧・古皮質と関連づけて整理したのは時実である．

4. 時実の新・旧・古皮質に対する賦活系の分化の考え

時実は新皮質の脳波と旧・古皮質の脳波とを同時記録するとこれらが平行して変動せず，賦活機構が単一でないことを発見した．彼は今日までの賦活機構に関する研究を以下のようにまとめている．

i) 中脳を中心とする脳幹網様体は新皮質の賦活に重要であり，また，この賦活系には体性感覚インパルスを集めた視床内側核群が関与している．

ii) 視床下部の賦活系は旧・古皮質の賦活を行い，この賦活系には内臓感覚インパルスのほか，内部環境要因が関与する．

iii) 視床下部後部は新皮質にも賦活作用をもつが，その作用はいったん中脳に帰って働きかける間接的影響が大きい．

図1に時実の説を示す．

無動無言症，失外套症候群，閉じ込め（封じ込め）症候群

前述の賦活系の解剖を理解すれば，脳嵌頓で中脳に圧迫が及べば昏睡となり，そのまま進行が止まれば無動無言症となることは容易に理解できよう．また，一酸化炭素中毒で広く大脳皮質が障害されれば失外套症候群となる．

Locked-in syndrome は意識障害とは異なり，意識は保たれたまま，脳神経を含むすべての運動機能が障害されて，封じ込められたような状態になったものである．橋底部の病変（多くは脳底動脈閉塞）が原因となり，腹側にある錐体路，脳神経がすべて障害され，背側にある網様体が

345

残存するために生じる．ただし脳神経は内側毛帯を主とするaberrant（迷入）pyramidal tract中を一部分走行し，特に動眼神経，副神経は内側毛帯の一番背側に迷入路をもっている（図2）ため，橋底部の循環障害（脳底動脈閉塞では穿通枝領域は血流障害をまぬがれないが，脳幹背部は上小脳動脈，後下小脳動脈などが逆行性に血流を保っていることがあるため障害をまぬがれることがある）はまぬがれやすい．従って典型的なlocked-in syndromeでは眼球の上下運動や肩をすぼめる動作（副神経）によって意志を表現することができる．

意識障害にはごく軽度なものから深昏睡に至る種々の程度がある．脳神経外科の臨床においては意識障害の深さ（level）を適確に判断することが重要であるが，それには種々の刺激を与えてそれに対する反応をみるのである．以下のような分類がある．

1. 従来の分類

表1の6段階の分類は従来より広く用いられているが，drowsy, stupor, lethargyなど諸家によりその定義はやや異なっている．なお，特殊な意識障害として次のものがある．

A) 無動無言症 akinetic mutism
帯状回，脳梁，間脳などの障害により生じ，無動，無言となり，意志の疎通は不可能．睡眠・覚醒のリズムは保たれている．

B) 失外套症候群 apallic syndrome
大脳皮質が広汎におかされたときに生じる意識障害で，臨床的には前記の無動無言症と区別できないことが多い．

C) 閉じ込め（封じ込め）症候群 Locked-in syndrome
橋底部の障害によって生ずる．四肢運動麻痺，発語不能であるが意識は保たれている．眼球の上下運動は可能で，これによりわずかに意思疎通が可能である．

D) 植物状態 vegetative state
急性期を過ぎ，定常状態になり次の6項目を満たしている場合をいう．6項目とは，1) 意志疎通不可能，2) 自力移動不可能，3) 発語不可能，4) 視覚による認識不可能，5) 糞尿失禁，6) 食事摂取不可能である．

2. 3-3-9度の分類
近年わが国で比較的広く用いられている分類で，3つに大別し，それぞれをさらに3つずつに分けている（表2）．

3. Glasgow coma scale（表3）
主として頭部外傷時の意識レベルの評価に最近用いられており，検者の主観が入らず正確に判定できるという．開眼反応，言語性反応，運動性反応のそれぞれを4〜6の段階に判定し，時々刻々の変化をグラフとしてあるいは数値の和として表現する．

まったく意識清明で失語症もなければ15となるが，例えば，痛み刺激に対して開眼する；2，理解不能な音声を出す；2，運動反応は逃避的に屈曲；4であれば，「coma scaleは8」であると表現する．あるいは図3のようなグラフを作れば意識レベルの推移がわかりやすい．

呼吸異常

呼吸異常の局所診断的意義

呼吸異常は脳の出血，腫瘍などの器質的疾患のみならず尿毒症，糖尿病などの代謝性疾患においても生じる．呼吸異常のパターンは脳の障害レベルに応じた特徴があり，特

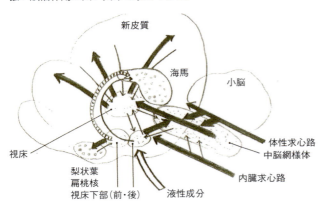

図1 新・旧・古皮質に対する賦活系の分化（時実）
強い賦活作用は太い矢印で示してある．

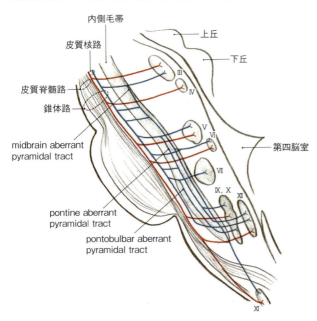

図2 皮質核路とその迷入路
皮質核路のうち直接に脳神経核に接続する経路を赤で，迷入路を通る経路を青で示す．
副神経核（XI）への迷入路が最も背側を通ることがわかる．

神経症候学の基本的事項

表1 意識障害の分類

1	正常	
2	意識混濁* confusion	軽　度（無欲状apathy, 傾眠drowsy）：呼べばすぐ答えるが、なんとなくぼんやりしている．
3		中等度（嗜眠lethargy）：強く呼べば答える．開閉眼，握手はどうにかできる．
4		高　度（昏迷stupor）：強く呼べば目を開ける程度
5	半昏睡semicoma：呼んでも反応しないが、痛み刺激に反応する．	
6	昏睡coma：痛み刺激にも反応しない．	

＊運動不穏や幻覚を伴う場合をせん妄deliriumとよぶ．

表2 3-3-9度の分類

Ⅲ．刺激に対して覚醒しない状態
300　痛み刺激に反応しない．
200　痛み刺激に対して手足を動かしたり顔をしかめる．
100　痛み刺激に対して払いのける運動をする．
Ⅱ．刺激がなくなると眠り込む状態
30　呼びかけをくり返すと辛じて開眼する．
20　簡単な命令に応ずる．
10　合目的な運動をするし、言葉も出るがまちがいが多い．
Ⅰ．刺激がなくとも覚醒している状態
3　自分の名前，生年月日がいえない．
2　見当識障害がある．
1　清明とはいえない．
0　清明

表3 Glasgow coma scale

開眼	自発的	4
	音声に対して	3
	痛み刺激に対して	2
	反応なし	1
運動性反応	命令に応ずる	6
	痛み刺激を払いのける	5
	逃避的屈曲	4
	異常な屈曲	3
	伸展性	2
	運動なし	1
言語性反応	見当識あり	5
	混乱状	4
	不適正言語	3
	理解不能音声	2
	発語なし	1

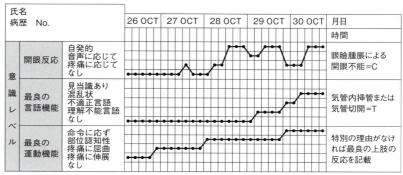

図3 Glasgow coma scale

Jennett B. An introduction to Neurosurgery, William Heinemann Medical Books Ltd. より引用

に意識障害患者の局所診断上および予後判定上有用である．以下には主としてPlum：stupor and comaの記述に従って述べる．

呼吸異常のパターンと病変部位

表4には脳の部位別に認められる呼吸異常を列記し，図4にはそれをまとめて図示してある．以下に代表的な異常呼吸について述べる．

1. Posthyperventilation apnea

正常では過呼吸によって動脈血二酸化炭素分圧（PCO_2）が下がっても呼吸のリズムはすぐに正常に復し，tidal volumeを減少させることによってPCO_2を静止時レベルまで上げようとする．PCO_2が低下しても呼吸のリズムを一定に保とうとする機能は前脳〔大脳は中脳と前脳に分類され，前脳は間脳（視床，視床上部，視床後部，視床下部）と終脳に分類される〕に存在すると考えられている．

両側前脳の機能障害による軽度の意識障害患者では前述の機能が失われ，過呼吸後一過性に（12〜30秒間）無呼吸となることがある．このテストには患者に5回程過呼吸を命じてみればよい（PCO_2を8〜14mmHg下げることができるという）．

2. Cheyne-Stokes呼吸

過呼吸と無呼吸が規則的な増強，減少を繰り返す（通常過呼吸の持続時間のほうが長い）呼吸である（図4参照）．二酸化炭素に対する換気の反応が異常に亢進して過呼吸を生じると同時に過呼吸によって生じたPCO_2低下に対する前脳の反応(1) 参照）が低下してposthyperventilation apneaを生じるためと考えられる．PCO_2は中等度低下し，酸素分圧（PO_2）はわずかに低下していることが多い．

この異常呼吸はやはり大脳の両側性の，多くは大脳半球深部，間脳に及ぶ機能障害を意味し，中等度以上の意識障害を伴っていることが多い．機能障害が橋上部にまでは及んでいないと考えられている．

脳出血，脳梗塞，腫瘍などが原因となっている場合にはテント切痕ヘルニアの前兆であることが多い．尿毒症などの代謝性障害が原因となることもある．

時に後頭蓋窩の急速に増大するmass lesionでCheyne-Stokes呼吸に似た異常呼吸を示すことがあるので注意が必要である(6) 参照）．

347

3. Central neurogenic hyperventilation

中脳下部〜橋の上部2/3までの被蓋の障害で生じる．病変は中脳水道や第四脳室の直下（腹側）の網様体を破壊しており，多くの場合は昏睡である．脳出血が脳室穿破して中脳水道周辺にcastを作った場合や，テント切痕ヘルニアで中脳〜橋に二次的出血を生じた場合，中脳〜橋の梗塞，などが原因となるがこの部位のanoxiaやhypoglycemiaでも生じる．

呼吸は規則的で速い，やや深い過呼吸を示し，通常のroom air下では，$PCO_2 < 30mmHg$，$PO_2 > 80mmHg$，$pH > 7.48$の呼吸性アルカローシスを示す．

表4 呼吸異常と病変部位の関係

Forebrain Damage
    Epileptic respiratory inhibition
    Apraxia for deep breathing or breath-holding
    "Pseudobulbar" laughing or crying
   1) Posthyperventilation apnea
   2) Cheyne-Stokes respiration
Midbrain-Rostral Pons Tegmentum
   3) Central neurogenic hyperventilation
Pontine Base
    Pseudobulbar paralysis of voluntary control
Lower Pontine Tegmentum
   4) Apneustic breathing
   5) Cluster breathing
   6) Short-cycle anoxic-hypercapnic Cheyne-Stokes respiration
   7) Ataxic breathing
Medullary
    Ataxic breathing
    Slow regular breathing
    Loss of automatic breathing with preserved voluntary control

表中1)〜7)については本文中に説明．
Plum：Stupor and Comaより改変

意識障害のある患者は肺炎，肺水腫などの合併でhyperpneaを示すことがあるが，この場合はhypoxic hypocapnic hyperpneaで，PO_2は70mmHg以下であることが多い．PO_2が70mmHg以下では末梢のchemoreceptorを介してのhyperventilationが生じる．

4. Apneustic breathing

呼吸は吸息と呼息とよりなり，それぞれに中枢が想定されているが，呼息の中枢は橋中部〜下部（三叉神経根の出口のやや尾側）の被蓋の背外側部，両側と考えられている．呼息の中枢が障害されると吸息が持続するパターンの呼吸障害を示すことになる．典型的なパターンはまれであり，吸息のまま2〜3秒の呼吸運動停止（図4）に呼息後の一過性の呼吸停止などの他の異常呼吸が組み合わさることが多い．

原因としては橋の梗塞，重症髄膜炎，などのほかhypoglycemia，anoxiaなどでも生じる．テント切痕ヘルニアに続発して進行する橋の機能障害では生じにくいとされ，その理由はテント切痕ヘルニアに続発する脳幹の損傷は脳幹中心部に好発し，背外側部には生じにくいためであるとされる．

5. Cluster breathing

延髄上部〜橋下部の障害で生じ，不規則な呼吸停止と周期的な呼吸の群発がみられる（図4）．同時に他の呼吸異常を伴うこともある．

6. Short-cycle anoxic-hypercapnic Cheyne-Stokes respiration

Cheyne-Stokes呼吸に似ているが，周期はCheyne-Stokes呼吸より短く，より不規則で，全体として換気は不良である．時にcluster breathingへの移行がみられる．

後頭蓋窩の出血などの急激な増大を示すmass lesionでみられ，延髄上部〜橋下部の障害を示す．

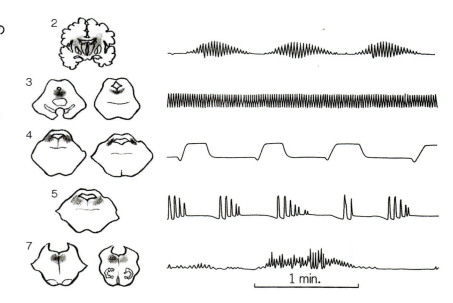

図4 病変部位別（図中，黒く示す）の異常呼吸
2〜7については本文参照．

2：Cheyne-Stokes respiration
3：central neurogenic hyperventilation
4：apneusis
5：cluster breathing
7：ataxic breathing

Plum：Stupor and Comaより引用改変

7. Ataxic breathing

周知のごとく，呼吸の最も重要な中枢は延髄の背正中部の網様体中にあり，これは筆尖レベルの少し下方まで存在する．この部位の障害はまったく不規則な呼吸異常を示す（図4）．

Biotが述べたように重症髄膜炎でもみられ，軽度の鎮静剤や自然睡眠でも無呼吸へ誘導することがある．原因疾患としては急性の後頭蓋窩病変が多い．

Tonsillar herniationではまず最初に延髄に圧迫が生じるため，意識が保たれたまま，呼吸が停止するという状態が生じることがある．

> **サイドメモ①　CO₂ narcosis**
>
> 正常人の呼吸調節は二酸化炭素チャンネルが主役で，CO₂が溜まると呼吸が促進される．また，バックアップチャンネルとして酸素チャンネルも存在し，O₂が低下すると呼吸が促進される．通常はCO₂チャンネルが優位にバランスを保っている．
>
> 慢性閉塞性肺疾患chronic obstructive pulmonary disease (COPD)の患者では慢性的にCO₂が貯留していて，CO₂チャンネルが不活性化してO₂チャンネルが優位になっていることが多い．このような患者に高濃度－高流量の酸素投与を行うと，O₂チャンネルが抑制され呼吸抑制や呼吸停止が生じ，CO₂が蓄積して意識障害を併発することがある．
>
> このような場合は低濃度－定流量のO₂投与で対応する必要がある．

意識障害患者の運動反応

意識障害患者の運動機能を調べる場合，意識明瞭な患者の検査とは異なった方法を用いねばならない．自発運動のある場合には注意深く観察し，運動の少ない四肢を発見し，麻痺の存在を予想する．自発運動のない場合には肢位をみて，一側下肢がeverted position（外旋位）を示していれば麻痺が予想される．また，両手足を持ち上げて落下させ，そのときのtonusの差をみて麻痺のある側を推定することもできる．

異常肢位と除皮質強直，除脳強直，橋肢位（図5）

意識障害が進行すると脳の障害レベルに応じた特殊なpostureを示すことが多い．これらの異常肢位abnormal postureの発現機構には種々の説明が試みられているがここでは省略し以下に列記する．なおこの異常肢位はなんら刺激を与えなくても観察される場合もあるが，痛みなどの刺激に対する異常，運動反応として観察されることが多い．

1. 除皮質強直 decorticate rigidity

上肢を内転，肘関節，手関節，指関節を屈曲，下肢伸展，内旋，足背伸展を示す強直である（図5A）．この肢位は対側の内包～大脳脚頭側の中等度以上の障害を意味し，両側に認められる場合は視床を中心とする基底核に障害が及んでいることが多い．

一側に除皮質強直が認められ，他側には次に述べる除脳強直が認められることもある（図5B）が，この場合は除脳強直が認められる上下肢の反対側の障害がより進行している．

2. 除脳強直 decerebrate rigidity

Opisthotonus（反弓緊張）に歯ぎしりを伴い上肢は硬く伸展，内転，過内旋を示し，下肢は伸展し足背は伸展するのが典型的である（図5C）．痛み刺激でより明瞭となる．中脳～橋上部に両側性に障害が及んでおり，前庭神経核とその付近の網様体が残存している場合に生じるとされている．

3. 橋肢位 pontine posture

除脳強直に比して全体に強直が減弱し，上肢は伸展し，下肢は緊張がゆるやかになり，典型的な場合は膝関節の弱い屈曲を示す（図5D）．橋の三叉神経レベル以下にまで障害が及んでいる場合に生じるとされる．

図5　呼吸異常と病変部
A：除皮質強直 decorticate rigidity
C：除脳強直 decerebrate rigidity
D：橋肢位 pontine posture
Bは除皮質強直と除脳強直の組み合わせ

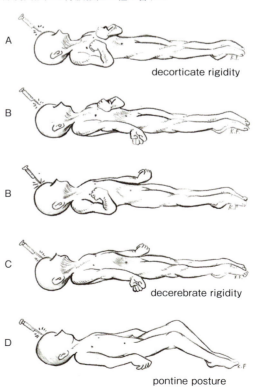

Central herniationと異常運動反応の進行

テント上のmass lesionにより生じるテント切痕ヘルニアにはcentral herniationとuncal herniationがあるが，障害レベルの段階的進行を理解するうえにはcentral herniationの病態を考察するのが便利である．図6には主としてcentral herniationの場合の運動反応を示してある．Uncal herniationに関しては後に述べる．

1) 一側大脳半球の障害が進行すると，反対側上下肢の麻痺（図6-1の斜線部）が生じるが，病巣側の手足は痛みに対して合目的な反応（purposeful response）を示し，防御反応を示す．さらに障害が進行すると意識障害はdelirious→stuporとなり，同時にforced grasping，forced gropingなどの原始反射が認められることもある．Babinski反射が対側あるいは両側に出現することも多く，対側半身がdecorticate rigidityを示すこともある（図6-1の2番目）．

2) 障害が視床を中心とする大脳基底核～中脳上部にまで及ぶと両側除皮質強直を示し，障害がより進んでいる側の反対側上下肢が除脳強直を示すこともある（図6-2）．

3) 障害が中脳～橋上部に及ぶと両側の除脳強直を示す（図6-3）．

4) 障害がさらに進み，橋の三叉神経レベル以下に進行するとpontine postureを示す（図6-4）．

Uncal herniationと異常運動反応の進行

Uncal herniationは病巣側動眼神経麻痺による瞳孔散大，眼瞼下垂などで特徴づけられるが，その進行に2種類がある．

通常は病巣反対側の麻痺と病巣同側のpurposeful responseを初期に示すが（図7上段），時に病巣同側の麻痺が生じることがある（図7下段）．これはherniateしたuncusによって中脳が対側のテント切痕におしつけられ，対側の大脳脚にnotchが生じるためであり，これをKernohan's notch（病理学者Kernohanが最初に記載した）とよぶ（いずれの場合も病因は瞳孔散大側にある）．

いずれの場合も両側Babinski反射に引き続いて，除皮質強直をとびこえて除脳強直に急速に進行することが多く，概してcentral herniationよりもuncal herniationの進行は速やかである．

一般にテント上で正中に近いmass lesionはcentral herniationを生じやすく，テント上，一側に偏して急速に増大するmass lesionはuncal herniationを生じやすい（例えば中頭蓋窩の出血性病変）（図7下段左端）．

Central herniationもuncal herniationも中脳以下の障害を生じ始めれば，区別がつかなくなり，実際に両者が同時に，あるいは相次いで発生することも多い．

Transtentorial downward herniationの詳細

Transtentorial downward herniationはcentral herniationとuncal herniationが代表的ではあるが，さらに詳しく分類すると以下のようになる．

a) 前脳forebrain，prosencephalonの中心部を形成する間脳diencephalon（視床，視床下部，視床上部，視床後部）が主体となって下方移動をする場合をcentral herniationと称し，これがherniationの神経学の基本であることは前述した．

b) 側頭葉内側面前半部すなわち鉤uncusが主体となってherniateする場合をtranstentorial downward anterior herniationまたはuncal herniationと称し，病巣側動眼神

図6 1～4障害レベルに応じた異常運動反応

脳の障害部位を黒く示し，影響が及んでいる部位を点で示してある．
Purposeful response, decorticate rigidity, Babinski反射, decerebrate rigidity, pontine postureを示す．

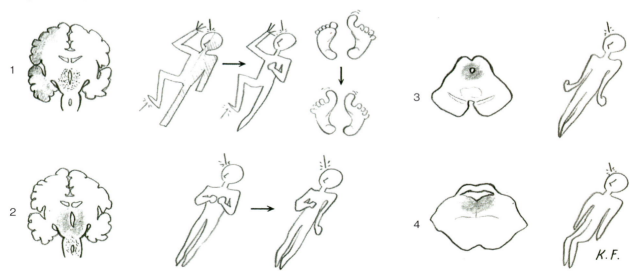

経麻痺で特徴づけられる．

　動眼神経は大脳脚腹側で後大脳動脈と上小脳動脈の間から出てくるので，uncal herniationの場合には，この両動脈の間で絞扼され麻痺を生じる．

　c) 側頭葉内側面後半部すなわち海馬hippocampusが主体となるherniationをtranstentorial downward posterior herniationまたはhippocampal herniationと称する．

　この場合，後大脳動脈がテント切痕で圧迫閉塞され，後頭葉（主として後頭極）に梗塞を生じることがある．従って救命し意識が回復しても後遺症として病巣反対側の同名半盲を残すことがある．

　d) さらにテント切痕ヘルニアで偏位した中脳の大脳脚が対側テント切痕に押し付けられてnotchを作ることがあり，これをKernohan's notchとよぶことは前述した．

　上記の種々の病態が同時に進行することも部分的に進行することもあり，b)〜d)を図示したものが図8である．

図7 Uncal herniationの進行とKernohan's notch

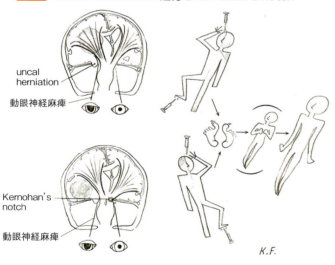

図8 Transtentorial downward herniationの種々の病態（前額断，後方より見た図で，図の左が病巣側）
Hippocampal herniationにおける病巣反対側同名半盲，uncal herniationにおける病巣側動眼神経麻痺，Kernohan's notchにおける病巣側運動麻痺などが生じる病態を示す．

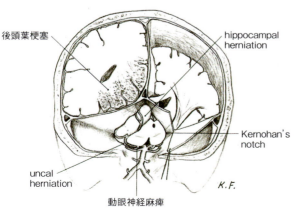

瞳孔

瞳孔収縮中枢と対光反射，近見反射

　瞳孔の大きさは副交感性の瞳孔収縮中枢（Edinger-Westphal核にあるとされる）と交感性の瞳孔散大中枢（視床および視床下部後半部にあるとされる）とからのインパルスのバランスで決定される．

　瞳孔収縮をきたす反射には対光反射，近見反射があり，瞳孔散大をきたす反射には脊髄毛様反射がある．いずれの反射の異常も，脳幹の障害部位の診断に有用であり，その反射経路の解剖を正確に理解する必要がある．

　特に対光反射は代謝性障害では障害されにくく，その障害は多くの場合器質的な障害を意味する．従って対光反射の有無は意識障害が代謝性障害によるものか器質的な障害によるものかを鑑別する最もよい指標ともなる．

対光反射の反射弓

　図9に対光反射弓を示す．対光反射求心路は網膜に発して視神経，視交叉を通るまでは視覚の経路と同じであるが，外側膝状体には入らず，視蓋前域核pretectal nucleusでニューロンを代えて両側のEdinger-Westphal核に達する．遠心路はEdinger-Westphal核に発して動眼神経を介し毛様神経節でニューロンを代えて短毛様神経となって瞳孔括約筋に達する．

　以上の求心路，遠心路のいずれの部位の障害も対光反射の異常をきたすが，その障害部位に応じて特徴をもった異常を示す．いくつかの注意すべき事項を挙げると以下のようになる．

　a) 病変が視交叉と外側膝状体の間に存在する場合は視野は当然，対側の同名半盲を示す．この場合，両眼ともに，半盲のある側から射入した光に対する反応はなく，半盲のない側から射入した光に対する反応は保たれている．ただしこの検査には細隙灯などの特定方向だけに投光される装置を用いねばならない．

　外側膝状体と後頭葉の間に病変があれば対側同名半盲を示すが，対光反射の異常は伴わない．対光反射に関与する経路が外側膝状体直前で視覚路を離れて視蓋前域pretectal regionへ向かってから後の部分に障害が生じると，視野の異常は伴わず対光反射異常を示す．

　b) 対光反射求心路はpretectal nucleusから両側のEdinger-Westphal核に連絡するため，一側の眼に射入された光は両側の眼の縮瞳を示す．この場合反対側の瞳孔の縮小を間接対光反射indirect light reflexまたは同感性対光反射consensual light reflexとよぶ．

　光を射入する側の視力障害がないのに，間接対光反射が消失している場合は，光を入れない側の動眼神経〜瞳孔括

III 図説 脳神経外科局所解剖診断学

図9 対光反射弓
赤の実線が対光反射弓を示し，赤の点線が視覚路を示す．

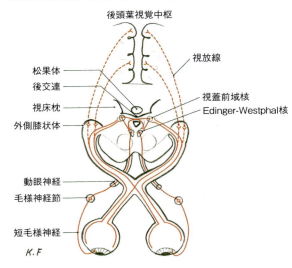

図10 近見反射弓
赤の実線が輻輳反射弓を，赤の点線は調節反射弓を示す．

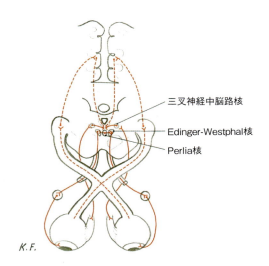

約筋の障害を意味する．

近見反応（輻輳反応と調節反応）

近い物体を見るとき，一種の連合運動として（従って反射とよぶよりは反応とよぶほうがよいと考えられる）輻輳と調節が生じる．この輻輳と調節に際して縮瞳をきたすのを瞳孔の近見反応とよぶ（図10）が，縮瞳は調節よりも輻輳のほうにより深い関係をもっているといわれる．

> **サイドメモ ②**
> 通常，近見反応として輻輳と調節は同時に生じる現象であるが，患者に輻輳と調節を意識的に分離させて検査することは意識明瞭な患者においては眼科的検査手法によって可能である．

1. 輻輳 convergence
近見時に両眼の注視線が物体に向かって集合する運動を称し，この場合に瞳孔が縮小する反射弓は次のごとくである．両側内直筋に発した刺激は三叉神経または動眼神経中を通って三叉神経中脳路核→Perlia核→Edinger-Westphal核→動眼神経→瞳孔括約筋に達する．

2. 調節 accommodation
近見時に毛様体筋が収縮し，水晶体が厚さを増してレンズの屈折力を高め，近い物体の像を網膜上に結ぼうとする運動であり，これに対応して縮瞳を示す反射弓は以下のごとくである．網膜上のぼやけた像が刺激となって視神経→視索→外側膝状体→後頭葉に達し，皮質中脳線維を介してPerlia核→Edinger-Westphal核→動眼神経→瞳孔括約筋に達する．

瞳孔散大中枢と脊髄毛様反射

大脳皮質に瞳孔散大の高次の中枢が存在するであろうことは古くから想像されているが，その解剖学的局在に関してはいまだ多くの議論がある．これに対して視床，視床下部における瞳孔散大中枢の存在は広く認められ，局所診断学上も十分参考となりうる．

図11のように，視床，視床下部（後半部といわれる）に発した交感性のインパルスは，同側脳幹毛様体の中（lateral tectotegmentospinal tract といわれる）を下り，同側脊髄毛様体中枢（下部頚髄〜上部胸髄に存在）に終わる．第2次ニューロンは脊髄毛様体中枢から交通枝（C8〜D3）を通って交感神経節状索に入り，上行して上頚神経節に終わる．上頚神経節に発した第3次ニューロンは頚動脈周囲，海綿静脈洞周囲に神経叢を形成し，Gasser神経節を通り，三叉神経第一枝から鼻神経，毛様体神経節を経て，長毛様神経となり瞳孔散大筋に達する．

脊髄毛様反射は頚部に与えた痛い刺激（通常は前頚部を強くつねる）が同側の瞳孔散大をきたす反射であり，高度の意識障害患者の予後の判定に役立つ．この反射は痛み刺激が前述の脊髄毛様中枢と反射弓を作るために生じると考えられ，脳幹が延髄レベルまで下行性に障害された場合でも最後まで残りうるものである．この反射の消失は理論的には頚髄レベルまで障害が及んでいることを示唆するが，実際には橋出血などで両側縮瞳をきたしている場合には本反射が誘発できない場合が多い．これは本反射弓が頚髄レベルよりもやや上位の脳幹までも含んでいることを予想させる．

脳幹障害のレベルと瞳孔異常

前述の瞳孔の反射経路をまとめ，各レベルでの障害に応じた瞳孔異常を図11に示す．

1. Horner症候群

一側瞳孔の縮瞳，眼裂の狭小，眼球陥入を示す．眼の交感神経支配の障害を意味し，縮瞳は瞳孔散大筋の麻痺，眼裂狭小はMüller筋（瞼板筋：交感神経支配）の麻痺により，眼球陥入は眼窩内の圧を保っている筋群のトーヌスの低下によるとされるが目立たないこともある．

病因としては頚部交感神経の障害が典型的であるが，頚髄や延髄（Wallenberg症候群など），視床，視床下部の病変でも生じることがある．

2. Argyll Robertson徴候

対光反射が消失（直接，間接ともに）し，輻輳，調節反応は保たれている．障害の部位は図11の「3」のとおりであるが，神経梅毒が原因のときは縮瞳を伴っていることが多く，松果体部腫瘍が原因である場合には散瞳気味であることが多い．また，松果体部腫瘍の場合には同時にParinaud徴候を伴っていることが多い．

眼球運動

眼球運動の上位中枢，随意性・反射性運動

眼球の凝視運動には大きく分けて随意性凝視運動と反射性凝視運動とがある．随意性凝視運動とは意志による眼球運動で，その中枢は前頭葉（6aβ，8aβγ）にあり，速やかでsaccadicな動きを支配している．反射性凝視運動の代表的なものは物を視野の中にとらえて追跡（following eye movement）するsmoothな動きでその中枢は後頭葉（area 18, 19）にある．

電車の中から外の景色を見ている人は生理的な眼振を生じるが，その眼振の急速相（随意性）は電車の進行方向に，緩徐相（反射性，追跡運動）は景色の流れる方向に一致している．反射性凝視運動としてはその他に，音，臭，光などの知覚刺激に対する反射性凝視運動があり，頭頂葉（area 5, 7），側頭葉（area 22）なども関与していると考えられる．これらの上位中枢間には大まかに次のような関係がある．一側の前頭葉中枢を刺激すると眼球は対側へ共同偏視を生じ，両側の前頭葉を刺激すると眼球の上下方向の偏位が生じる．一側の前頭葉と対側の後頭葉を同時刺激すると前頭葉の刺激が優勢に立つ．

下位中枢，随意性・反射性の解離性障害，核上性・核下性障害，人形の目試験

前述の上位中枢からの随意性，反射性インパルスは脳幹部の下位中枢に至ると接近して解剖学的分離は困難となり，解離性の障害は生じにくくなる．通常，脳幹部の下位中枢としては，垂直運動中枢として上丘あるいは後交連を中心とする視蓋前域が，水平運動中枢としてparamedian pontine reticular formation（PPRF）が想定されている．これらの垂直・水平運動の脳幹部下位中枢はそれぞれ，動眼神経核および外転神経核の非常に近くにあり，解剖学的に正確に分離することは困難であるので，上位中枢〜下位中枢間の障害を核上性障害，下位中枢で動眼あるいは外転

図11 種々の障害レベルと瞳孔の異常（番号を照合）
赤は交感神経系路（瞳孔散大），青は副交感神経系路（瞳孔縮小）．

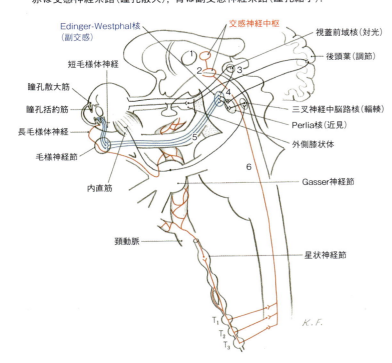

神経核近くの障害を示す場合を核性障害と称する．

眼球運動の解離性(核上性)障害を発見するには，随意性と反射性を厳密に区別して検査する必要がある．随意運動を検査するには命令によってその方向を見ることができるか否かを検査すればよいが，反射運動を検査する場合，単に検者の指を追跡できるか否かを検査するだけでは不十分である．追跡運動が障害されている患者では凝視運動によって指をsaccadicに追跡することがありうるからである．純粋に反射運動を分離して検査する良い方法として"人形の目試験"がある．例えば上方注視における反射運動を検査するには検者の指を凝視するように命じておいて患者の頭部をゆっくりと前屈する．反射性上方注視の障害がなければ患者の眼球はゆっくりと上転する(人形の目現象陽性)はずであり，この場合もし随意性上方注視が障害されていれば，この患者の障害は核上性障害ということになる．

人形の目試験はこの項の最後に述べるように意識障害患者の脳幹機能を調べる場合にも異なった方法で応用されるので注意されたい．

眼球共同運動の解剖

1. 垂直共同運動 (図12)

眼球の垂直運動に関してはまだ不明の点が多く，その下位中枢も上丘にありとする説，上丘ではなく後交連を中心とする視蓋前域であるとする説などがある．また上位中枢も両側性に支配があることは予想されるが(図12,13点線)，十分に解明されていない．斜方向の上下運動に関しても，滑車神経核との関連を含めて十分に納得できる説明はない．現在，最も広く行われている説明は以下(i, ii)のようになる．

i) 前頭葉からの随意性インパルスはcorticobulbar tract，特にその迷入路(aberrant pyramidal tract of Dejerine)によって内包膝を通り，動眼神経核近くの視蓋前域の下位中枢に終わる．

ここから同側，対側の動眼神経核，滑車神経核に達して垂直，斜，および次に述べる輻輳(輻輳の下位中枢としては動眼神経核内のPerlia核が想定されている)運動を行う．

ii) 後頭葉からの反射性インパルスはinternal corticotectal tractとなってレンズ核後部，おそらくは視床枕pulvinarを通って視蓋前域の下位中枢に達する．ここから同側の動眼神経，後交連を通って対側の動眼神経へと達する．

Parinaud's sign(上方注視麻痺)に関連して古くからこの下位中枢としては上丘が挙げられている．Internal corticotectal tractの中でもarea 19上部とarea 18下部からの線維は上丘のrostromedial(上内方)に終わり，眼球の上方，上斜方向への運動を行うという．この場合，網膜の下1/4からの視束線維の一部もここに終わり，上眼瞼挙筋の核を支配して上方注視を助けるといわれる．一方，area 19中間部，area 18上部からの線維は上丘のcaudolateral(後外側)に終わり，眼球の下方，下斜方向への運動を行うという．従って，松果体の先端から出た腫瘍が上丘のcaudolateralを圧迫したような場合には下方注視麻痺が生じることがあるという(Kahn. correlative neurosurgery)．

2. 輻輳運動 (図13)

前述のように，輻輳運動の下位中枢としては動眼神経核中のPerlia核が想定されており，これを図示すると図13のようになる．

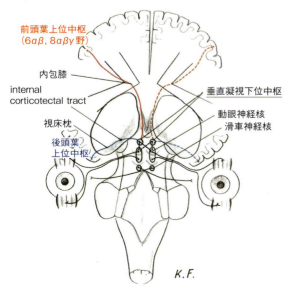

図12 眼球の垂直共同運動
随意運動を赤，反射運動を青で示し，一側半球のインパルスを実線，対側半球のインパルスを点線で示す．

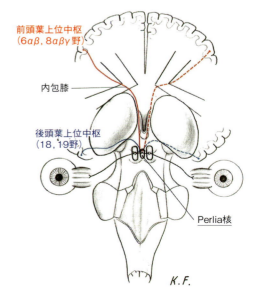

図13 眼球の輻輳運動
随意運動を赤，反射運動を青で示し，一側半球のインパルスを実線，対側半球のインパルスを点線で示す．

3. 側方共同運動（図14）

眼球の側方共同運動には一側外転神経と対側の動眼神経（そのうちの内転筋支配の神経）が共同して働かねばならない．この連絡を行っているのが有名な内側縦束fasciculus longitudinalis medialis（FLM），medial longitudinal fascicle（MLF）であり，これが障害されると核間性眼筋麻痺あるいはFLM症候群といわれ，一側眼球の外転が障害されたり，内転が障害されたり，要するに眼球側方共同運動はバラバラになってしまう．

側方共同運動の下位中枢は前述のように外転神経核近くのPPRFに想定されているが，それらの解剖学的連絡は以下のようになる．

i）前頭葉からの随意性インパルスは垂直運動の場合と同じくaberrant pyramidal tract of Dejerineによって内包膝部を通り，中脳脳底部で脳脚の内側1/3を通って動眼神経の尾側で黒質を横切って対側の内側毛帯に迷入し，対側PPRFと外転神経核に終わる．PPRFからはFLMを通って同側の動眼神経核と連絡をとることになる．

ii）後頭葉からの反射性インパルスはcorticotegmental tractとなってpulvinarでは前述のcorticotectal tractと接近して走行し，赤核の後外側を通って橋で交叉し，対側の外転神経核，PPRFに終わる．動眼神経核との連絡は，やはりFLMによる．

Parinaud症候群とFoville症候群，共同偏視，他

眼球の上方注視麻痺をParinaud症候群，側方注視麻痺をFoville症候群というが，前述のようにいずれも解離性麻痺と絶対性（非解離性）麻痺が存在し，種々の障害レベルに応じた特徴的な症状を示すことが理解できよう．

垂直運動にせよ水平運動にせよ，一般に解離性麻痺では随意性運動が障害され，反射性運動が残ることが多く，従って人形の目試験陽性となりやすい．これは随意性運動のインパルスは内包膝－大脳脚内1/3と比較的限局した経路をもち，障害される機会が多いのに対して，反射性運動の経路は後頭葉をはじめとして広い経路をもっているためであろう．

また，眼球の注視麻痺の現れとして，急性期，特に意識障害を伴う患者では眼球が注視の反対側へ共同偏視（conjugate ocular deviation）を示すことがある．PPRFの障害では病巣反対側へ共同偏視を示すことが非常に多いのに対してまれではあるが，眼球の下方共同偏視が上丘近くの病変で認められることがある（視床出血急性期で上丘近くにまで圧迫が及んだ場合など）．

図15は参考として矢状面で，間脳，中脳背側から病変が進行した場合の眼球運動障害の進行を考えたものである．間脳－中脳移行部ではinternal corticotectal tractとcorticotegmental tractが接近していて同時に障害される可能性が高いが，上丘付近では前述の理由により随意性運動の障害が生じやすいのに比べてinternal corticotectal tractの反射性運動は保たれる可能性が強く，上方注視における人形の目試験が陽性となることが多い．

上丘部背側からの病変では眼球側方運動を行うcorticotegmental tractとaberrant pyramidal tract of Dejerineは障害されにくく，特にDejerineの迷入路は最後まで残り，このため随意性の側方注視運動は残存することが予想される．

Aberrant pyramidal tract of Dejerineはcorticotegmental

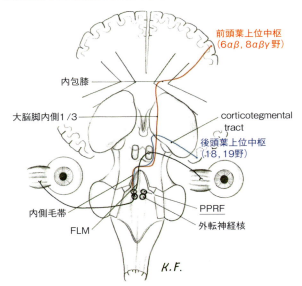

図14 眼球の側方共同運動
随意運動を赤，反射運動を青で示す．

tractよりもさらに腹側を走行する〔図15および「皮質核路（皮質延髄路）」(p.374)の記述を参照〕.

意識障害と眼球運動, 眼球偏位

1. 意識障害患者における障害レベルと眼球運動 (図16)

意識障害のある患者では前述の随意性, 反射性の分離評価は困難であり, 意識清明の患者とは異なった手法を用いて障害レベルの推定を行わねばならない. その場合に役立つのは眼球の位置, カロリックテスト, oculocephalic reflexの3つである.

2. カロリックテスト

正常人の外耳に冷水を注入すると反対側に急速相をもった眼振が生じる（温水ではこれとは逆の眼振が生じる）. 冷水によって引き起こされた三半規管の対流は前庭神経に伝わって同側へのゆるやかな眼球共同偏位を生じる. 前頭葉からのインパルスが正常に保たれていると眼球は速やかに正常位に復する. この偏位と矯正との繰り返しがすなわち眼振である.

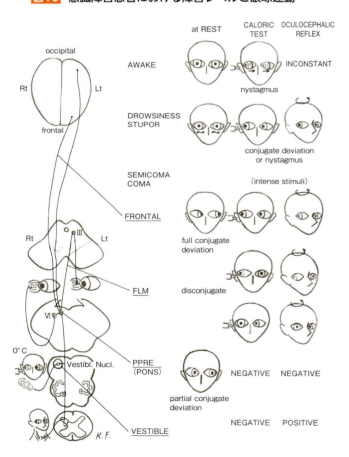

図16 意識障害患者における障害レベルと眼球運動

サイドメモ ③ カロリックテスト

CTスキャンの出現以前の脳腫瘍の画像診断は脳血管撮影や気脳撮影（腰椎穿刺を行って頭蓋内くも膜下腔や脳室に空気を送り込む）などの侵襲的検査法しかなかった. 当時, "大きくない聴神経腫瘍"の診断で最も重視されたのは頭蓋内圧亢進症状や病側の小脳失調などよりも, 病側の聴力低下, カロリックテストの反応廃絶または低下, 髄液蛋白の増加, 頭蓋単純撮影のステンバース法における病側内耳孔porus acustics internus（内耳道：meatus acustics internus）の拡大などであった.

今日においても"カロリックテストの廃絶または低下"は病変が前庭神経原発であること (vestibular schwannoma) を裏付ける重要な診断根拠であることに変わりはない.

従って前頭葉からのインパルスが障害されてくるに従って (drowsy ～ semicoma, 大脳レベルの障害, 図16の第2, 3列) カロリックテストは眼振を生じないで眼球偏位を生じるようになる. 前頭葉障害で病側へ眼球が偏位している場合は, カロリックテストで健側へ偏位させるには, かなり強い刺激を要する（第3列）.

FLMが障害されると（図16の第4,5列）カロリックテストは眼球のdisconjugateな偏位を生じる. この場合上部FLMの障害では内転障害が, 下部FLMの障害では外転障害が生じやすい.

PPRFの障害では眼球は対側へ偏位したままカロリックテストにも反応しない（図16の第6列）. 前庭神経核近くの障害でもやはりカロリックテストは陰性となる.

サイドメモ ④

意識障害のない患者においても一般的にFLMの障害によるdisconjugateな眼球運動は, 障害が上位であれば病側の内転が強く障害され（図16の上から4列目）, 障害が下位であれば病側の外転が強く障害される（図16の上から5列目）傾向がある.

意識障害のない患者におけるFLM (MLF) 症候群はinternuclear ophthalmoplegia (INO) 核間性眼筋麻痺ともよばれ, 障害が上位であれば側方視において病側への眼球内転障害と健側外転眼の単眼性眼振が認められる. 障害が下位であれば眼球運動障害が病側の外転眼に生じ, 単眼性眼振が健側内転眼に生じる.

One and half症候群は病側PPRFとMLF下端が同時に障害されていることを意味し, 側方視を行わせ

ると患側眼は両方向とも不可能で，健側眼の外転しかできない．輻輳は正常である．

3. Oculocephalic reflex

急速な頭部の回転は，頚部の筋肉，骨関節靱帯などを介する深部知覚によって多分PPRFに連絡し，眼球を頭の回転と反対側へと共同偏位させる．この反射は一部は三半規管→前庭神経核を介しても生じていると考えられるが，前庭神経系を障害しても生じることから，頚部の回転との関係を重視してoculocephalic reflexとよばれる．

意識清明な人間では上位中枢からのインパルスの支配が強く，oculocephalic reflexは出現しにくい．上位中枢の支配が弱まるにつれて，（drowsy, stupor，図16第2列）oculocephalic reflexは出現しやすくなる．前頭葉障害で眼球が病側へ偏位している場合には強い刺激で健側へ偏位させることができる（第3列）．

FLMの障害ではdisconjugateな偏位が生じ，PPRFの障害ではoculocephalic reflexは出現しなくなる（第4～6列）．

4. 眼球の位置（眼球偏位）

意識が軽度に障害された患者では，眼球が左右にゆるやかに動いている（roving eye movement）ことが多く，逆にこの現象が認められれば意識障害は，それほど重篤でないと考えられる（図16第2列）．

前頭葉障害では病側へ眼球が偏位し，意識障害はさらに進行する（図16第3列）．この場合，次に述べるPPRF付近の障害時に比して眼球偏位はfull conjugate deviationであることが多い．

PPRF付近の障害では眼球は健側へ偏位し，この場合の偏位はpartial conjugate deviationであることが多い（第6列）．

以上を図16に図示する．

眼球運動の最近の知見

1) Perlia核（図11, 13, 59参照）が輻輳の中枢とされていたが，人のPerlia核は未発達で現在は否定されている．今日では図17に示すように，動眼神経核の近傍でそのやや背外側にconvergence cellとdivergence cellとが混在するように輻輳中枢が存在していると考えられている．

2) Parinoudの原著では上方・下方・上下方注視麻痺いずれかの注視麻痺に輻輳麻痺と対光反射消失を伴うものを本症候群としている．このうちの垂直注視麻痺の責任病巣として当初は四丘体，その後Cajal核 interstitial nucleus of Cajal (INC)，Darkschewitsch核〔後交連核 postrior commmisure nucleus of Darkshewitsch，内側縦束核MLF nucleus (riMLF)，以下に説明〕，後交連そのものなどが有力な説となったが，現在のところ垂直眼球共同運動中枢は赤核の頭側内側で，動眼神経核の頭側に接する interstitial nucleus of Cajal (INC)〔「3. 中脳脊髄錐体外路系」(p.402) 参照〕のすぐ頭側腹側に存在する rostral interstitial nucleus of the medial longitudinal fasciculus (riMLF) であると考えられるようになった（図18）．これに上位中枢としての大脳皮質，小脳，さらにはINCやPPRF，迷路系も複雑に関与していることが認められてきた．

3) 眼球運動全体の上位のコントロールとして現在ほぼ確立された理論は以下の通りである．Frontal eye field (area 8, 6)とsuperior colliculusからは随意眼球運動インパルスとして素早く対象物をとらえるsaccadicな動きが支配される．Parieto-occipital-temporal junction region (area 18, 19)および小脳からは対象物を視野にとらえつつ追跡するsmoothな眼球運動をコントロールするインパルスが送られる（図18）．

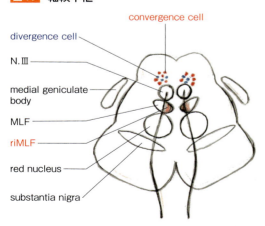

図17 輻輳中枢

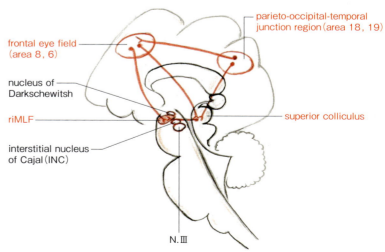

図18 垂直眼球共同運動中枢

以上の記述と図17, 18を見比べていただきたい．そして今まで図解してきた古典的な眼球運動の理論と比較検討してみていただきたい．永久不変のように思われがちな神経解剖学も大筋においては変わらないが，細部においては相当に研究が進んでいることに気付かれるであろう．

CNAP Tracer論文の紹介

神経解剖学の前述のような進歩を支えてきたのは，
1) 定位脳手術stereotactic surgeryで蓄積された知見と
2) 脳波に始まってほとんどあらゆる神経活動を記録するまでに発展したモニタリング技術と
3) functional MRIに代表されるような神経伝導路の画像化技術の進歩
であることは疑いがない．

筆者らは聴神経腫瘍術中に蝸牛神経の活動電位（CNAP）を追跡する装置を開発した．興味のある方は参考文献[1]を参照されたい．

以下に述べる前庭系や聴覚路における神経解剖学の発展も前庭機能検査の詳細化やauditory brainstem response（ABR）の解析の進歩に負うところが大きい．

前庭系と眼振

前庭−視床−皮質投射路はまだ完全に明らかにはなっていないが，同側の前庭神経核から両側の視床VPL核吻側部（VPLo）とVPI（ventral posterior inferior）（図78参照）へ至る経路や，聴覚路と平行して内側膝状体medial geniculate body近傍の経路が想定されている．投射される大脳皮質領域も明確ではないが中心後回腹側後方で頭頂弁蓋の近くが想定されている（図19）．

眼振nystagmusは急速相と緩徐相をもつjerk nystagmusと，両方向の動きがほぼ等しいpendular nystagmusに分けられるが，後者は大部分が先天性のものである．急速相をもって眼振の方向と定義されている．

以下，鑑別診断学上知っておくべきめまい（眩暈）と興味深い眼振についてのみ記述することにする．

良性発作性頭位めまい症（BPPV）とメニエール病

これらはいずれも耳鼻科で扱う疾患であるが，脳神経外科の診療に紛れ込むことがあるので耳鼻科へ回すためにも最低限の知識をもっておく必要がある．

1) 良性発作性頭位めまい症 benign paroxysmal positional vertigo（BPPV）はめまい症のうちでも最も多いもので，蝸牛と三半規管の間にある耳石器の中の耳石の砕片がなんらかの原因で三半規管の何れかに迷入することによって引き起こされる．耳石器は重力や体位を感知する役割をもっているが，三半規管に耳石が迷入すると頭位変換で回転性のめまいを生じる．通常，短時間（多くは1分以内）持続するもので，長時間のデスクワークや同一姿勢あるいは起き掛け体動時に起きやすい．熟練した耳鼻科医なら浮遊耳石置換法で90％は治せるという．

2) メニエール病は内耳リンパ液の過剰による浮腫が病因とされ，回転性または浮動性めまいに耳鳴り，耳閉感，難聴を伴うことが多く，数十分から数時間と比較的長く持続することが多い．治療は耳鼻科医による薬物療法が主であるが，穿刺リンパ液排除も考えられる．筆者は水頭症や緑内障の外科治療のような"排水路の作成法"も考えられるのではないかと勝手に想像している．

Vestibular nystagmusと前庭系の神経解剖

半規管から前庭核に至る前庭系障害によるもの．
1) 末梢障害は正面視や各方向への注視に関係なく，一方

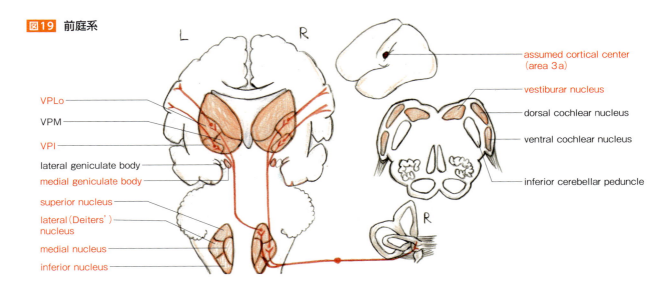

図19　前庭系

向に向かう方向固定性眼振で通常，障害側と反対に向かう眼振である．
2) 前庭核障害では垂直性，回旋性，水平性などの単独眼振
3) Frenzel眼鏡などで非注視状態にすると眼振は増悪し，激しいvertigoを伴う．

Bruns眼振

脳神経外科医にとって最も馴染みの深い眼振はBruns nystagmusであろう．小脳橋角部の大きな腫瘍で認められることが多く，病側への注視で大振幅−低頻度，反対側へは小振幅−高頻度の特徴的な眼振である．そのメカニズムはいろいろ論じられてきたが，どれも今一つ説得力に乏しい．恐らく上手に図解しにくいためであろう．

いささか手前味噌ではあるが，筆者が1977年に発表した図解による論文発表の一部を以下に紹介するので，興味のある方は論文[2]を参照されたい．

それでは再び元に戻って自発眼振を天秤を用いて筆者らの考えで説明してみよう．筆者らは眼球運動を主として図20のように，前庭神経系の重みとPPRFを中心とするより中枢のバネの二重支配による天秤を考えた．前述のように，例えば，前庭神経系が刺激状態にあれば，眼球は容易に反対側に偏位する．すなわち，反対側に加わった重みのため天秤は偏位する．この偏位を立て直そうとしてPPRFをはじめとする眼運動系の修正がバネとして働き，天秤は立て直る．このときPPRFが健全であれば，速く立て直る．すなわち，眼球は速く刺激側に向かう．これが前庭刺激側に向かう非注視眼振である（図21）．これは諸家により認められている事実であり，例えば，メニエール病の発作中では大多数の例で障害側向きの眼振が認められている．また，筆者らの調査によっても，末梢迷路ないしは末梢前庭性病変の発作急性期の眼振はすべて病側に向かう速い眼振であった．

一方，一側の前庭機能が排絶すると（例えば右側を病側とすると），眼振は病側とは反対側，すなわち，健側（左側）へ向くことが知られている．これは健側の前庭機能が優位となって重みが病側に加わる．このとき左右のバランスのくずれを修正しようとして左側の眼運動系のバネの働きによって天秤，すなわち眼球が健側（左側）に向かう．そしてPPRFが健全であれば健側に向かう眼振は速いものとなるわけである（図21）．聴神経鞘腫でも内耳道に限局している初期の症例や後頭蓋窩に進展していてもまだ小さく脳幹を圧迫するに至らない腫瘍では眼振は健側向き速い眼振であるといわれ，上記の説明とよく合致する．

次にBruns眼振のメカニズムを考えよう．坂田らはそのメカニズムを患側における注視機能の低下や，"eye-centering障害"，さらに迷路より発する断続的インパルスの著明な低下をきたし，健側にあっては，これがむしろhyperaktivätを引き起こすことにより成立するものと推定した．筆者らは理解しやすく，次のように考えた．すなわち，図22のように，右側の前庭神経系およびPPRFの不完全な障害と仮定すると，右前庭神経系の障害があるため，右側に重みが加えられることがまず考えられるが，PPRFの障害では，眼球は反対側に偏位しやすいことが知られている．これが前庭神経系による右側への重みに逆って左側により強く重みが加えられ，眼球が左へ偏位しやすい状態にある．このとき右を注視することにより，左に偏位しやすい眼球が立て直され，そのうえPPRFが障害されているために緩徐な眼振となり，かつ，左に天秤の偏位が大きかったために天秤の立て直り，すなわち，振幅も大きくなることが考えられる．また，逆に左を注視すると，右側のPPRFの障害のために眼球はただでさえ左に偏位しやすいので容易に左に眼球は偏位する．このとき左の眼運動系がバネとして働くのであるが，左側のPPRFが健全であるので速い眼振が健側である左に向かい，このとき振幅は小さく，小打性の眼振となる．これが病側には大打性で緩徐な

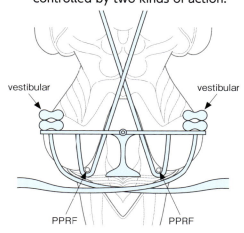

図20 The figure shows the balance is controlled by two kinds of action.

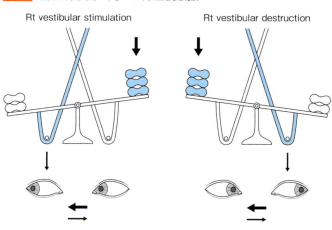

図21 前庭刺激側に向かう非注視眼振

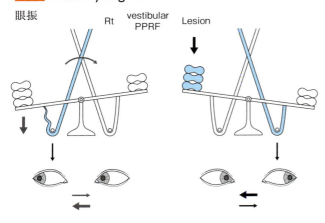

図22 Bruns nystagmus

で，健側には小打性で速い眼振となるBruns眼振のメカニズムと考えると非常に理解しやすい．

以下，詳細については当該論文を参照されたい．

各種眼振

その他，以下に述べる眼振は経験的に局在診断に役立ち，今日ではその一部はYouTubeなどで動画も見ることができる．しかし発生機序に関しては説得力のある，あるいは興味深い解説は見当たらない．筆者の若いころは大きな腫瘍がほとんどで，Bruns nystagmus以外にも興味を惹かれる眼振も多く見かけたが，多くの症例の手術に忙しくて時間を割いて勉強する気になれなかったことが悔やまれる．

See-saw nystagmus

Zona incerta（図82, 83参照）からCajalのinterstitial nucleus（図18参照）の障害とされる．頭蓋咽頭腫の第三脳室底陥入症例の眼振の動画がYouTubeに投稿されているので参照されたい．一度見ればその呼称を納得されるであろう．一側眼のintorsion, elevationと同時に反対側眼のextorsion, depressionが提示されている．

Gaze-evoked nystagmus

局所診断上の意義は少なく上下左右へ注視させたときに注視方向に向かう眼振．Frenzel眼鏡による非注視状態でも悪化しない．脳幹，小脳，いずれの障害でも，また精神安定剤や抗てんかん薬使用時にも生じることがある最もよくみる眼振である．

Convergence-retraction nystagmus

垂直注視麻痺に加えてretraction nystagmus（間欠的に眼球が陥入する），convergence nystagmus（解散と輻輳を律動的に繰り返す），瞳孔異常，外眼筋麻痺等を伴う．中脳水道周辺の障害で出現するためdorsal midbrain (mesencephalic) syndromeともよばれる．

Downbeat nystagmus

Arnold-Chiari奇形，basilar impression, 延髄空洞症，下部脳幹血管障害などのcranio-cervical junctionの障害で認められる．

Upbeat nystagmus

以下の2型に分かれるが，いずれも正面視でみられる．
Type 1：疎で大振幅の眼振．上方視で増強．小脳中部前方の障害．延髄障害でもみられる．
Type 2：小振幅で上方視でも増強しない．延髄中心管周辺病変．

Dissociated nystagmus

「サイドメモ④」（p.356）のMLF, one and half症候群の項参照．

聴覚路とABR

聴覚路とauditory brainstem response (ABR)の局所診断上の相関を図23に示す．

図23 聴覚路とABRの局所診断上の相関

図中, 蝸牛神経節から出ている第一次聴覚神経線維は緑, 蝸牛神経核から出ている第二次聴覚神経は赤, 中継の神経核から出ている神経線維はで青で表してある.
左右の交叉と神経線維密集領域に注意.

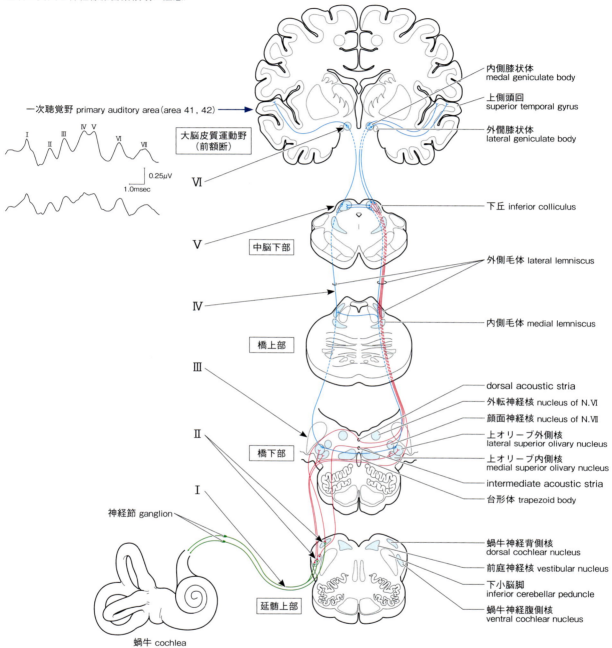

後藤文雄, 天野隆弘. 臨床のための神経機能解剖学. 中外医学社, p.30, 31 図1, 2より引用

III 図説 脳神経外科局所解剖診断学

大脳の機能分化とその障害による症候

内側－側頭葉

内側側頭葉 medial temporal lobe とその関連伝導路

　発生学上，神経管の前端部である脳管は初め3つの脳胞から成り，以下のように分化する．

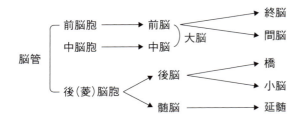

　側頭葉は発生学的に特殊かつ複雑であり，外側部は主として新皮質から成り，内側部は主として古皮質 archicortex と旧皮質 paleocortex から成る．その解剖と機能を理解するには脳と海馬の発生の概略を知る必要がある．次にその概略を解説する．

脳と海馬の発生

　終脳発生の途上でその半球内側面部分が肥厚してくるが，これが最も早く発育する大脳皮質の部であり，海馬 hippocampus とよばれ，いわゆる原始(古)皮質 archicortex である．古皮質には海馬，帯状回 cingulate gyrus, 歯状回 dentate gyrus が含まれる．

　このようにして発生した海馬は脳梁 corpus callosum の発達に伴って変化し，吻側は退化して脳梁灰白質 indusium griseum corporis callosi となり，尾側はさらに後方に移動して小帯回 fasciolar gyrus, 歯状回 dentate gyrus となり最後は側脳室下角に突出して海馬足 pes hippocampi となる．

　また，海馬は発生初期からその一部が視床下部の乳頭体 mammillary body と結合している．この結合と本来の海馬の間に脳梁が入り込み背方に進展する．これに伴ってこの結合も弓状に伸張弯曲して脳弓 fornix となり，この脳弓は海馬足の上で海馬采 fimbria hippocampi として終わる．左右の脳弓の間には交連線維があり脳弓海馬交連 comissura hyppocampi とよばれる．

　一方，前脳胞底部は線条体へ，上外側は新皮質 neocortex へと発育するが線条体部分の皮質は旧皮質 paleocortex (梨状葉)とよばれ，次第に内方へ移動して海馬傍回 parahippocampal gyrus と鉤 uncus (gyri hippocampi)を形成する．以上を図24, 25に示す．

　前述の古皮質，旧皮質に脳弓，視床下部，扁桃核 amygdala (発生源は正確にはわかっていないが，線条体を形成する細胞群から生じるらしく，注意，摂食，好き嫌い，性的活動，内分泌に関与すると考えられている)，後眼窩部，中隔野，島などを含めて大脳辺縁系 limbic system とよんでいる．

　新皮質は適応，創造を，古皮質は情動，注意，記銘を，旧皮質は情動，嗅覚－味覚などの原始感覚と自律神経機能を各々司ると考えられている．辺縁系は古皮質と旧皮質の機

図24 終脳と海馬の発生

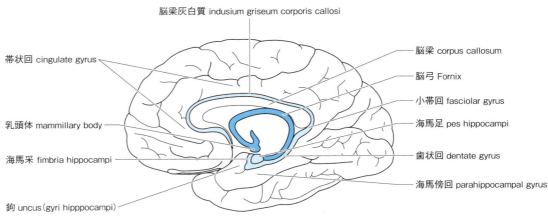

小川鼎三, 細川 宏, 他. 解剖学2. 神経系. 金原出版.より引用改変

能を統合して本能，情動を広く支配するものと解釈される．

皮質嗅覚中枢は海馬傍回の前部，および海馬足周辺と予想されるが，確実ではない．皮質味覚中枢は嗅覚中枢の後方で海馬傍回にあると予想されているが，これもまた不確実である．次にこれら2つの原始的な感覚の伝導について検索してみる．

嗅覚路

嗅神経の伝導路は脳神経の伝導路のなかで最も古く，他の知覚路とはまったく異なる．幾個の神経元を経て皮質嗅覚中枢（海馬傍回前半と予測される）に達するかも定かではないが，恐らく3〜4個位であろうと考えられている．嗅覚路全体として特に目立つのは横の連絡と，脳弓，乳頭体，手綱核等を介して下降する反射に関係する連絡がきわめて多いことである（図26）．嗅覚路が元来，発生学的に原始生活に重要であることを意味していると考えられる．

嗅覚路の第1神経元は旧粘膜の嗅細胞とその突起で，嗅球olfactory bulbに終わる．第2神経元は嗅索olfactory tractを通り，嗅三角，前有孔質，その他の嗅脳の諸部に終わる．第3神経元はこれらの休止部，特に嗅三角などから外側嗅条lateral olfactory stria（図27）を通り，島の内側を経て海馬傍回前端に達し，直接にあるいは神経元を代えて皮質嗅覚中枢に至ると思われる．両側の嗅脳は前交連によって連絡しているが，嗅覚路そのものには交叉はなく，また視床も内包も通過しない．

味覚路

舌が甘味，塩味，酸味，渋味の4つの味覚を最も敏感に感知する部位は相当な程度に分かれている．一番先端に塩味，その少し奥に甘味，中間部の両脇に酸味，一番奥で渋味を敏感に感じ取ることができる．

味覚が顔面神経（中間神経）と舌咽神経によって延髄の孤束核solitary nucleusに伝達されることは図77と関連の項で述べているので参照されたい．

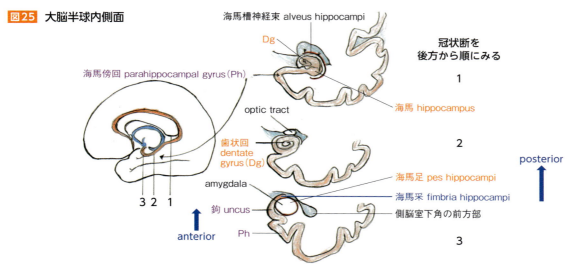

図25　大脳半球内側面

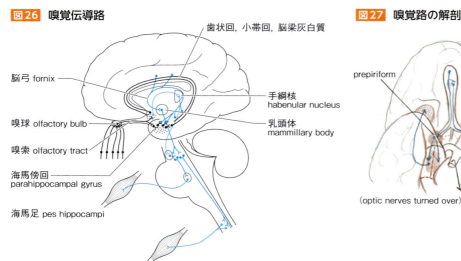

図26　嗅覚伝導路

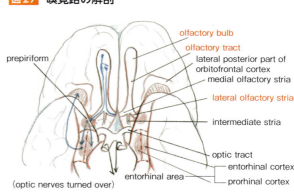

図27　嗅覚路の解剖

小川鼎三，細川 宏，他．解剖学2．神経系．金原出版社．より引用改変

図28にはラットやサルで明らかにされている経路を示しているが，ヒトでは従来からいわれているように孤束核からすぐに対側に交叉して内側毛帯lemniscus medialisとともに視床に至るのかpontine taste areaを含む経路が役割をもっているのか十分に明らかではない．孤束核からは視床VPM核に至り，VPM核の内側で尾側の小部分のVPMpc視床後内側腹側核小細胞部（図78参照）が味覚に関与する．

図28に示すBrodmann43領域は恐らく単純な感覚中枢で，さらに上位の中枢として辺縁系につながって味覚の評価（好き嫌いなど）や嗅覚（海馬傍回前半部：2）との相互連絡を行う領域（海馬傍回後半部：1）が連合して機能すると予想される．

記銘と記憶

古皮質（海馬，帯状回，歯状回），なかでも海馬が記銘に深くかかわることは図24，25に述べたが，情動を伴う記憶が長期に残ることをみても辺縁系やPapezの情動回路が記銘，記憶に重要な役割を担っていることが理解できる．ここでは記銘－記憶の観点から辺縁系や皮質感覚野を見直してみる．

記憶の材料である体性感覚，特殊感覚，その他のさまざまな刺激情報は大脳皮質のそれぞれの感覚野に送られた後に海馬に伝えられ情報整理統合が行われる．海馬での情報整理統合によって記憶は想起されやすくなるが，記憶を長期保存するのは大脳皮質の各々関連する領域である．前頭連合野Brodmann46野（図30，32，優位側中前頭回）は短期記憶の中枢で，この次に関連する領域との連絡をとる．

大雑把に言えば短期記憶short memoryを海馬が司り，長期記憶long memory（近時記憶recent memoryと遠隔記憶remote memoryに分けられる）を関連する大脳皮質が司る．

記憶はその内容によっても次のように分類される．【意味記憶】：言葉の意味，事実や法則，数字など．言語，計算，などに関する中枢と連絡を取っているのであろう．【エピソード記憶】：出来事に遭遇したときの状況とともに記憶される．視覚，聴覚，その他の中枢や辺縁系がかかわっているらしい．【手続き記憶procedural memory】：自転車に乗る，楽器を演奏する等，一度習得すると無意識に行える．運動野周辺が関与しているであろう．【プライミング記憶priming memory】：先行して取り入れた情報が，後に取り入れる情報に無意識に影響する現象．例えばミカン，バナナ，ブドウの3つの言葉を示されたあとリ○ゴの○は何かと問われるとリンゴを連想しやすくなる．言語中枢が関与していることは容易に想像できる．

図54の視床下部の情動回路を記銘－記憶の観点から再考してみよう．視床下部－視床背内側核dorsomedial nucleus（DM）－前頭前野および後眼窩野の経路は情動だけでなく記銘－記憶にも重要な役割を担っていることは容易に想像できる．この経路を上行すれば情動を伴った記憶の体験と蓄積が行われ，下行すれば情動を伴って記憶が想起され，視床下部の自律神経反応も引き起こし，さらに下行すれば情動を伴った運動反応を引き起こすかもしれない．

情動回路として有名なPapezの回路（視床下部乳頭体－mammillothalamic tract（Vicq d'Azyr）－視床前核（ANT）－帯状回－海馬－脳弓－乳頭体）も，記銘を情動を伴った記憶へと高めるサイクロトロン？の役割を担っているのかもしれない．その証拠に海馬やPapez回路の障害では情動を伴うことが少ないであろう手続き記憶procedural memoryは障害されないことがわかっている．

上記の観点から図29を見直していただきたい．

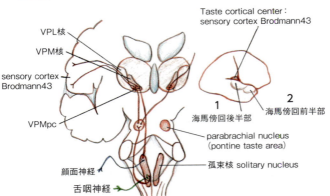

図28 味覚路

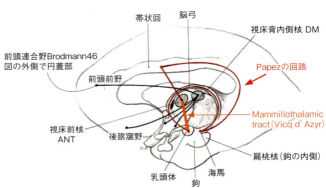

図29 Papezの回路

側頭葉の臨床的事項

側頭葉てんかんtemporal lobe epilepsyとはてんかんの焦点の位置から名付けられ，精神運動発作psychomotor seizureとは発作の様式から名付けられたものであり，両者は大部分一致するが，まったく同じではない．新皮質，古皮質，旧皮質のいずれが最も深く発作に関与するかによって臨床像が異なってくるとされている．以下，私の恩師の一人であり，東大脳神経外科の初代教授であられた故佐野圭司先生の講義録から引用する．

新皮質は記憶のパターンの蓄えと統合に関与しているので，これが発作に関与するとdreamy stateとよばれる状態になり，既視感déjà vu，未視感jamais vu，巨視感macroscopia，微視感microsopiaなどの幻覚を主徴とする視覚の障害が生じる．また，これらの発作中の記憶があるのも特徴であるという．古皮質の発作はictal automatismとよばれ，ものにとりつかれたような寸時の茫然状態から複雑な運動や行動まで種々の発作を示す．また，発作時の行動の記憶がまったくなく，発作が終わって突然，自分を取り戻すのも特徴とされる．旧皮質の発作は異様な臭いを感じる鉤発作uncinate fitsに代表されるような自律神経発作であり，異様な味覚を伴うこともあり，visual，auditory，visceralなどのauraも伴い，前述の各typeへの移行が多いといわれる．

有名なKlüber-Bucy症候群とはサルの実験で両側の側頭葉を破壊したときに発見された病態で，【1) psychic blindness：視覚失認があり絶えず目に見えるものを追う，2) 食欲亢進，3) oral tendency：食物でも食物でなくてもなんでも口にもって行く傾向，4) hypersexuality：性行動の異常亢進，5) hypermetamorphosis：変形過多：視覚刺激に対する反応が亢進し，個々の視覚刺激にすべて気付き，注目し，触れようとする，6) 非常に従順で受動的で，怒りの反応がない】，ヒトにおいても両側側頭葉の障害で上記の3つ以上の症候があれば同症候群とされる．

なお，ヒトにおいて側頭葉の障害を優位側と非優位側で比較してみると，優位側障害では言語–計算中枢に近いためか無口でおとなしくなる傾向があるのに対して，非優位側障害では感情脳に影響を与えるためか感情失禁や聞き分けのなさが目立つという臨床的な印象がある．

大脳皮質，Broadmann's area，Penfield's illustration

大脳表面の名称を図30に，大脳支配の領域を図31に示す．

図32の番号は大脳皮質の位置を表すためにしばしば用いられ，例えばBrodmann46野のように表記されるので，そのつど本図を参照されたい．

Brodmann4野はprimary motor areaとよばれ中心溝central sulcusのすぐ前方に位置して皮質錐体路中枢であ

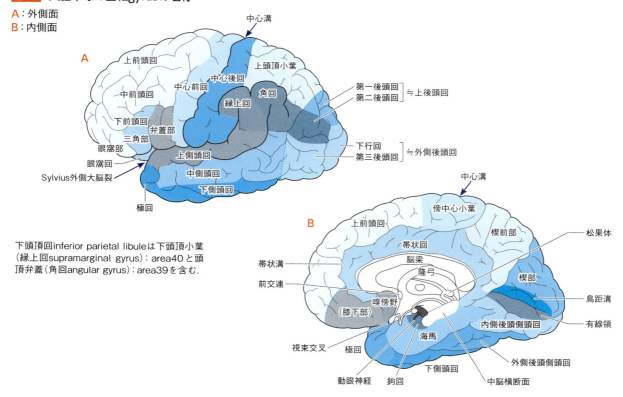

図30 大脳半球の回転gyrusの名称
A：外側面
B：内側面

下頭頂回inferior parietal libuleは下頭頂小葉（縁上回supramarginal gyrus）：area40と頭頂弁蓋（角回angular gyrus）：area39を含む．

III 図説 脳神経外科局所解剖診断学

図31 PenfieldとRasmussenによる大脳皮質（知覚野と運動野）の支配領域

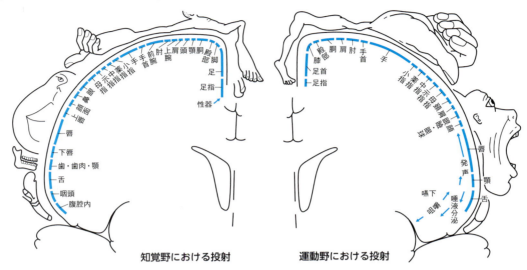

知覚野における投射　　運動野における投射

図32 Brodmannによる大脳皮質地図
A：外側面
B：内側面

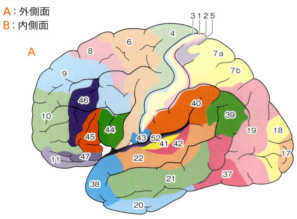

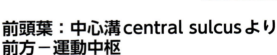

ることは周知のとおりである．

　Brodmann6野はpremotor areaとよばれ，その最も上方および内側部分をsupplementary motor areaとよんで，いずれも皮質錐体外路系運動の重要な中枢とみなされている．興味あることは，排尿中枢がsupplementary motor areaの近くとその皮質下にあると考えられていることである．

　後に述べるように錐体路中枢は錐体外路的にも作動し，随意運動だけを司る純粋な錐体路中枢はないが，不随意運動だけを司る純粋な錐体外路中枢は存在する．

前頭葉

大脳皮質の機能局在

　神経系，とりわけ大脳が他の臓器と際立って異なる点は機能の局在である．内側側頭葉の機能についてはすでに述べたので，ここでは外側側頭葉を含めたその他の皮質機能について順に述べてみたい．

前頭葉：中心溝central sulcusより前方－運動中枢

1. Motor area (area 4)

　前述のようにmotor areaからも多くの錐体外路経路が発しており，臨床的に経験する麻痺のほとんどはmotor, premotorの両者の要素からなっている．Pure pyramidal tractの障害は反射減少と弛緩性麻痺であり，Denny-Brownはこれをshock状態と説明している．その後数日で錐体外路障害としての反射亢進－痙性麻痺へと移行する．

　一方，Jacksonian seizureとよばれるもので運動野周辺の刺激性病変によって顔面，手足など身体の一部に始まった痙攣が次第に全身痙攣に移行し（Jacksonian march）意識を失うものがある．多くの場合一過性あるいは残存する麻痺（Todd's palsy）を生じる．また上前頭回や中前頭回の中部の病変でしばしばみられる痙攣発作に向反発作（adversive seizure）がある．これは発作時に眼球と頭が反対側を向き，体幹がねじれるような発作である．特殊な発

作や高年初発の発作は器質的病変が原因であることも多いが，必ずしもそうでもない．

2. Premotor area (area 6)

Premotor areaへは視床VA核を介して線条体淡蒼球錐体外路系や黒質との連絡が深い〔図41，「線条体淡蒼球錐体外路系」(p.376)，図78．これに対して小脳からの情報は主としてVL核を介している（図42）〕．Premotor areaの障害で生じる失調は大脳性失調であるから病巣の反対側に起こり，歩行失調が主体である．歩行は不安定，小きざみ，ゆっくりで床から足を離すのが困難にみえる．歩行の失行gait apraxiaであるとの考え方もできる．小脳失調における歩行が両足を左右に広げたwide-basedの不安定歩行であるのと対照的である．両側のpremotor areaの障害では不安定歩行に加えて姿勢異常や起立困難等の運動開始障害が生じる．Parkinson病との関連が示唆される．

Premotor areaの上および内側にsupplementary motor areaとよばれる部分がある．ここの障害によってgrasp reflex，forced graspingが生じるとされている．Forced grasping，forced gropingはいずれもarea 6，時にarea 8，area 24など前頭葉内側から帯状回前弯曲直後を含めた広い障害でみられる原始反射である．Forced graspingは手のひらの中に触れるものを強く握りしめて放そうとしない．Forced gropingは手掌の近くの物に向かって手が追いかける動きを示す．いずれも病巣と反対側に生じることが多い．

3. Frontal association area

Area 6, 8の前方でprefrontal cortexともよばれる．Area 9, 10, 11, 12, 32等からなるが，area 8も含まれるとの考えもある．大脳皮質の他の部位や視床DM核（図54, 78参照）連絡が深い．主に障害される部位によって以下のように，症状に若干の違いが認められるが，いずれも優位側または両側の障害で症状が一層顕著である．

A) Frontal convexity syndrome

Area 9, 10を中心にした円蓋部の障害．自発性の欠如，複雑な思考，行動，判断力の障害．

B) Orbitofrontal syndrome

前頭葉底－眼窩上部の障害．抑制がとれ，多幸性，不適切な言葉，ひょうきんな表現が目立つ．社会的問題行動，性的異常行動などをとる傾向がある．

C) Medial frontal syndrome

前頭葉内側部，特に両側帯状回cingulate gyrus前半部の障害．無動無言症akinetic mutismで特徴づけられる．両側性側脳室体部の腫瘍に脳梁切開で手術した直後，一過性に1週間ほど出現することがある．

D) Extensive bilateral frontal syndrome

両側の前頭葉を中心とした広範な障害で生じる原始反射にsucking reflexとGegenhalten（counter-holding）がある．Sucking reflexは口唇に触れるものを吸引する反射で乳児期の反射が再現するものと考えられている．Gegenhaltenとは，四肢の肢位を検者が変えようとすると著しい強直でこれに抵抗する運動を示すことをいう．

E) Frontal eye field

Area 8, 6特にその下部が随意的眼球運動の高位中枢であることは「眼球運動」の項(p.353, 375)に註述してあるので参照されたい．

F) Broca's area

Area 44および45は運動性言語中枢とされているが，area 46, 47も含まれるべきだという考えもある．この領域の障害でブローカ失語：運動性失語：motor aphasia：expressive aphasiaとよばれる失語症が出現する．失語症に関しては下記「失語症aphasia, dysphasia」以降に総合的に述べる．

外側－側頭葉

新・旧・古皮質が混在した複雑な機能をもつ内側側頭葉(p.362)に比べれば，側頭葉外側皮質は新皮質として以下のような比較的理解しやすい機能をもっている．臨床的に重要な知識は視放線，一次聴覚野primary auditory area：area41, 42 (図23)，Wernicke's area (図33)である．

視放線(Meyer's loop)：視束optic tract－内側膝状体medial geniculate bodyと走行してきた線維は側頭葉内側後部で側脳室下角後半に沿ってそのすぐ外上方の白質内を"扇を徐々に1/4広げて再び徐々に閉じるように"後頭葉視覚中枢に収束する（図50参照）．従って，側頭葉前極3cmまでの切除や下側頭回の横切開による側脳室進入手術では永続的視野障害は生じない．ただし，脳を長時間圧迫しないアプローチの工夫を要する．

一次聴覚野primary auditory areaはarea 41, 42の比較的狭い領域を占め，ここからWernicke's areaのような総合的機能を司る皮質領域と多くの連絡をとると考えられる．

Wernicke's areaは上側頭回の後半を占め感覚性言語中枢と考えられているが，その正確な広がりは必ずしも明確にはなっていない．この領域の障害でウエルニッケ失語：感覚性失語：sensory aphasia（運動性失語をexpressive aphasiaともいうが感覚性失語をperceptive aphasiaとはあまりいわない）とよばれる失語症が生じる．

失語症に関しては以下に総合的に述べる．

失語症aphasia, dysphasia

言語機能は当然のことながらほとんどすべての大脳機能と関連するので，その中枢を限定するのはきわめて難しい．優位側シルビウス裂周辺領域peri-Sylvian areaが主役であることは間違いない．最も広くとらえた場合はシルビ

ウス裂外周領域para-Sylvian area（図33，赤青点線内）とも称されるが，これをも越えたsupplementary motor area（図32，p.366，367）の一側障害でも言語機能の障害が生じ，この領域の両側障害ではmutismさえ生じ得るといわれる．Wernicke's areaとBroca's areaを結ぶ連絡路を弓状束arcuate fasciculusと称するが，この周辺に限定した場合にはcentral speech area（peri-Sylvian area）と称する．

これに加えて下頭頂回inferior parietal lobule（縁上回supramarginal gyrus：area 40と角回angular gyrus：area 39を含む）も重要な役割を果たす（図33）．

失語症に関係するのは優位半球（通常は左半球）であるが，非優位半球（通常は右半球）も感情脳として会話に参加する．語用論的機能（能力）pragmatic competenceとは相手の話し方や音色，態度等から話題の状況や文脈を共感を伴って聞く能力のことをいう．これによって会話をよりスムーズに行うことができる．また，プロソディーprosody（音律）機能とは言葉の抑揚，声の高さ，大きさ，リズムなどで感情を表現する能力をいう．これが障害されると抑揚のない単調な発話となる（失プロソディー症aprosodia）．

右利きで右半球障害によって出現する失語は交叉性失語crossed aphasiaとよばれる．また，左利きあるいは両手利きの失語は"非右利きの失語"とよばれる．それぞれに特徴的な失語症があるといわれるが詳細は省略するので興味のある方は失語症専門の成書で学習していただきたい．

失語症の臨床的な分析に大きな役割を果してきた検査にspeech amytal test（皮質機能に一過性の麻酔をかける）がある．最近はカテーテルを左右頸動脈よりもさらに末梢まで挿入して，皮質のある程度任意の部位の機能を知ることも可能になってきた．

以下，一般的に行われている失語症の分類に従って記述し，その責任部位と臨床的な症状を解説する．各々の失語に特徴的な事項を述べるが，必ずしもすべての特徴が出揃わないこともあるし，一部の症状が互いに重なることも珍しくはない．

以下に述べる失語，失行，失認，失書，失読などに関してはイラスト解説を通じて懇意にさせて頂いている馬場元毅先生の『脳神経外科症候イラストブック』（学研メディカル秀潤社）を大いに参考にさせていただきました．先生は難しい内容をイラストで大変わかりやすく記述されておられます．

1. ブローカ失語

Broca's area（area 45, 46）の障害で生じる失語で

1) 話し言葉の表出障害が主な病態である．発語量の低下，流暢性の喪失，発語に努力を要し，構音が稚拙になる．
2) 相手の言うことはある程度理解できる（聴覚性理解）が，"はい"，"いや"，"そう"，などと簡単な単語による返事しかできない（自発言語障害）．
3) 復唱も障害される．
4) 音読，黙読（文字言語の視覚的理解），書字においては特に仮名の読み書きが困難であり，錯書が多くみられる．

2. ウェルニッケ失語

Wernicke's area（superior temporal gyrus後半部，やや広範囲なareaとされている）の障害で生じる．

1) 相手の話す言葉（会話言語）の聴覚性理解が高度に障害される．
2) 自発言語は多く，多弁で流暢に聞こえるが意味不明で，造語や錯語が多い．自分の発語を自分で理解して修正することができないからである．ミカンをリンゴと言い誤るのは語性錯語で，ミカンをミタンと言い誤るのは音韻性錯語である．
3) 錯語が高度になるとまったくわけのわからない発語になる（jargon aphasia）．
4) 復唱，文字の視覚性理解，音読，読解，書字も高度に障害される．

意思の疎通はブローカ失語よりも困難とも言える．

3. 伝導性失語conduction aphasia

大脳皮質内の連絡路はassociation fiberとよばれ，gyrus間や近いlobe間を結ぶものをshort association fiber，離れたlobe間を結ぶものをlong association fiberとよぶ．弓状

図33

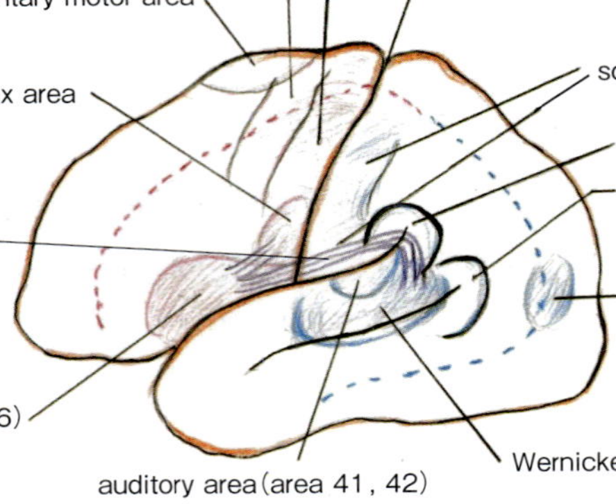

束 arcuate fasiciculus は long association fiber として前頭葉と後頭葉を結ぶ superior longitudinal fasciculus 上縦束の一部で，supramarginal gyrus を介して Broca's center と Wernicke's center を連絡している．この弓状束の障害が伝導性失語である．
1) 話し言葉の聴覚性理解は良好で発語も流暢だが復唱が重度に障害される．
2) 音韻性錯語が多く，また漸近反応（自分の言った言葉の間違いに気付いて，何回も言い直すうちに正しい言葉が言えるようになる）がみられるが，またすぐに間違って発語する．
3) 黙読（読解）は良好だが，音読では読み違い（錯読）が多い．

4. Anomia (word finding defect)

物に対応する単語をみつけられない．これには種々の程度と型があり，程度の差はあれ，ほぼすべての失語症に認められる．
1) 健忘失語 amnesic dysphasia：失名詞失語 word selection anomia (pure anomia) とは物の名前，例えば"スイカ"が出てこないで"ほら，夏に食べる大きくて丸く美味しいもの"などと回りくどい説明をする．側頭葉下部で後頭葉との境界域の障害による．一過性で軽度のものは"度忘れ"として健常人にも認められる．
2) その程度が強く，物の命名ができなくなり，さらに名前をいわれても物を同定できない状態を semantic anomia (anomic aphasia) 語義－命名失語といい，angular gyrus の障害による．
3) 発語運動の開始ができないことによる anomia は前頭葉障害で，命名に際して錯語になってしまう paraphasic anomia は supramarginal gyrus の障害とされている．

5. 超皮質性失語

前述のシルビウス裂外周領域 para-Sylvian area において Broca's area や Wernicke's area が他の皮質領域と機能的に遮断された状態で，前半部障害では運動性，後半部では感覚性の超皮質性失語をきたす．

A) 超皮質性運動性失語
1) ブローカ失語の病態がみられるが，復唱は良好に保たれるのが特徴である．
2) 発語は少なく，非流暢で，口ごもる
3) 音読，書字も障害される．

B) 超皮質性感覚性失語
1) ウェルニッケ失語の病態がみられるが，復唱は良好に保たれるのが特徴である．
2) 反響言語（検者の質問をオウム返しする）は可能だが内容は理解していない（聴覚性理解不良）3) 超皮質性音読（内容を理解しない音読）がみられ，読解も障害される．

6. 全失語 total aphasia

すべての言語モダリティ（聞く，話す，読む，書く）が重度に障害される．中大脳動脈主幹枝閉塞が多い．
1) 聴覚性理解は特に著しく障害され，日常会話の理解も困難である．
2) 意味のある発語はほとんどなく，相づちなどの同じ言葉の繰り返し（再帰性発語）が多い．
3) 音読，読解は困難だが，簡単な文字や絵の視覚的理解は可能なことがある．
4) 意味のある文字や単語は書けない．

頭頂葉：中心溝 central sulcus より後方－感覚中枢

Somatosensory area は primary sensory area (SI) と secondary sensory area (SII) で形成される（図34）．
Penfield の図（図31）に従って身体の各部位の知覚が投影されるが，口周辺，咽頭喉頭，直腸，生殖器の知覚は両側から投影される．主として area 3, 1, 2 に投影されるが，一部は area 4 にも及ぶと言われている．知覚中継中枢の視床 VPM, VPL（図76：VPM, VPL および図78：視床

図34 頭頂弁蓋 parietal operculum を翻転して secondary sensory area (SII) をみた図

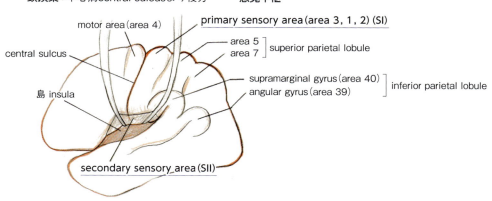

の諸核を参照）からの連絡も受ける．温痛覚はarea 3, 1, 2
へ分散してわずかしか伝わらず主としてSIIに伝わり，筋
紡錘からのインパルスは3aに伝わるといわれている．こ
れらのインパルスにはcentral sulcus, postcentral sulcus
を跨いだ連絡があり，さらには次に述べるassociation
cortexのarea 5へも連絡する．

SIIへの投影は対側優位ではあるが両側のインパルスが
伝わる．さらにSIIからは同側のS1や対側のSIIへの連絡
がある．

S1の障害においては表在知覚の障害は軽度だが，識別
性知覚，深部知覚，運動覚が著しく障害される．ただし，
振動覚は侵されない．臨床的には立体覚stereognosis，筆
跡覚graphesthesia，二点識別two-point discriminationの
障害や感覚消去sensory extinction（ある感覚が他の部位
に同時刺激を加えることにより消失するか，もとの刺激が
知覚されなくなる現象：Bender 1952）などでとらえるこ
とができる．

1. Parietal association cortex : superior parietal lobule (area 5, 7)

Area 5は立体覚，運動覚を，area 7は視野に関連した
運動を各々認識する機能があるので，それぞれ，これから
述べる失行と失認に関係が深いと考えられる．

2. Inferior parietal lobule

Supramarginal gyrus (area 40) と angular gyrus (area
39) からなる．Supramarginal gyrusは前述の伝導性失語
や命名錯語，angular gyrusは前述の命名失語およびこれ
から述べる失認，失算，失書，失読，に関係する．

失認

失認agnosiaの多くは種々の認識機能が複合的に侵され
ているので，その責任病巣は広く，両側半球に跨ることも
多い．しかし高度な識別機能を司る領域ではきわめて狭い
範囲の病巣が限られた機能に限定した失認を示すことがあ
る．次の立体覚失認がそうである．

立体覚失認stereoagnosia

Postcentral gyrus (primary sensory area : area 3, 1, 2)，
SIIの中央1/3の領域は手と指の高度な識別覚を司ってい
るので，この領域の障害で手と指で認識するはずの立体覚
が侵される（立体覚失認）．

視覚性失認visual agnosia

1. 物体失認

例えばネコを見ても，それが何であるか認識できないが，
聴覚という他の認識機能で認識できる．つまり鳴き声を聞
けばネコであると認識できる．両側後頭葉が左側優位に障

害されたときに生じる．

2. 色彩失認

色の名前が言えない，言われた色を指示できない．ある
物が何色かを思い出せない．

3. 左側後頭葉の損傷：相貌失認

知っている人の顔を見ても誰かわからない．聴覚によっ
て声を聴けばわかる．

4. 両側側頭後頭葉底面が右側優位に損傷：皮質盲とアントン症候群

両側の一次視覚野（area 17）と視覚連合野（area 18, 19）
が広範に障害された状態を皮質盲という．対光反射は残存
し，光や動く物は認識可能．皮質盲の一部の患者にはこの
様式の失明を認識しない病態失認を示す．これをアントン
症候群という．

ゲルストマン症候群 Gerstmann syndrome

左側 angular gyrus (supramarginal gyrus 後部から
angular gyrus 上部という説もある) の障害．
1) 手指失認：個々の指の認識，識別，呼称ができない．
2) 左右失認：身体各部位の左右が識別できず，指定され
た部位を指し示すことができない．
3) 失書：書字の運動プログラミング障害による．自発書
字や書き取りが障害され，錯字，錯書（書き順障害）が
生じる．特に漢字の文字形態を思い出せない．
4) 失算：数字の加減乗除ができなくなる．
以上の4徴候からなる有名な症候群である．

視空間失認visuospatial agnosia, 空間無視spatial neglect

1. 片側空間無視unilateral spatial neglect：両側，特に右頭頂葉の障害

病巣と反対側の片側視空間を無視する．左右いずれの
頭頂葉の病変でも生じ得るが，左側病変では軽症で回復
しやすく，右側病変では重篤で永続することが多い．右
頭頂葉障害では，いつも頭や眼球を右に向けていて，左
側から呼びかけても振り向こうとしない．お皿の左半分
を食べ残す．

2. 地誌的（記憶）障害topographical memory loss（街並失認，道順障害）：右頭頂側頭後頭葉内側障害

よく知っているはずの街並が初めて訪れたように思え
て，道に迷う．よく知っている目的地への道順，方向がわ
からなくなる．家の中でもトイレに行けないし，トイレか
ら戻れない．

3. Bálint（バリント）症候群：両側頭頂葉障害

1) 精神性注視麻痺：視線が一方向または一つの対象物に
固定してしまい，随意的に他の方向や対象物に視線を

向けて注視することができない．
2) 視覚性運動失調：注視下にとらえた対象物をうまくつかめない．
3) 視覚性注意障害：対象物を注視すると，その周辺にあるものに注意が向かない．

以上の3徴候からなる．

身体失認 asomatognosia

1. 片側身体失認 hemiasomatognosia：両側頭頂葉，特に右側優位に損傷（皮質下も）

病巣の反対側があたかも存在しないかのようにふるまう．麻痺はないか，あっても軽微なのにその半身を使わず無視するが，強く指示されれば使うことができる．

2. 病態失認 anosognosia for hemiplegia：右頭頂葉障害（皮質下も）

自分が片麻痺であることを否認して，検者に指摘されても"動く"と主張し，そのようにふるまう．

3. 身体部位失認 autotopagnosia：左頭頂葉後方（両側性も），特に supramarginal gyrus

身体の各部位の識別や呼称ができない．自分の身体部位だけでなく，他人の身体部位も認識できない．手指失認や左右失認が認められれば，前述のGerstmann症候群の症候と一部重複するので，angular gyrus も関与していると考えられる．

失読，失書

左の角回 angular gyrus と角回近傍の言語連合野は読字と書字の機能が交叉する文字言語の中枢で，ここが障害されると文字の読み書き能力は完全に喪失する．文字の黙読と理解，音読と理解，漢字のなぞり読み，口述筆記，書き取りなどすべてできなくなる．

模写（写字）は可能だが意味の理解はできない．

注：左外側後頭回（図35）の障害は次に述べるように通常，非古典型純粋失読（下記参照）を生じるとされているが，漢字文化をもつ日本人においては失読に加えて失書が生じることがある．漢字文化は文字の形態を判読する後頭葉第一次視覚中枢への依存度が高いためであろう．

純粋失読 alexia without agraphia

図36に示すように，左後頭葉（優位側）の障害で右側同名半盲がもともとある場合，視野はもっぱら右（非優位側）の後頭葉に依存している．これに脳梁膨大部切断などの損傷が加わると健常な右後頭葉は左角回近傍との連絡を絶たれて失読を生じる．左の書字運動中枢（Exner中枢）と角回近傍との連絡は保たれているので失書は伴わない．

このような理由で生じた純粋失読を古典型純粋失読と称する．脳梁膨大部を切開して脳室腫瘍を手術する際に優位側後頭葉を同時に損傷した場合などに経験される．後頭葉と角回の連絡は脳梁膨大部の最も後端を走行するので，これよりも前方で脳梁を切開し，かつ，左後頭葉を強く圧排しないような手術を心掛けなければならない．

図35に示すように左後頭葉底部（舌状回，紡錘状回）や外側後頭回の障害でも視野と文字言語中枢（角回とその近傍）との連絡が遮断され純粋失読が生じ，これを非古典型純粋失読と称する．

書字は可能だが自分で書いた文字を読めない．遂字読み（1文字ずつ読む），なぞり読み（書かれた文字を指でなぞって音読する）は可能．

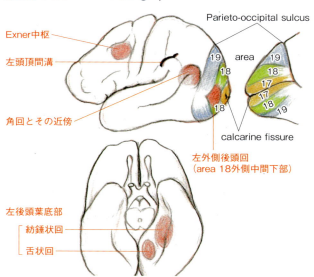

図35　失読 alexia − 失書 agraphia

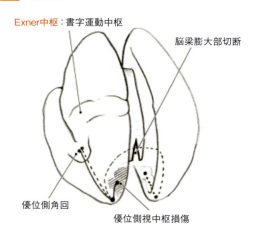

図36　後頭葉

純粋失書agraphia without alexia

図35の書字中枢（Exner中枢）や左頭頂間溝が障害されて角回とその近傍との連絡が遮断されると書字の運動プログラミング障害が生じる．

自発書字，書き取りができず，錯字，新作文字，錯書（書き順障害）が生じる．漢字，仮名いずれにも認められるが，特に漢字の文字形態を思い出せない．模写（写字）は可能である．

その他

古典落語の小噺に次のようなものがある．"とてつもなくけちな男"がある朝，突然思い立った．"毎日，毎日，両目を使って生活するのはきわめて無駄なことではないか．今日から左目に眼帯をして右目だけで生活しよう．10年毎に左右を変えれば無駄がない．"こうして生活して10年目になったので，今度は右目に眼帯をして左目で見てみたら・・・世の中知らない人ばかりだった"．

この小噺はagnosiaを理解するのに際して，まんざら荒唐無稽とも言い切れないので次のような心理学的検査法を紹介しておく（visual hemifield effect：図36参照）．

図36において，もしも脳梁に損傷がなく，左後頭葉だけが損傷されていた場合，この患者は右側半分の視野欠損だけをもっている．健常な右後頭葉に入った健常な左半分視野の情報は脳梁を介して健常な左角回を経て健常な言語中枢に伝わる．

心理学の実験で用いるtachistoscope（瞬間露出機）で1/10秒以下でスクリーンに左右半分ずつ別の人の顔を映し，多数の顔の中から選ばせると，右手では左半分の顔を選ぶが，言葉では右半分の顔を選ぶ．
筆者の解釈：最近の研究では左右の脳は各々が独立した意識を有しており，脳梁が両者の意識の連絡を司っていると考えられている．健常な左言語中枢に脳梁を介して伝わった健常な右後頭葉の視覚情報を，左脳は自分の支配領域である左後頭葉からの情報（すなわち，右半分の視野情報）であると思い込んでしまうのであろう．その他にも興味深い解釈があるかもしれないので，考えてみていただきたい．

失行

肢節運動失行limb-kinetic apraxia

左右いずれかの中心溝領域（中心前回，中心後回）の障害で病巣と反対側に出現．手指動作や手指を用いた物品使用動作の障害．"指で輪を作ってください"，"Vサインをしてください"などの口頭指示を実行できない．検者の指の形を真似－模倣させても実行できない．

日常よく使う道具（箸やフォークなど）を的確に使えない．手指を使ってのボタン掛けや手袋をはめるなどの動作がうまくできない．

観念運動失行ideomotor apraxia

左縁上回－頭頂小葉を中心とした皮質下を含む頭頂葉の障害で後方（後頭葉，頭頂葉，側頭葉）から中心溝領域への連絡が遮断されたため．日常の習慣的動作を自発的－自動的には行うことができるのに，口頭指示によって意図的に行うことができない－口頭指示－模倣動作の障害．

「コップの水を飲む」「うちわで扇ぐ」などの動作をパントマイムで見せて，真似をするように指示してもできない．「バイバイ」や「おいでおいで」をするように促しても困難である．

観念性失行ideational apraxia

左角回を中心とした頭頂葉と後頭葉の皮質，皮質下を含む広範な障害．物品や道具の使用目的や使用法はわかっていて，それを口述－説明できるが，実際にそれを順序立てて系列的行為として遂行することができない．

急須に茶葉とお湯を入れて，茶碗に注ぎ，これを飲む．歯ブラシに歯磨き剤を付けて，歯を磨く．封筒に便箋を入れて，封をして，切手を貼る．など，複数の道具を順序立てて使用することができない．

構成失行constructive apraxia

左角回を中心として，頭頂葉－後頭葉境界部の障害．前述の観念性失行の責任病巣範囲と似ているが，両側頭頂葉の障害で，左が行為面の障害に，右が視空間的認知障害に関与しているとの説もある．

模倣－模写の障害

検者が「万歳」の姿勢や「膝を組む」などの姿勢を見せて，これを真似するように指示しても，これらの真似ができない．検者が描いた「図形」や，マッチ棒で作った「平面的－立体的図形」などを模写－模倣することができない．

着衣失行dressing apraxia

右頭頂葉－後頭葉の境界部の障害が主であるが，しばしば広範な障害が伴う．また多くの場合，症候は両側性に認められるが，時に左側のみに認められることがある．

左片側身体失認や病態失認を伴わない狭義の着衣失行は右頭頂葉に病巣が限局するといわれている．

衣服の前後，左右，上下，裏表がわからずに着衣に戸惑う．シャツの首に手を入れたり，ボタンを掛け違えたり，ネクタイがうまく結べない．脱衣よりも着衣のほうが困難である．

脳梁障害による disconnection syndrome, apraxia, その他

Unilateral apraxia, unilateral (left) ideomotor apraxia

"左手を動かせ"という命令は左脳の言語中枢から右運動野に伝わるはずであるが，この連絡が脳梁の障害で遮断されていると左手はうまく動かず，左手の apraxia となる．

Intermanual conflict, diagonistic dyspraxia

右手と左手が対抗する動きをする：左手はボタンを掛けようとし，右手は外そうとする．

Alien（エイリアン）hand

自分の左手（利き手ではない手）をまるで他人の手のように扱って行動する．

その他

Double hemianopia, hemialexia, unilateral (left) agraphia, auditory suppression, cross-retrieval of small test objects, cross-replication of hand postures, cross-localization of finger-tips, unilateral (left) tactile anomia, unilateral (right) constructional apraxia, spatial acalculia 等があるので，興味ある方はそれぞれの事項を調べてみていただきい．

III 図説 脳神経外科局所解剖診断学

錐体路と錐体外路および不随意運動

錐体路

錐体路の名称は延髄錐体を走行することから名付けられたので、元来皮質脊髄路を意味している。皮質核路は大脳皮質と脳神経核を連絡する経路を意味しているが、この経路は実際には延髄で終わるので皮質延髄路ともよばれる。従って通常、錐体路といえば皮質脊髄路と皮質核路を合わせて意味する。

皮質脊髄路

いわゆる皮質運動野Brodmann4野のBetzの大細胞から発して本経路を走行する線維は全体の3～4%にすぎないとされている。Brodmann6野（premotor area, supplementary motor areaで形成される）のほか、頭頂葉のBrodmann3, 1, 2, 5, 7野からの線維も含まれている。後に「錐体外路」の項でも述べる重要なことであるが、純粋な意味での錐体路性だけの皮質運動中枢はなく、純粋な皮質錐体外路中枢は存在する。以下、便宜上、錐体路の名称を用いて解説する。厳密な意味でいうBrodmann4野障害だけでは対側半身の弛緩性麻痺とBabinski反射しか出現しない。しかし実際にはBrodmann6野その他の線維が錐体路に混在するので時間とともに反射亢進して痙性麻痺へと移行する。

錐体路は内包では後脚後半部のかなり限局した部分に線維束が集約されているらしいと考えられ始めてきた。
そして錐体交叉部以降では以下の3つに分かれて走行する。
1) 75～90%の線維は対側の外側皮質脊髄路lateral corticospinal tractへ移行する。
2) 残りの大部分は交叉せずに同側の前皮質脊髄路anterior corticospinal tractを下行して頚部、上肢近位部、体幹の筋肉の動きに関与する。
3) 残りのごく一部は同側の側索を下行してBarnesのanterolateral corticospinal tractとして胸髄、腰髄に至るが、その役割は不明である。
以上を図37に示す。

皮質核路（皮質延髄路）

皮質核路（皮質延髄路）は内包後脚では皮質脊髄路のすぐ前方で内包膝部近くを通り、大脳脚でも皮質脊髄路の内側を通過して、交叉または非交叉で下行する。その後、多くは網様体の介在ニューロンを介して各運動神経核にシナプスする。
1) 網様体の介在ニューロンを介さず直接に運動神経核に行く経路もあり、これらは中脳では大脳脚背側部を、橋では内側毛帯周辺を、延髄では内側毛帯の背部を下

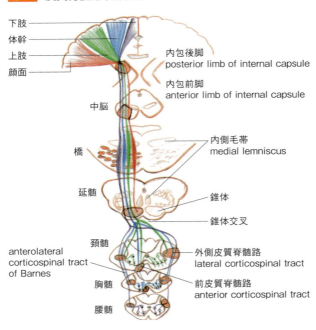

図37 皮質脊髄路（錐体路）

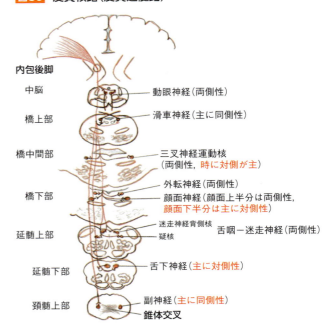

図38 皮質核路（皮質延髄路）

行する．なかには網様体を下行するものもある．これらの経路は迷入錐体路aberrant pyramidal tractとよばれる．Locked-in syndromeは脳底動脈閉塞による橋底部の穿通枝障害で生じることが多いが，迷入錐体路を経由して動眼神経核と副神経核へ至る経路は一番背側にあるために障害を免れやすい．従って眼球の上下運動と肩をすぼめる運動で意思表示することができる．このことはすでに図2で述べてある．

2) 動眼神経－滑車神経－外転神経核は核上性の複雑な支配があり，両側性皮質核路障害でも必ずしも症状を出さない．また，aberrant pyramidal tract of Dejerineは中脳背側からの病変では（locked-in syndromeの場合とは逆に）最も腹側に位置するので障害されにくく，随意性側方注視運動が最後まで残る（p.355, 図15）．

3) 顔面神経では随意性運動と感情表現運動との間に解離が認められることがある．感情表現運動の神経線維は内包を通過しないらしい．

4) 片側の皮質核路の障害で臨床症状を示すのは（主に片側支配で動く）三叉神経運動枝，顔面下半分，副神経，舌下神経のみである．

以上を図38に示す．

皮質錐体外路系，線条体淡蒼球錐体外路系

錐体外路は骨格筋の筋緊張と運動を反射的，不随意的に支配する神経路の総称であり，骨格筋の一次的支配を行う．鳥類以下では骨格筋の支配は専ら本経路によって行われ，哺乳類に至って初めてこれに錐体路が加わる．錐体外路は今日なお不明な点を多く残しているため，大多数の学習者が敬遠するが，大雑把な理解でも十分に興味をそそられる分野でもある．皮質運動中枢は同時に錐体外路性にも働き純粋な錐体路性だけの中枢はない．しかし純粋な錐体外路性中枢はある．これはきわめて重要なことである[3]．以下，臨床的な理解を助ける事項を中心に述べてみたい．錐体外路はその形態学的立場から，1) 皮質錐体外路系，2) 線条体淡蒼球錐体外路系，3) 小脳錐体外路系，4) 中脳脊髄錐体外路系，5) 末梢錐体外路系，の5系に分けられている．

皮質錐体外路系

次の図39, 41〜45を見て到底理解できないと感じる人がほとんどであろう．細部は時間のあるときに見直すとして，とりあえず大局をとらえる工夫をしてみよう（図40）．大脳皮質から直接または間接に線条体淡蒼球を介して中脳被蓋に連絡する経路と橋核に連絡する経路とに大別される．前2つに関しては後述するので，ここでは大脳皮質－橋核－小脳の連絡にだけ注目していただきたい．この皮質橋小脳路はヒトではきわめて発育良好で，後に小脳錐体外路系の項で述べるように中脳脊髄錐体外路系を介して同側の運動性脊髄神経核に下行し，大脳皮質－同側橋核－対側小脳－大脳からみて対側脊髄を連絡することになる．これらの連絡をみれば大脳性の失調が対側に，小脳性の失調が同側に出現することが理解できる（図39, 40）．

また，上記2)〜5)系すべての高位中枢として前頭，頭頂，側頭，後頭皮質錐体外路中枢がある．そしてここから大脳核，視床，中脳被蓋，赤核，黒質，内側縦束核，橋核

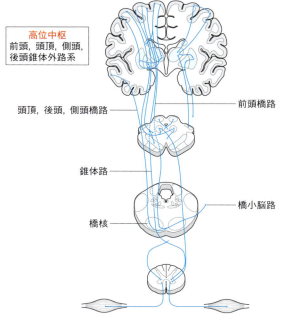

図39 皮質錐体外路系

小川鼎三, 細川 宏, 他. 解剖学2 金原出版. より引用改変

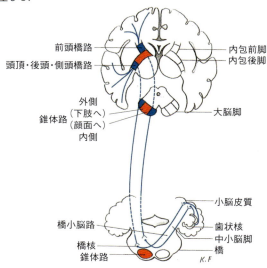

図40 皮質橋路（前頭・頭頂・側頭・後頭橋路），橋小脳路（青）と錐体路（赤）

皮質橋路はヒトでは最も発達している錐体外路である．橋正中部病変は皮質－橋－小脳路を両側性に侵し，有名なpontine ataxiaを生じる．

に連絡し，ほとんどすべての情報が視床の諸核を分散して経由する．このため，視床の諸核の一部および執行中枢である線条体淡蒼球からの下行路の一部が不随運動の定位脳手術stereotactic surgeryに際して最も焦点を絞りやすく，targetにされる（図46, 79）のは至極当然である．

視床は情報中枢であり，線条体淡蒼球などの大脳基底核からの情報はVA核を通じて（図41），小脳からの情報はVL核を通じて（図42）皮質錐体外路中枢に送られる（「図78 視床の諸核」参照）．

線条体淡蒼球錐体外路系

線条体corpus striatumは尾状核caudate nucleusと被殻putamenを含み，レンズ核lenticular nucleusは被殻と淡蒼球globus pallidusを含む．従って線条体淡蒼球といえばこれらすべての核を含めて意味することができる（図81参照）．前述の皮質錐体外路系が系統発生的に本系より新しいことは疑いないが，骨格筋の反射的支配という点では線条体淡蒼球錐体外路系が事実上の執行中枢で皮質錐体外路系は高次の複雑な調節を司っている．これは自律神経系における大脳皮質と視床下部の関係と同じであろう．本系の基本的流入−流出路は身体末梢部−小脳を経由または経由せず−視床−線条体淡蒼球−視床および中脳被蓋の運動核−運動性脳脊髄神経核−運動性脳脊髄神経−骨格筋である．

執行中枢としての線条体淡蒼球から出る経路はきわめて複雑で不明の点も多い．重要なものは対側の淡蒼球，同側の視床および黒質，両側の視床下核，赤核および内側縦束核nucleus fasciculi longitudinalis medialis：MLF nucleus：後交連核：Nucleus Darkschewitschiに至るもの

である．思い切って簡単にいえば，本系に属する主な錐体外路の多くは直接中脳被蓋に接続するもので，交叉しないで同側性だけの経路と交叉性，非交叉性の両側性経路とがある．本系から出る錐体外路が直接に運動性脳脊髄核に接続することは決してなく，必ずその間に他の神経元が介在する．

もっとはっきりいえば本系が臨床的，神経解剖的局所診断に大きく関与するのは4)中脳脊髄錐体外路系を介する眼球運動の神経解剖的経路であり，その点に関しては眼球運動の解剖の項（p.353〜357）にすでに註述してあるのでもう一度参照されたい．前述のDarkschewitsch核にも触れている．

線条体淡蒼球など大脳基底核からの情報は情報中枢視床のVA核を通じて皮質錐体外路中枢へ送られる．

以上を図41に示す．

小脳錐体外路系と小脳皮質の機能局在

小脳錐体外路系

小脳錐体外路系を一言で表現するなら小脳はfeed back機構の重要なregulatorである．その反射路を模式図的にみると，身体末梢（筋，腱，関節などからの深部感覚）−脊髄または延髄−小脳皮質−小脳核−小脳脚−脳幹被蓋の運動核−中脳脊髄の錐体外路系−運動性脳脊髄神経核−運動性脳脊髄神経−骨格筋の経路を形成する（遠心路）．

身体末梢からの深部感覚情報を小脳に伝える求心路は後

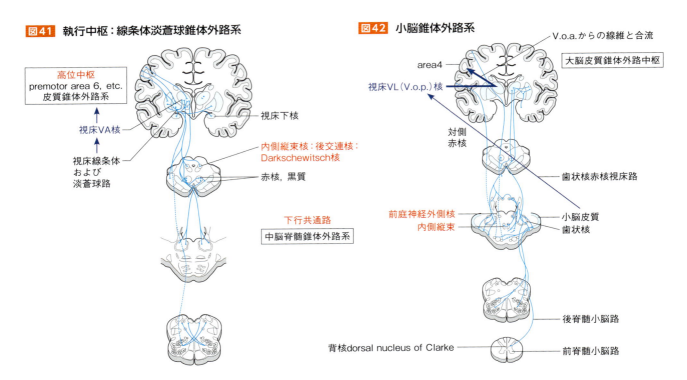

図41 執行中枢：線条体淡蒼球錐体外路系

図42 小脳錐体外路系

脊髄小脳路があり，脊髄背核(dorsal nucleus of Clarke)(L3〜T8)－同側脊髄側索後部－下小脳脚－同側小脳皮質および対側視床にも情報を伝える．中小脳脚を介する求心路は前述した大脳皮質錐体外路系－同側中小脳脚－同側橋核－交叉－対側小脳が重要である(図39)．

その他に上小脳脚を通る前脊髄小脳路や下小脳脚を通る求心路が2つあるが省略する．内耳からの平衡感覚も小脳への求心路として情報を伝えるが，前庭神経核のなかでも前庭神経外側核：ダイテルス核nucleus Deitersiとの連絡が前庭機能との関係で最も重要であることは図19に示してある．

また小脳核からの線維は一部は同側，一部は対側の内側縦束MLFの中を通り，これによって小脳は眼球運動ともきわめて密接な関係をもつことになる(p.357)．

小脳からの情報はfeed-back情報中枢：視床のVL核を通じて(歯状核赤核視床路：歯状核－対側赤核－視床Vo.p.)－V.o.aからの線維と合流－皮質錐体外路中枢area 4へ伝えられる〔視床の諸核の図(図78)および不随意運動の外科(図83)参照〕．

図42にこれらの関係を図示する．

小脳皮質の機能局在

小脳皮質の機能局在はあまり明確にはなっていない．脳神経外科領域の手術では小脳橋角部にアプローチするときに後外側裂，片葉，傍片葉，時には小脳水平裂を操作することがしばしばある．また時には，hypervascularな同部の腫瘍に対して小脳半球の外側1/3を切除uncappingする

こともある．このような操作で小脳症状を後遺することはない．小脳核に掛からなければ問題ない．さらに第四脳室腫瘍や脳幹背側部の腫瘍に対しては小脳虫部を大きく正中切開することもあるが後遺症は経験しない．脳神経外科医としては手術しやすい脳の一部である．

摘出実験によると，1) vestibulocerebellumの障害により平衡障害，体幹失調，眼振を認める：flocculonodular syndrome，2) neocerebellumの障害で同側の筋トーヌス低下，共同運動不能，変換運動障害などが認められる：neocerebellar syndrome，などが知られている(図43)．

中脳脊髄錐体外路系

本系は今まで述べた3錐体外路系を末梢運動神経元に連絡する共通路である．

本系に属する主なる核は赤核，内側縦束核(後交連核)，黒質substantia nigra，中脳蓋，前庭神経外側核(ダイテルス核)，オリーブ核，被蓋運動核nucleus motorius tegmentiなどである．しかし黒質からの下行路については確実なことはわからないし，またあらゆる神経学の教科書に出てくる有名な赤核脊髄路：モナコフ束は人間では発育が不良であり，どの程度臨床的意義があるか不明である．

結局，臨床的な失調症状には前述の皮質橋小脳脊髄路のほうがより重要視されている(図39, 40)．

内側縦束核とダイテルス核は前述のように眼球運動に重要な役割を果たしている．

以上を図44に示す．

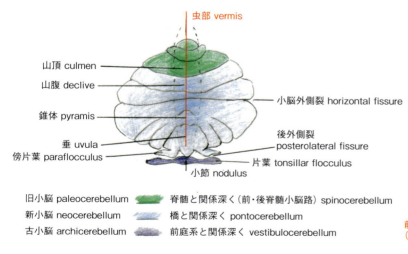

図43 小脳皮質の機能局在

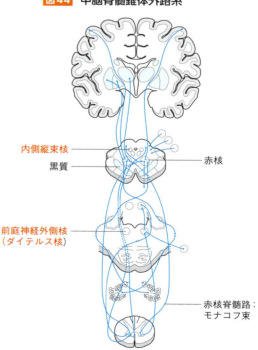

図44 中脳脊髄錐体外路系

末梢錐体外路系

本系は脊髄前核または運動性脳神経核から骨格筋に至る部分で，最後の運動神経元として錐体路と錐体外路に共通の経路である．本系は種々の反射路を形成するうえで前述の4つの系と関わりをもつ．これらの反射路は以下に示すようにa〜eの5種類に分かれる．

a) 知覚性脳脊髄神経が脳または脊髄の進入部で直ちに末梢運動神経元に連絡するもの．例えば皮膚の知覚脊髄神経－脊髄前角細胞－末梢運動神経－骨格筋のような連絡．

b) 知覚が脊髄，延髄，橋経由などで小脳に達し，小脳からの反射性インパルスが小脳核から出る線維を通り，脳幹被蓋を経て骨格筋に至るようなもの．例えば骨格筋－筋覚の知覚線維－脊髄－脊髄小脳路－小脳皮質－小脳核－遠小脳路－被蓋運動核－網様体脊髄路－前角細胞－末梢運動神経－骨格筋のような連絡．

c) 知覚が脳脊髄における進入部から小脳を経ずに橋，中脳などの高次の運動核に達し，ここで下行して骨格筋に至るようなもの．例えば皮膚の知覚線維－脊髄－視蓋－視蓋脊髄路－脊髄前角－脊髄運動神経－骨格筋のような連絡．

d) 知覚が進入部から小脳経由または非経由で視床に達し，ここを経てさらに大脳核（あるいは視床下部）に連絡し，ここで運動反応を起こすようなもの．例えば小脳経由の反射路としては骨格筋の筋覚線維－脊髄－小脳皮質－小脳核－上小脳脚－赤核－視床－大脳核－赤核－オリーブ核－脊髄前角－骨格筋のような連絡．

e) 知覚が大脳皮質に至り，ここで運動神経元に連絡するようなもの．例えば皮膚の知覚線維－脊髄－視床－大脳皮質の知覚中枢－皮質錐体外路中枢－視床－大脳核－中脳の被蓋核（例えば赤核）－オリーブ核－脊髄前角－骨格筋のような連絡である．

動物の本能生活においてはすべてが上記のような反射で営まれているが，この反射のうえに新しい反応形式としての随意運動が現れ，高等動物，とりわけ人間を特徴付けている（図45）．

錐体外路系のまとめ

錐体外路系のまとめと不随意運動の外科に関連の深い錐体外路系の概略を図46に示す．太字は，定位脳手術の目標targetとして有名な箇所になる．

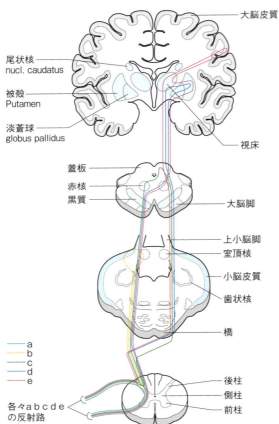

図45 末梢錐体外路系
a〜eの5種類の反射路（本文参照）．

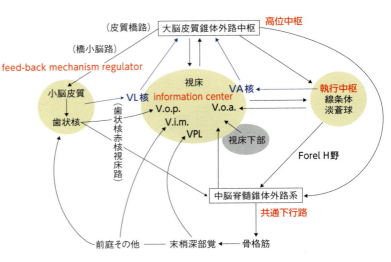

図46 錐体外路系のまとめと不随意運動の外科に関連の深い錐体外路系の概略
定位脳手術の目標targetとして有名な箇所は太文字で示す．

赤核症候群とその他の不随意運動

表5 赤核に関連した症候群（図47参照）

症候群	血管	支配領域	症状
上部赤核症候群 （Chiray, Foix, Nicolesco）	視床穿孔質動脈の前枝 （狭義の視床穿孔質動脈）	赤核上端 赤核視床路 （小脳歯状核視床路） VL, Vim MD下部	・対側企図振戦, 小脳症状, 時にヒョレア, 　アテトーゼ ・動眼神経麻痺はない
赤核症候群 （Benedikt症候群）	視床穿孔質動脈の後枝 （後穿孔質動脈）	赤核 動脈神経	・対側自発性不随意運動 　（企図運動で増強, 筋緊張亢進のため 　不全麻痺のごとし） ・同側動眼神経麻痺
下部赤核症候群 （Claude症候群）	同上 （さらに後方の穿通枝）	赤核下端 結合腕（上小脳脚）上端 動眼神経	・対側運動失調 　（起立困難, 側方に倒れる） ・同側動眼神経麻痺

図47 後大脳・後交通動脈からの穿通枝の側面像
A：上部赤核症候群
B：赤核症候群（Bendikt症候群）
C：下部赤核症候群（Claude症候群）

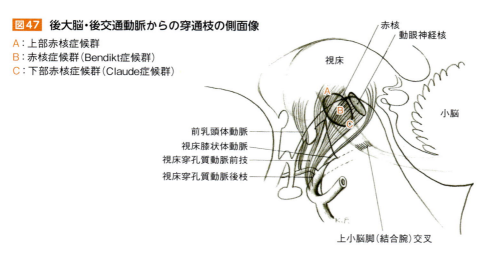

表6 その他の不随意運動

疾患	錐体外路症状		その他の 神経症状	大脳基底核 一次的病巣部位	その他の 病巣	原因
	不随意運動	筋トーヌス				
Parkinson病	振戦	固縮	軽度の痴呆	黒質	青斑核 無名質 迷走神経 背側核 縫線核	変性
Huntington 舞踏病	ヒョレア	低下	痴呆	尾状核 被殻	大脳皮質	変性 遺伝性
片側バリズム	バリズム	低下		視床下核 （対側）		主として 血管障害
アテトーゼ	アテトーゼ	亢進		被殻 尾状核 淡蒼球	視床	出生時の 脳障害
Wilson病	はばたき振戦	亢進	asterixis	尾状核 被殻	大脳皮質 歯状核 上小脳脚 肝臓 角膜（Kayser- Fleischer輪）	銅代謝異常 遺伝性

後藤文雄, 天野隆弘. 臨床のための神経機能解剖学. 中外医学社, p.7より引用

III 図説 脳神経外科局所解剖診断学

下垂体，視床下部，自律神経，およびテント上血管障害

視野と脳下垂体

解剖

　Parkinson (1964) は頚動脈海綿静脈洞瘻の研究に関して，海綿静脈洞部内頚動脈からの分枝を以下のように整理している（図48）．

1. Meningohypophyseal trunk

　内頚動脈が海綿静脈洞へ入ってすぐに出る分枝で，これはさらに以下の3つに分かれる．

a) Dorsalmeningeal artery：後方で斜台の硬膜を支配し，左右が吻合する．

b) Tentorial artery：テント切痕の硬膜の二葉の間を後方へ分布し，左右が吻合する．Tentorial meningiomaの場合に本動脈が栄養血管となって著しく拡大し，脳血管撮影にも明瞭に写し出され，さらに腫瘍陰影を形成することが多い（Bernasconi-Cassinari動脈とよばれる）．

c) Inferior hypophyseal artery：トルコ鞍底の硬膜から下垂体へ分布する．

2. Inferior cavernous artery

　海綿静脈洞部内頚動脈のほぼ中間から側方へ，海綿静脈洞の下部，硬膜へ分布する．

3. Capsular artery (of McConnell)

　海綿静脈洞部内頚動脈が硬膜を穿いて硬膜内に入る直前で分枝し，鞍隔膜から下垂体上方へ分布する．

　以上の各分枝のうち硬膜へ分布するものはいずれも，外頚動脈の硬膜枝と豊富な吻合を保っている．このため硬膜動脈奇形の一種である特発性頚動脈海綿静脈洞瘻は，外傷性のそれに比して治療が難しい．

> **サイドメモ⑤**
>
> **Empty sella, empty sella syndrome**
>
> 　鞍隔膜 diaphragma sellae の中心部には下垂体柄の通る開口部があるが，この開口部の大きさには個人差があり，トルコ鞍内にほとんど髄液腔がないものから，トルコ鞍内に囊胞状に髄液腔が流入してい

図48 視交叉部の血行支配（前から見た図）
下垂体，下垂体柄，視交叉中心部は内頚動脈や後交通動脈からの穿通枝で下方から支配されている．これに対して視交叉外側部は前大脳動脈からの穿通枝で上方から支配されている．下垂体腫瘍などの鞍内腫瘍による両耳側半盲をこの血行支配の障害で説明する説もある．

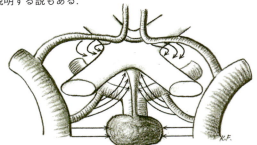

＊上-下垂体動脈 superior hypophyseal artery (SHA) に関しては「上-下垂体動脈 superior hypophyseal artery (SHA) について」(p.21)，「斜台錐体テント髄膜腫①」(p.60)，「眼窩内腫瘍①：総論」(p.262) を参照．

図49 視交叉とトルコ鞍の位置的関係（%はSchweinitz, 1923による）
下垂体腺腫などのトルコ鞍部の腫瘍による視野の変化を考えるときには，視交叉の位置によっては視野の変化も両耳側半盲だけでなく多少異なってくることを知っていなくてはならない．例えばpost-fixed chiasmでは，一側の視神経の症状で始まることもある（視交叉～視神経が頭蓋底に対して約45°の傾斜を保っていることもこれに関与する）．Prefixed chiasmでは一側視索の障害を生じて同名半盲を生じることがある．

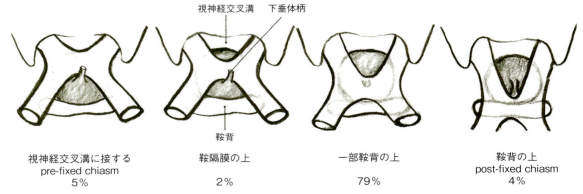

視神経交叉溝に接する
pre-fixed chiasm
5%

鞍隔膜の上
2%

一部鞍背の上
79%

鞍背の上
post-fixed chiasm
4%

下垂体，視床下部，自律神経，およびテント上血管障害

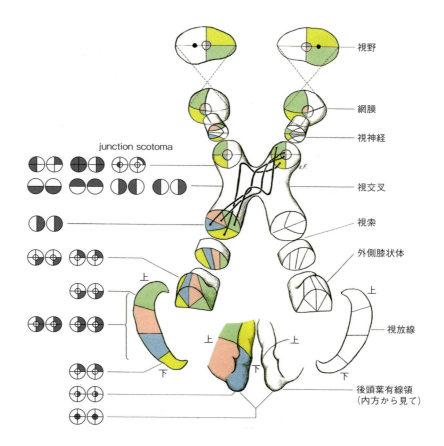

図50 視路の解剖と視野障害

視路を後方，やや上方から見た図．左には障害部位に対応する視野障害のパターンを示してある．

視交叉では，視神経の内側下半分からの線維は前方で反対側視神経内にloopを作り，内側上半分からの線維は後方で同側視索内にloopを作る．これらはWilbrand's anterior knee, posterior kneeとよばれ，病変によってこれらのkneeのnerve fiberが侵されると非病変側の視野に特異的な視野部分欠損を生じる．

視野周辺部を受け持つ神経線維よりも黄斑部線維は視交叉の中心に位置する．従って，視交叉直前で一側の視神経が主として下内側から障害されるとjunction scotomaとよばれる特徴的な視野障害が生じるが，この発生機序も前述の解剖で説明される．

視放線以後は黄斑部線維の占める範囲が広く分散しているために障害を免れることが多く，視野はいわゆる黄斑回避を示すことが多い．

るものまである．先天的に開口部が大きい場合や，下垂体がなんらかの原因で萎縮した場合（壊死，放射線療法後など）には，トルコ鞍内が髄液を含んだ嚢胞で満たされ，髄液の拍動でトルコ鞍が拡大し，場合によっては視神経交叉をも引きこんで視野異常をきたしたり，内分泌機能の低下をきたすことがある．トルコ鞍が"empty"であるものを <u>empty sella</u>, これに加えてなんらかの前述の症候を伴うものを <u>empty sella syndrome</u> とよんでいる．下垂体腺腫の大部分がなんらかの原因で壊死に陥り，腺腫が部分的に残存しているような場合もあるので注意を要する．

治療は手術で原因を除去し，トルコ鞍内に視交叉が陥入しないような工夫が必要となる．

下垂体，視床下部，内分泌

発生学的には下垂体の後葉は原始間脳が下方へ膨隆してできたものである（neurohypophysis 神経後葉）．これに対して前葉は口腔粘膜から分離し頭蓋内へ進入したRathke's pouchが腺組織に分化したものである（adenohypophysis 腺前葉）．このRathke's pouchは前葉と中間葉の間にわずかなcleftとして残っている．前葉は元来，視床下部神経組織とは直接の連絡はないが下垂体門脈系によって二次的に視床下部と密接な関係をもつことになる（図51, 52）．

また下垂体前葉の前上部には前述の口腔上皮の遺残細胞があり，これから発生する腫瘍が頭蓋咽頭腫craniopharyngiomaである．この遺残細胞は鞍内intrasellar restにも鞍上suprasellar restにも認められるため，頭蓋咽頭腫は鞍内からも鞍上からも発生しうる．

視床下部の前後像

図51の左側が視床下部−神経後葉系hypothalamic-neurohypophysial system，右側が視床下部−下垂体前葉系hypothalamic-adenohypophysial systemを示す．

神経後葉系はsupraopticおよびparaventricular nucleusの神経細胞からの神経分泌によって直接血中にバゾプレシン，オキシトシンがそれぞれ放出される．

これに対して視床下部−前葉系においては次の3段階に分かれる（図52）．

① ストレスその他のホルモン以外の情報を次の視床下部ホルモン分泌細胞に伝えるneuron．主としてmonoamine作動性neuron．

② Tuberoinfundibular regionに存在し種々の視床下部ホルモン，releasing factor, releasing hormoneを分泌するpeptidergic neuron．

図51 脳下垂体の解剖（側面図）と各部位の名称

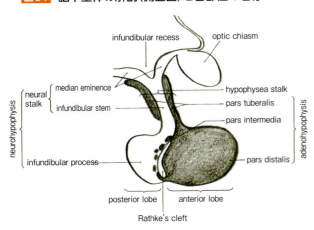

図52 前後のシェーマ
Ⅲ：第三脳室，OT：視索optic tract，
ICA：内頸動脈internal carotid artery

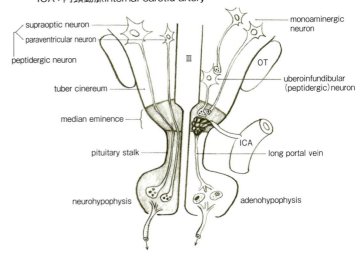

Martin JB, et al. Clinical Neuroendocrinologyを参考に作成

③この視床下部ホルモンであるreleasing factorが下垂体門脈系hypophysial portal systemにのって前葉細胞を刺激し前葉細胞から種々の下垂体ホルモンpituitary hormone、が分泌される．

各種ホルモンと下垂体腺腫に関しては成書で学習していただきたい．

視床下部と自律神経，内分泌，情動

Russell症候群(diencephalic syndrome)

Russellにより最初に報告されたまれな疾患で間脳〜視床下部にその原因を求められているためdiencephalic syndromeの名がある．以下のように特異な症候と経過を示す．

発症はほとんど生後3ヵ月〜12ヵ月に限られ，当初は正常に発育しつつあった幼児が急速に体重を失い，著明なるいそうと発育の停止を示す．著明なるいそうにもかかわらず多動性，多幸性で活発であるのが特徴とされる．皮膚は全身蒼白で皮下脂肪の消失が著しい．多くは2年以内に死亡する．

原因疾患は視床下部〜視神経のlow grade astrocytomaである．視床下部外側には摂食中枢が，内側(ventromedial nucleusが主，図53参照)には飽食中枢が想定されているので前者の障害でるいそうが生じることが考えられるが，本疾患では食欲はむしろ亢進しており，この考えだけでは説明できない．

本疾患の特徴として成長ホルモンが異常高値を示すことが知られている．視床下部障害によるGIFの障害のためと思われるが，本症のGHは脂肪分解作用が著しく，成長促進作用が少ない特殊なGHであるらしい．2歳以下の幼児に視床下部障害が生じると，このように特殊なGHが分泌されるのか否か現在のところ不明であるが，本症の著しいるいそうを説明するものとされている．本症の多幸性は前頭葉－視床－視床下部を結ぶ情動のcircuitの障害のためと説明されている(図54参照)．

Fröhlich's syndrome (脂肪性器性異栄養症 dystrophia adiposogenitalis)

Hypogonadism(男性では性欲減退，陰萎など，女性では無月経)とobesity肥満を伴う症候群で，皮膚は柔軟でチリメン状の皺を示し，皮下脂肪は増加して女性姿態を示す．その他に全身倦怠，易疲労性を伴う．

本症は下垂体腺腫や頭蓋咽頭腫による下垂体前葉機能低下でも生じるが，通常，Fröhlich's syndromeとよぶ場合は慢性の視床下部障害によって生じるものをいう．当然hypogonadismとobesityは別個にも生じうるし，尿崩症を伴う場合もある．病変部位は1ヵ所に限定することは困難であるが，視床下部正中(ventromedial nucleusを中心に)に求められることが多い．

自律神経症状，diencephalic autonomic epilepsy，肺水腫など (図53)

視床下部の機能的，機質的異常によって種々の自律神経症状を示しうることは古くから知られていたが1929年Penfieldは第三脳室の類上皮腫で各種の自律神経症状を周期的に示した例を報告し，diencephalic autonomic epilepsyと名づけた．これらの症状は，周期的に発症して数分から数時間持続する意識の低下，血管拡張，顔面紅潮，発汗，流涎，流涙，体温の異常(高体温または低体温)，ふるえ，脈拍の異常(脈拍増加または減少)，血圧上昇，

嘔気，嘔吐などであり，種々の組み合わせで発症する．原因としては腫瘍の他に脳梁欠損症などの先天性疾患も報告されている．

また，視床下部の，特に前半部の急性疾患，例えば前交通動脈瘤の破裂などで，狭心症を思わせる心電図異常が発生したり，さらに重篤な外傷などでは肺水腫を発生することも知られており，これらは血管収縮による左室負荷，腹部静脈プールの移動などが関与しているものと推察されており，動物実験ではα-adrenergic blockerが治療に有効であるという．

視床下部は水分代謝，内分泌，糖，脂質代謝に深く関与しており，視床下部障害はこれらの機能の種々の異常をきたす．例えばsupraoptic nucleusではvasopressinが，paraventricular nucleusではoxytocinが，それぞれ作られ，後葉から分泌される．Preoptic nucleusはGIF（growth hormone inhibiting factor）と，ventromedial nucleusはGRF（growth hormone releasing factor）と関係が深い．また，lateral hypothalamic areaには摂食中枢がventromedial nucleusには飽食中枢が存在し，前者の障害でるいそうが，後者の障害で肥満が生じることはRussell症候群やFröhlich症候群の項で述べてある．

この他に視床下部は自律神経中枢として働いており，この障害の臨床像はdiencephalic epilepsyの項で述べた．一般に視床下部前内側は副交感神経作用として脈拍を減少，末梢血管を拡張，消化管や膀胱の活動を高める。特にpreoptic areaは血管拡張等の作用によって体温の消費を行っており，これが障害されると過高熱hyperthermiaとなる．一方，視床下部後外側は交感神経中枢であり，代謝を亢進させ，瞳孔散大，起毛，脈拍増加，血圧上昇，呼吸数増加，呼吸深度増大，消化管や膀胱の活動の抑制などを行う．また，体温を保つ作用があり，この部の障害では低体温hypothermiaとなるはずであるが，実際には前述の視床下部前内方からの下行路も障害されて，外界に依存性の体温poikilothermiaとなることが多い．

視床下部は情動の体験，表出の重要な経路である．一般に視床下部前部は旧皮質paleocortexを，後部は古皮質archicortexと新皮質neocortexの一部とを賦活するといわれている．古皮質としては海馬，帯状回，歯状回が，旧皮質としては梨状葉pyriform lobe（海馬傍回，鉤などが含まれる）が挙げられるが，これらに脳弓，視床下部，扁桃核，後眼窩野，中隔野，島などを含んで大脳辺縁系limbic systemとよんでいる．新皮質は適応，創造などに主役をはたしており，辺縁系は本能，情動をつかさどっている（図54）．

ネコの間脳を乳頭体直後と四丘体直上で切断すると（視床下部後部が大脳から解放されることになる）sham rageとよばれる怒りの反応が生じることは古くから知られている．視床下部後部障害でおとなしくなり，視床下部前部障害で攻撃的となることは臨床的にも経験される．

視床下部－視床背内側核dorsomedial nucleus（DM核）－前頭葉prefrontal agranular cortexおよび後眼窩野の経路が重要で，これを上行すれば自律神経の状態が情動を左右し，情動の体験となる．この系路を下行すれば情動に伴う自律神経反応を生じ，情動の表出となる．これらはいずれも大脳皮質の抑制下にある．この系路の障害がRussell症候群の多幸性，活動過多に関与しているであろうことは「Russell症候群」の項で述べた．その他に情動の回路として有名なものにPapezの情動回路とよばれるものがあり，この回路で情動が高められるといわれる．それは，視床下部の乳頭体→mammilothalamic tract（Vica d'Azyr）→視床前核→帯状回→海馬→脳弓→乳頭体の回路である．

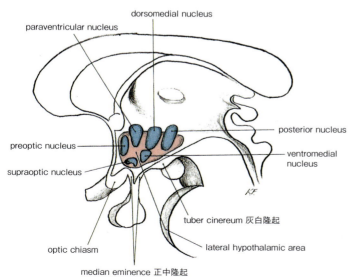

図53　視床下部の諸核と代謝内分泌，自律神経機能

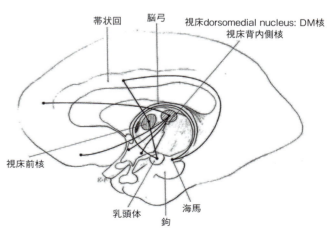

図54　視床下部と情動

Ⅲ　図説　脳神経外科局所解剖診断学

サイドメモ ⑥

　視床下部後部の障害でおとなしくなることを利用して，かつてstereotactic psychosurgeryの一種としてstereotactic posterior hypothalamic electro-coagulationがviolent behavior症例に行われたことがある．家族の希望によって行われたことではあるが，昭和40年代半ばに東大医学部を中心に勃発した大学紛争の火種の一つともなったことは筆者の記憶に長く残っている．

テント上血管障害の症候

　テント上血管障害の症候を**表7～10**にまとめた．

表7　内頚動脈閉塞の症候

病巣側	• 頚部Bruit（頚部内頚動脈狭窄） • 眼窩上Bruit（頭蓋内内頚動脈狭窄） • 頚部内頚動脈拍動減弱 • 視力障害，対光反射減弱 • 網膜中心動脈圧（眼底血圧）低下
反対側	• 片麻痺 • 知覚障害 • 優位側で失語症

表8　中大脳動脈の分枝閉塞の症候

orbitofrontal a.	• 顔面，時に上肢を含む弛緩性麻痺 • 知覚障害なし，視野正常 • 運動失語多い（優位半球で） • 時に痙攣
central sulcus a.	• 上肢，時に顔面を含む弛緩性麻痺 • 知覚，視野正常 • 時に運動失語（優位半球で） • 時に痙攣（多くは焦点性）
posterior parietal a.	• 軽度の不全片麻痺 • 半身知覚鈍麻，視野正常 • 言語正常 • 痙攣少ない
angular a.	• 軽度の不全片麻痺を伴うこともある • 軽度の半身知覚鈍麻を生じることあり • 視野同名半盲または下1/4半盲 • 言語正常 • 立体覚障害，視覚失認など • Gerstmann症候群（優位半球で） • 痙攣まれ
posterior temporal a.	• 麻痺まれ • 知覚障害まれ • 視野同名半盲または上1/4半盲 • 知覚失語（優位半球で） • 痙攣まれ

ただし上記の症候は各分枝の支配領域の個体差によって左右される．

表9　後大脳動脈領域の症候

- 対側同名半盲（calcarine fissureの下半分だけが梗塞となれば上1/4盲となる．parieto-occipital arteryとcalcarine arteryの重複支配の程度で左右される．黄斑部の皮質領域は重複支配が多く，黄斑回避は後頭葉病変の特徴とされるが逆に後頭極病変では黄斑部視野のみが一側で障害されることがある．
- 視幻覚（側頭葉障害のごとき複雑な幻覚はみられず，要素的なものが多い）
- 視覚失認（優位半球）
- 一側空間失認，相貌失認（劣位半球，特に頭頂—側頭—後頭葉が広く障害）
- 失読（優位半球舌状回）
- Anton症候群（両側後頭葉障害で皮質性盲となり，しかも病態失認＝自分が盲であることを自覚しない，を生じる）

表10　前大脳動脈閉塞の症候

1. **前大脳動脈水平部（A1 portion）の閉塞**
   この部分が閉塞してもA2以降は前交通動脈を介して対側から血流が保たれて症候を示さないことが多い．A1からは脳梁基始部，視床下部前半部，視交叉両外側部などへ穿通枝が出るため，精神症状，内分泌症候（尿崩症，低Na血症など），視野異常などを示すことがあるが，その発現の頻度は一定しない．
2. **Heubner's artery閉塞**
   この動脈は古くはA1 portionから出るとされていたが実際にはA2基始部から出て逆行性に（recurrent arteryとよばれるゆえんである）尾状核頭部，線条体前半部，内包前脚～膝部を支配する．中大脳動脈の線条体動脈との重複支配が多いので必ずしも一定の症候を示すとは限らないが典型的な症候は以下のごとくである．
   - 顔面，上肢の近位に強い麻痺で筋硬直が著明（内包膝部～前脚障害）
   - 前頭葉失調（内包前脚錐体外路障害）
   - 振戦（内包前脚～尾状核の錐体外路症候）
   - 上記の他に優位側病変では失見当識が加わることが多い．
3. **paracentral lobule（傍中心回）の障害**
   多くはcallosomarginal arteryあるいはそれより後方の分枝により支配される
   - 下肢の痙性麻痺，皮質性知覚障害
   - 尿失禁
4. **前交通動脈以降の広範な障害（A2～pericallosal artery）**
   上記paracentral lobuleの障害に加えて前頭葉内側面の広範囲の梗塞を生じ以下の症候を示す．
   - 記銘力低下，知能荒廃，精神症状
   - 自発性欠如，ささやき声，時に無動無言（脳梁周辺のcingulate gyrusを中心とするlimbic systemの障害）
   - 失行性歩行（脳梁障害により優位半球からのimpulseが障害されるため）
   - 原始反射（把握反射，吸引反射，Gegenhalten）
   - 振戦（内包前脚～尾状核の錐体外路症候）

384

脳幹，三叉神経，顔面神経，および痛みと不随意運動の外科

脳幹の基本構造と血管支配

脳幹の診断

1. 高位診断

椎骨，脳底動脈より左右に分岐し，脳幹をとりまくように走行する部分の後大脳動脈（PCA），上小脳動脈（SCA），前下小脳動脈（AICA），後下小脳動脈（PICA）は，脳幹周辺動脈と総称される．これらの血管は各々分岐のレベルが決まっており，脳神経障害を参考にすれば，どの動脈が閉塞したかという高位診断は概して容易である（図55）．

2. 横断診断

脳幹横断面の基本構造は図56のとおりで，底部，特に腹側正中部（錐体路，内側毛帯などが含まれる）は主として椎骨脳底動脈の穿通枝で支配されている．これに対して，被蓋（tegmentum），特に背外側部（小脳脚，前および外側脊髄視床路，交感神経下行路，三叉神経からの上行および下行路，などが含まれる）は主として長短の周辺動脈（PCA, SCA, AICA, PICAの分枝）により支配されている．従って，穿通動脈の障害と，周辺動脈の障害とは区別しうる（背外側障害の典型がWallenberg症候群である）．

被蓋正中部（網様体，内側縦束などが含まれる）は穿通動脈と周辺動脈の両方から支配されるが，中脳では穿通動脈が長く，被蓋正中部を支配する傾向がある．いずれにせよ上記の基本構造は中脳～延髄まで大体において保たれており，血行支配とあわせて理解しておくと脳幹の横断診断に有用である．

図56には脳幹の局所診断上有用な基本的構造を示し，その障害の症候を付記しておく．以降の章に述べる脳幹の症候群は脳血管障害以外の疾患（腫瘍など）でも生じうるものであるが，以降にまとめて記述する．なお以降の図では図56の略語を用いることにする．

後大脳動脈の脳幹部血行支配

椎骨動脈撮影上はテント上後頭葉下面と内側面を支配する皮質枝（anterior temporal, posterior temporal, parieto-occipital, calcarine artery）以外に anterior thalamoperforators が後交通動脈から2～3本，posterior thalamoperforators が後大脳動脈基始部から数本，medial および lateral posterior choroidal artery が各1本確認されるが，それ以上個々の穿通枝を鑑別することは不可能である．

古くから視床～中脳への穿通枝は種々の名称でよばれており，多少の混乱があるが，これを椎骨動脈撮影上の所見と照合させて，表11にまとめた．図57, 58にはこれらを側面，前後で図示しておく．

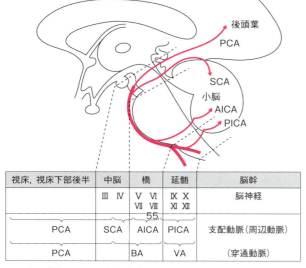

図55 脳幹の高位診断と支配動脈

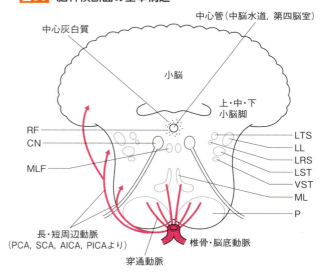

図56 脳幹横断面の基本構造

BA：脳底動脈　　VA：椎骨動脈　　PCA：後大脳動脈
SCA：上小脳動脈　AICA：前下小脳動脈　PICA：後下小脳動脈

III 図説 脳神経外科局所解剖診断学

【図56 略語】

- **RF (reticular formation) 毛様体**：橋の中間より上方の脳幹毛様体，特に中脳の毛様体は意識に重要であり，この障害で意識障害を生じる．
- **CN (cranial nerve) 脳神経(核)**：脳幹のおのおののレベルに，おのおのの脳神経核が存在する．
- **MLF (medial longitudinal fasciculus) 内側縦束**：中脳動眼神経と橋外転神経および頸筋支配神経とを結ぶ．側方注視に重要（眼球運動については，眼球運動の項参照）
- **LTS (lateral tectotegmentospinal tract)**：この障害で同側瞳孔縮少
- **LRS (lateral reticulospinal tract)**：この障害で同側顔面発汗障害

交感神経の下行路としてWallenberg症候群のHorner徴候に関係する

- **P (pyramidal tract) 錐体路**：皮質運動領→放線冠(corona radiata)→内包（視床の外側）→大脳脚（中脳）→錐体路となって延髄下端で錐体交叉→脊髄前角細胞に接続する：この障害で病巣反対側の麻痺と異常反射を生じる．

上・中・下小脳脚（おのおの結合腕：brachium conjunctiva，橋腕：brachium pontis，索状体(restiform body)ともよばれ，おのおののレベルで脳幹と小脳を結ぶ．

上小脳脚：小脳（歯状核）→上小脳脚→（交叉）→赤核→視床．赤核→（交叉）→脊髄（赤核脊髄路，モナコフ束）．の連絡があり，小脳は脊髄末梢とは同側で，赤核，視床，大脳とは対側で連絡することになる．

中小脳脚：小脳←（交叉）←橋核←大脳脚，内包←大脳皮質

下小脳脚：小脳のなかでも発生的に古い部分（大体において小脳虫部）と延髄，脊髄を結ぶ．

従って小脳脚障害は同側の小脳症状を生じる．

- **ML (medial lemniscus) 内側毛帯**：脊髄後索→延髄下端で毛帯交叉→内側毛帯→視床VPL核→皮質知覚領．対側半身のgeneral tactile, discriminatory tactileおよび運動，位置，振動，圧覚をつかさどる．
- **LST (lateral spinothalamic tract) 外側脊髄視床路**：末梢神経→脊髄後角→（交叉）→脊髄側索→視床VPL核→皮質知覚領．対側半身のpain, temperatureをつかさどる．
- **VST (ventral spinothalamic tract) 前脊髄視床路**：末梢神経→脊髄後角→（交叉）→脊髄前索→視床VPL核→皮質知覚領・対側半身のgeneral tactileをつかさどる．一般にgeneral tactileが障害されにくいのはML，VSTの2つの経路があるためである．

図には示していないが，橋中部以上では顔面知覚として三叉神経路が加わる．

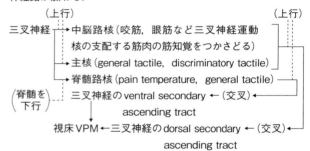

- **LL (lateral lemniscus) 外側毛帯**：聴覚伝導路として橋下部→外側毛帯→内側膝状体→側頭葉聴覚中枢と連絡する．ABR（図23参照）などの神経耳科的検査により局所診断上興味ある所見が得られるが，通常の神経学的検査では局所診断上あまり参考にならない．

これらの事項に関しては既に前庭系，聴覚路の各項で詳述し，後に三叉神経の項で述べるので参照されたい．

図57 後大脳・後交通動脈からの穿通枝の側面像

A：上部赤核症候群*
B：赤核症候群(Bendikt症候群)*
C：下部赤核症候群(Claude症候群)*
*赤核に関する症候群は中脳の項で詳述する．

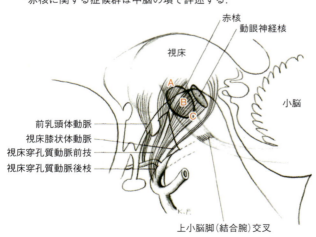

図58 後大脳・後交通動脈からの穿通枝(図の左)および後脈絡叢動脈(図の右)の前後像

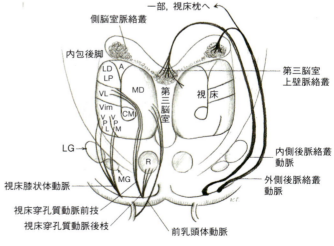

A：前核群　MD：背内側核　CM：正中中心核　LD：背外側核
LP：後外側核　VL：腹外側核　Vim：中間腹側核　VPL：腹側後外側核
VPM：腹側後内側核　LG：外側膝状体　MG：内側膝状体　R：赤核
(視床の諸核については図78参照)

脳幹，三叉神経，顔面神経，および痛みと不随意運動の外科

表11 後大脳動脈からの穿通枝とその閉塞症候

血管撮影上の名称	症候学上の名称	支配領域	症候
anterior thalamoperforators（後交通動脈より）	前乳頭体動脈または視床灰白質結節動脈	視床背内側核（MD） 視床下部後方 視索の一部	精神症状 自律神経症状 （場合により対側視野欠損）
posterior thalamoperforators（後大脳動脈基始部，後交通動脈分岐前より） （後大脳動脈起始部，後交通動脈分岐後より）	後乳頭体動脈または視床穿孔質動脈 前枝 狭義の視床穿孔質動脈（thalamoperforator） 後枝 後穿孔質動脈 視床膝状体動脈（thalamogeniculate a.）	視床外腹側核（VL） 中間腹側核（Vim） MD下部 赤核上端 赤核 結合腕上端 動眼神経核 外側膝状体肉側～ 内側膝状体外側 視床外側後腹側接（VPL） 内側後腹側核（VPM） Vim 内包後脚 の一部	企図振戦 対側小脳症状 時にヒョレア，アテトーゼ *（上部赤核症候群） Benedikt症候群 *（赤核症候群） Claude症候群 *（下部赤核症候群） 対側同名半盲 （聴覚障害は不定） 対側表在，深部知覚障害 自発痛（視床痛） 対側不全麻痺 軽い運動失調 （以上古典的なDejerine-Roussyの視床症候群）
Medialおよびlateral posterior choriodal artery（後大脳動脈基始部，後交通動脈分岐部より）	medial posterior choroidal arteryは第三脳室のchoroid plexusへ lateral posterior choroidal arteryは側脳室のchoroid plexusへ 血行支配をもつが各々MDの上内側，視床枕にも分枝を出す		

赤核に関連する症候群は中脳の項で詳述する．

中脳の症候群，眼球運動，赤核

中脳の障害の特徴

中脳の血行支配は脳底動脈尖端部と後大脳動脈基始部からの穿通枝と後大脳動脈からの短，長周辺動脈群とから成る．神経症候の特徴として以下のことが挙げられる．

a) 運動障害：大脳脚内側，内包膝部から外側に向かってtopographicalな配列で顔面～下肢の神経線維が存在し，穿通枝は両大脳脚内側面（脚間槽）から穿通するので，穿通枝の障害は顔面に強い麻痺を生じる．

b) 知覚障害：表在知覚（外側脊髄視床路）と深部知覚（内側毛帯）の両者が，中脳では接近し，しばしば同時に障害される．これは延髄や橋の知覚障害との差である．

c) 小脳症状：小脳と対側赤核を結ぶ上小脳脚（結合腕）の交叉は中脳下端，橋上部にあるため，中脳で結合腕が障害されると対側の小脳症状を示す．

d) 意識：中脳の網様体は意識に非常に重要であり，脳嵌頓などでこれが高度に障害されると昏睡となり，遷延すると無動無言症となる．網様体が部分的に障害されると意識障害をきたし深眠状態ではあるが刺激には速やかに反応するなど特異な症候を示す．また中脳性仮性幻覚症（脳脚幻覚症）とは，うす暗い状態で色彩をもった小人，動物などが周囲に夢のように出現し，本人はこれを自覚している特異な幻覚である．

e) 眼球運動障害：これに関しては「眼球運動障害」の項で述べたが，以下に簡単に列記する．

i) 上丘には上方注視の中枢が存在し，この障害で有名なParinaud's signが生じる．

ii) 前頭葉からの側方注視impulse（随意）が大脳脚内側面を通るので中脳型Foville症候群（対側への注視が障害）を示すことがある．

iii) 動眼神経核が，左右接近しているので両側の動眼神経の部分症状を示すことがまれでない．また，動眼神経核は図59のように，機能が分かれているので，内直筋や上直筋など一部の外眼筋麻痺を生じることがある．

動眼神経核中Perlia核はconvergenceに関与するとされ，下方注視とconvergenceの中枢は下丘のレベルの中脳水道近くにあるとされている（最近の知見はp.357に詳述）．

中脳の症候群

図60に上丘レベル，図61に下丘レベルの中脳横断面を示す．
a) Weber症候群（上交代性麻痺）（図60）
b) Parkinson症候群（黒質の障害，表6および機能的脳外科の項参照）
c) 赤核に関連した症候群（表5，図47参照）
 ・上部赤核症候群（Chiray, Foix, Nicolesco）
 ・赤核症候群（Benedikt症候群）
 ・下部赤核症候群（Claude症候群）

図59 動眼神経核の分画（カッコ内はその支配筋，機能）
左は右側面図，右は背側からの図（Warwick, 1964）
Perlia核に関する最近の知見はp.357参照

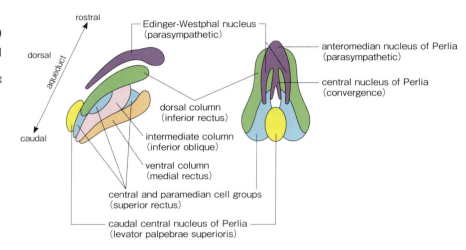

図60 中脳横断面（上丘レベル）とWeber症候群（上交代性麻痺：赤）
対側半身（顔面に強いこと多し）麻痺，同側動眼神経麻痺（部分症状のことあり），時に対側知覚鈍麻も合併．

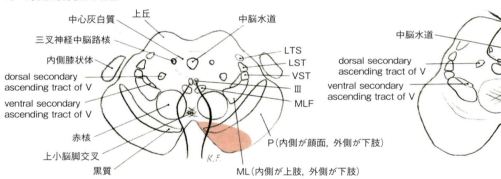

図61 中脳横断面（下丘レベル）

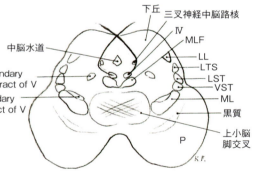

橋の症候群

橋上部～中部においては上小脳動脈が被蓋，上小脳脚（結合腕），中小脳脚（橋腕），小脳上面を，脳底動脈の穿通枝が橋底を支配する．橋下部においては前下小脳動脈が被蓋，下小脳脚（索状体），小脳側方下面を，脳底動脈穿通枝が橋底を支配する．下小脳脚はまた次項（延髄）で述べるように後下小脳動脈によっても支配されている．

橋病変の一般的特徴として以下のことが挙げられる．

a) **運動障害**：一側脳神経障害と他側半身麻痺（橋上部では顔面神経中枢路を含み，橋下部では顔面神経中枢路が含まれない）をきたし，いわゆる交代性麻痺を呈することが多い．両側錐体路が障害されると仮性球麻痺となる．

b) **知覚障害**：橋では表在知覚（脊髄視床路）と深部知覚（内側毛帯）が離れているため，一方だけが障害され，いわゆる解離性知覚障害を呈することが多い．

c) **小脳症状**：被蓋外側に位置する上，中，下，小脳脚の障害によって同側小脳症状を呈する．また，橋核と小脳を結ぶ橋小脳路は正中で交叉するため，橋底正中に近い病変では両側小脳症状を呈する．

d) **眼球運動障害**：橋被蓋外側で外転神経核の近くに側方注視中枢paramedian pontine reticular formation（PPRF）が存在し，この障害で同側への側方注視が障害され，眼球が対側へ共同偏視を生じる（狭義のFoville

症候群，眼球運動の項参照）．

e) **精神症状**：橋の網様体は通常の意識とは深い関係はないが睡眠等に関係しているといわれ，睡眠障害や，精神症状を示すことがある．

橋上部の病変

i) 上小脳動脈症候群（橋被蓋外側，小脳症候群）→ 図62

図62 橋上部の病変
上小脳動脈症候群，同側小脳症状，休止時不随意運動（小脳，上小脳脚），対側温痛覚障害（LST）．

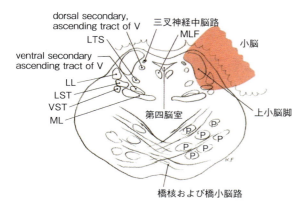

図64 橋中部の病変
橋底傍正中部症候群，対側半身（顔面含む）麻痺（P），両側小脳症状（橋小脳路は正中近くで交叉するため両側性に障害される）．

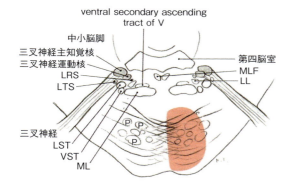

図66 橋中部の病変
交代性半身知覚鈍麻hemianesthesia alternans，同側顔面全知覚麻痺（三叉神経根），対側半身温痛覚障害（LST, VST），ただしMLも障害されると対側半身全知覚麻痺となる（濃い赤は限局性，薄い赤は広範な障害）．

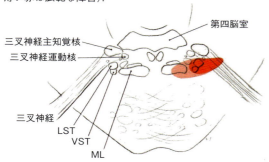

ii) Raymond-Cestan症候群（橋被蓋上部症候群）→ 図63

橋中部の病変

i) 橋底傍正中部症候群→ 図64
ii) 橋底外側症候群→ 図65
iii) 交代性半身知覚鈍麻（hemianesthesia alternans）
　→ 図66

図63 橋上部の病変
Raymond-Cestan症候群（橋被蓋上部症候群），同側小脳症状，不随意運動（上小脳脚），対側全知覚麻痺（ML, LST, VST），同側への側方注視が障害（MLF症候群，Foville症候群）．

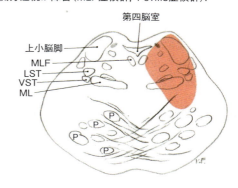

図65 橋中部の病変
橋底外側症侯群，同側小脳症状のみ（一側橋小脳路障害）．

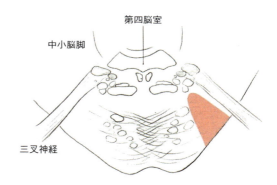

図67 橋下部の病変
Milard-Gubler症候群（橋底下部外側症候群，下交代性麻痺），同側顔面神経，外転神経麻痺，対側半身麻痺．

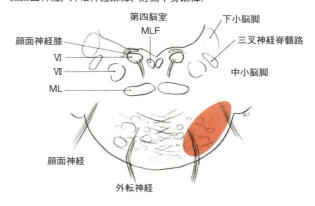

389

橋下部の病変

Millard-Gubler症候群（橋底下部外側症候群，下交代性麻痺）→ 図67

延髄の症候群

延髄病変の特徴としてはまず第一に三叉神経脊髄路および核の存在で，これはいったん延髄と上部頚髄を下行するので，この障害で同側顔面の解離性（温痛覚のみ）知覚障害を生じることがある（図56の説明参照）．次に視床下部後部交感神経中枢から網様体中，被蓋外側を下る経路の存在で（図56，LTS，LRS），この障害で同側Horner症候群を呈する．この2つの症候はWallenberg症候群で認められる．

1. 延髄傍正中症候群（図68）
2. 延髄外側症候群（このうち代表的なものがWallenberg症候群である（図69）．
3. 延髄背外側症候群（図70）
4. その他

a) Babinski-Nageotte症候群：Wallenbergに似ているが，下位脳神経症状はなく，対側半身麻痺があると考えればよい．

b) Cestan-Chenais症候群：Wallenberg症候群に対側半身麻痺が加わったと考えればよい．

下位脳神経の症候群

下位脳神経の障害の組み合わせには人名でよばれる多くの症候群がある．下位脳神経は中枢性に障害（延髄内で核あるいは髄内線維を障害）される場合もあり，末梢性に障害される場合もある．対側半身の運動，知覚障害などの症状を伴う場合は中枢性と診断できるが，脳神経障害だけの場合には中枢性，末梢性の鑑別は困難なことも多い．

図71にはこれらをすべて末梢性の障害として示してある．

中枢性にも末梢性にも生じうる症候群

1. Avellis症候群

一側軟口蓋，咽喉麻痺．末梢性障害はまれで多くは核性（延髄内における迷走神経疑核の障害）である．

末梢性の場合には迷走神経障害によるとする説と副神経内側枝の障害によるとする説がある．軟口蓋，咽喉の運動，知覚はいずれも迷走神経に支配されるという説と，運動は

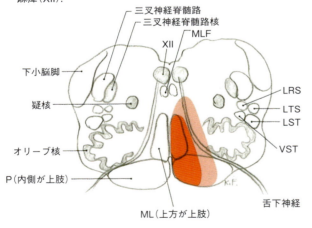

図68 延髄傍正中症候群（濃い赤は限局性，薄い赤は広範な障害）
対側（顔面神経路は橋レベルで上行するため顔面を含まぬ）半身麻痺（P），対側（三叉神経の深部覚は橋レベルで上行するため顔面を含まぬ）深部覚障害（ML），障害が広い場合は同側舌下神経麻痺（XII）．

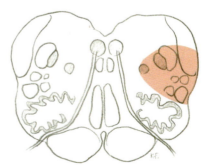

図69 延髄外側症候群
代表的なものはWallenberg症候群であり後下小脳動脈の閉塞による．
- 突然の嘔気，嘔吐（頭痛）．
- 同側小脳症状（下小脳脚）．
- 同側軟口蓋，咽頭，喉頭（声帯）麻痺（嗄声）（舌咽迷走神経：舌咽迷走神経は舌下神経よりもさらに外側から出る）．
- 同側顔面温痛覚障害，角膜反射消失（三叉神経脊髄路および核）．
- 対側三叉神経からのVentral ascending tract of Vの交叉後の障害が加わると両側顔面温痛覚障害となる．
- Horner徴候（同側縮瞳，顔面発汗障害）（LTS, LRS）

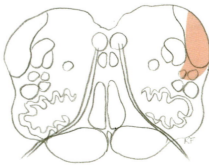

図70 延髄背外側症候群（Lhermitte）
- 同側小脳症状（下小脳脚）
- 同側Horner徴候（LTS, LRS）

副神経内側枝に支配されるとする説があるからである（図71）.

2. Schmidt症候群

一側軟口蓋，咽喉麻痺，胸鎖乳突筋，僧帽筋麻痺．末梢性障害がほとんどである．迷走神経，副神経の麻痺と考えることもできるし，副神経全体の麻痺（前述のように内側枝の麻痺に外側枝の麻痺が加わったもの）と考えることもできる（図71）.

3. Jackson症候群

Schmidt症候群に舌の半側麻痺を伴う．末梢性障害が多い.

通常，末梢性障害を意味する症候群

1. Vernet症候群（頸静脈孔症候群）

頸静脈孔付近で脳神経Ⅸ, Ⅹ, Ⅺの障害を生じる.

2. Sicard-Collet症候群

脳神経Ⅸ, Ⅹ, Ⅺ, Ⅻの障害を示す．舌下神経はⅪ, Ⅹ, Ⅺとは別の孔（舌下神経管）を通るので，この症候群は通常，頭蓋外病変で生じる.

3. Villaret症候群

脳神経Ⅸ, Ⅹ, Ⅺ, Ⅻの障害にHorner症候群が加わる.

4. Tapia症候群

喉頭，舌の麻痺を示し，軟口蓋麻痺はない．舌下神経麻痺に迷走神経の部分的障害が加わったもので，舌下神経が迷走神経外側で交叉する部位の障害である.

最後野 area postrema, vagal system

菱形窩（りょうけいか）rhomboid fossa（第四脳室底の形状を表す）の最尾側両脇で閂（かんぬき）のすぐ両脇の灰白質を最後（こう）野 area postremaという．通常ラテン語読みでアレア-ポストレーマと称されることが多いが，無理に英語を作れば posterior-most area of fourth ventricular floor とでもいうところか．従来から行われてきた顕微鏡下の検索では blood vessels, neuroglial tissues, nerve fibers に富み，なんらかの neurovegetative nucleus なのか，あるいは endocrine function を司る領域なのかよくわからないと述べられている[4]．当該領域に関する最近の知見を「まとめ」(p.393)に述べるが，いずれにしても後述のようにきわめて特殊な領域である.

正中溝と境界溝の間を内側隆起といって，その尾側端を

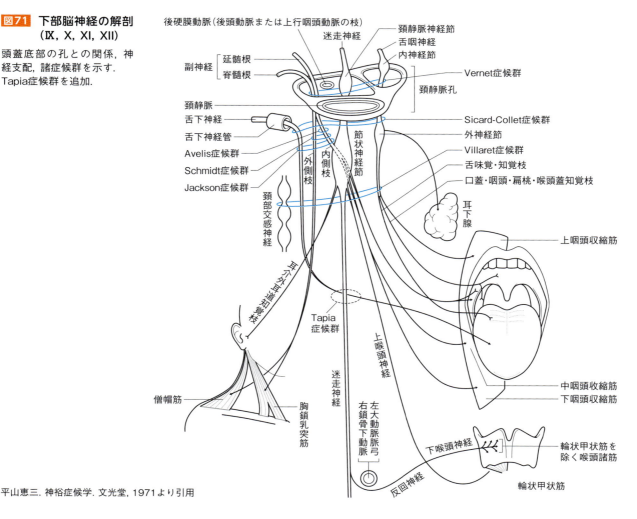

図71 下部脳神経の解剖（Ⅸ, Ⅹ, Ⅺ, Ⅻ）
頭蓋底部の孔との関係，神経支配，諸症候群を示す．Tapia症候群を追加.

平山恵三. 神経症候学. 文光堂, 1971より引用

舌下神経三角，そのすぐ外側を迷走神経三角（迷走神経孤束核と背側運動核）vagal triangleと称する．両三角の間を形成する境界溝の尾側下端は下窩fovea inferiorとなって外側に向かって少し陥凹しているので，舌下神経三角のほうが迷走神経三角よりも頭側に位置しているようにみえるが，実際には迷走神経背側核は頭側，尾側ともに舌下神経核よりも長い．迷走神経三角の手術操作や電気刺激では著しい徐脈，血圧低下を示し，操作を中止しなければ心停止をきたすことがある．このため，この周辺の手術ではペースメーカーを留置して行うことが多い．Area postremaを含めた両側の迷走神経三角の損傷では著しいtachycardia，tachypnea，hypertensionの後に致死的結果を招くことが多いので，外科的侵襲に当たってはきわめて慎重でなくてはならない．

図72，73に示す中間神経，舌咽神経，迷走神経，副神経のcranial portionは機能面での関係が深く，一括してvagal systemとよばれる．

afferent：（体性および特殊知覚性）求心性
efferent：（体性）遠心性
efferent：（副交感性）遠心性

中間神経

中間神経には上唾液核から出て涙腺，舌下腺，顎下腺の分泌を司る副交感性（efferent）な線維と，舌の前方2/3の味覚を孤束核に伝える（afferent）な線維が含まれている．中間神経は解剖学的variationが多く，最近では，いくつかのrootletとして脳幹を出て，CPA cisternで上前庭神経と吻合し，内耳道内で顔面神経の一部となって口輪筋の支配に一部関与（efferent）するという報告がある[5]．Ramsay Hunt症候群で顔面神経膝状節が侵され，耳の後ろと内部の痛みを生じるのはヘルペスウィルスによる痛みであるが，中間神経の一般体性afferent線維としては外耳道と外耳後方の小領域の温痛覚-触覚を伝える線維があると言われている（図75のⅦ？で示す）．

図72 菱形窩，最後野，迷走神経三角
p.391〜396は密接に関係するので相互に繰り返し参照されたい．

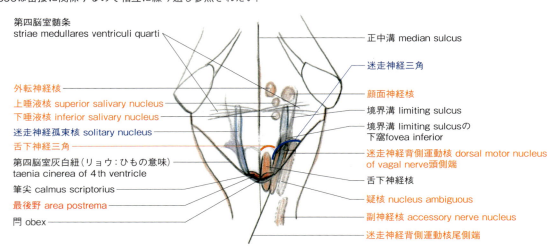

図73 vagal systemとarea potrema
Area postremaとsolitary nucleusを残して延髄の冠状断面を示し，右側ではその他の諸核も尾側端まで残す．

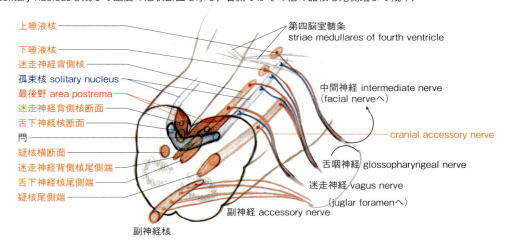

舌咽神経

舌咽神経は単一の神経ではなく次のようなさまざまな線維で構成されている。副交感性（efferent）な線維としては下唾液核から出て鼓室神経、鼓室神経叢、耳神経節を経て耳下腺に至り唾液分泌を司る。迷走神経背側運動核から副交感性インパルスを胸腔、腹腔に伝える。疑核から出た運動神経インパルスは舌咽神経を経て茎突咽頭筋と上咽頭収縮筋上部の一部を支配する（上咽頭収縮筋の大部分は迷走神経支配である）。

（afferent）な線維としては味覚に関係するものとして舌後ろ1/3の味覚が孤束核の頭側1/3に伝わる。頚動脈小体の化学受容体、頚動脈洞の圧受容体からのインパルスが頚動脈洞神経、舌咽神経を経て孤束核の中1/3に伝わる。感覚線維としては、舌の後ろ1/3および咽頭部の感覚は舌咽神経を経て三叉神経脊髄路核に伝わる（舌の前1/3の感覚は三叉神経第3枝：図77）。耳介の一部と鼓室の感覚も舌咽神経支配である。

迷走神経

迷走神経も複雑である。疑核は舌咽迷走神経から横紋筋へ行く運動線維を出す核（efferent）と考えられているが、詳細には疑問がある。疑核の前部は軟口蓋、咽頭、上部食道の横紋筋に、疑核後部は喉頭の横紋筋の他に心筋に対して抑制線維を送っている[3]。つまり心筋は迷走神経背側核からの副交感性支配を受けず、背側核は消化器、呼吸器の平滑筋や腺を支配するという。また迷走神経のefferent線維には疑核から出るcranial accessory nerveが含まれている。

迷走神経の（afferent）な信号としては、心血管系と呼吸器系のものは孤束核の中1/3に、その他の内臓臓器からのものは孤束核の尾側1/3に入る。また迷走神経耳介枝は迷走神経中唯一の体性知覚枝で耳介後面と外耳道後下壁に分布する。

まとめ

以上をまとめると、疑核は運動神経核で、軟口蓋、咽頭、喉頭、上部食道および心筋の横紋筋を支配する。

副交感性efferentの機能としては上唾液核は涙腺、舌下腺、顎下腺の、下唾液核は耳下腺の分泌を司り、迷走神経背側核は胸腔内、腹腔内臓器へ連絡している。

孤束核には次の3種のafferentな信号が集まる。孤束核の頭側1/3には中間神経と舌咽神経を介して味覚が、中1/3には舌咽神経と迷走神経を介して心血管と呼吸器系の信号が入る。尾側1/3には同じく舌咽神経と迷走神経を介してその他の臓器からの信号が伝わる。

最後野area postremaには血液脳関門blood-brain barrier（BBB）がないことでよく知られている。BBBがな

い脳内の領域は脳室周囲器官circumventricular organとよばれる領域で、最後野の他には中央隆起、脳下垂体、脈絡叢、松果体、大脳終板などが挙げられる。BBBは神経内分泌ホルモンなどが標的器官に作用する妨げになり、逆に標的器官が血中ホルモンをfeed-back調節する妨げにもなる。BBBがないのはこのような理由によるらしい。血液脳脊髄液関門blood-CSF barrier（BCB）の存在も知られているが、詳細は神経伝達物質や内分泌を学習していただきたい。BBBのない最後野には抗癌剤や催吐剤が血液や髄液を介して直接最後野のchemoreceptor trigger zoneを刺激して嘔吐を誘発する。ドーパミン作動薬の催吐作用やドーパミン拮抗薬の制吐作用はこの領域への直接作用と考えられる。延髄網様体の中に嘔吐中枢があると想定されているが、この嘔吐中枢にはvagal systemを介して以下の連絡がある。1）胃腸の化学受容体、気管支、心臓からの嘔吐刺激は迷走神経を介して、口腔内、咽頭、喉頭からの嘔吐刺激は三叉神経下顎枝、舌咽神経、迷走神経を介して伝えられる。嘔吐運動には声帯を閉じ、呼吸を止め、胃食道括約筋を弛緩させるvagal systemの運動系と、腹筋、横隔膜を収縮させる脊髄の運動神経との連絡が必要である。2）迷路系からの連絡もある。3）不快な光景や臭いは大脳辺縁系から伝達されてくる。

三叉神経と顔面神経，その機能と神経路

顔面や口腔内、咽頭、喉頭の運動や知覚を司る神経は互いに連絡し合ってきわめて複雑で繊細な働きを行っている。

以下に三叉神経と顔面神経について図解するが、種々の働きに舌咽神経、迷走神経なども関与している。前述のvagal systemその他の項を参照しながら理解していただきたい。中間神経は、顔面神経と前庭神経の間にあるということを意味するが、いまだに不明の点が多いので種々の説を羅列するにとどめる（p.392参照）。p.391〜396は密接に関連しているのでそのつど参照、比較していただきたい。

三叉神経の知覚－運動系路

皮質運動野からのインパルスは両側の三叉神経運動核motor trigeminal nucleus－三叉神経腹側－第三枝後端－temporal, masseter, lateral pterygoid, medial pterygoid, digastric, mylohyoid muscleの6つの咬筋群を動かす（図74）。これら筋群の障害は開口時に障害側へ偏位する、歯を嚙み合わせて障害側の収縮が弱いなどで診断する。

三叉神経支配の筋肉からの運動覚、位置覚等の自己固有感覚は下顎神経V3から三叉神経中脳路核mesencephalic nucleus－対側皮質知覚野へと伝わる。三叉神経中脳路核には動眼・滑車・外転・顔面神経などの運動にかかわるす

べての脳神経からの自己固有感覚が伝わる．

触覚−識別覚は三叉神経全枝から三叉神経主知核 principal sensory nucleusを経て対側皮質知覚野へ伝わる．

温痛覚

顔面温痛覚の三叉神経脊髄路および核での位置関係はtractotomyの経験から詳細に判明している．まず三叉神経脊髄路内では図75②に示す冠状断のように三叉神経第1, 2, 3枝の順に腹側から背側に配列している．さらにその背側にはVII（中間神経?），IX，Xの温痛覚も三叉神経脊髄路に沿って下行する．この部位の切断で舌の後ろ1/3，咽頭，耳介の一部に温痛覚脱失が生じる．

次に図75②と図75③を見比べてみるとわかるように，三叉神経脊髄路核の頭側から尾側にかけての区分（A〜C）が，顔面温痛覚の分布（A〜C）と一致する．図75④はこれをさらにわかりやすくした図である．これが有名なonion-peel patternとよばれる特異な温痛覚の顔面分布である．三叉神経脊髄路の障害が頭側から始まれば顔面の鼻尖部から温痛覚脱失が始まり，その障害が尾側から始まれば顔面の後方周辺部から温痛覚脱失が始まる．延髄下部−頸髄上部の病変は脊髄空洞症などの中心性病変が多いので温痛覚脱失は顔面の両側性に生じることが多く，正しく"玉ねぎの皮を剥く"ような様式になる．

触覚−識別覚は三叉神経主知覚核だけではなくて三叉神経脊髄路核上部nucleus oralisにも混在すると指摘されている．またnucleus interpolarisは小脳との連絡が明らかにされている．しかし，tractotomyの経験からnucleus caudalisは温痛覚だけを司っていると考えられている．

?マークについては「中間神経」参照．IX，Xの体性知覚枝に関しても「舌咽神経」，「迷走神経」を参照されたい．

顔面の各知覚

顔面の各知覚がその後に皮質知覚野に至る経路も以下に示すようにきわめて複雑である．ただしすべて視床後内側腹側核VPMを経由する（図76）．

1．温痛覚

温痛覚は三叉神経脊髄路を下行−三叉神経脊髄路核（ニューロン変換）−交叉−網様体（正確な位置は同定されていない）を上行−腹側三叉神経視床路を上行−視床後内側腹側核VPM（ニューロン変換）−皮質知覚野

2．触覚−識別覚

触覚−識別覚は三叉神経主知覚核（ニューロン変換）以下2つの経路を通る．

1) 大部分（主知覚核の腹側2/3）は交叉−内側毛帯を上行（三叉神経毛帯）− VPM（ニューロン変換）−皮質知覚野
2) 一部（主知覚核の背内側1/3）は非交叉−背側三叉神経視床路を上行− VPM（ニューロン変換）−皮質知覚野

3．深部覚

深部覚は三叉神経中脳路核（ニューロン変換）−上行経路不明− VPM −皮質知覚野

注：四肢体幹からの知覚はVPLを経由する〔図78視床の諸核，"痛み"の項（p.396）を参照〕

4．顔面神経を中心として味覚，腺分泌などの経路（図77）

瞳孔の収縮，散大を支配する副交感，交感神経線維が毛様体神経節の中を走行する様子は瞳孔反射の項に述べた．

涙腺，舌下腺，顎下腺，耳下腺の分泌を支配する自律神経の走行および味覚を支配する神経は，三叉，顔面，舌咽の各脳神経の中を複雑に走行している．

このなかで重要なことは，涙腺は上唾液核−顔面神経（中間神経）−大錐体神経−翼口蓋神経節を経て支配される（efferent）．

舌下腺，顎下腺もやはり上唾液核−顔面神経（中間神経）を経て鼓索神経−顎下神経節から支配を受ける（efferent）．

これに対して耳下腺は，下唾液核−舌咽神経−鼓室神経叢−耳神経節を経て支配される．また上記いずれの神経節も内頸，顔面，中硬膜の各動脈神経叢から交感神経支配を受けている（efferent）．

味覚については舌の前2/3は孤束核−顔面神経（中間神経）−鼓索神経を経て三叉神経第3枝の舌への分枝で支配される．一方，後1/3の味覚は孤束核−舌咽神経を経て支配される（afferent）．中間神経については「中間神経」（p.393）も参照．

末梢性顔面神経麻痺の回復期にreinnervationの誤りが

図74 三叉神経の知覚−運動系路

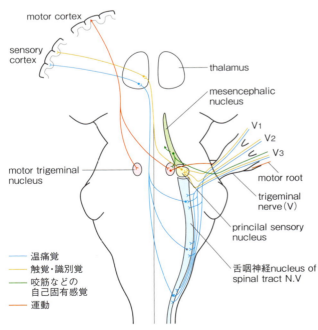

後藤文雄，天野隆弘．臨床のための神経機能解剖学．p83, 2021より引用

脳幹，三叉神経，顔面神経，および痛みと不随意運動の外科

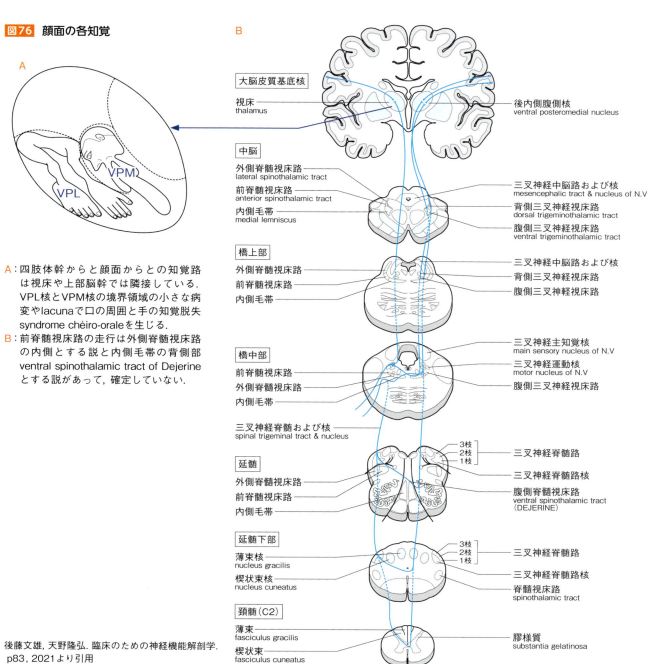

図75 顔面温痛覚

図76 顔面の各知覚

A：四肢体幹からと顔面からとの知覚路は視床や上部脳幹では隣接している．VPL核とVPM核の境界領域の小さな病変やlacunaで口の周囲と手の知覚脱失 syndrome chéiro-orale を生じる．
B：前脊髄視床路の走行は外側脊髄視床路の内側とする説と内側毛帯の背側部 ventral spinothalamic tract of Dejerine とする説があって，確定していない．

後藤文雄，天野隆弘．臨床のための神経機能解剖学．p83, 2021より引用

395

図77 顔面神経を中心として味覚,腺分泌などの経路

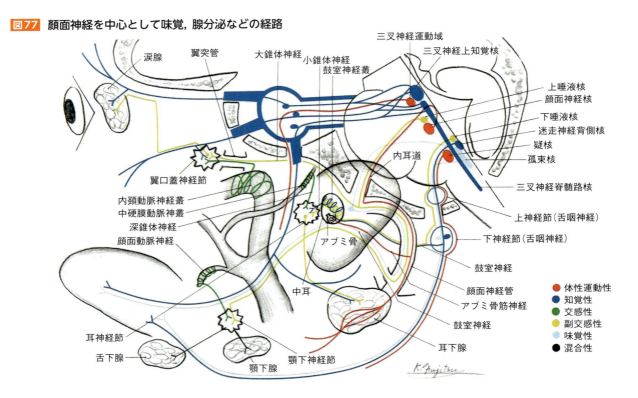

図78 視床の諸核（視床を右外上後方より見た図）

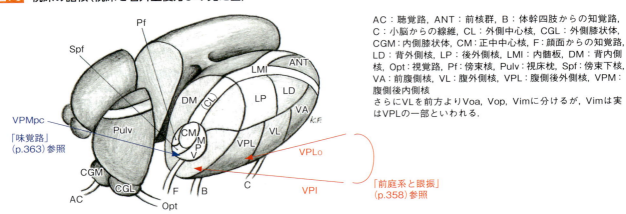

AC：聴覚路，ANT：前核群，B：体幹四肢からの知覚路，C：小脳からの線維，CL：外側中心核，CGL：外側膝状体，CGM：内側膝状体，CM：正中中心核，F：顔面からの知覚路，LD：背外側核，LP：後外側核，LMI：内髄板，DM：背内側核，Opt：視覚路，Pf：傍束核，Pulv：視床枕，Spf：傍束下核，VA：前腹側核，VL：腹外側核，VPL：腹側後外側核，VPM：腹側後内側核
さらにVLを前方よりVoa, Vop, Vimに分けるが，Vimは実はVPLの一部といわれる．

生じ，摂食時の流涙 crocodile tear phenomenon，閉眼時の患側口角不随意挙上や額皺よせ，歯を見せる運動に伴う患側閉眼などの異常連合運動がみられることがある．

視床の諸核と痛みの外科

痛みの経路を理解するには視床の解剖を知る必要がある．視床の諸核は図78に示すとおりであるが，このなかで比較的よくその機能が知られており，局所診断上も重要なものについて述べる．

視床の諸核

1. 前核（A）

視床前核 anterior nucleus（A）はいわゆる Papez の回路の中にあり，辺縁系と密接な関係があるため，情動あるいは自律神経機能と密接な関係がある（「視床下部の解剖と機能」参照）．

2. 背内側核（DM）

背内側核 dorsomedial nucleus（DM）は下方で視床下部の自律神経中枢と結ばれ，前方は前頭葉の prefrontal granular area や後眼窩野と結ばれている．この経路を上行すれば情動の体験となり，下行すれば情動の表出となる．また，情動に伴う自律神経反応を起こしたり，逆に自律神経の状態が情動を左右する（視床下部の解剖と機能参照）．従ってこの核は情動，自律神経症状と密接な関係がある．

3. 外腹側核（VL）

外腹側核 ventrolateral nucleus（VL）は前方からV.o.a.（nucleus ventralis oralis anterior），V.o.p.（nucleus ventralis oralis posterior），V.i.m.（nucleus ventralis intermedius 視床腹側中間核）に分けるが，V.i.m.は次のVPLの一部といわれる．これらの諸核は不随意運動と密接な関係があり，不随意運動に対する定位脳手術のtargetとなるが，詳しくは次項で述べる．

4. 外側後腹側核（VPL）と内側後腹側核（VPM）

外側後腹側核 nucleus ventralis posterolateralis（VPL）は四肢の，内側後腹側核 nucleus ventralis posteromedialis（VPM）は顔面の知覚（識別覚も温痛覚，触覚も）を中継する核とされている．VPLとVPMの間に手掌と口周領域の知覚が中継される（図76）．

5. 正中中心核（CM），傍束核（Pf）など

VPL，VPMが視床の特殊核とよばれる群に属するのに対して，正中中心核 centre médian（CM），傍束核 parafascicular nucleus（Pf）などは非特殊核群に属する．これらの非特殊核，特にCMは頑痛の経路であると考えられており，定位脳手術における頭痛のtargetとされる．特殊核は非特殊核に対して抑制作用をもつらしく，前者の障害では単に知覚鈍麻が生じるだけでなく非特殊核への抑制がとれて自発痛が生じる．これがいわゆる視床痛の発生する機構とされている．

視床症候群とよばれるものは当然，病変と反対側の半身に生じてくるが，1）表在，深部知覚障害（深部知覚障害がより著しく，また顔面はまぬがれることが多い），2）central painとよばれる自発痛，3）hyperpathiaすなわち知覚過敏，通常の刺激も耐えがたい異常知覚を生じる．これらの発生機構に関しては前述したが，多くは血管障害で生じ，腫瘍では発生し難い．視床の血行支配とその障害における症候については視床の血行支配の項を参照にされたい．

6. その他

その他に失調やアテトーゼ，コレア，振戦などが生じるがこれらはVLの障害による錐体外路症状，VPL障害による深部覚障害，Vimの障害などが組み合わさっていると思われる．また，視床手la main thalamiqueとよばれる独特の手の変形肢位を示すことがあるが，これもVPL，VLの障害による位置覚，筋緊張の異常のためであろう．障害が視床の外側の内包後脚に及べば当然運動麻痺を生じてくる．

通常われわれが経験する痛みは局在が明確で，持続時間も短いもので原因となる外的疾患がありsymptomatic pain（症候性疼痛）という．これに対してintrinsic pain（内的疼痛）とは局在不明確，持続性で痛み伝導機構や自律神経，情動の異常を伴い，通常頭痛intractable painとよばれる．痛みの外科の対象となるのは主としてこの頑痛である．また，悪性腫瘍に伴う頑痛で根治手術が不可能な場合も対象となる．

痛みの理論と外科治療

1. 痛みの理論

症候性疼痛は脊髄視床路→視床特殊核の中のVPL→大脳皮質の経路を通る（顔面は三叉神経視床路→視床特殊核の中のVPM→大脳皮質）が，頑痛の経路に関しては次の諸説がある．

A）特殊感覚器説 specificity theory

頑痛にも特有の解剖学的経路があるとする説．痛みの線維には有髄のAδ線維と無髄C線維があり，症候性疼痛はAδのうちの伝導速度の速いものが関与し，頑痛は伝導速度の遅いAδとC線維が関与するという．頑痛の経路は延髄，橋，中脳において脊髄視床路を離れて正中の網様体に入り，多くのsynapseを介して視床非特殊核（主として正中中心核 centromedian nucleus）に入る．また視床下部を通りまたは直接に大脳辺縁系limbic systemに入って自律神経反射や情動に関与する経路もある．従って頑痛の認知は皮質知覚領ではなくて，視床および大脳辺縁系ということになる．

B）パターン説 pattern theory

上記の特殊感覚器説に対して，頑痛には特有の伝導路はなく中枢における神経インパルス伝達のpatternが重要とする説．

C）ゲートコントロール説 gate control theory

疼痛刺激は，①後角の第1中枢伝達細胞（T細胞），②後索細胞，③脊髄後角膠様質細胞（SG細胞）に同時に伝達され，T細胞が痛みを伝達する．Aδなどの太い線維が刺激されるとSG細胞が同時に働いてT細胞をcontrolし gateが閉じる．このためこの種の痛みは長続きしない．C線維などの細い線維が刺激されるとSG細胞はT細胞に陽性のfeedbackを生じ，gateは開いたままになり持続性の疼痛を生じる．また後索細胞は，脳の中枢性制御によって（central control），SG細胞を介してやはりgateを閉じる作用をもつという．

2. 治療

特殊感覚器説によれば末梢神経では知覚全体を，脊髄視床路では痛み全体を，視床正中中心核では頑痛を遮断することができるということになる．以下には主として特殊感覚器説の考えに従って代表的な除痛法を述べる．

A）末梢神経の薬剤によるブロック

局麻剤は効果持続が短いので効果を持続させたいときは純アルコール，5％フェノールなどが用いられる．

a）三叉神経ブロック：三叉神経痛には通常テグレトール，ジフェニールヒダントインなどを経口投与する．これで無効な場合は，痛みのある分枝の出口を薬剤注入でブロックする．また半月神経節を頬から経皮的にブロックする方法もある．第1枝領域のブロックを行った

ときは角膜炎合併に注意する.

b) 後頭神経ブロック:外後頭結節の2～3cm外側で圧痛を証明する後頭部痛に対して行う.

c) 星状神経節ブロック:頭頸部外傷後遺症や血管,自律神経の関与の強い非定型的顔面痛に行い,効果を得ることがある.

d) 脊髄くも膜下腔薬剤注入法:アルコールやフェノールを注入する.膀胱直腸障害がフェノールのほうに少ないのはフェノールがC線維親和性であるためといわれる.

e) 脊髄くも膜下腔冷却または高張食塩水注入法:0°Cまたは5%高張食塩水を注入する.C線維が上記食塩水に最も敏感なため有効であるといわれる.

B) 神経切断術 neurotomy, 神経根切断術 rhizotomy

a) 三叉神経分枝切断術:三叉神経の各分枝の出口で神経を引き抜く.眼窩上,眼窩下,オトガイの各部で行われる.

b) 後頭下経由法 suboccipital approach (Dandy):後頭下開頭で,三叉神経が橋より出る部で痛覚線維を切断する.Dandyによれば痛覚線維は最も後半部を走っているといわれるが,異論もある.

c) 最近では三叉神経痛の大部分の原因はこの神経が橋から出てすぐの部分で血管(主として動脈)により圧迫されていることによるとの考えがあり,顕微鏡手術下にこの圧迫を除去する microvascular decompression が盛んに行われており,著効を示すことが多い.近年最も一般的に行われている microvascular decompression (MVD) は主として三叉神経痛と片側顔面痙攣に行われる.

三叉神経痛では当該神経の root entry zone (REZ) から責任血管(上小脳動脈が多い)を剥がして prosthesis を挟む.顔面痙攣(責任血管は椎骨動脈,後下小脳動脈,前下小脳動脈など)では同様の処置を当該神経の root exit zone (REZ) において行う.

d) 脊髄後根切断術 posterior spinal rhizotomy:椎弓切除術を行って支配領域の後根を切断する.

C) 脊髄視床路切断術 spinothalamic tractotomy

上部頸髄や胸髄の部で,前側索中を走る脊髄視床路を切断することにより痛覚全体を消失せしめる.顔面の場合は三叉神経脊髄路(痛覚を運ぶ)を切断するため obex の部で行う medullary tractotomy が行われる.なお椎弓切除を行わず経皮的にX線コントロール下に行う stereotaxic cordotomy もある.

D) 脊髄後索刺激 dorsal column stimulation

Gate control theory によれば後索刺激はT細胞へのゲートを閉ざし頑痛に効果があるはずである.後索のくも膜上に電極板を植え込み,必要に応じて体外から刺激を与える方法である.

E) 定位的視床破壊術

視床特殊核の中のVPL,VPMの破壊はむしろ頑痛に逆効果であり,このことは gate control theory から予想される.正中中心核を代表とする視床非特殊核を目標として破壊すると効果がある.頑痛を特殊核と非特殊核の反響回路による障害と考えて,この間に存在する視床内髄板を破壊する thalamolaminotomy (佐野) もある.

しかし,視床非特殊核の範囲は広く,しかも痛みの経路は多分両側の視床非特殊核に分散されるであろうこと,前述のように視床を経由せず大脳辺縁系に入る痛みの経路もあること,などの理由で定位的視床破壊術の効果も不十分のことがある.

そこで痛みの経路がより集約しているであろう部位,すなわち視床よりも下部の脳幹に定位脳手術の target を求めようとする考えもある.しかし以下に述べる大脳辺縁系への手術も含めて,除痛の定位脳手術の target として完全なものは見出されていない.

F) 大脳辺縁系への手術

前述のように,痛みには大脳辺縁系の情動が大きく関与する.この情動が伴うのを抑えて頭痛を軽減しようとするのが本法の試みである.海馬,脳弓,帯状回などの破壊が試みられ,hippocampotomy, fornicotomy, cingulomotomy などが定位的に行われる.

G) 前頭葉白質切截術 frontal leucotomy

痛みと認識との解離をはかり,痛みはわかるが苦しみとしないという効果をねらっているが,現在はあまり行われない.

H) 脳下垂体を摘出あるいは破壊する方法

a) 脳下垂体摘出法:ホルモン依存性癌に対して下垂体摘出術を行い腫瘍の退縮と除痛をはかる方法は古くから行われている.この除痛効果はホルモン非依存性癌にも認められるため,広く癌性頭痛に対して用いられることがあるが開頭術を要する難点がある.

b) 脳下垂体エタノール注入法:本法は侵襲が少ないため,前述の下垂体摘出術に代わって行われることが多い.手技はX線透視下に鼻腔から直接蝶形骨洞を経由して脳下垂体を穿刺し,100%エタノール約2mLを注入する.下垂体壊死によって約1ヵ月前後の除痛期間が得られるといわれている.副作用として,前葉機能低下と尿崩症とがあるが,いずれも補充療法で管理できる.その他の合併症として,視神経,第3,6脳神経の障害,髄膜炎等が生じうる.ホルモン依存性癌の腫瘍退縮を目的とする場合には下垂体摘出術のほうが効果が確実である.以下 side memo とする.

脳幹，三叉神経，顔面神経，および痛みと不随意運動の外科

サイドメモ⑦　除痛とendorphinおよび下垂体

モルヒネを中心とする麻薬性鎮痛薬が少量で強力な鎮痛作用を有することはよく知られているが，神経組織内に麻薬性鎮痛薬に対するreceptorが存在することが1971年Goldsteinらによって証明され，これをopiate receptorとよんでいる．Opiate receptorは脳内に広く分布し，一般に白質中よりも灰白質中に多く存在し，扁桃核＞視床下部＞視床正中核＞尾状核頭部＞中脳中心灰白質の順に分布しているといわれる．

一方，このopiate receptorに結合する内在性活性物質の存在も証明され，これをmorphine like factorとよんだりあるいはペプチドであることから，opioid peptidesまたは一般にendorphinsと称している．Endorphinには各種あり．methionine-enkephalin，leucine-enkephalin，α-endorphin，β-endorphin，γ-endorphinなどが知られている．このうち最も強い生物活性を示すのがβ-endorphinであり，その分布は下垂体（主として前葉，中葉）に圧倒的に多く，次いで脳内では視床下部＞中隔野＞中脳＞橋＞延髄の順に分布している．これらのendorphinは脳幹から脊髄後角ニューロンへの抑制系を興奮させ，鎮痛作用を有すると考えられている．

下垂体において，ACTHとendorphinは共通の前駆物質に由来し，同一分泌顆粒中に共存しているといわれる．下垂体破壊により，ACTHとendorphinが血中，髄液中に著しく増加し，他の前葉ホルモンは低値を示すという報告もある．これらの事実は下垂体破壊のもつ鎮痛作用となんらかの関係を有するものと考えられるが，その機序はまだ十分に解明されていない．

また，前述した除痛を目的とする定位脳手術の脳幹部targetである視床下部や中脳の破壊に伴うendorphinの変動についても研究が進められている．

頑痛の中でも特殊な名称でよばれるもの

1. カウザルギー causalgia

正中神経，坐骨神経の損傷時に多く，不完全な断裂による異常刺激のためとも，末梢交感神経の関与が深いともいわれる．治療は完全切断再縫合や交感神経切除を行う．

2. 幻肢痛 phantom limb pain

四肢切断術後，その四肢が頑痛をもって存在するかのような異常感覚が残ることがある．残存末梢神経の異常なインパルスによるとも，健存する大脳皮質が関与するともいう．交感神経切除，cordotomy，精神療法が試みられる．

3. 断端痛 painful amputatior stumps，断端神経腫 painful neuroma

神経切断端の神経腫のため痛みを生じる．治療は神経腫を切除したりさらに交感神経切除を加えたりする．

4. 視床痛 thalamic pain

前述のように視床特殊核，特にVPL中心の血管性障害で頑痛を生じることがある．

特徴として，①頑痛，②痛み以外の刺激で激しい頑痛を誘発する（hyperpathia），③反対側半身の深部覚，表在覚の障害（VPL障害），④アテトーゼ，振戦，ヒョレアなどの症状（VL核を中心とする錐体外路系核の障害）を伴う．治療は正中中心核破壊などが行われる．

不随意運動の外科

Parkinson症候群，本態性ジストニア idiopathic dystonia，痙性斜頚 spasmodic torticollis，企図振戦 intension tremor，姿勢振戦 postural tremor，舞踏病 chorea，アテトーゼ athetosis，ヘミバリスム hemiballism などの異常運動を錐体外路系のバランスの障害と考えて，錐体外路系の種々の目標を定位的に破壊を加えてバランスを保たせようとする外科である．

解剖

不随意運動に対する定位脳手術を理解するには，まずこれに関連する錐体外路系の理解が必要である．錐体外路系とは骨格筋の筋緊張，運動を反射的，不随意的に支配する神経路の総称である．錐体路が運動命令を発する中枢であるとすれば錐体外路は各筋の数，運動速度の組み合わせ，拮抗筋の態度などを調節し，運動を"うまく"行わしめる．

錐体外路系は発生学的に錐体路より古く，本来，運動にとって第一義的なものであり，鳥類以下の運動系は本系のみで成り立っている．皮質運動中枢は同時に錐体外路性にも働き，純粋に錐体路性にのみ働く部位はないが，純粋に錐体外路性に働く部位は存在する．

図79に錐体外路系の大略と，本章で問題となる定位脳手術の目標targetを示す．錐体外路系は通常，1）皮質錐体外路中枢，2）線条体淡蒼球錐体外路系，3）小脳錐体外路系，4）中脳脊髄錐体外路系に分けられる（p.375～378）．図79を理解するうえで重要なことは

a. 本系に関連するほとんどすべての情報が視床を通ること．

b. 線条体淡蒼球からの下行路は中脳錐体外路系を介して最終的に骨格筋に作用し運動を調節すること．

c. 末梢からの情報はfeed backとして小脳を介して，あるいは直接に視床に伝えられるが，小脳がそのfeed back機構の重要なregulatorとして位置していること．

d. すべての高位中枢として大脳皮質錐体外路中枢が存在

図79 不随意運動の外科に関連の深い錐体外路系の概略

定位脳手術の目標targetとして有名な箇所は太字で示す．
注：錐体外路系全体との関係についてはp.375〜378，特にまとめの図46を参照．

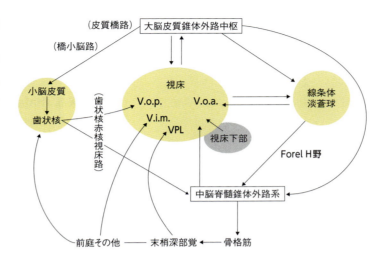

することである．

以上のことから，定位脳手術の目的とする最少限の破壊で，重大な脱落症状なく，不随意運動を停止せしめるtargetは視床や線条体淡蒼球周辺に求められてきた．視床の中でもVL核（V.o.p.，V.o.a.など）を破壊することが多いのでVL thalamotomyとよばれる（視床の諸核については痛みの外科の項参照）．その他にcampotomyと称して視床より下位で線維集束の著しい箇所を選ぶこともあるが，この方法では目標を小さくできる利点はあるもののsubthalamus（thalamusの下方前方はhypothalamusであるが下方後方は中脳へ続きsubthalamusと称する）の重要な核に近く，重大な合併症の可能性も多くなる．一方，視床よりやや上位で破壊する方法がthalamocapsulotomyとよばれるものであるが，この部位は線維が広がるので目標もやや広くなる．

以下に不随意運動の外科と関係の深い錐体外路系を概説し，そのなかで一般的なtargetについて述べる．

種々の伝導路とTarget

1. 線条体淡蒼球錐体外路系

本系は事実上の執行中枢であり，錐体外路系の中心をなしている．これに対して皮質錐体外路中枢はより高次の複雑な調節をつかさどるものと考えられる．

図80に示すように，レンズ核とは被殻と淡蒼球（内外に分けられる）を称し，線条体とは被殻と尾状核を称するが，時に尾状核とレンズ核を合わせて線条体とよばれることもあるので注意を要する．

図81に示すように，この系の主たる位置づけは，視床を通ってきた末梢からのimpulsを中脳錐体外路系に送っていることにある．視床は末梢からのimpuls（小脳経由のものとそうでないものとがある）の他に大脳皮質，視床下部や中脳被蓋からも求心路をもっているらしい．

主として淡蒼球から出る線維は内包後脚を横切って強い線維束の集まりを形成するが，この部分をForel H野とよんでいる．Forel H1，Forel H2に分かれ，その間にzona incertaとよばれる灰白質が存在するが，これは視床網状核の下方への続きと考えられる．Thalamic fasciculus（Forel H1），lenticular fasciculus（Forel H2），subthalamic fasciculus，ansa lenticularis等の線維束が淡蒼球から出て内包後脚を横切り，視床あるいは中脳へと連絡する関係は図81, 82を参照されたい．

Lenticular fasciculus（Forel H2），subthalamic fasciculus，ansa lenticularisはansa systemとよばれている．図81のように，Forel H野は線条体淡蒼球系から中脳脊髄錐体外路系への下行路が集中するところであるが，この中で特に黒質への下行路が痙攣伝導路として重要であると考えてこの部を破壊する方法（Forel-H tomy，陣内）がある．

また，thalamic fasciculus（Forel H1）は淡蒼球から内包後脚を横切り，zona incertaと平行に第三脳室へ向かい，その後，背外側に曲がって視床の腹外側核（VL）の中のnucleus ventralis oralis anterior（V.o.a.）に入る．ここから主としてarea 6，少数はarea 4にゆくが，この系は伸展反射〜筋緊張調節に関与が深いとされ，V.o.a.はパーキンソン症候群の筋硬縮や舞踏病アテトーゼ運動のtargetとされている．（図78, 79，図41, 42参照）

2. 小脳錐体外路系

小脳経由の反射路を理解するには，まず小脳に入る伝導路を知る必要がある．最もよく知られているのは皮質錐体外路中枢の項で述べた橋小脳路であり，中小脳脚を通り（図40参照）小脳皮質へ至る．この他に脊髄，延髄からの求心路が下小脳脚を通って小脳皮質へ至る．

これに対して，小脳からの遠心路はほとんどすべて小脳核を介している．なかでも最も発達がよく，重要なものは図83に示すように歯状核赤核視床路とよばれるものである．歯状核→上小脳脚→上小脳脚交叉（結合脚ともよばれ，下丘のレベルで交叉する）→対側赤核→視床腹外側核（VL）の中のV.o.p.→area 4（Vo.a.からの線維と合流）の系

図80 線条体，淡蒼球系の分類

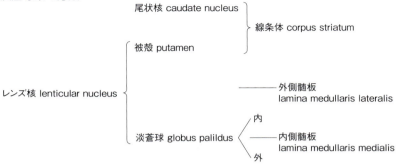

図81 線条体，淡蒼球系の概略

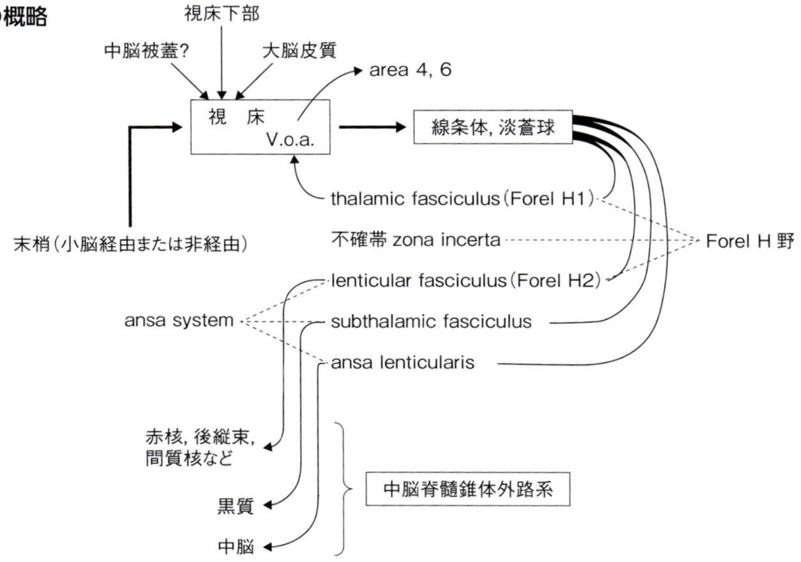

図82 線条体淡蒼球系からの連絡

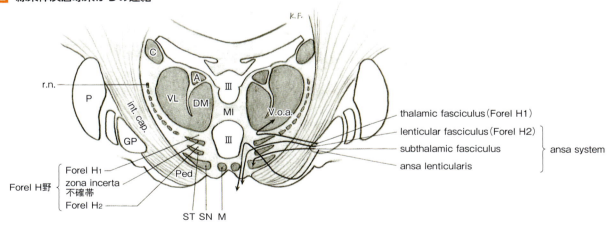

C：caudate nucleus尾状核（尾部），P：putamen被殻，GP：globus pallidus淡蒼球，視床（A：前核，VL：外腹側核，DM：背内側核，r.n.：reticular nucleus of thalamus視床網状核），MI：massa intermedia視床間橋，Ⅲ：第三脳室，Ped：cerebral peduncle大脳脚，ST：subthalamic nucleus視床下核（corpus Luys：ルイス小体），SN：substantia nigra黒質，M：mamillary body乳頭体，V.o.a.：nucleus ventralis oralis anterior

路は企図振戦の発生に関与するとされ，V.o.p.（図78参照）はパーキンソン症候群の振戦のtargetとなる．（図78, 79, 83, 図41, 42参照）

3. 中脳脊髄錐体外路系

この系には赤核（大細胞性赤核と小細胞性赤核に分けられ，さらに，後交連核や間質核nucleus interstitialis Cajalも後者に近いものとされている），内側縦束核（後交連核nucleus commissurae posterioris s. Darkschewitsch），黒質，中脳蓋，前庭神経外側核（Deiters核），オリーブ核，被蓋運動核などが挙げられる．

これらから下行し，脳脊髄運動神経核に接続する種々の系路が，中枢神経系の中における錐体外路系の最終経路となるわけであるが，古くから有名なものに赤核脊髄路（モナコフ束）がある．図83のように本系路は赤核（大細胞性赤核）を出てすぐに交叉し，橋，延髄，脊髄を下行し，結局，歯状核赤核視床路と合わせ考えると，一側の末梢－同側小脳－対側赤核－対側視床－対側大脳皮質が連絡を保つことになる．モナコフ束はどの神経学の教科書にも記述されているが，実際には人においては発達は不良で，臨床的にどの程度意味があるかは不明である．

これに対して内側縦束核から出て，すべての眼筋神経核（動眼神経，滑車神経，外転神経），前庭神経核（外側核すなわちDciters核），副神経核を結ぶ内側縦束（FLM）は眼球運動と頭頸部，全身の平衡，運動の調節に関与するきわめて重要な経路である．その臨床的な意義については眼球運動の項を参照されたい．

前庭核vestibular nucleusからsupravestibular pathwayを通って視床VPL（nucleus ventralis posterolateralis）の一部であるV.i.m.（nucleus ventralis intermedius）視床腹側中間核（図78参照）→大脳皮質Roland溝底部area 3a.の系は前庭核の中枢系路（図19参照）として振戦に深い関係があり，V.i.m.はパーキンソン症候群の振戦のtargetとされている．（図78, 79, 図41, 42参照）

最近では，定位放射線療法stereotactic radiation therapy（SRT）による痛みや不随意運動のTarget焼灼も行われている．これらを含めて，この領域の専門書で学習してください．

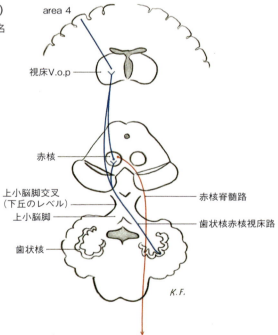

図83 歯状核赤核視床路（青）と赤核脊髄路（赤）
赤核脊髄路（モナコフ束）は古くから教科書的に有名であるがヒトでは発達は不良である．

● 文献

1) Watanabe N, Ishii T, Fujitsu K, et al. Intraoperative cochlear nerve compound action potential tracer in vestibular schwannoma surgery. J Neurosurg. 2018; 130 (5): 1-7.
2) 千葉康洋，藤津和彦，他．小脳橋角部腫瘍の神経耳科学的検討－特にBrun's眼振の機序の模式化について－．脳と神経．1977; 29 (4): 39-46.
3) 小川鼎三，細川 宏，他：解剖学2.神経系．金原出版社．昭和40年第9版
4) Ranson & Clark. the anatomy of the nervous system. WB Saunders Company, Philadelphia and London
5) Scheller C, et al. Schwannoma of intermediate nerve. Case report. J Neurosurg. 2008; 109: 144-8.

IV

付録：論説集

IV 付録：論説集

　私は今日までに幾編かの論説を書いてきましたが，これらを今振り返ってみると若かりし頃に主張していた事と今現在説いている事とが殆ど同じなのです．私の信条が"些かもぶれていない"のか"少しも進歩がない"のか私自身にも判りません．私なりの哲学と受け取ってお読みください．

　一方、イラストの描き方は人によって好みに差があるでしょうが－図解で手術を出来るだけ詳細に解説する－という外科医の意図を大事にしてきました．そこで、これまでに邦文で発表してきた"論説"と"図解手術論"のなかで「Ⅰ頭蓋底外科イラスト＆ビデオ」に紹介していないものを"論説"と"図解"とにわけて年代順にまとめてみました．

　これらは論文としての価値は皆無ですが，寝転がって面白く読んで頂くのには"もってこいの代物"ではないかと思います．

論説　横浜市立大学医学部脳神経外科学教室［教室員の皆様へ］平成8年2-3月合併号（1996）

巻頭言
"極意"

　一昨年の正月，家族とスペインを旅行した．懇意にしているギタリスト手塚健旨氏とその仲間に誘われてのことであったので，氏の紹介で現代三大名工の一人 Antonio Marín Montero（1933年 Granada 生まれ）のギターを購入することができた．グラナダのアランブラ宮殿に近い Marín の工房を訪ね，手塚氏が日本の"有名な？"脳外科医だと紹介してくれた．Marín はこの紹介に何の感想も述べず"何か試奏してみるか"と聞いてきた．芸術の街グラナダで尊敬されるのは音楽家（とりわけギタリスト），画家，詩人であり，医者，学者，弁護士，政治家の類は大して敬意を示されない．当地ゆかりの「アルハンブラの思い出」など1～2曲試奏してみせたら，お気に召したらしく，とあるスペインのギタリストの注文で作っていたという出来立ての1本を譲ってくれた（もちろん代金を支払って，そして手塚氏のおかげで）．その後，Marín と通訳兼の手塚氏と私の3人でギター演奏テクニックの話になり，今をときめくフラメンコギタリスト Paco de Lucia の話になった．Paco が信じられないほどの早さと歯切れの良さで奏するピカード（スケール）の"極意"を Marín は次のように解説した．

　まず第一に，Paco はどんなに早く奏くときにも一音一音確実に自分の耳に記憶して次の音に進んでいるのであり，第二に右手と左手とが独立した動きをしていながら，脳の中で見事に結びついていると．Marín は私が脳神経外科医だということでこのような解説をしたのかもしれないが，おかげでこちらはいつも若い人達に言っていることを思い出してしまった．私がよく若い人達に言うことの1つは"microscope を動かすのに両手を使うな；少なくとも一方の手は必ず術野で仕事ができるようにしておきなさい"である。もう1つは"大きく迅速に動くところと小さくゆるやかに動くところを区別し，微妙なところではできるだけゆっくりと操作し，自分の使用している器具の先を意識しなさい"である。よほどの達人でない限り，速すぎる動きは何も見ないで事故を誘発する可能性が高い。出血をコントロールできずにやたらと綿を入れて押さえ込んでしまうのは出血を見極める勇気がないせいもあるが，元はと言えば出血の瞬間をしっかり見据えてないので出血点が記憶されてないのである．かと思うとやたらと丁寧に（実は無駄を省いて時間を短縮する手術を教わっていないか，あるいはそのようなコツを習得してないだけなのだが）大きな腫瘍を手術して，最も"かんじん"な部分を残し，細心の注意を払うべき個所で不必要に急いで事故を引き起こす人もいる。"動脈瘤が破裂するとき最初の小破裂孔が一気に拡大していく様子がスローモーションのように目に（脳に）焼き付く"一神経が極限までとぎすまされているとき，そんな経験をしたことがないだろうか．ヒットする瞬間"ボールの縫い目がみえることがある"というあの瞬間である．グラナダまできてこんなことを考えている無粋な自分に気がついて苦笑していると Marín がさかんに問いかけてきていた．－お前は Andres Segovia（ご存じの方も多いだろうがスペインではパブロ・ピカソと並ぶ程の称賛を受けている

今はなきギタリスト，すでにこの世を去って数年以上になろうか．）が70才を過ぎて若い（20代の!）奥さんに子どもを生ませてなんと言ったか知っているか?—いや，聞いてない—"自分は子供の手を借りずに孫を作った"だよ－ああ，何ともspanish‼，ここにも""極意"があるに違いないが残念ながらその後は忙しくて彼の国を訪れていない．

横浜市立大学医学部脳神経学教室 教室員の皆様へ 平成8年2-3月合併号 1996

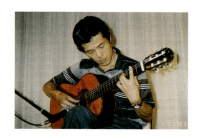

1993年 横須賀市の病院の開院50周年記念で演奏

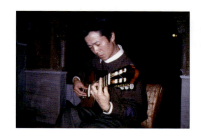

1994年 スペイン旅行中，グラナダでマリンのギター購入試奏会

論説

脳外科医の365日
私の好きなフラメンコギターの1枚
『ベスト・オブ・パコ・デ・ルシア』(PHILIPS, PPD-1097)

　PACO DE LUCIA（1947年スペイン・カディス・アルヘシーラス生まれのフラメンコギタリスト）の代表的アルバムで，10代，20代，30代，40代の演奏から選んだ全16曲が収録されている．

　No.3「即興のルンバ」あたりから各種楽器との合奏による彼独特の演奏スタイルが始まる．No.6「二筋の川」はベースやボンゴを導入したルンバ形式の名曲となり，1974年にスペインで空前の大ヒットとなった．このころから日本でも彼の新しいフラメンコギターのスタイルが流行し，今日まで続いている．No.8「カルモライマ」はフラメンコのなかで最も快速なリズムであるブレリアス．No.10「小高い広場」はフラメンコの源流ソレアレスに始まり，ブレリアスへと移行する古典的なフラメンコの様式，いささか冗長なソレアレスのイントロが長々と続き，徐々にアップテンポとなってゆく"間"の取り方（気のもたせ方）は絶妙であり，私の最も好きな一曲．激しいラスヅアードが中継して高速テンポに移るところは，思わずパルマ（手拍子）に合わせたくなる．フラメンコ独特のエンターテイメントとしての臨場感に溢れている．ただし，彼の演奏の多くはきわめて長いので，この曲を含めて多くの曲が最後まで収録されていないのは残念である．

　その後，彼はジャズミュージックとのフュージョンなどの新しい試みに挑戦し始めるが，この間にクラシックの名曲アランフェス協奏曲も録音している．

　一番新しい時代のフラメンコギターとはいえないかもしれないが，私自身はこのアルバムのNo.6～No.11ぐらいの時代の彼の演奏が一番好きである．皆さまはお聴きになってどう感じられるでしょうか．

論説

温故創新
私の想う温故創新

　私がまだ30歳代中頃であったと思う．日本脳卒中学会や日本脳卒中の外科学会が発足しようとしていた頃である．脳出血の手術適応が盛んに論じられていた時代であった．多分私が一番最初に用いた者の一人であろう造語に"生命予後"と"機能予後"という言葉がある．日本語の論文でこれらの言葉を用いたところ，当時の九州大学脳神経

外科教授の北村勝俊先生（実名を出させていただいても差し支えのないお話と思います）から次のように諭された．「予後prognosisという言葉は病気の結末全体を意味するのであって，その一部を表すのに用いるべきではない．だからfunctional prognosisなどは英語にならない．Functional recoveryやoutlook for lifeなら意味がある．」言葉遣いに厳格で英語に堪能な先生のご指摘に身の縮む思いで表現を工夫して何とか日本語の論文にした．しかし，その後この"機能予後"，"生命予後"は一人歩きをはじめ，日本語の論文では広く用いられるようになってしまった．ちなみに前述の論文のデータに基づいてその後に発表したのが"Indications for Surgical Treatment of Putaminal Hemorrhage"（J Neurosurg. 1990; 73: 518-25）である．今でもこれらの言葉を耳にすると北村先生のお言葉を思い出して恥ずかしくなるのだが，これらの言葉はいわば自然に残っていった造語ともいえるかもしれない．

　近年，医学界では従来から用いられてきた病名や専門用語の多くが改訂されてきた．しかし私には言葉の改訂を行う行政は常に管理社会への志向を抱えているように思えてならない．"患者様"がその典型であろう．これが用いられたのは1999年某大学附属病院患者取り違え事件が契機だったと思う．当初から"患者"という負の意味合いをもつ言葉に"様"をつけるのは日本語の用法として間違っているだけでなく，気持ちの悪い言葉を作るだけだと異を唱える国語学者も多かった．しかし，それよりも何よりも私が一番嫌悪したことは医療事故を起こした当の医療機関の指導部に"管理責任"の意識がまったくなく，現場に責任を押し付けたまま口を揃えるように"患者様"を連発したことであった．この言葉とそれを口にする人達の品格が奇妙に釣り合って滑稽ですらあった．昨今，若い人達の一部はこの言葉を丁寧で美しい言葉であるかのごとく捉えているようにもみえるが，これは残ってほしくない造語の1つである．

　私は常々，医療の理念が3つの大きな変遷を経てきたと考えている．この3つの理念は互いに支え合うべきものであって1つだけが突出して存在すべきものではない．しかし私の言うところの理念の変遷の過程では1つだけが特に強調され過ぎてきたと思うのである．まず第1に，われわれの学生時代は"大学の自治"や"学問研究の自由"が高らかに唱えられた，いわば①教養主義医療の時代であった．時には高邁な理論が末梢的技術を見下す傾向すら見受けられた．その後，医療界における技術（手術ももちろん含まれる）が格段に重視されるようになった背景には画像診断の著しい進歩とビデオによる技術の可視化とが挙げられよう．いわゆる②実用主義医療の時代である．この①と②の理念を大きく崩壊させたのが前述のごとく多発した医療事故に対するバッシングの嵐であった．ここで厳しく追求されたのが医療の現場における"管理"という理念の欠如であった．このような経緯で現在は③管理中心主義医療の最中にあると言えよう．しかしliberal arts-oriented, practical arts-oriented, control-orientedと変遷した"管理"の理念も，これが過剰となれば本末転倒のbureaucratic red tape medicine（お役所手続き的・形式主義医療）に陥る恐れがある．専門医制度に行政が大きく介入しつつある現状は間違いなくその兆しであろう．この制度の改善に努力されている諸先生方のご苦労は察するに余りある．医療安全講習と更新料の支払いで本当に専門医の診療能力が判定できるとは何方も考えてはおられないだろう．個々の医師の診療能力の評価なくして医療安全など担保できない．明らかに稚拙な手術による重大後遺症（死亡だけではない）や，逆に何のための手術かわからないような部分摘出症例を見聞きする度に思うことがある．自分の技量を謙虚にかつ正当に自己評価できるということは外科医がまず何よりも先に備えるべき"資質"である．残念ながらまれにそれができない人がいる．指導的立場に立ったとたんに今までの自分の専門分野外の，乏しい経験しかない手術に手を出し始めるなどはよくある事例である．そのような事例に対しては各施設の手術室麻酔医（多くの施設で手術の麻酔を経験した医師がよい）とナースが中心になった委員会を設立する．その委員会で手術ビデオをもとに問題症例を検討し，なお問題が残れば専門学会に提出する．専門学会はその権限によって外科医が自己の能力を超える手術を行わずに当該病変の手術に実績がある施設へ紹介することを命じる，過激な提案であろうか？外科医個人の技量を評価するのは大変難しくかつ微妙な問題を含んでいる．しかしそこまで踏み込まないと外科領域の真の医療安全はないであろう．いずれにしても形式主義的な専門医制度に陥る動きに抵抗して実のある制度を目指す必要がある．

　さて，今までの議論は，これを深く論じるのは本稿の主旨ではないのでこの辺で止めて本論の温故創新で終わりにしたい．脳神経外科の手術に革新的変化をもたらしたのはいうまでもなくYaşargilの開発したmicrosurgeryである．Endoscopeもその延長にあり，あるいはintelligent robot surgeryはさらにその先にあるのかもしれない．一方，私の世代はいわゆるmacrosurgeryからmicrosurgeryへ移行する頃に脳神経外科医となった世代である．したがってmacrosurgery脳外科手術も多く見て，経験してきた．Microsurgeryとそのビデオモニターの出現は腕に自信のある多くの若き脳神経外科医にとっては自身の腕前を広く天下に知らしめる絶好の機会であった．個人としての脳神経外科医の技量を極限までに高めるには助手はただ観察しているか，時々命じられるままに吸引していればよい．それ以上の手出しは無用，否，むしろただ邪魔である．Microsurgeryはわれわれ脳神経外科医に絶

大な恩恵をもたらしたが，もしただ1つ"罪"があるとすればそれは"助手の役割を軽んじすぎた"ことではなかろうか．Macrosurgeryでは指導医が習練医の前に立ち（Vorstand），術者・助手の4つの手が同時に動くことが多い．しかしmicrosurgeryでは術野が狭いこともあってこのような方式はむしろ危険を伴うと考えられることが多かった．私は30代後半から40代後半まで講師・助教授・病棟医長兼任で若い脳神経外科医の手術を指導してきた．今考えると，この時期の経験が自分自身の技量の修得・上達に大きく役立ったと思っている．ほとんどすべての手術において疑似双眼側視鏡で指導助手を行い，2Dでの遠近感を養うことができた．自分自身が術者となって3Dで手術することももちろんあったが，むしろ2Dのほうが面白いとさえ感じたものである．そもそもわれわれの手術は常に双眼視で行っているとは限らない．このことは深部の難しい手術や危急の事態に直面するとすぐ気づくことである．むしろ2Dの術野で訓練することによって両手のproprioceptionがよりよく鍛えられるという点は重要である．絵の上手な方は2Dでの立体感や遠近感の表現を通じてこの点をよく理解されているはずである．この意味では

endoscope下の手術も両手のproprioception訓練に大いに役立つと考えられる．これを若手の訓練に応用しようと考えて"2&4, 3&5 Retractorless Microsurgery"を提唱してきて20年以上になるが，私が自分自身で工夫して修得した頃に比べて最近の若い人達の上達は一段と速い．我田引水とのご批判もあるかもしれないが，私の指導法は成功していると確信すると同時に，自分がまだ現役として頭蓋底の難しい手術ができるのも彼等のような有能な助手が多数育ったからだと実感している．

東京大学医学部に端を発した大学紛争の最中に卒業し，古いmacrosurgeryが新しいmicrosurgeryへと移行する時に脳神経外科医を志し，大学病院で相次いで生じた不祥事と事故に対する"偽・管理者，偽・指導者"の"患者様"対応を目の当たりにしてきた私には想うところが多い．その後の行き過ぎた医療バッシングによって"管理神経症"になったかのごとくみえる一部の指導的立場の諸兄には今一度毅然として前述の2大理念を取り戻し，"われわれの脳神経外科教育は大学病院と市中病院が互いに補って，知と技の調和した向上を目指しているのだ"と謳っていただきたいと願う．

論説　脳神経外科ジャーナル 2018 vol.27 no.11 p.845-6

温故創新
三国志と師と反面教師

私の孫息子たちは皆，三国志の物語が大好きで，数多い登場人物の名を実によく知っている．横山光輝の漫画に始まり，映画のDVD，そして，年長者に至っては本格的に三国志演義まで勉強し始めている．彼らに好きな登場人物を聞くと年少の子は張飛や関羽と言い，年長の者は諸葛亮孔明や劉備玄徳の名を挙げる．年少の子にとっては"大義"や"戦術"や"師弟関係"を論じる人物よりは戦場で勇ましく戦っている者のほうが面白いらしい．彼らの父，すなわち私の息子たちに同じ質問をすると，好き嫌いは別にして一番興味を惹かれるのは曹操孟徳だと答えて，さらに次のように注釈する．そもそも，この時代で最も面白い時期は最強国・魏の曹操に対抗して，呉の周瑜と（この後に誕生することになる）蜀の孔明とが同盟して戦った赤壁の戦い（AD208年）の前後である．大悪人のように描かれることの多い曹操だが，彼の"大義"と深慮遠謀は晩年（AD216年）になって魏王を名乗りはしたものの，決して帝位を望まなかったことにある．歴史に定義されている三国時代（AD220～280年）は曹操が没して（AD220年）その長男・曹丕が三国のうちで最初に皇帝を名乗ったことで始まる．

したがって，いわゆる歴史上の三国時代は"最も濃い悪役"が抜けてしまっているようで興味が半減する．私もこの見解にまったく同感であるが，私はどうかと尋ねられれば，最近ではさらに一捻りして司馬懿仲達を挙げることにしている．孔明と戦うたびに敗走し，孔明が五丈原で陣没した（AD234年）直後にもこれを孔明の策略と疑って遠く離れた自陣まで逃げ帰り，後々の世まで「死せる孔明生ける仲達を走らす」と語り継がれることになった，あの仲達である．その仲達は若い頃には曹操に仕えており，曹操の並外れた智謀を間近に観て，彼を自分の人生で最大の"師"と仰いでいた．曹操もまた仲達を高く評価し，かつ同時に最も警戒していたと伝えられている．三国最初の皇帝・曹丕の死後，魏の実権を握ろうとして動き出した曹爽は，今や魏軍の最長老司令官となっていた仲達が邪魔になり，これを呼び出して暗殺しようと企む．危険を察した仲達は病と偽って隠居を装い，機をみて逆襲して曹爽を捕らえる．このときに仲達は，自分の素足で曹爽の頭を踏み付けて次のように言ったと伝えられている．「お前は足の裏がなぜに顔よりも色が白いのかを知っているか？これはお前たち曹

家の英雄でかつわが人生最大の師である曹操が，かつて私に尋ねた問いである」．この問いに答えられないでいる曹爽に向かって仲達はさらに言う．「では教えてやろう．それは時が来るまでいつもじっと隠れているからだ．そしてこの答えもまた，曹操が私に教えてくれたことなのだ．それを曹家の末裔であるお前が知らぬとは，生かしておく値打ちはないということか」．こうして曹爽を殺して曹家を滅ぼした仲達が魏の実権を握り（AD249年），その孫・司馬炎が三国時代に終止符を打って晋を立国（AD280年）したのは周知のとおりである．ちなみに，国外の歴史書に初めて登場する日本人邪馬台国女王卑弥呼が魏に使者を遣わしたのは，三国時代初期のAD239年である（魏志倭人伝）．

　私の"師"は横浜市立大学脳神経外科初代教授の故・桑原武夫先生である，桑原先生はマクロサージャリーがマイクロサージャリーへと移行する時代の脳神経外科医で，東京大学では"手術の神様"と呼ばれていたほどの手術の達人であった．いかなる事態にも決して動じることがない先生の手術に幾度となく驚嘆した私は，自分もやがて必ずや先生のようになりたいと強く願ったものである．一方で，実は当時の私にはもう一人の師がいた―"反面教師"と酷評されることの多かった先生ではあるが．桑原先生と私のちょうど中間くらいの年配の先生で，すでに現役を引退されているが今もなお御存命なので，ここでは"某"先生としておこう．この某先生はすべてにおいて桑原先生とは対照的で，外科医の不安，優柔不断，さらには弱さまでも正直に口に出し，態度に表す方であった．哲学的な教養が豊富な先生は人生哲学や医哲学のお話しが大変上手で，私はいつもこの先生のお話を興味深く拝聴し，酒を酌み交わしながら議論したものである．この某先生はご自分の手術のときは常に私を頼りにしてくださったので，私が助手の側視鏡から動脈瘤のネックを露出して彼のクリップを誘導し

たり，ときには私自身が横からクリップしたり，腫瘍の一番難しい部分を，これまた横合いから，摘出したりすることがたびたびあった．そのような手術の後で，先生が気分を害されていないか気になって，それとなく探りを入れると「手術がうまくいけば，それでよいのです」といつも本当に嬉しそうに，そのように答える先生であった．私どもの学会発表をお聞きになっておられる方ならもうお気づきであろうが，今日われわれが推奨している2&4マイクロサージャリーの原点となった方法である．どんなに器用な人でも手は2本，指は10本しかない．技量を伸ばすべく助けられていたのは実は私のほうではなかったのか．今でも私は困難な事態に直面すると桑原先生と某先生のことを思い出し，この御二方なら，この局面でどのように言われ，どのように動かれるのだろうか，と考える．最近，私は若い人たちに向かってよく次のように言う．「上手な手術をみるだけではなくて，不器用で，まじめで，正直な人の手術をみることも大切である．そのような"不器用で自分に正直な手術"には"いわゆる上手な手術"からは決して学ぶことのできない数多くの大切なことが隠されている．そして，できれば常日頃から自分の中に"師"と"反面教師"とを同居させるような精神的訓練をするとよい」．

　今日の社会はコンピューターが"管理"を加速させ，1 or 0，yes or no，standard，compliance，EBMなど，われわれの思考を停止させ，画一的解答を要求してくるもので溢れています．これに対するfrustrationを口に出すこともなく，日々黙々と真摯に診療に携わっておられる多くの先生方にもお尋ねしてみたいのです．"いずれも魅力的な三国志の登場人物の中で，好き嫌いを別にしてもしなくても，今の先生にとっては誰が，あるいは誰と誰と誰と……が一番印象に残る存在でしょうか?"

論説

Neurosurgery脳神経外科 2019 Vol.47 No.4 p.385-7

本稿は『Neurosurgery脳神経外科』（2019 Vol.47 No.4 p.385-7）の再掲載です．

扉

鷹の眼と獅子の心と貴婦人の手

　昭和50年代の初めであったと思うが，本欄に私の恩師である横浜市立大学脳神経外科初代教授の故・桑原武夫先生が原稿を依頼されたことがあった．そのとき先生は「手術に関する哲学のようなことを書こうと思うのだが，タイトルはどうしようか」と私に尋ねられた．私は即座に「鷹の眼，獅子の心，貴婦人の手（Falkenauge, Löwenherz, Jungfernhand）はどうでしょう」と答えたところ，先生は「それもよいね」と言われたものの，多分このタイトルで

は余りにもありきたりだと思われたのであろう．結局「お茶の精神」というタイトルにされて，お茶のお点前のように淀みなく流れるような手術が理想だという趣旨の随想を書かれた[3]．

　私がFalkenauge, Löwenherz, Jungfernhandを初めて教わったのは東京大学医学部の学生の時で，脳神経外科初代教授の故・佐野圭司先生の講義においてである．佐野先生は，「ゲーテが自分を治療してくれた外科医に捧げた詩の

中に，このような一節がある」と言われながら，その詩のほぼ全文をドイツ語で紹介された．先生の教養の深さと見事なドイツ語の美しい響きにすっかり感動した私は，この3つの言葉はゲーテの詩が原典なのだと思い込んでしまった（佐野先生がそのように言われたわけではない）．その後に色々調べてみたところ，ゲーテの時代よりも1〜2世紀前頃のヨーロッパで，これらは「理想の外科医の資質」として広く言い伝えられており，原典は不明であった．"Jungfer"が"Jungfrau""になっているものもあり，3資質の順序もまちまちに伝わっているが，私が表題に挙げた語順にはForte-Fortissimo-Pianoの音楽的抑揚があって一番美しいと，これまた勝手に私は思い込んでいる．

"Falkenauge"で脳神経外科医が頭に描くのは，今日の脳神経外科手術発展の最大の原動力となった手術用顕微鏡（surgical microscope）であろう．しかしこの手術機器は，用い方を十分に習得していないと「木を見て森を見ず，見れども見えず」に導きかねない道具でもある．われわれの若い頃の手術には，しばしばそのようなことがあった．そのような時，桑原先生は必ず「どれどれ，ちょっと見せてごらん」と言いながら助手が使用している側視鏡に入ってこられ，助手の側からヒョイヒョイと片手で顕微鏡を動かし，術者に向かって「ほら，ここにあるよ，ないところを探してもだめだよ，あるところを探さないと」が口癖であった．桑原先生が病院長をされていた頃のある日，脳神経外科病棟から見当識障害を伴った1人の悪性神経膠腫の患者が失踪した．講師・病棟医長だった私は医員と看護師を総動員して病院中を探し回った．するとそこに騒ぎを聞きつけた桑原院長が現れて，「まあ，たいていこのような所に居るものなのだよ」と言いながらエレベーター（当時，脳神経外科病棟は11階であった）脇の物置兼リネン室の扉をヒョイと開けられた．問題の患者はその奥に背中を丸めてうずくまっていたのである．

"Löwenherz"と"Jungfernhand"とは極めて密接な関係にあり，いずれの一方が欠けても実戦には役立たない．また"Löwenherz"は必ずしも勇猛果敢な行動力だけを意味するわけではなく，冷静沈着で不動の精神力をも意味している．私は10代初めからスパニッシュおよびフラメンコ・ギターを弾いている．楽器を弾かれる方なら経験があると思うが，私もコンサート形式で人前で初めて弾いた時は，頭の中が真っ白で指だけが動いていたように思う．相当練習した曲でも，音楽が突然頭から消えて，わずかな瞬間ではあるが手が止まってしまうことさえあった．その場に慣れて次第に落ち着きを取り戻すと，聞き手の反応も感じ取ることができるようになってきて，手も指もそれに応じて動いてくれた．「集中は拡散する」と思えた瞬間であった．手術に熟練した人は術者の時にも助手の時にも，相手と器械出し看護師の心の動きだけでなく，外回り看護師，

麻酔医，そしてモニターを見ているギャラリーの動きまでも感じ取っている．それで気が散るのが初心者だが，皆と一緒に達成感を共有できるようになれば一人前である．私はいつも若い人に「厳しい批判の眼でモニターを見ている先輩達を背中に感じながら手術するのが一番よい精神鍛錬になる」と説いている．

再び顕微鏡手術の話に戻るが，脳ヘラを使用しない顕微鏡手術（retractor-less microsurgery）はSpetzlerらがJ Neurosurg誌（2012年）に発表[5]するよりも20年近く前から，われわれがルーチーンの手法として取り入れるべきだと主張してきたものである．「脳ヘラを使用しない手術」として本邦で初めて私が学会発表したのは第2回脳神経外科手術と機器学会（1993年）であった．Spetzlerらの手法は相変わらずほとんど1人で行う本法だが，私は助手が2つの手を入れて術者を補佐する方法（retractor-less two-some four-hand microsurgery: 2 & 4 microsurgery）を確立していった．最近では，器械出し看護師がモニターを見ながら指定された大きさの綿片などを顕微鏡術野まで運ぶ3 & 5 methodも行っている．本法の実践的・教育的意義については，われわれの若手スタッフが何度も脳神経外科専門雑誌への発表を試みたが，その都度 "evidenceに乏しい，主観的に過ぎる観念論で，論文の形態を成さない" と却下され続けてきた．やむなく国立病院機構の機関誌に発表したのはSpetzlerらの論文より2年前の2010年であった[2]．2018年には英文誌にも受理されている[4]．今日では，われわれと同じような手法を用いる施設が少しずつ増えてきているので，今さらpriorityを主張するつもりもないが，本欄であれば独善的観念論と批判されてきた私の論説も許されると思うので，少しそのあたりを論じてみよう．

手術に関する議論からartisticな要素を完全に削除して，純粋にscientificな記述に限定することは不可能であり，それは手術そのものの否定にも等しいことだと私は考えている．2 & 4 microsurgeryを日常の手法として本格的に本邦で始めた頃，動脈瘤手術で圧倒的多数の経験を持つ米国のある脳神経外科医を訪問して1カ月ほど滞在したことがある．彼は一側の視力が極めて悪かったが，顕微鏡を片手で頻回に動かし，大変上手にクリッピングを行っていた．単眼の視軸を頻回に変えながら，病変を多角的に捉えている様子が窺えたのである．絵画の歴史をみると，制限のある平面の上に多くの工夫を加えて立体感や奥行きを表現してきたことがわかる．3Dだけが立体を表現する方法ではない．むしろ，3Dでしか感知できない人の感性と感覚は既に退化し始めているとも言えよう．そうかと言って，筒状で単眼の側視鏡を長時間覗いていると大変疲れることも確かである．私が疑似双眼の側視鏡で助手としてのトレーニングを勧める理由はそこにある．若い人達もそのことをよく理解してくれていて，自分が術者となって3Dで手術

IV 付録：論説集

してみると，自分自身の技量が飛躍的に向上していることに気付いている．視覚心理学の領域では，このようなことが多く議論されているようである．そう言えばEBMのantithesisとして発表されたnarrative based medicine（NBM）[1]の著者も心理学者ではなかったか．脳神経外科の境界領域に視覚心理学や手術（術者）心理学の研究分野があってもよさそうに思う昨今である．

話はますます飛んでしまうかもしれないが，原始時代の人々は現代人よりも何倍も視力がよく，手先も器用で，そのうえ，"何百メートルも離れた人が，何を目的に，何をしようとし，何を考えているのか"までもテレパシーで感じ取ることができたのではないかと思う．多分，そのような人達だけが生き残れたのであろう．他方，今日の勢いでデジタル化が進むと，やがて術者・助手・看護師・麻酔医・その他すべての関係者と術野との間をほとんど妨げることのない超小型のbarrier-free surgical microscopeが出現する可能性がある．今日既にそうなっているが，人間の網膜の解像能力を遥かに超えたHDの術野が全員に提供されることになる．しかも，焦点も倍率も見る場所も思いのままに，各人の装着するdigital-goggleの中で各人が自由かつ瞬時に操作できる．そうなると，いろいろな人がさまざまな形で手術に参加することができ，実用性のみならず教育的意義も大きいかもしれない．そのような

ことが現実になった時，われわれは"外科医不要のAI and Robotic Surgery"へと進むのであろうか．それが将来のintelligent operating theaterなのであろうか．それとも，コンピューターに頼り切りの現代人が失いつつある"かつて原始人が身につけていたような能力"を取り戻し，さらにそれを超える何らかの工夫が考案され，人間が上手にコントロールできるような手術室になるのであろうか．"よく見えれば見えるほどよい手術ができる"と思っている私は，必ずや後者への道が開けるだろうと信じています．しかしながら，手術という治療法そのものがその時に生き残っているでしょうか．そもそも，こんな話自体が荒唐無稽の妄想に過ぎないのでしょうか．

● 文献

1) Greenhalgh T, Hurwitz B: Narrative based medicine: why study narrative? BMJ 318:48-50, 1999.
2) 郭 樟吾, 藤津和彦, 瓜生康浩, 蔦木明美, 岡田 富, 宮原宏輔, 向原茂雄, 市川輝夫: 横浜医療センターにおける脳神経外科手術教育と技術継承－脳べらを用いないtwosome cross-arm操作による顕微鏡手術－. 医療 64: 689-692, 2010
3) 桑原武夫: お茶の精神. No Shinkei Geka 3: 529-530, 2010
4) Okada T, Fujitsu K, Miyahara K, Tanino S, et al: Parieto-occipital interhemispheric transfalcine, transbitentorial approach for radical resection of falcotentorial meningiomas. J Neurol Surg A (Cent European Neurosurgery), 2018 (in press)
5) Spetzler RF, Sanai N: The quiet revolution: retractorless sugery for complex vascular and skull base lesions. J Neurosurg 116: 291-300, 2012

論説　　　　佐野圭司先生 生誕100周年記念誌（2020 p.132-4 東京脳神経センター）

佐野圭司先生の想い出
ー私の学生時代から振り返ってー

私は学生時代を世田谷に下宿しており，同じように下宿生活をしていた他大学の学生達とスパニッシュ及びフラメンコギターの同好会を作り，毎日のように練習－演奏会を開いていた．ギターに熱中するあまり，大学の講義の受講をさぼることもしばしばあった．そのような私でも佐野先生の臨床講義にだけは必ず出席した．新進気鋭の脳神経外科教授としてのオーラに満ちた先生の講義には毎回わくわくするものを感じたのである．先生は皆様ご存じの如く，英，独，ラテン語，をはじめとした語学に極めて堪能であられ，語源の解説ではギリシャ神話や古代から中世にかけてのヨーロッパの歴史にまでお話しが及ぶことも屢々であった．先生は又，ゲーテの詩が特にお気に入りで，私が"鷹の眼Falkenauge，獅子の心Löwenherz，貴婦人の手Jungfernhand"のお話し[1]を知ったのも先生がゲーテの詩の中の一節をドイツ語で紹介された時のことであった．私の卒業は安田講堂が炎上した昭和44年である．その頃

の"激動の時代"の話をすると長くなるので省略させていただくが，脳神経外科を志す自分の思いには全く迷いがなかったので卒業と同時に佐野先生に相談した．先生は"今は大学が大混乱に陥っている時なので外に出て修練しなさい．四月から国立横浜病院に新しい部長が赴任するので，そこに行ってはどうか"と言われた．佐野先生から直接にお聞きしたことではないので真偽の程は定かではないが，そこは佐野先生が学徒動員の修練を受けた場所で，日本でも一，二と言われた程に広い敷地を持っていた（当時海軍が所有していた原宿の団地を含めると今でも日本一であろう）戸塚の海軍病院が前身だそうである．幸いにもすぐに終戦になったので佐野先生は動員を免れたということであった．その病院に部長として来られたのが虎ノ門病院から転任された小田正治先生で，さらに，手術の指導には関東通信病院（現 NTT東日本関東病院）の桑原武夫先生：後の横浜市立大学脳神経外科初代教授が来られていた．佐野

先生を含むこの御三方の先生の下で，私は結局今日まで横浜に留まり続けることになったのである．

その頃の東大脳神経外科同門会にとっては月一回の貴重な勉強会であった"火曜会"には必ず出席した．最新の話題について，日本の学会で講演するために世界各国から来日していた著名な脳神経外科医や研究者を招待することもあった．佐野先生からのお誘いとあれば皆光栄に思ってレクチャーしに来られたので，まさしく日本一の，いや世界一と言っても良い研究会であった．同時に，私にとっては月一回佐野先生にお会いして，難しい症例の相談や論文の御高閲をお願いする機会でもあった．言葉の選択や言い回しをこと細かく指摘される先生ではなかったが，先生が何を直せと言われているのかが次第に理解できるようになった．先生に御校閲頂いた論文のなかに，先生が大いに興味を示されたDural AVMの論文がある[2]．Dural AVMの病理を検討した論文であるが当時この領域では最初の論文であり，短い英文抄録を付けただけの日本語の論文であったにもかかわらずロシア（当時はソ連）の血管内治療の先駆者セルビネンコはじめ多くのreprint請求があって驚いたのを覚えている．また，頭蓋底外科の先駆けとなった幾つかの英文論文[3,4]も先生の推薦や御高閲の賜物である．そんな先生がいつも御自身を律するかのように口にされていたのが"自分は全教室員に対して常にfairでfaithfulでありたいと思っている"という言葉であった．或る日，何かの会でチャールズドレイク先生と佐野先生と私が同席したことがあるが，そのときドレイク先生が言っていた"外科医，特に脳神経外科医はhonestでfaithfulでなくてはならない"という言葉と相通じるものがある．

最後になるが，これも何の会であったか－多分，佐野先生の退官記念の会であったように思うのだが－間違えていたらご容赦ください－その会で神経内科の豊倉教授が述べられたお話しであったと記憶している．"佐野先生はまさしく，日本の脳神経外科を世界のリーダーとなる高みにまで導いて来られた先生である．先生の数えきれない程多くの業績の影には，先駆者としては避けて通れない間違いや失敗も有ったに違いない．しかし－佐野先生の失敗はこれから先生の後継者となる多くのリーダー達のいかなる成功よりも遥かに偉大であった－と，長く言い伝えられることになるであろう"．英邁なる諸兄は既にお気付きであろう．この言葉は"古代ギリシャの偉大な詩人ホメロスの「イリアス」を東征中も愛読していたというアレキサンダー大王"の業績を，彼の死後に，後継者の一人であるプトレマイオス1世が口述伝記させた「アレキサンドロス大王伝」の最後の一節である．豊倉先生は佐野先生が古代ギリシャの歴史にも極めて造詣が深いことを重々ご承知のうえでこれを引用されたに違いない．私は今でもこの言葉を思い出す度に胸が熱くなる感を覚えるのである．

◉ 参考文献

1) 藤津和彦：鷹の目と獅子の心と貴婦人の手．No Shinkei geka 47 (4): 385-387, 2019
2) 藤津和彦, 小田正治, 桑原武夫：クモ膜下出血で発症した脳硬膜動静脈奇形の一例．No Shinkei Geka 2 (1): 75-79, 1974
3) Fujitsu K, Kuwabara T: Zygomatic approach for lesions in the interpeduncular cistern. J Neurosurg. 62: 340-343, 1985
4) Fujitsu K, Saijoh M, Aoki F, et al: Cranio-nasal median splitting for radical resection of craniopharyngioma. Neurol Res 14: 345-351, 1992

論説　脳神経外科学教室開講50周年記念誌（2024 横浜市立大学医学部・医学研究科脳神経外科教室）

横浜市立大学脳神経外科学講座 50周年記念に寄せて

私がお話しする当教室の想い出といえば，やはり私の恩師で初代脳神経外科教授の故-桑原武夫先生から始めなければなりません．今まで色々な所でお話しし，文章にもなっている内容と多分に重複することをお許しください．先生は鹿児島生まれで旧制一高－飛び級－東大医学部進学の秀才中の秀才です．失礼ながら，先生の茫洋とした風貌と振る舞いからはとても想像できないことでした．昭和50年代初めのことだと思いますが，医学書院発行の雑誌『脳神経外科』に随筆を依頼された先生が"手術に関することを書こうと思うが題名をどうしようか"と私に相談されたことがありました．私は即座に"鷹の眼，獅子の心，貴婦人の手（Falkenauge, Löwenherz, Jungfrauhand）はどうでしょう"とお答えしました．先生は"それも良いね"とは言われましたが，ありきたりな表題だと考えて却下されたのでありましょう．最終的タイトルは「お茶の精神」となって，お茶のお点前のように淀みなく流れるような手術が理想だという趣旨の随想を書かれました．

Falkenaugeで脳外科医がまず初めに思い描くのは手術用顕微鏡でしょう．この手術機器は用い方を充分習得しないと「木を見て森を見ず，見れども見えず」に導く道具でも

あります．我々の若い頃の手術には屡々あった事です．そのような時，桑原先生は必ず"どれどれ，ちょっと見せてごらん"と言いながら助手が使用している側視鏡（当時は長筒のような，まさしく単眼鏡）に入ってこられ，助手の側からヒョイヒョイと片手で顕微鏡を動かして術者に向かって"ほら此処に在るよ．無い処を探しても駄目だよ，在る処を探さないと"が口癖でした．東大で"手術の神様"と呼ばれていた先生は横浜市大に来られてからも勿論ご自身が術者で助手を指導されることもありましたが，どちらかというと指導助手として教えることの方が楽しそうでした．脇から器用に，屡々両手を出して肝心な処を処理し，全て術者が出来たように思わせ，自信をつけさせる－それが先生の手術教育でした．皆さま既にお気付きでしょうが，私が30年近く唱え続けている2 & 4, 3 & 5 microsurgeryの基となった手術教育法です．

このようにして"桑原流"は極めて自然な形で無理なく我々の組織全体に根付き，当時の我々が誇る伝統となって行ったかのように思われました．しかし何故か，桑原先生の退官後は手のひらを反すように，"草創"のみが正しく，"守成"は全て古き悪しきものと言わんばかりのrhetoricが大学を支配し始めました．私と多くの同志たちはこのrhetoricは権力者が支配欲を覆い隠す仮面にすぎないと激しく批判し続けました．このようにして我々の組織は暗く長い分断の時代へと入ってしまいました．一番辛い思いを味わったのは高い志を持って我々の脳神経外科に入ってきた若く希望に満ちた新人達でしょう．"自分の属する組織が醜く割れている"ことを肌で感じ取った彼等の戸惑いは想像するに余り有ります．

先の見えない不毛の分断を修復すべく，救世主のように現れたのが第4代横浜市立大学脳神経外科教授の山本哲哉先生です．山本先生が教授となられてからの大学と関連施設の協力関係は急速に本来あるべき姿に戻りました．その当然の結果として我々が元々持っていた力を発揮して，初めて他大学に教授を送り出すことも出来ました．山本先生の学術的且つ臨床的実力によるものですが，私がそれ以上に評価したいのは先生が元々備えられている資質です．組織の指導者として要求される強い信念と協調性を兼ね備えておられます．この両資質を両立することは言うは易く，具現化出来ている人は，私を含めて殆どいないと言い切っても過言ではないでしょう．

そのような先生や我々の組織全体に私ごとき頑固な老兵が忠告めいたことを申し上げるのは誠におこがましいことではありますが，時々，思い出して頂くだけで結構です．我々の脳神経外科学講座は本来持っている力を発揮し始めたばかりですが，これからが正念場です．常に周辺の反応を敏感に感じ取り，尚且つ揺るぎない信念を持ち続ける脳神経外科を目指してください．近代ゴルフの創始者Ben Hoganの有名な言葉にalmost correct is not really correctというphraseがあります．とかく妥協の手術を見かけることの多い昨今ですが，完璧主義の手術を機会あるごとにビデオなどで見聞きし，本物とはなにか－我々は手術という極めて原始的で且つ魅力的な手段でどこまで出来るのか－を見極める力を持ってください．言い訳で自分をごまかす事は止めましょう．自分が出来ないことは素直に認め，出来るように努力し，少なくとも，本物を認め，追及する心だけは持ち続けましょう．この心を持ち続けられない人はやがてmotivationを失います．私が手術に向かう時の心構え－これもどこかで言ったと思いますが－"悪魔のように繊細に，天使のように大胆に"を又，繰り返し申し上げて終ります．長々と執拗な文を最後までお読み頂きありがとうございました．

横浜市立大学脳神経外科学講座50周年誠におめでとうございます．

BA top ANの術前カンファランス

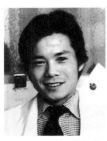

"先生のorbital tumorへの
アプローチを少し外側にずらせて
zygomectomyを加えてみては
どうでしょう"

藤津：30台半ば過ぎ

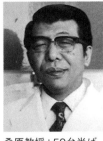

"面白い！
わしが手伝うから
藤津が術者になりなさい"

桑原教授：50台半ば

手術 図解

How I Do It 5

症例：Hypervascular frontal falx meningioma

－提示された症例に対して，3名の回答者に，それぞれ自分が術者となるのであればどのような術式をとるか，その考え方，ポイントなどをご回答いただいた．回答のあとに，実際の治療経過について略述した．

回答者

藤津 和彦[*1)] 川原 信隆[*2)] 甲村 英二[*3)]

症例提示・実際の治療経過

齋藤 清[*4)] 永谷 哲也[*4)] 宮地 茂[*4)] 吉田 純[*4)]

症例提示

症　例　37歳　女性
主　訴　拍動性頭痛
既往歴　パニック発作で通院加療
経　過　1996年頃より頭痛が出現し，鎮痛剤を内服していた．2002年4月頃より頭痛が悪化し拍動性となった．5月30日昼より拍動性頭痛が悪化し，鎮痛剤でも改善せず，同日夕方救急外来を受診した．外来で嘔吐，CTにて頭蓋内病変がみられ，緊急入院となった．グリセオール，デカドロンの点滴を開始．意識は清明で，神経学的脱落症状はみられなかった．翌日のMRI検査では，右前頭傍矢状部に長径5.5cmの腫瘍を認め，著明な脳浮腫と midline shift を伴い，腫瘍は上矢状洞に進展していた（**Fig. 1**）．同日の血管撮影では，腫瘍はhypervascularで，右内頸動脈および両側外頸動脈から栄養されていた（**Fig. 2**）．

どのような治療戦略が必要か．

（症例提供：名古屋大学大学院医学研究科脳神経外科）

Discussion 1

藤津和彦（国立病院横浜医療センター脳神経外科）

Keywords: surgical techniques, hypervascular meningioma, patient positioning, multi-directional approach, rotatable head holder

I．Hypervascularな髄膜腫に対する基本的戦略と手技

1．術前放射線照射，塞栓術，など

20年近く前のことであるが，極めてhypervascularな頭蓋底髄膜腫2例に術前照射を行い，照射前後で血管撮影を行ってみたことがある．いずれの症例もvascularityが4/5程度に減少した印象を受けた．しかし結局のところ2例と

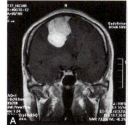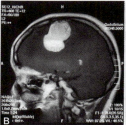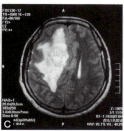

Fig. 1
A：造影MRI冠状断, B：造影MRI矢状断, C：T2強調画像水平断．

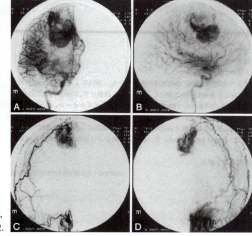

Fig. 2
A：右内頸動脈撮影正面像, B：右内頸動脈造影側面像,
C：右外頸動脈撮影正面像, D：左外頸動脈撮影正面像．

"How I Dot" No. 5, A Case of Hypervascular Frontal Falx Meningionma
[*1)] Kazuhiko FUJITSU, M.D., 国立病院横浜医療センター脳神経外科（〒245-8573 横浜市戸塚区原宿3-60-2）
[*2)] Nobutaka KAWAHARA, M.D., 東京大学脳神経外科（〒113-8655 東京都文京区本郷7-3-1）
[*3)] Eiji KOUMURA, M.D., 神戸大学脳神経外科（〒650-0017 神戸市中央区楠町7-5-1）
[*4)] Kiyoshi SAITOH, M.D., Tetsuya NAGATANI, M.D., Shigeru MIYACHI, M.D., Jun YOSHIDA, M.D., 名古屋大学脳神経外科（〒466-8560 名古屋市昭和区鶴舞65）

も照射を行わなくても出血がuncontrollableになることはなかっただろうと考えている．その後，同様の症例の手術を多く経験するにつれて，以下に述べるいくつかの手技上の基本に習熟することが何よりも先決であると確信するようになった．それに，この症例は頭蓋内圧亢進によると思われる症状もあって，放射線照射の適応はない．次に術前のfeeder embolizationであるが，これも筆者の考えではあまり意味がない．この腫瘍の表在性のblockは中硬膜動脈からfeedされているので，これを術前閉塞することは可能ではあるが，開頭時に硬膜表面でも処理できるので問題はない．肝心の深部のほうのblockは前大脳動脈からfeedされており，この術前閉塞は必ずしも合併症皆無とは言えないだろう．そこで，ここでは筆者がこのような腫瘍を手術する時の基本的戦略を一層鮮明にするためにも敢えて何らかの術前術中処置を行わずに手術するという前提で解説する．

2. 基本的戦略

まず第一に細部の止血にこだわって時間をとられ，守りの姿勢に終始すると，このような腫瘍は猛烈な勢いで追いかけてくる．これが恐ろしくなって逃げてしまうとpartial removalと術後血腫という悲惨な結果が待っている．また，一度そのような目に会うと二度目からも同じように逃げてしまうものである．自信のない場合は経験のある先輩の手術を一度見せていただくと大いに参考になり励まされるであろう．自分にコントロールできる範囲の出血とはどのようなものであるかは経験と見学で習得するしかない．この範囲の出血の中で手術することを覚えれば，いかなるhypervascularな腫瘍も自信を持って手術できる．常に無血手術だけにこだわっていてはこの種の手術に習熟することはできない．

3. Feeders処理に必要な部分だけを迅速に内減圧すること

この症例もそうであるが，栄養血管の支配領域によって腫瘍を2～3個のblockに分けて考えることができる（この例では血管撮影に示されるごとく2つのblockに分けて考えるのが妥当であろう）．各block間には全く血流の連絡がないとは言えないが，おのおのの血行支配は相当に独立している．この点が動静脈奇形の血行動態とは全く異なる点であって，各blockごとに迅速にfeedersを遮断する工夫をすれば，おのおののblockごとに一息つくことができ，決してuncontrollableな出血に出会うことはない．

各blockをまんべんなく減圧しようとしてはならない．各blockに到達するためのtrajectory（この症例の深部のblockでは半球間裂がそれに当たる）に沿って，脳ヘラを使用しないで操作できる程度の必要最小限度の空間を確保する．内減圧はこの空間を確保するための操作であると考えるべきである．要はできるだけ早くfeedersに達すること，そのblockのfeedersに到達し，これらを凝固切断すると，あたかも制空権を得たがごとく出血は低下し，固い腫瘍の場合には腫瘍の軟化が生じてくる．

4. 有効で迅速な内減圧のテクニック

このようなhypervascularな腫瘍はたいていの場合，軟らかいにもかかわらずelasticに抵抗して超音波吸引装置では破壊しづらい．その理由は軟らかい腫瘍組織がelasticでfibrousな無数の隔壁，あるいは被膜で包まれているからである．そして，それらの線維成分の中を栄養血管が走っていると考えればよい．まずこの線維成分を何段階にもわたって切開し，中の腫瘍組織に吸引や超音波を使用することを覚えねばならない．筆者はメッツェンバウム剪刀や大きいマイクロ剪刀の刃先を開いて線維の間の腫瘍組織を鋤くようにして掻き出していくテクニックを用いる．この操作で残った線維成分の中の栄養血管を凝固切断しつつ，同じ操作を繰り返す．太目（5mm径）の吸引や超音波吸引装置を用いて軟らかい腫瘍組織を破壊吸引するのもよい．広径の吸引のほうが強弱自在の吸引が可能なので筆者は好んで用いている．一方の手で広径の吸引を持ち，他方の手に2～3mm径の吸引を持って，脳ヘラを使用せずに術部を確保するテクニックも有用である．細いほうの吸引にmonopolar coagulatorを接触させて止血するのもよい．ただし，このようなストロークの大きい操作は原則的には腫瘍の中に限定するほうが安全である．大事なことは当該blockのfeedersが十分処理されないうちに他のblockへ移行しないことである．戦線を同時に2つ以上開けば，場合によっては対処困難な出血を招くことになるかもしれない．また，深部のblockはfeedersが腫瘍の裏側にあるので不用意に吸引などで持ち上げると，残存する腫瘍の裏側に動脈分枝，場合によっては静脈分枝の，引き抜き損傷を生ずる可能性がある．髄膜腫の術中に脳が急速に腫脹してきたという話を時に耳にするが，そのほとんどは腫瘍裏側の死角部分における動脈の引き抜き損傷である．万一そのようなことが生じれば，大きい剪刀を用いて腫瘍をいくつかのblockに急いで切断し，腫瘍の裏の出血点を見いださなければならない．腫瘍断面の止血をしている余裕はない．また，どの操作がそのような事態を招いたのか可能性のある操作を記憶しておくことが必要である．術者あるいは手術を指導する人は可能性のある操作に応じた可能性のある動脈損傷部位へ早急に到達しなければならない．

II. 本症例の手術

1. 体位

仰臥位で上半身と頭部を挙上する方法と，側臥位で同様の挙上を行う方法とがあるが，筆者自身は後者の方法を好んで用いる．前者の体位では半座位に近い体位が必要となり，それでも腫瘍前半部をattackするときには顕微鏡の

光軸を床にほぼ水平になるように前方に向けねばならない．したがって術者は自分自身の顎を突き出すような苦しい姿勢を強いられる．またもう1つ不利な点は，顕微鏡が左右に広い双眼視機能を持っている[1]のに対して半球間裂の術野が縦に長いことである．患側の脳の落下を助けるために患側下の側臥位として，腰の部分で手術台を折って上半身を15°〜20°挙上し，頭をさらに40°〜45°挙上する体位を推奨する．4点固定，回転式の杉田frame[2]は筆者にとって必需品である．腫瘍の前半をattackするときと後半をattackするときには，それに応じて頭を回転する．

2．開頭

矢状縫合を挟んで左右が接するように3〜4カ所ずつの穿頭を行い，両側の中硬膜動脈からのfeeders末梢と腫瘍の全体が開頭範囲に投影される程度の開頭を行う．すなわち，正中をわずかに超える程度の開頭で左右の硬膜のfeedersは十分に処理できる．腫瘍の前後に存在するbridging veinsの間で操作可能とは思うが，各静脈を跨いで操作することも考慮するのであれば，それに応じて開頭範囲を前後に広くする．

3．腫瘍除去の実際

Iの3，4に述べた手技で言い尽くされている．まず，中硬膜動脈からfeedされているblock（A block）の減圧からはじめて，次に前大脳動脈の分枝からfeedされているblock（B block）にattackする．A blockの減圧は中硬膜動脈からのfeedersが処理されて出血が十分にコントロールされてしまえば必ずしもすべて減圧する必要はない．B blockにattackするのに必要な範囲，すなわち半球間裂に十分な操作野が確保できればよい．問題はB blockへのattackであるが，これもまず半球間に接した部分を迅速に減圧して一番奥にあるdistal AC本幹，callosomarginal artery本幹，pericallosol artery，の順に確保する．これらの血管を最少の出血と最短の時間で確保することが術者の腕前である．出血のコントロールが自分の技量の範囲を超えていると考えれば，とりあえずdistal AC本幹にtemporary clipを使用するのもよい．ただし，この場合はできるだけ早くpericallosal arteryやcallosomarginal arteryへとclipを移動させていくようにする．これらの血管から腫瘍に至る血管の一部はpassing through arteryであるから，腫瘍被膜に確実に入っていることを確認しない限りはfeederと判断して凝固切断してはならない．腫瘍被膜の表面，あるいはしばしば被膜の谷間に挟まれるように走行するpassing through arteryはその周辺の腫瘍を十分に内減圧しつつ確実に剥離温存する．feeders処理とpassing through arteryの処理が終われば，ゆっくりと残りの腫瘍を十分に内減圧し，脳に一切の圧迫を加えず，脳ヘラを使用しないで，脳から離れる方向へ腫瘍を牽引しつつ，剥離除去する．腫瘍表面には静脈が強く癒着している

が，少なくとも脳血管撮影上重要と考えた静脈は確実に温存する．その時間的余裕は十分にできているはずである．この例では大脳鎌や矢状洞に浸潤しているようには思えないし，またそのような場合の対処は成書にも述べられているのでここでは省略する．病理組織の結果によっては放射線後療法を考慮する必要もあろうが，この点についても省略する．まずは腫瘍をmicrosurgicalに完全に切除する技術が必要なのである．

● 文献

1）藤津和彦：手術体位と到達法．Neurosurgeons 8: 42-49 (Fig. 9 microscopic binocular view), 1989
2）Sugita K, Hirota T, Mizutani T, Mutsuga N, Shibuya M, Tsugane R: A newly designed multipurpose microneurosurgical head frame. Technical note. J Neurosurg 48: 656-657, 1978

実際の治療経過

齋藤　清，永谷哲也，宮地　茂，吉田　純
（名古屋大学大学院医学系研究科脳神経外科）

Key words: embolization, irradiation, surgery, vascular meningioma

初回手術：術前に両側浅側頭動脈および中硬膜動脈からの栄養血管をアビアント®およびfibered coilを用いて塞栓した．内頸動脈からの栄養血管の塞栓は，正常血管を塞栓する危険性を考えて行わなかった．

2002年6月11日に手術を行った．脳表側硬膜との癒着はなく，硬膜を切開して腫瘍を露出したところ，腫瘍は赤くvascularであった．まず，大脳鎌からの剥離を試みた．術前塞栓術にもかかわらず，腫瘍付着部の大脳鎌はhypervascularで付着部からも動脈性に出血した．大脳鎌からの出血は凝固止血可能であったが，腫瘍面からの動脈性出血は凝固では止血できず，サージセル®およびビオボンド®等で圧迫止血しつつ剥離を進めた．次いで脳との剥離を試みたが癒着が強く，腫瘍表面が傷つくと動脈性に出血し，止血にはやはりサージセル®，ビオボンド®でおよび綿片による圧迫を要した．腫瘍からの動脈性出血のために腫瘍内減圧ができず，脳との剥離が深部に至らないため内頸動脈からの栄養血管の処置もできず，腫瘍摘出は生検のみで終了した．頭蓋内圧センサーを硬膜下腔に挿入し，人工硬膜を用い，骨は外して手術を終了した．出血量は1,500mlであった．

初回術後経過：術後CTで脳浮腫およびmidline shiftが前よりも悪化していたため，ICUにて5日間midazolam，morphine，vecuronium bromideを使用し，mannitolおよびglycerolを用いて頭蓋内圧をコントロールした．鎮静から覚醒後に左片麻痺がみられたが，2週間で軽快した．

全身状態の改善を待って6月24日から放射線照射を開

始し，精神状態が不安定であったため精神科の治療を受けながら，7月19日に30Gyの照射を終了した．精神状態の安定化を待って，患者の承諾を得た上で再入院とした．なお，8月6日のMRIでは，外減圧のためにmidline shiftはやや軽快し，腫瘍の大脳鎌付着部は造影されなくなっていた（**Fig. 3**）．

第2回手術および術後経過：8月16日前大脳動脈からの栄養血管をアビテン®およびGDC coilを用いて閉塞し（**Fig. 4**），8月22日に2回目手術を行った．

前回残したサージセル®および綿片は除去可能であり，前回剥離した脳および硬膜面は比較的容易に確保された．腫瘍からの出血は凝固およびサージセル®，ビオボンド®で止血が可能で，前方から順次内減圧と剥離を進め，硬膜内の腫瘍を全摘出した．腫瘍の下方部分には脳との境界部にくも膜はみられなかった．さらに上矢状洞を一部切開して洞内腫瘍の摘出を試みたが，腫瘍は対側の上矢状洞壁とも強く癒着しており，この部は残した．凍結保存しておいた骨片を戻して手術を終了した．出血量は400mlであった．

病理所見は初回および第2回共に，分裂像を伴う細胞密度の高いmeningothelial meningiomaで，MIB-1 indexは5％であった．術後経過は順調で神経症状なく退院．10月15日，上矢状洞部の残存腫瘍に対しガンマナイフ治療を行った．現在外来にて経過観察中である（**Fig. 5**）．

髄膜腫に対する術前放射線治療：Hypervascularな髄膜腫に対して術前放射線治療の効果が報告されている[1,5]．術前放射線治療はangiomatous meningiomaやhemangiopericytomaのみでなくhypervascular meningothelial meningiomaにも有効な場合があるが[5]，一般にmeningiomaには無効な場合も多い[1,2]．放射線による腫瘍造影および腫瘍体積縮小効果は，有効例では6週からみられ[2]，1年ほど続くと報告されている[1,5]．また，効果は照射量と関係し[2]，報告例では50～60Gy用いられている．われわれは腫瘍のMIB-1 indexが高かったこと，mass effectが続いていたこと，患者の精神的負担を考えて30Gyで照射を終了し，照射後約1ヵ月で2回目の摘出術を行った．第2回目術前の内頸動脈撮影でも腫瘍造影は著明であったが，術中出血程度の減少から放射線照射も効果があったと考えている．

髄膜腫に対する術前塞栓術：髄膜腫の栄養血管のうち，外頸動脈系に対する塞栓術の有効性はよく知られている．一方，内頸動脈系に対する塞栓術は塞栓物質が正常の脳血管に迷入する可能性があるために一般的ではないが，meninohypophyseal arteryや眼動脈からの枝など硬膜枝の塞栓術は報告されている[3,4,6,7]．われわれもhypervascular petroclival meningiomaに対するmeningohypophyseal arteryの塞栓術は行っている．これに対して，いわゆるpial arteryの塞栓術は報告が少ない[3]．われわれの症例では，**Fig. 4D**に示すように主たる栄養血管が太く，amobarbitalによるprovocative testでも神経脱落症状がみられなかったために，合併症なく有効な塞栓術が可能であった．この塞栓術が，第2回目手術における出血減少に大きく寄与したと考えられる．

この症例を省みると，術前に栄養血管をさらに減らせば

Fig. 3

初回手術および放射線照射後の造影MRI.

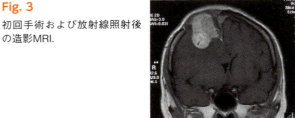

Fig. 4

第2回目術前の内頸動脈塞栓術．A, B：塞栓前の右内頸動脈撮影側面像，C：正面像，D：斜位像（矢印の血管を塞栓），E：塞栓後の右内頸動脈撮影側面像，F：正面像．

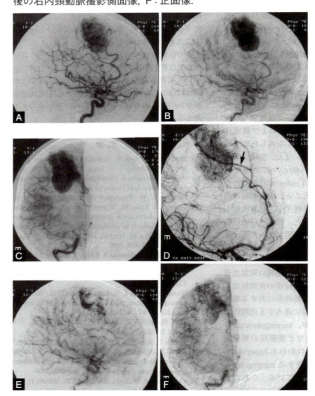

Fig. 5

第2回目術後の造影MRI. 上矢状洞部に残存腫瘍がみられる．

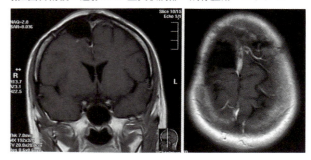

初回手術で摘出が可能であったかもしれない．術前放射線照射を行うのはmass effectが強いだけに危険であり，外頸動脈に加えて内頸動脈からの塞栓術も初回術前に行うべきであったと考えられる．

● 文献

1) Fukui M, Kitamura K, Nakagaki H, Yamakawa Y, Kinoshita K, Hayabuchi N, Jingu K, Numaguchi Y, Matsuura K, Watanabe K: Irradiated meningiomas: a clinical evaluation. Acta Neurochir 54: 33-43, 1980
2) Hawighorst H, Engenhart R, Knopp MV, Brix G, Grandy M, Essig M, Miltner P, Zuna I, Fuss M, van Kaick G: Intracranial meningeomas: time-and dose-dependent effects of irradiation on tumor microcirculation monitored by dynamic MR imaging. Magn Reson Imag 15: 423-432, 1997
3) Kaji T, Hama Y, Iwasaki Y, Kyoto Y, Kusano S: Preoperative embolization of meningiomas with pial supply: successful treatment of two cases. Surg Neurol 52: 270-273, 1999
4) Nozaki K, Nagata I, Yoshida K, Kikuchi H: Intrasellar meningioma: case report and review of the literature. Surg Neurol 47: 447-454, 1997
5) 高橋 潤，牧田泰正，鍋島祥男，鄭 台珤，欅 篤，宮本義久: No Shinkei Goka 16: 597-601, 1988
6) Terada T, Kinoshita Y, Yokote H, Tsuura M, Itakura T, Komai N, Nakamura Y, Tanaka S, Kuriyama T: Preoperative embolization of meningiomas fed by ophthalmic branch arteries. Surg Neurol 45: 161-166, 1996
7) Tymianski M, Willinsky RA, Tator CH, Mikulis D, Ter-Brugge KG, Markson L: Embolization with temporary balloon occlusion of the internal carotid artery and in vivo proton spectroscopy improves radical removal of petrous-tenrorial meningioma. Neurosurgery 35: 974-977, 1994

手術 図解　　　　Clinaical Neuroscience 1991 vol.9 no.3 p.314-5

脳室内メニンジオーマ

脳室内髄膜腫の頻度

　脳室内に髄膜腫が発生することは比較的稀であり，全髄膜腫中，脳室内髄膜腫の頻度は1～2％とされている．脳室内における発生場所も側脳室三角部にほぼ限定されており，左側（優位半球）が右側よりもやや多く発生するといわれている．側脳室三角部は脈絡叢が特に発達して脈絡叢糸球体部を形成している．脳室内髄膜腫はこの脈絡叢の形成成分の1つである，くも膜細胞を発生母地としていると

表	側脳室内腫瘍
\(1971～1988\)	(横浜市立大学

上衣腫上衣腫	10
乏突起膠腫	6
脈絡叢乳頭腫	5
上衣下神経膠腫	3
混合神経膠腫	1
神経芽腫	1
髄膜腫	5
脂肪腫	1
転移性腫瘍	2
不明	2
	計36
傍側脳室腫瘍	
多形性膠芽腫	3
星細胞腫	16
不明	14

考えられている．他方，髄膜腫以外の腫瘍をも含めた側脳室内腫瘍全体の頻度も比較的低いものであるが，これらの腫瘍に占める髄膜腫の割合は比較的高い，表に示すごとく，著者の経験した側脳室内腫瘍36例中5例が側脳室三角部腫瘍であった．側脳室に限局せず，側脳室に接した脳実質内にも進展するものを傍側脳室腫瘍と称するが，これらは様々な程度の悪性度を有する神経膠腫が多い．

脳室内髄膜腫の臨床症候

　脳室内髄膜腫が優位側の側脳室三角部に多く発生することから，その表面にある角回のもつ連合機能の障害，すなわちGerstmann症候群（左右識別不能・計算不能・手指識別不能・失読）の出現が期待されるが，実際には本症候群が出現することは少ない．最も多く認められるのは頭痛・

嘔吐・うっ血乳頭のいわゆる慢性頭蓋内圧亢進の三主徴であり，これに加えて知的機能の全般的な低下や歩行の不安定などの局在徴候に乏しい症候がみられる．側脳室内髄膜腫は良性腫瘍であって，脳実質に浸潤するものではないので，局所症候を殆んど示さないのであろう．

診断

　前述の如く，本疾患は局所症候に乏しいので，診断は画像診断に依存するところが多い．CT出現以前の診断は極めて難しく，脳血管撮影における腫瘍陰影，気脳室撮影による脳室内の陰影欠損，あるいは，脳シンチグラムのhot spotなどが頼りであった．CTスキャンやMRIによれば診断は極めて容易であり，特に造影剤投与のCTで腫瘍陰影は強く増強され，辺縁明瞭でほぼ均一な腫瘍が描出される（図1）．

治療

　本疾患は良性腫瘍であるので外科的切除が最も望ましい治療法であるが，神経脱落症候をいかに少なくして腫瘍に到達するかは，顕微鏡手術の技術が発達した今日においてもなお難しい問題である[1]．図2には優位半球三角部の髄膜腫を想定して，これに言語中枢・視放線・角回を投影し，かついくつかの代表的な到達法を示してみた．

　1) lateral temporo-parietal incisionは，腫瘍直上に皮質切開を置くので腫瘍に最も近く到達でき，手術自体は最も行いやすい．したがって，非優位側で側脳室三角部の極めて大きな髄膜腫では，選択してもよい到達法である．しかし優位半球では，角回を中心とした連合機能の障害が必発であるので行うことはできない．

　2) posterior middle temporal incisionは，腫瘍の栄養血

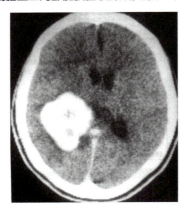

図1　左側脳室三角部髄膜腫（造影剤増強CT）

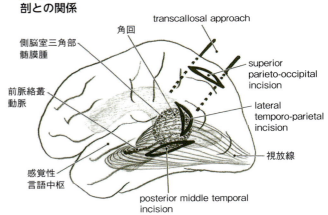

図2　側脳室三角部髄膜腫に対する各種到達法と局所解剖との関係

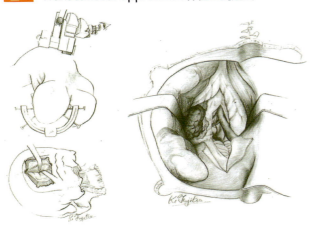

図3　Transcallosal approachの体位と到達法

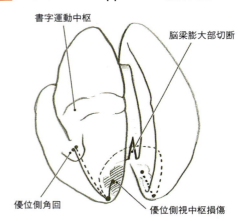

図4　Transcallosal approachと純粋失読

管の1つである前脈絡叢動脈が早期に処理でき，視放線に平行な切開であるので，視野障害が比較的軽度ですむなどの利点がある．しかし大きな腫瘍では結局，頭頂方向へ皮質切開を延長せざるを得ないことが多く，角回周辺の脳実質欠損を生じ，言語障害を後遺することがある*1．

3) superior parieto-occipital incision は，角回や視放線を障害することが比較的少ないが，腫瘍到達までの距離が長く，また前脈絡叢動脈や後述の後脈絡叢動脈などの腫瘍栄養血管の処理は最後になる*2．

4) transcallosal approach[4]は，脳梁膨大部を切開し，傍正中から腫瘍に到達する方法であり，皮質切開を行わずにすむ利点がある．また，腫瘍を内側から栄養する後脈絡叢動脈を早期に処理できる（図3）．しかし，もし術中の脳圧排が強すぎて優位半球後頭葉を損傷すると，患者の視野はもっぱら非優位側半球の後頭葉に依存することになる．本到達法では脳梁膨大部が切断されるので，残った非優位半球後頭葉は優位半球角回との連絡を断たれ，失読を生じることとなる．優位半球角回自体の障害で生じる失読においては，書字運動中枢が角回のコントロールを受けることが

できないので，失書をも伴うのが常である．しかし本到達法によって生じた失読においては，書字運動中枢と優位半球角回との連絡は保たれているので失書は伴わない．すなわち純粋失読 alexia without agraphia"[2]という特異な徴候を示すことになる（図4）．したがって，術前にすでに同名半盲を生じて回復が期待できないような大きな優位半球の腫瘍では，本到達法は用いることはできない．一方，左右半球の visual association を司る線維は，脳梁膨大部の最後端で腹側に位置すると考えられているので，この部を残してやや前方で脳梁を切断することを奨める研究者もいる[3]．いずれにせよ，小さい腫瘍では脳実質の損傷を殆ど伴わずに行える理想的な到達法ということができよう．

● 文献

1) 藤津和彦，桑原武夫：側脳室内腫瘍の手術法．Neurosurgeons 9: 78-85, 1990.
2) Greenblatt SH: Neurosurgery and the anatomy of reading: A practical review. Neurosurgery 1: 6-15, 1977.
3) Jun CL, Nutik SL: Surgical approaches to intraventricular meningiomas of the trigone. Neurosurgery 16: 416-420, 1985.
4) Kempe LG, Blaylock R: Lateral trigonal intraventricular tumors. A new operative approach. Acta Neurochir (Wien) 35: 233-242, 1976.

筆者追記

*1 筆者は視野や言語障害を確実に避けるため，側頭葉底面の外側に横切開を行っている．このためには頬骨弓を切除し整復する zygomatic approachが有用である（Fujitsu K, Kuwabara T. Zygomatic approach for lesions in the interpeduncular cistern. J Neurosurg. 1985; 62 (3): 340-3).

*2 筆者はしばしば術野を拡大するために大脳半球内側のprecuneus楔状部に向かって皮質切開を延長する．優位側半球手術でも，これによる後遺障害は経験していない．

手術 図解　　　　　　　　　　Clinical Neuroscience 2007 vol. 25 No.12 p.1335-7

大孔斜台部髄膜腫

発生頻度

　過去15年間に筆者が手術した大孔斜台部髄膜腫は20例である．20例中15例は斜台下端正中あるいは左右いずれかに若干偏した頭蓋底硬膜から腫瘍が発生していた．残りの5例は頸静脈結節よりもさらに外側で頸静脈孔付近に腫瘍付着部位を有していた．筆者はまた，頸静脈孔から頭蓋外すなわち頸部軟部組織内に伸展する髄膜腫を同時期に5例経験しているが，これは特殊なタイプの髄膜腫として別に分類するほうがよいので本稿の20例には含んでいない．なお，同時期に大孔後縁に付着する髄膜腫は1例も経験していない．同じ15年間に筆者は開頭腫瘍摘出術を約1,700例行っているが，参考までに代表的な頭蓋底髄膜腫の手術数をあげると鞍結節髄膜腫34，床突起髄膜腫33，斜台錐体髄膜腫27である．斜台錐体髄膜腫のうち斜台上端正中に発生したものはわずかに3例であり，本稿の主題である斜台下端大孔部髄膜腫とは対照的に圧倒的多数の残り24例が正中を偏して発生している．これらはいずれも斜台錐体髄膜腫と称され，その名の如く斜台と錐体骨の境界付近の硬膜に腫瘍付着部を有するものである．筆者が頭蓋底腫瘍の手術を専門の一つとしている関係上，筆者の下には頭蓋底腫瘍が数多く紹介される．そのため，前述の数字は実際の発生頻度よりも若干高めになっている可能性はあるであろう．

臨床症候

　頸静脈孔付近に発生した髄膜腫では下位脳神経（舌咽・迷走・副・舌下神経）障害（嚥下障害や嗄声）を呈することが想定されるが，実際には主症候となるほどに顕著な障害を示す例は少ない．この点は頸静脈孔神経鞘腫とは対照的である．斜台下端正中付近に発生した髄膜腫では下位脳神経障害を示す例は殆んどなく，主な訴えは頭痛と項部圧迫感であり，主たる神経学的症候は不安定歩行と上下肢の運動障害である．したがって，症例の中には整形外科で頸椎症として長期にわたって加療，経過観察されていた例も存在する．そうした経過中にたまたま行われたCTやMRIで斜台下端大孔部髄膜腫が発見されることがあるというのは注意を要する点である．ここに代表例として提示する症例もそのような典型的な臨床経過を示した例である．

症例

　70歳女性，正確な発症時期は明らかではないが，不安定歩行，上下肢運動障害，腱反射亢進などがあり，数ヵ月前から頸椎症として他院整形外科で保存的加療を受けていた．1ヵ月前から前述の症候が急速に進行して車椅子移動の状態となったためにMRIを検査したところ，斜台下端大孔部の腫瘍を発見されて筆者の下に紹介された．入院時上下肢の痙性麻痺があり，転倒の危険を回避するために終日寝たきりの状態である．嚥下障害や嗄声はなく食事も自力摂取可能で尿便失禁はないが，前述の理由でベッドサイド便器を使用し，介助にて排泄を行っている．

術前検査

　図1に術前ガドリニウム造影MRI（上：矢状断，下：軸位）を示す．矢状断MRIでは斜台下端正中に上部頸髄と延髄を著しく後方に圧排して丘状に隆起し，軸位MRIでは右の椎骨動脈（矢印）の間に陥入するように存在する腫瘍を認める．腫瘍は境界鮮明でほぼ均一に造影され，よく観察すると表面がやや顆粒状である．また矢状断ではdural tailと称される尾状の造影効果が斜台に沿って上方に延長しているのが観察される（矢印）．これらはいずれも髄膜腫に特徴的な所見である．

　図2は右逆行性上腕動脈撮影で，右腕頭動脈から右椎骨動脈と右総頸動脈が同時に造影されている（上：側面像，下：前後像）．側面像では椎骨脳底動脈が後方に圧排され（大矢印），前後像では椎骨動脈が狭窄しつつ対側に圧排されている（大矢印）．また前後像では右上行咽頭動脈（外頸動脈から分岐して咽頭軟部組織と頸椎の間を上行して斜台に達する左右一対の動脈）が腫瘍栄養血管となって腫瘍陰影が観察される（小矢印）．左椎骨動脈撮影もほぼ同様の所見を呈していたがここでは省略する．

手術

　図3は手術体位，頭位，皮切，開頭，椎弓切除を示す．全身麻酔下に右上側臥位とし，頭部を前屈して頂部を伸展

し,頭頂部を床方向に若干落下して頭部固定器に固定した.このような体位と頭位は斜台を右側方,下方から観察しやすくするためのものである.術者は患者の背中側に位置し,hockey stick状(赤線)の皮切で皮弁を反転した.右椎骨動脈を注意深く剥離して,右後頭骨の大孔周辺部分を広く露出した.この周辺部分の骨を後頭顆の一部と顆窩を含めてできるだけ外側まで除去し,かつ,環椎の右椎弓を正中から環椎横突起近くまで切除した(斜線).これらの切除骨は閉頭時にフィブリン糊で形成しつつチタンメッシュとチタンプレイトで補って固定する.

図4は右後頭蓋窩大孔付近から第2頸椎右椎弓上端まで硬膜を切開して反転した図である.以下の操作は手術用顕微鏡下に行った.副神経の延髄根と脊髄根および第1,第2頸神経の前根と後根がともに著しく伸展して腫瘍の表面を走行している.これらの神経根に沿って細い動脈が何本か走行し,その一部は延髄と上部頸髄の表面まで達している.また,これらとは別にやや太い動脈が椎骨動脈から分岐して腫瘍を斜めに走行して延髄と上部頸髄に達している.これらの血管,とりわけ椎骨動脈から分岐しているや

や太い動脈とその分枝は全て完全に温存しなければならない.さもないと上下肢麻痺や最悪の場合は呼吸麻痺などの重篤な合併症が生じうる.神経根も全て温存するが,副神経の脊髄根は腫瘍除去の著しい妨げとなることが多く,やむをえない場合には切断しても重大な後遺症を生じることはない.頸神経は多くの場合腫瘍下端に位置するので切断する必要はない.以上の点に留意しつつ手術の基本戦略としては,①各脳神経と血管の間から腫瘍を十分に減圧し,3,4個のブロックに分けつつ切除する,②できるだけ早い段階で腫瘍付着部(斜台下端正中)を十分電気凝固して栄養血管を切断し,腫瘍付着部を頭蓋底硬膜から切離する.腫瘍はきわめて硬く,線維性で,しかもやや易出血性であり,①,②の基本戦略を臨機応変に交互に行う必要があった.腫瘍除去の初期段階では,腫瘍が硬いので超音波破壊吸引装置は有効に作動しないことが多い,電気凝固と大型の尖刀を巧みに使用して数多くのブロックに分けて切除する方法が有効である.腫瘍付着部の栄養血管が切断され,腫瘍内部の線維成分が切断されるにつれて腫瘍は軟化し,手術終盤には超音波破壊吸引装置が有効に働き始める.図5は

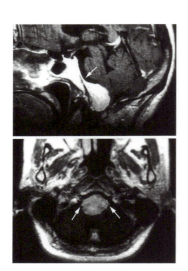

図1

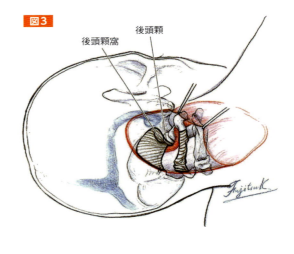

図3　後頭顆窩　後頭顆

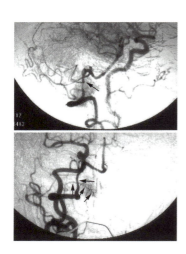

図2

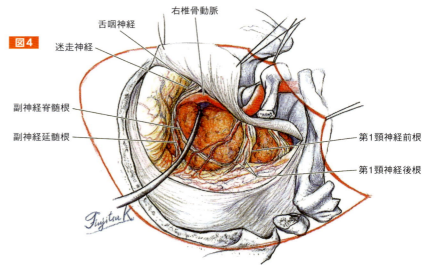

図4　舌咽神経　右椎骨動脈　迷走神経　副神経脊髄根　副神経延髄根　第1頸神経前根　第1頸神経後根

腫瘍を摘出した後の様相を示す．腫瘍が硬く，摘出操作上大いに障害となった副神経の脊髄根は切断した．他の下位脳神経（舌咽・迷走・舌下神経）は上方後方に圧排されており，腫瘍を十分に減圧し，手術用顕微鏡をできるだけ尾側で外側から脳幹を見上げるように操作すれば，腫瘍摘出の大きな妨げとはならない．腫瘍摘出後，両側椎骨動脈合流部，脳底動脈，対側椎骨動脈，前脊髄動脈等が観察される．腫瘍の付着部は斜台下端正中に限局していたが，念のためにこの部の硬膜を十分焼却しつつ約2×2cm程度の範囲を切除した．

術後経過と考察

術後経過は良好で下位脳神経障害の症候もなく，術翌日には患者本人は上下肢の筋力の回復を自覚し，1週間後にはトイレに自力歩行するようになった．3週間後に紹介元の病院に転院したが，転院時には若干の不安定歩行は残るものの終日歩行可能となっていた．その後の報告によれば，歩行訓練を続けた結果，3ヵ月後には完全に病前の筋力まで回復して歩行しているとのことである．図6は術後MRIである．ここに提示した症例よりもさらに大きく脳幹と椎骨動脈穿通枝との間に陥入した症例も2，3例経験しているが，本稿に述べたような注意に従い，全ての穿通枝と神経を温存して全摘し，全例に良好な結果を得ている．本疾患の典型的な臨床経過を示し，また，本手術の最も重要な注意点を解説するに適した症例を提示して図解した．

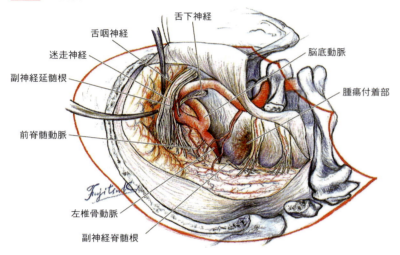

図5　全摘後イラスト

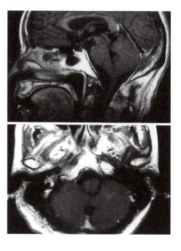

図6　術後MRI

索 引

● あ

アナログアニメ	17
鞍結節髄膜腫	126, 320, 325
アントン症候群	370

● い

意識	387
——障害	345, 356
異常運動反応	350
異常呼吸	348
異常肢位	349
痛み	397
意味記憶	364
イラスト	14
——作成	15

● う・え

ウェルニッケ失語	368
運動障害	387, 388
運動反応	349
エピソード記憶	364
延髄の症候群	390

● お

奥眼	298
オペルーム・ナース	6
温痛覚	394

● か

絵画	18
外眼筋肥大	263
外眼筋麻痺	155
外側後腹側核	397
外側側頭葉	367
外直筋	284, 285, 292
外転神経	284
下位脳神経の症候群	390
海馬	362
外腹側核	396
海綿状血管腫	262
海綿静脈洞	49, 67, 143
海綿静脈洞髄膜腫	152, 168, 178, 187, 197
カウザルギー	399
下垂体	380, 381, 399

● か（続き）

カロリックテスト	356
眼窩骨切り	289
眼窩内海綿状血管腫	263, 288
眼窩内偽腫瘍	263
眼窩内腫瘍	262, 266, 288, 297, 337
眼窩内神経膠腫	268
眼窩内神経鞘腫	262
眼球運動	353, 356, 357, 387
——障害	387, 388
眼球陥凹	278, 289, 298
眼球共同運動	354
眼球突出	263
眼球偏位	356
眼瞼下垂	298
眼振	358, 359, 360
頑痛	399
眼動脈	264, 341
観念運動失行	372
観念性失行	372
顔面温痛覚	395
顔面神経	393
顔面麻痺	226

● き・く

記憶	364
記銘	364
嗅覚路	363
橋肢位	349
橋小脳路	375
共同偏視	355
橋の症候群	388
近見反射	351
——弓	352
近見反応	352
筋紡錘	264, 267, 268
——開放	197
空間無視	370

● け

形成外科的追加治療	298
ゲートコントロール説	397
ゲルストマン症候群	370
幻肢痛	399
顕微鏡操作	12, 13
健忘失語	369

● こ

甲状腺機能亢進症	263
構成失行	372
後大脳動脈	385
──領域の症候	384
後頭下経由法	398
後頭神経ブロック	398
後方感覚中枢	369
呼吸異常	346
──のパターン	347
骨欠損	278

● さ

最後野	391
サイバーナイフ後癒着	84
三叉神経	393
──ブロック	397
──分枝切断術	398

● し

視覚性運動失調	370
視覚性失認	370
視覚性注意障害	371
色彩失認	370
識別覚	394
視空間失認	370
止血	77
視交叉	380
歯状核赤核視床路	402
視床下部	345, 380, 381, 382
視床痛	399
視床の諸核	396
視神経管	135, 264
視神経膠腫	262, 268
視神経鞘	268
──髄膜腫	262, 269, 273
指数弁	128
肢節運動失行	372
失外套症候群	345, 346
失行	372
失語症	367
失書	371
失読	371
失認	370

失名詞失語	369
脂肪性器異栄養症	382
視野	380
──障害	132, 381
──障害改善	148
斜台錐体テント髄膜腫	60, 74, 98, 107, 313
終脳	362
手術記録作成法	14
手術顕微鏡	13
出血	12, 37
術前塞栓術	416
術前放射線療法	62, 416
腫瘍栄養血管	281
腫瘍切除の手順	22
純粋失書	372
純粋失読	372
上-下垂体動脈	21, 126, 198, 264, 265
上眼窩神経	288
上交代性麻痺	388
上直筋	285
情動	382
床突起髄膜腫	20, 42, 304, 306, 307, 311
小脳症状	387, 388
小脳錐体外路系	376, 400
小脳皮質	377
植物状態	346
助手	12
除痛	399
触覚	394
除脳強直	349
除皮質強直	349
自律神経	380, 382
──症状	382
視力視野改善	273
視力障害	132, 263
視路	381
神経根切断術	398
神経切断術	398
神経内視鏡	297
身体失認	371
身体部位失認	371
深部覚	394

423

● す

髄液漏	128, 236
錐体外路	374, 378, 400
錐体斜台髄膜腫	60
錐体テント髄膜腫	60
錐体路	374, 375
垂直眼球共同運動中枢	357
垂直共同運動	354
髄膜腫	417, 419
頭蓋咽頭腫	232, 334, 336
頭蓋底髄膜腫	167
——の悪性化	41
頭蓋底中心部髄膜腫	167
杉田式固定器	64

● せ

星状神経節ブロック	398
精神性注視麻痺	370
正中頭蓋底開頭	128
正中中心核	397
整容	278
赤核	387
——症候群	379
——脊髄路	402
脊髄くも膜下腔冷却	398
脊髄後索刺激	398
脊髄視床路切断術	398
脊髄毛様反射	352
舌咽神経	393
前核	396
前額部知覚障害	288
全失語	369
線条体	401
——淡蒼球錐体外路系	375, 376, 400
前大脳動脈閉塞	384
前庭系	358
前庭神経分岐	213
前頭—鼻管	128, 236
前頭洞	128
前頭葉	366
前頭葉白質切截術	398
線分泌	394
前方運動中枢	366

● そ

相貌失認	370
側頭葉	365
側方共同運動	355

● た

大孔斜台部髄膜腫	419
対光反射	351
——弓	352
大脳	362
——皮質	365, 366
大脳辺縁系への手術	398
淡蒼球	401
断端神経腫	399
断端痛	399

● ち

知覚障害	387, 388
地誌的記憶障害	370
チタンメッシュ	278
着衣失行	372
中間神経	392
中心溝	366
中大脳動脈の分枝閉塞	384
中脳脊髄錐体外路	377
——系	402
中脳の障害	387
中脳の症候群	388
蝶形骨髄膜腫	263
聴神経腫瘍	207, 226, 329, 332
聴神経鞘腫	207
調節反応	352
超皮質性失語	369
聴力温存失敗	210

● て

定位的視床破壊術	398
デジタル・イラスト	18
デジタルアニメ	17
手続き記憶	364
伝導性失語	368
伝導路	362, 400
テント上血管障害	384, 380

INDEX

● と

動眼神経核	388
瞳孔	351
——異常	352
——散大	300
——散大中枢	352
——収縮中枢	351
頭頂弁蓋	369
頭頂葉	369
頭部固定器	64
時実の新・旧・古皮質に対する賦活系の分化	345
特殊感覚器説	397
閉じ込め症候群	345, 346
トルコ鞍	380

● な

内頚動脈	21
——の4つのloop	152
——閉塞	384
内減圧	414
内耳道	222, 231
内側後腹側核	397
内側側頭葉	362
内側蝶形骨縁髄膜腫	20
内分泌	381, 382

● に・ね

人形の目試験	353
粘液嚢腫	263

● の

脳下垂体エタノール注入法	398
脳下垂体摘出法	398
脳幹	385
——障害	352
——部腫瘍	84
脳室内髄膜腫	417
脳室内メニンジオーマ	417
脳梁障害	373

● は

肺水腫	382
背内側核	396
白馬三角	198

● ひ

パターン説	397
バリント症候群	370
反射弓	351

鼻根点	128
皮質延髄路	374
皮質核路	346, 374
皮質橋路	375
皮質錐体外路	375
皮質脊髄路	374
皮質盲	370
ビデオ編集	14
鼻毛様体神経	264
病態失認	371

● ふ

封じ込め症候群	345, 346
輻輳	352
——運動	354
——中枢	357
——反応	352
不随意運動	374, 378, 379
——の外科	399
物体失認	370
プライミング記憶	364
ブローカ失語	368

● へ・ほ

片側空間無視	370
片側身体失認	371
傍束核	397

● ま

街並失認	370
末梢錐体外路	378
末梢性障害	391

● み・む

味覚	394
——路	363, 364
道順障害	370
無動無言症	345, 346

425

◉ め

迷走神経·····································393
　──三角································392
迷入路·····································346
メニエール病·······························358

◉ も

網膜中心動脈·······························264
毛様体神経節···························264, 300
模倣─模写の障害···························372

◉ り

立体覚失認·································370
菱形窩·····································392
良性発作性頭位めまい症·····················358

◉ A

accommodation ·····························352
Acom AN ···································12
acoustic schwannoma ·······················207
acoustic tumor (AT) ·························207
adraphia without agraphia ···················372
agraphia ···································371
air-jet dissection ···············43, 80, 84, 99
akinetic mutism ·····························346
alexia······································371
　──without agraphia ·····················372
alien hand ·································373
amnesic dysphasia ·························369
annulus tendineus ······················264, 267
anomia ·····································369
anosognosia for hemiplegia ·················371
anterior lateral transchoroidal approach ···98
anterior superior approach ·················266
apallic syndrome ··························346
aphasia·····································367
apneustic breathing·························348
area postrema ·····························391
Argyll Robertson徴候························353
asomatognosia ·····························371
ataxic breathing ··························349
autotopagnosia ····························371
Avellis症候群·······························390

◉ B

Bálint症候群 ·······························370
basal interhemispheric approach (BIHA)
············ 11, 128, 129, 130, 131, 133, 141,
232, 235, 244, 247, 250, 252, 253, 321, 335
benign paroxysmal positional vertigo (BPPV)
··358
bipolar coagulator ··························37
bipolar cutting & scissors ···············104, 105
bipolar cutting debulking ····················8
blind ··································127, 269
blurred vision ·························288, 299
brain death·································337
brain edema ···························304, 337
Bremerの上位脳離断·························345
bridging vein ·····························164
Broadmann's area ·························365
Broca's area ·······························367
Bruns眼振·································359
bypass surgery ···························157

◉ C

capsular artery (of McConnell) ···············380
carotid cave ·······························21
causalgia ···································399
cavernous angioma (CA) ········262, 288, 295
cavernous sinus (CS) ·······················67
　──aneurysm ·························156, 167
　──lateral wall-petro-tent Mx ·············181
　──meningioma (CS Mx) ···················152
　──-petro-cliv-tent Mx··················187
　──schwannoma ························158
　──thrombo-endoarterectomy··············157
　──tumor ·····························195
central herniation·························350
central neurogenic hyperventilation ·········348
central retinal artery ·····················264
central scotoma ·························240
central sulcus·························366, 369
cereveau isolé ···························345
Cheyne-Stokes呼吸 ·····················347
choroidal plexus ·························211
　──dissection ························230
ciliary ganglion (CG) ··················264, 300

INDEX

circum-mesencephalic artery infarction ······107
clinoidal meningioma(Mx)················ 7, 20, 22
cluster breathing ································348
CNAP Tracer(MCT) ··············· 207, 211, 358
CO2 air-jet dissector ···························24
CO2 narcosis ·································349
cochlear nerve(CoN) ················· 207, 332
combined basal interhemispheric and
　endoscopic TSS·····························173
combined epi-and subdural anterior petrosal
　approach ··································86
combined medial and lateral approach ······135
combined transsylvian and anterior
　subtemporal approach ···················169
compartment formation·····················22
conduction aphasia ·························368
constructive apraxia ·······················372
convergence ································352
　——-retraction nystagmus ···················360
cottonoid dissection ·······················290
count figure (CF) ·························128
CP angle ··································161
　——tumor ·································82
cranio-nasal median splitting ·········· 232, 235
cranio-orbitozygomatic approach ············39
craniopharyngioma ·························258
craniotomy ································175
CUSA······································227

D

debulking·························· 229, 226, 227
decerebrate rigidity ·······················349
decorticate rigidity ························349
deep coma ·································337
devascularization ··························229
diagonistic dyspraxia ·······················373
diaphragma切除·····························143
diaphragma sellae ·······················380
diencephalic autonomic epilepsy ············382
diencephalic syndrome ·····················382
differential dissection ······················231
differential vascular dissection ··············207
disconnection syndrome ···················373
dissociated nystagmus ····················360
Dolenc's inferior medial triangle·············119

Dolenc's triangle ·············· 42, 51, 121, 126,
　　145, 152, 153, 182, 265, 268
Dorello's canal ·································85
dorsal column stimulation·····················398
double coagulator method ··············· 4, 407
downbeat nystagmus ·······················360
dressing apraxia ··························372
dural attachment切除·······················138
dysmenorrhea ·····························244
dysphasia·································367
　——adiposogenitalis ·······················382

E

empty sellae ·································380
en block orbitotomy ·······················300
endorphin ································399
endoscope ································174
enophthalmus ···················· 278, 289
epidermoid ·································263
epidural procedure ·························181
exophthalmus ······· 280, 283, 288, 295, 297
extensive bilateral frontal syndrome···········367
extensive spheno-petrocliv-CS MX··············164

F

facial nerve (FaN) ···················· 219, 332
facial paresis ·······························220
forceps ·································37
fork lifting······························ 70, 110
　——technique ································8
Foville症候群 ······························355
Fröhlich's syndome ·······················382
front-nasal duct····················· 128, 236
front-temp-zygomatic approach ···············200
frontal association area ·····················367
frontal convexity syndrome ·················367
frontal eye field·····························367
frontozygomatic approach ····· 266, 279, 297
frontozygomatic en bloc orbitotomy ·······283
frontozygomatic osteotomy ·················337

G

gait disturbance ·······················69
Gasserian ganglion ·······················188
gate control theory ·······················397

427

gaze-evoked nystagmus···············360
Gellhornの視床下部興奮中枢節 ·········345
Gerstmann syndrome ················370
Glasgow Coma Scale ···············346
growth pattern (GP)···············207

H

headache·············· 64, 244, 304, 366
hearing loss····························· 69
hearing outcome ·····················207
hemangioblastoma ···················270
hemangiopericytoma ········· 272, 311
hemiasomatognosia ·················371
hemiparesis ···························· 35
Horner症候群 ························353
hydrocephalus ······················336
hypernatremia ·······················337
hypervascular·························307
　——AT ···························224
　——frontal falx meningioma ·······413
　——meningioma ················ 4, 37
hyponatremia·························337

I

ICA medial-lateral loop ·············201
ICA ring································201
ideational apraxia····················372
ideomotor apraxia ··················372
indocyanine green fluorescence·······310
inferior cavernous artery ·············380
inferior medial triangle ········ 121, 193
　——tumor ························194
inferior parietal lobule ···············370
infra-Willis compartments (SW) ····· 22, 28
intermanual conflict··················373
internal carotid artery (ICA) ········· 21

J

Jackson症候群 ······················391
jet irrigation ·························· 77
　——bipolar forceps ··············· 51

K

Kawase's triangle ········ 100, 119, 161, 191
Kernohan's notch ····················351

Koos grade ······················ 207, 209

L

lateral approach ·····················266
lateral superior cerebellar approach ·········· 82
limb-kinetic apraxia ··················372
Locled-in syndrome ·················346

M

Magounの毛様体賦活系 ···············345
MCA AN ····························· 12
medial frontal syndrome ············367
medial sphenoidal ridge (wing)
　meningioma (Mx) ··········· 20, 39
　——のタイプ分類 ················· 21
medial temporal lobe ···············362
meningioma (Mx) ·············· 20, 279
meningohypophyseal trunk ··········380
mental deterioration ················304
micro-macrosurgery················· 12
microscope ·························337
microsurgery ······················· 13
mid-clivus-Lt Meckel's cave meningioma······107
Mobile CNAP Tracer (MCT) ··········· 207, 211, 333, 358
motor area ·························366
mucocele···························263
multi-lip creating method ········· 8, 105
muscle cone ····················· 338, 341

N

nasiciliary nerve················ 339, 340
nasion ······························128
naso-ciliary nerve (NCN) ········ 264, 286, 290
nerve origin (NO) ·············· 207, 333
neurotomy ··························398

O

ocular pain ·························280
oculocephalic reflex ················357
operating room nurse (OR Nrs) ·········· 6
ophthalmic artery (OA) ··············264
optic canal ·························135
optic sheath cavernous angioma ·······277

optic sheath meningioma ·············· 262, 269, 271, 272, 280

optic sheath psedotumor ·····················278

orbital apex cavernous angioma ····· 291, 293

orbital muscle cone·························· 264, 267

orbital pseudo-tumor ·······················263

orbital schwannoma ·············· 262, 278, 283

orbitozygomatic approach ········ 36, 39, 148, 159,178, 237, 239, 314, 318

——with anterior clinoidectomy ········ 30, 46

orbitofrontal syndrome ·····················367

orbitotomy with partial clinoidectomy·········291

orbitozygomatic combined look-up and look-down approach ·····················311

orbitozygomatic multi-trajectory approach ································259

orbitozygomatic transtemporal lobe, transchoroidal fissure, retrochiasmatic approach································ 258, 259

◉ P

painful amputatior stumps ·····················399

painful neuroma ·····························399

Papezの回路·······························364

parietal association cortex ·····················370

parietal operculum ·························369

Parinaud症候群 ···························355

park-bench position·························· 11

Parkinson症候群·····························388

Parkinson's triangle ··· 119, 121, 152, 192, 193

partial orbitozygomatic approach ···············181

pattern theory ·····························397

Penfield's illustoration·······················365

periorbital meningioma ·····················263

petro-cliv-tent-Meckel's cave-CS Mx ···········119

petro-cliv-tent Mx···················· 74, 90

petro-clival meningioma (petr-cliv Mx) ·· 60, 121

petro-tentorial meningioma (petr-tent Mx) ···················· 60, 86

petrosal vein ·························· 66, 122

phantom limb pain ·······················399

pontine rigidity ···························349

posterior clinoid meningioma ···············131

posterior transpetrosal approach ·············107

posthyperventilation apnea ·····················347

premotor area ···························367

presigmoid approach ···················· 64

primary CS Mx ········· 178, 181, 187, 197, 205

priming memory ·························364

proceedural memory ·······················364

pseudolymphoma·························300

pterional approach ········· 126, 127, 128, 240

pterional craniotomy ·······················293

pure anomia ···························369

pure clinoidal type-tuberculum sellae meningioma ·························148

◉ R

recurrent craniopharyngioma ·····················239

red petrosal vein ···················· 65

red sylvian vein ·························304

retromastoid approach ···················· 70

retrosigmoid approach ···················· 64

rhizotomy·····························398

root entry or exit zone (REZ) ··········· 207, 231

Russell症候群 ···························382

◉ S

Schmidt症候群·····························391

scrub nurse ···························· 6

secondary sensory area (SII) ·····················369

see-saw nystagmus ·························360

semi-territorial pattern of tumor blood supply ···························· 37, 307

short-cycle anoxic-hypercapnic Cheyne-Stokes respiration ·····················348

Sicard-Collet症候群 ·························391

sono-curettage ·············· 137, 138, 245, 322

spatial neglect ···························370

specificity theory ·························397

spheno-petroclival extension ·····················178

sphenobasal vein ·························191

sphenoid sinus mucocele ·····················203

spinothalamic tractotomy ·····················398

stereoagnosia ···························370

stereotactic radiotherapy (SRT) ···············238

subdural procedure·························182

suboccipital approach ·····················398

429

superior hypophyseal artery (SHA) … 21, 126, 198, 264, 265
superior parietal lobule …370
superior petrosal sinus … 88
supra- and infrachiasmal approach …335
supra-Willis compartments (SW) … 22, 28
supraorbital nerve (SON) …288
suprasellar craniopharyngioma …259
suprasellar tumor … 83

◉ T

Tapia症候群 …391
tendon of Zinn …264
thalamic pain …399
topographical memory loss …370
total aphasia …369
trans-ethmo-sphenoid approach …203
transchoroidal fissure approach … 165, 166, 237, 258
transsigmoid sinus approach … 62
transtemporal lobe, transchoroidal fissure approach …232
transtentorial downward herniation …350
transzygomatic lateral cranio-orbitotomy …300
transzygomatic transtemporal lobe transchoroidal fissure approach with amygdalectomy…258
triple sucker, double coagulator method … 37
triple sucker method … 4, 307
tuberculum sellae meningioma …126

◉ U

uncal herniation …350
unilateral apraxia …373
unilateral ideomotor apraxia …373
unilateral spatial neglect …370
unsteady gait … 63, 64

◉ V

vagal system …391
vanous angioma …297
vegetative state…346
venous angioma …262
Vernet症候群 …391
vestibular fork (VF) … 207, 211, 213

vestibular nerve (VN) …207
vestibular nystagmus …358
Villaret症候群 …391
visual agnosia…370
visual disturbance …259
visual field constriction …278
visual field defect …277
visuospatial agnosia …370

◉ W

water-jet dissection… 77, 80, 110
Weber症候群 …388
word finding defect …369
word selection anomia …369

◉ Z

Zinn氏帯 …264
zygomatic approach … 39, 200
zygomatic epi- and subdural anterior petrosal approach … 99, 191
zygomatic subdural anterior petrosal approach …103
zygomatic subtemporal approach … 90, 93, 187
zygomatic temporo-polar approach … 75

◉ その他

2&4 brain stem dissection … 71
2&4 double coagulator method… 4, 38
2&4 microsurgery … 2, 11, 38
3-3-9度 の分類 …346
3&5 microsurgery … 2, 11, 38
5-hand manipulation …174

著者略歴

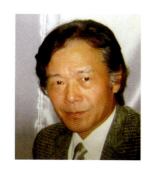

藤津和彦 (医学博士, 脳神経外科専門医)

1969年3月 東京大学医学部卒業, 4月 東京大学脳神経外科入局
1982年6月 横浜市立大学脳神経外科助教授
1988年6月～1989年5月 バージニア大学脳神経外科客員教授
1993年12月 国立横浜病院脳神経外科部長
2006年4月 横浜医療センター副院長兼脳神経外科部長
2010年4月 横浜医療センター脳神経外科手術顧問
以降現在に至る

現在の兼任職はほどがや脳神経外科クリニック非常勤, 金沢文庫病院脳神経外科非常勤, 脳神経外科東横浜病院理事, 神奈川県脳神経外科手術手技研究会会長, 脳神経外科手術と機器学会理事, 日本頭蓋底外科学会理事.

●診療実績

難しい頭蓋底腫瘍 (床突起髄膜腫102, 錐体斜台髄膜腫92, 鞍結節髄膜腫68, 海綿静脈洞髄膜腫84, 聴神経腫瘍302, 頭蓋咽頭腫67, 眼窩内腫瘍125) に対する全国一の手術数, 破裂及び未破裂動脈瘤4,000例, 多くの顔面痙攣, 三叉神経痛手術の実績を基にして, 筆者が考案した "2 & 4, 3 & 5 microsurgery" によって "手術の上手な脳神経外科専門医" を数多く育成.

●代表的な著書と論文

桑原武夫, 藤津和彦 著：図説脳神経外科学 南山堂 (第1版1983年2月15日)
以降, 日本と世界の頭蓋底外科学会発足の発端となった頭蓋底手術手技を開発した.

その手術手技を発表した欧文の論文の一部を以下に紹介する。

Zygomatic approach: J Neurosurg 1985

Orbito-basal approach: Neurosurgery 1986

Telecanthal approach: Neurosurgery 1991

Cranio-nasal median splitting：Neuroscience 1992

Basal interhemispheric, interfalcine approach: J Neurosurg 1994

Wrap-clipping of fusiform aneurysm: J Neurosurg 1994

Orbitozygomatic approach: Techniques in Neurosurgery 2000

Combined pre-and retro‐sigmoid approach: Skull Base 2004

●趣味等

*ギター (クラシックおよびラテン, フラメンコ), 10才頃から
*ゴルフ (1～3ヵ月に1回程度ラウンド), 40代から

エッセンシャル頭蓋底外科
イラストとビデオで学ぶ頭蓋底中心部腫瘍の手術

2025 年 3 月 10 日　第 1 版第 1 刷発行

■著　者　藤津和彦　ふじつ かずひこ

■発行者　吉田富生

■発行所　株式会社メジカルビュー社
〒162-0845　東京都新宿区市谷本村町 2-30
電話　03 (5228) 2050 (代表)
ホームページ　https://www.medicalview.co.jp/

営業部　FAX 03 (5228) 2059
E-mail　eigyo @ medicalview.co.jp

編集部　FAX 03 (5228) 2062
E-mail　ed @ medicalview.co.jp

■印刷所　シナノ印刷株式会社

ISBN978-4-7583-1858-7　C3047

©MEDICAL VIEW, 2025.　Printed in Japan

・本書に掲載された著作物の複写・複製・転載・翻訳・データベースへの取り込みおよび送信 (送信可能化権を含む)・上映・譲渡に関する許諾権は, (株) メジカルビュー社が保有しています.
・ JCOPY 〈出版者著作権管理機構 委託出版物〉
本書の無断複製は著作権法上での例外を除き禁じられています. 複製される場合は, そのつど事前に, 出版者著作権管理機構 (電話 03-5244 -5088, FAX 03-5244 -5089, e-mail：info@jcopy.or.jp) の許諾を得てください.

・本書をコピー, スキャン, デジタルデータ化するなどの複製を無許諾で行う行為は, 著作権法上での限られた例外 (「私的使用のための複製」など) を除き禁じられています. 大学, 病院, 企業などにおいて, 研究活動, 診察を含み業務上使用する目的で上記の行為を行うことは私的使用には該当せず違法です. また私的使用のためであっても, 代行業者等の第三者に依頼して上記の行為を行うことは違法となります.

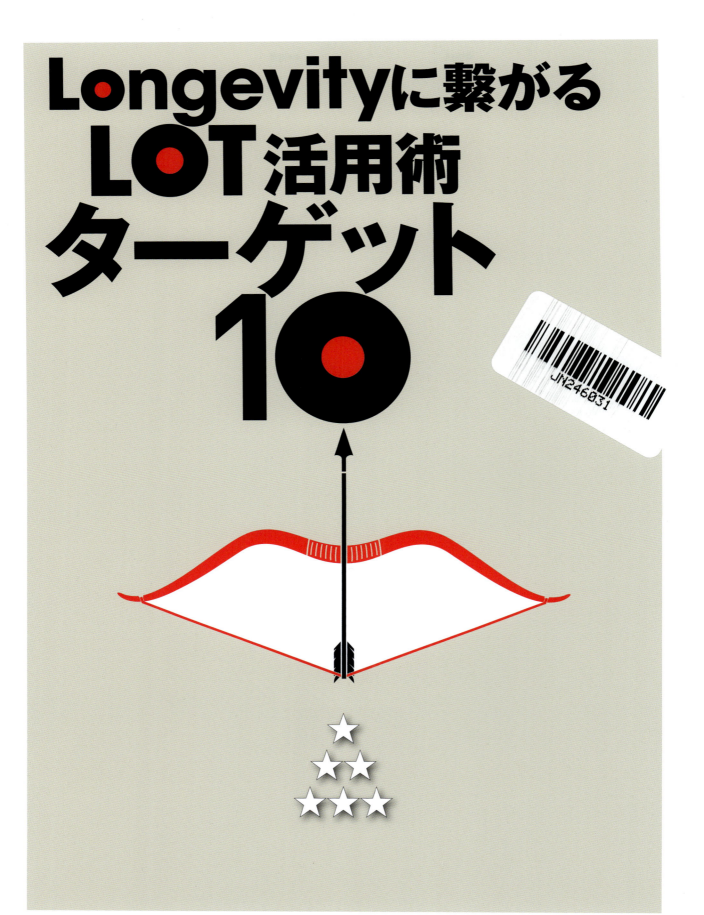

刊行にあたって

　　日常の臨床においては往々にして、「もう少しこの歯の位置を動かせれば」、「この部分の叢生がなければいいのに」などと思う場面に遭遇します。LOT（部分矯正）はこのようなときに極めて有効な手段となり得ます。

　　とはいえ、日常の臨床に多忙な一般歯科医師にとって、LOTの習得に割く時間は限られたものにならざるを得ないのが現状です。また、「既存の矯正歯科の教科書や実習書を読んでみても、具体的な記載が乏しく、実際にどのように装置を装着して歯を動かしたらよいかわからない」、「専門用語が多いため学習意欲が削がれる」との意見をうかがうことが多いのも事実です。

　　本書は、そんな一般歯科医師のために、できるかぎり効率的に、またなるべく専門用語は使用せずに、知識および技術の習得が行えるように考えて編集いたしました。効率的な学習のために、本書においては下記の事項に留意して使用されることをお勧めします。

1. 臨床においてはさまざまな不正咬合が存在しますが、なかでも多く遭遇し一般歯科医師においても十分に対応可能なケースとして、10種類の不正咬合をターゲットとしました。
2. 今回選出した10種類の不正咬合のなかにも、当然のことながら難易度が存在します。難易度の判定としてわかりやすく★で表記しました。すなわち、★（もっとも簡単なケース）〜★★★（最も難しいケース）とお考えのうえ、ご使用ください。
3. 1種類の治療方法ですべてのケースに対応できるわけではありません。そのため、本書においては各不正咬合に対する治療方法として複数の方法が記載されています。各方法の適応や利点・欠点などについても説明を加えておりますので、熟読のうえ選択してください。

　　本書が先生方の臨床の一助になれば、また、最終的に患者さんの幸福に繋がるならば、これほどの喜びはありません。

2019年9月
編集委員一同

本書の使い方

本書は図や写真を中心にして、見て・読んで理解できるように製作しています。
また、各TARGETの後半ページでは、項目に則した症例を掲載しています。

難易度
初学者でも比較的対応可能なケースを★とし、難易度の高いケースを★★★としました。

意義
臨床上、不正咬合が存在することによるデメリットや、LOTでそれを治すことによって得られるメリットについて記載しました。

6 TARGET　鋏状咬合の改善

難易度　★★☆

意義

　鋏状咬合とは、上顎臼歯の唇側傾斜、下顎臼歯の舌側傾斜により、咬合時に上顎臼歯舌側面と下顎臼歯頬側面が接触し、鋏状の咬合状態を呈するものをいう（図❶）。

　臨床上、鋏状咬合は往々にして認められる不正咬合であるが、鋏状咬合が存在していることにより、歯科的には以下の状態が惹起される可能性がある。

①咬合性外傷により、歯肉退縮や歯槽骨の吸収が生じる。
②鋏状咬合の部位が早期接触である場合は下顎に偏位が生じる。
③適正な顎運動が行われず、顎関節に負担が生じる。
④当該歯における修復・補綴処置が必要になった場合は、理想的な咬合状態を得ることが困難である。
⑤隣在歯の欠損などにより、補綴処置が必要となった場合は、理想的な咬合状態を得ることが困難である。

　これらの臨床的問題を解決するためにも、鋏状咬合に対するLOTは有意義だと思われる。

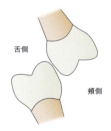
舌側
頬側

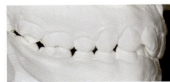 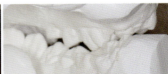

図❶　鋏状咬合

適応症
LOTが適応されるべき、臨床上のさまざまな場面について、そのメリットとともに解説しました。

適応症

　すべての鋏状咬合が対象となるが、年齢が高ければ高いほど、また、オーバーバイト量が大きければ大きいほど、難症例となる。
　また、鋏状咬合はその出現様式によって、最後臼歯のみのもの、最後臼歯を含んだ数歯に及ぶもの、歯列中間歯におけるものの3種に分類される。それぞれ治療方法は異なり、術者の技量により左右される部分も多い。

メカニクスの設計

　鋏状咬合が一般的に難症例とされる理由は、そのオーバーバイトにある。オーバーバイトの存在が上顎臼歯の口蓋側への移動、下顎臼歯の頬側への移動を妨げている（図❷）。したがって、治療上、留意しなければならない点は、いかにしてオーバーバイト量を減少させるかである。

　鋏状咬合の改善のために用いられるメカニクスとしては、以下の装置が挙げられる。

1. オクルーザルバイトターボ（図❸）

　上顎咬合面中央窩または下顎臼歯頬側咬頭にアイオノマーセメントなどを盛り上げることによって、オーバーバイト量を減少さ

メカニクスの設計
実際の治療方法としては1種類のみではなく、数種類の方法が考えられます。それらについて解説しました。

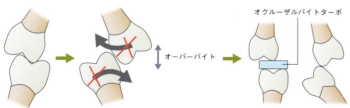

図❷　鋏状咬合の改善に対してオーバーバイトの存在がそれを妨げる原因となっている

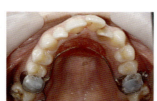

図❸　オクルーザルバイトターボ。後に除去する際に識別が可能なように、青色のアイオノマーセメントを用いて、咬合関係を挙上し、鋏状咬合のオーバーバイト量を減少させる

CONTENTS

刊行にあたって 003

本書の使い方 004

BASIC
LOTの理解を深めよう
010

TARGET 1
意図的挺出
030

TARGET 2
大臼歯のアップライト
038

TARGET 3
大臼歯の歯体移動
046

TARGET 4
補綴準備のための対合歯圧下移動
054

TARGET 5
空隙歯列
062

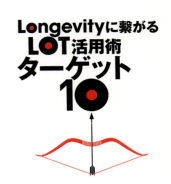

Longevityに繋がる
LOT活用術
ターゲット10

TARGET 6
鋏状咬合の改善
070

TARGET 7
埋伏歯の牽引
078

TARGET 8
骨増生を目的とした歯の移動
086

TARGET 9
前歯部叢生の改善
094

TARGET 10
歯周病患者における咬合再構成としてのLOT
102

おわりに　110

デザイン：金子俊樹

【執筆者一覧（五十音字順）】

■執筆

宇塚　聡（日本歯科大学附属病院　矯正歯科）

杉山晶二（東京都・杉山矯正歯科医院）

田井規能（岡山県・たい矯正歯科／アリゾナ ATS 大学矯正科客員臨床教授）

髙橋正光（東京都・髙橋歯科矯正歯科）

伝法昌広（東京都・エーアイデンタルオフィス）

宮下　渉（日本歯科大学附属病院　矯正歯科）

■症例提供

川崎宏一郎（長野県・川崎歯科・矯正歯科医院）

鈴木善雄（静岡県・凌雲堂矯正歯科医院）

高島忠信（東京都・たかしま歯科クリニック）

谷山隆一郎（宮崎県・谷山歯科医院）

原　博章（岡山県・ファミール歯科）

保田好隆（保田矯正塾主宰）

山本祐慈（大阪府・やまもと歯科津田歯科診療所）

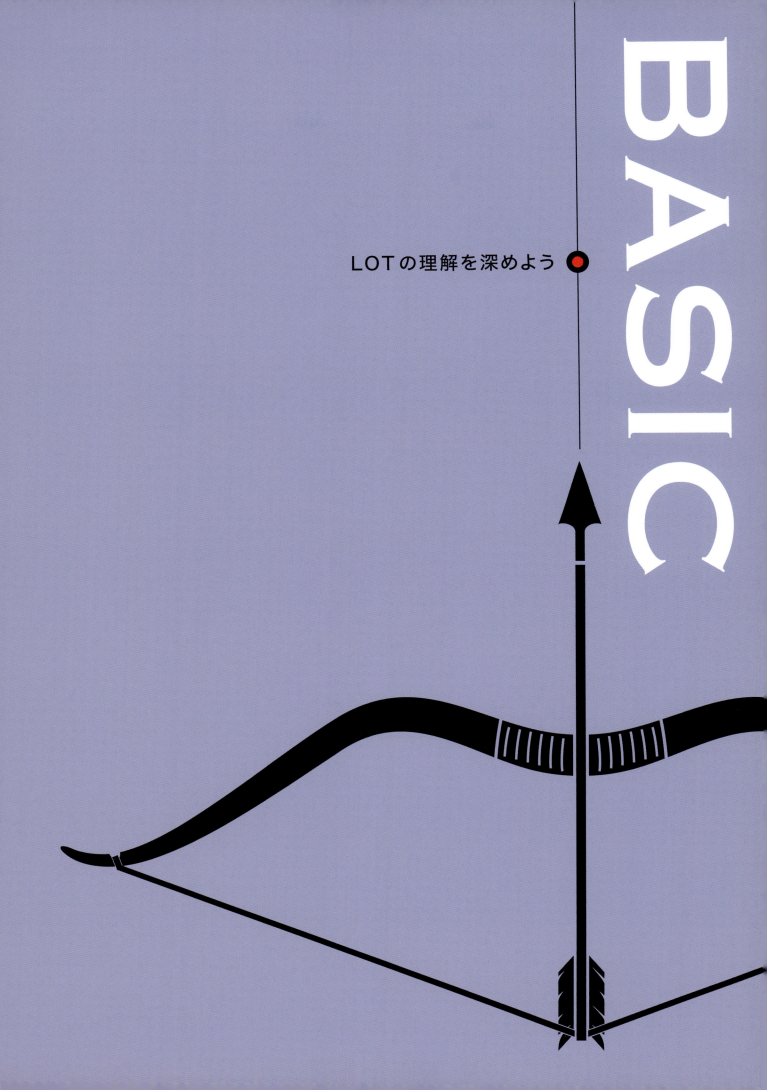
LOTの理解を深めよう

BASIC

LOTの理解を深めよう

LOTの定義

　LOT（Limited Orthodontic Treatment）とは、"限局的な矯正歯科治療"と和訳されるが、わが国ではMTM（Minor Tooth Movement）として広く知られている。このMTMは、Geiger AやHirschfeld Lの著書である『Minor tooth movement in general practice』（初版1960年）が語源とされ、わが国においてはこの成書（第3版）が1977年に石川 純と加藤 凞により翻訳出版されたことで定着したと考えられている。

　しかし、Schlossberg Aの著書である『Adult tooth movement in general dentistry』（初版1975年）では、全顎的な矯正歯科治療（major orthodontics）と比較して重要性や実施頻度が低いことを意味する"minor"を用いた"minor tooth movement"の代わりに、"limited tooth movement"との表現を使用した。

　現在、米国矯正歯科医学会（American Association of Orthodontists：AAO）が公表する「AAO Glossary 2012」にはMTMとの記載はなく、LOTは「Typically focuses on limited objectives, not necessarily involving the entire dentition, It may be directed at the only existing problem, or at only one aspect of a larger problem in which a decision is made to defer or forego a more comprehensive plan of therapy」（一般的に歯列全体ではなく、限られた目的を達成するためのみに実施される局所的な矯正治療）と定義され、全顎的）矯正歯科治療（comprehensive orthodontic treatment）と対比させた表現として世界中で使われている。

LOTの意義

　一般歯科治療を実施するにあたり、不正咬合がその妨げとなることがある。たとえば、欠損部にブリッジを装着する場合、支台歯が捻転歯、傾斜歯、低位や高位歯などであると、支台歯の切削範囲や削除量は増加し、さらには露髄の危険も生ずる。また、幸いに露髄が避けられたとしても、知覚過敏や歯髄疾患などの予後不良を来すおそれもある。したがって、このような補綴処置にLOTを応用することで、歯の削除量の減少や補綴物設計上の自由度向上に貢献できる。

　また、不正咬合を矯正歯科治療により改善する意義としては、一般的にう蝕の予防や歯周病の改善が挙げられる。ところが、"叢生とう蝕"について過去の文献をシステマティックレビューしたHafez HSらの報告では、両者には明確なエビデンスが得られなかったと結論づけている。これは、う蝕の発生は口腔内の常在菌種や唾液の性状、さらには口腔内清掃の習慣などにも大きく依存すると考えられる。たとえば、支台歯が傾斜している場合では、傾斜歯のポンティック側歯肉部は歯周ポケットができやすく、清掃が困難で不潔域となりやすいため、このような不良環境を改善することにより、う蝕の発現率を下げることは意義があると考える。

一方、"不正咬合と歯周病"では、Bollen AMらの報告によると、口蓋歯肉に下顎前歯が食い込んでいる過蓋咬合、咬合性外傷による歯肉退縮や動揺歯が存在する前歯部交叉咬合以外の不正咬合についてはエビデンスレベルが十分とはいえないが、両者の関連が認められるとする文献は少なからず存在したとしている。

したがって、補綴処置にLOTを併用することはもちろんだが、部分的な不正咬合の改善にLOTを活用することは、歯のLongevityに大いに貢献すると考えられる。

LOTに必要な歯の移動の基礎知識

1．歯の移動に伴う骨の改造

骨の形成機転では、歯根膜あるいは骨膜内に存在する未分化間葉細胞から分化した骨芽細胞が、I型コラーゲンやオステオカルシンなどの骨に特徴的な基質を直接的表面に分泌し、石灰化されていない骨組織が形成される。その後、類骨の石灰化が誘導され、線維に富む線維性骨、さらには石灰化度の高い層板骨へと移行する。骨芽細胞は自身が分泌した骨基質により埋没し、最終的には骨細胞に分化する。

一方、吸収機転には、血液幹細胞から分化した多核巨細胞の一種である破骨細胞が関与している。破骨細胞の前駆細胞は血液を介して骨吸収部位に集積し、融合して多核の破骨細胞へと分化し、骨吸収を引き起こす。歯の移動に伴う歯根膜の牽引側歯槽骨表面ではおもに形成機転が優位となり、牽引側では活発な吸収機転が認められる。

2．最適な矯正力

歯に最適な矯正力を加えると、その歯の歯周組織には移動に適した変化が認められる。しかし、矯正力は歯の移動方向における歯根の形状や歯槽骨の性状、歯の移動様式、歯根膜面積などの要因によっても影響を受けるため、最適な矯正力を臨床上、一律に定義することは難しい。

ただし、歯周疾患に罹患した歯では、歯槽骨の吸収により歯根膜面積は小さくなっているため、最適な矯正力は健全歯に比べて弱いと考えられる。また、矯正力として働く外力が炎症と相互作用し、歯周疾患をさらに増悪させたり、慢性症状を急性症状へ移行させる可能性があることから、弱い力を断続的に用いるなどの配慮が必要である。

3．差動矯正力

個々の歯の移動に最適な矯正力は、それぞれの歯根膜面積の大小に正比例する。そこで、ある歯を固定源として他の歯を移動させる場合には、固定歯の歯根膜面積を移動歯のそれよりも大きくする必要がある。このように、それぞれの歯の最適な矯正力の差を利用した矯正力を、差動矯正力という。

4．歯の移動様式（図❶）

矯正歯科治療における歯の移動にはさまざまな様式があるが、おもなものは以下の6種類である。

①傾斜移動

歯冠に近遠心的、あるいは頬舌的に矯正力を加えた場合、一般に歯根の根尖側1/3付近を回転中心として歯が傾斜すること。このとき、移動方向の歯頸部と反対側の根尖部に歯根膜の圧迫帯が存在して、骨吸収を引き起こす。一方、圧迫側の逆の部位の歯根膜は牽引され、骨添加が起こる。

②歯体移動

歯冠に矯正力を加えた場合でも、元の歯軸を保ったままで歯が平行に移動すること。移動方向の歯根膜全体が圧迫帯となって骨吸収を引き起こし、反対側の牽引帯では骨添加が起こる。

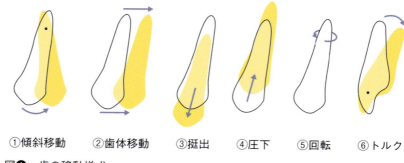

①傾斜移動　②歯体移動　③挺出　④圧下　⑤回転　⑥トルク

図❶　歯の移動様式

③挺出

歯の長軸に沿って、歯が歯槽骨から抜け出る方向へ移動すること。歯槽窩底は牽引帯となり骨添加が起こる。

④圧下

挺出とは逆に、歯の長軸に沿って、歯が歯槽骨へ埋入する方向へ移動すること。

⑤回転

歯の長軸を中心として、歯を回転させること。

⑥トルク

歯冠に矯正力を加えた場合でも、歯冠部を回転中心として、おもに歯根を頰舌的に移動させること。

5．固定の定義と意義

歯あるいは顎骨に矯正力を作用させると、加えた力と同等の力が反作用として生じる。この反作用に耐え得る抵抗源を固定（固定源：アンカレッジ）という。しかし、固定源となる歯が反作用に耐え得る抵抗力を有せず、固定源自体が予期せぬ方向へ移動してしまうことを"固定の喪失"といい、矯正歯科治療の失敗に繋がる。

したがって、適切な矯正力を作用させることに加えて、固定源の設定についても十分に検討することが必要である。なお、一般的に矯正力による歯の移動のしやすさは、挺出➡傾斜移動➡歯体移動➡圧下の順である。また、側方歯群においては歯軸が近心へ傾斜していることから、遠心よりも近心方向へ移動しやすい。

6．保定の定義と意義

LOTにおける保定とは、動的治療により目的の位置に移動させた歯を長期間保持し、安定する条件を整える処置を実施することである。矯正歯科治療では、歯をもとの位置状態にするのではなく、新たな環境下で適応させるため、後戻りの防止、すなわち保定は非常に重要である。

しかし、生体はつねに変化していることから、動かした位置に永久的に安定させることは難しい。長期安定性を目指す方法として、以下のものが挙げられる。

①長期保定

保定装置を可能なかぎり永久的に使用する。

②オーバーコレクション

動的治療後にある程度の後戻りが生じることは避けられないとし、過度に歯の移動を実施する（たとえば、上顎前歯の翼状捻転の改善時に過度の遠心回転を実施する）。

③早期治療

顎の成長発育が旺盛な時期に矯正歯科治療を実施し、できるかぎり咬合の安定性を図る。

④永久保定

歯の移動後にブリッジやインレーなどを用いて、補綴的に永久保定を実施する。

⑤口腔習癖の除去

口腔悪習癖が後戻りの原因として考えられる場合には、動的治療と併用して習癖除去を実施する。

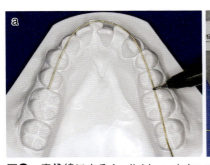 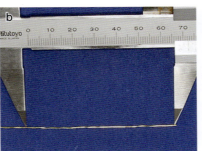 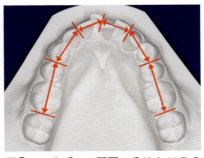

図❷　真鍮線による Available arch length の計測
a：Available arch length に相当する円弧を真鍮線にて作製し、マーキングを行う。b：真鍮線を直線にして Available arch length の長さを計測する

図❸　2歯ずつの区画に分けた ALD の計測
各区画の幅とその区画に含まれる2歯の歯冠幅径との差を計算して、ALD を算出する

⑥口腔筋機能療法

　口腔周囲筋の排除、あるいは筋圧の増加による咬合の安定性を図る。

⑦咬合調整

　対合歯との咬合関係が適切でない場合は、咬合調整により適正な咬頭嵌合を図る。

⑧セプトトミィ

　歯の捻転の再発は、不十分な歯槽頂線維の再排列が原因と考えられる。そこで、歯頸部周囲の歯周組織を外科的処置により切断する。

LOTに必要な診査・診断

　LOTは、全顎の矯正治療に比べると対象となる歯数が少ないため、難易度が低いと誤解されがちである。しかし、LOTは「動かす歯が少ないので容易である」と捉えるべきではなく、「動かせない歯が多いので、細心の注意が必要である」と考えるべきである。

　したがって、限られた歯数のなかで効果的な治療メカニクスを組み、現状を維持したい歯には反作用が及ばないことが求められるため、難易度は決して低くはない。経験を積んだ矯正専門医であっても、苦労する難症例にしばしば遭遇することもある。良好な治療結果を得て、また、症例の難易度を見極めるためにも、治療開始前の入念な分析と効果的な治療方針の選択が必須となる。

　以下に、LOTを実践するうえで、最低限必要な項目について説明する。

1. Arch Length Discrepancy（ALD）の計測

　ALDは、歯列内の叢生や空隙の程度を表す指標であり、歯を排列できる区間の長さ（Available arch length）と、排列される歯（通常は左右側の第2小臼歯間もしくは第1大臼歯間）の歯冠幅径（近遠心コンタクトポイント間距離）の総和（Required arch length）との差により算出される。

　つまり、ALD ＝（Available arch length）－（Required arch length）によって求められる。正の値（プラス）は排列スペースの余剰を示し、治療後に空隙歯列弓となることが予測され、また、負の値（マイナス）は排列スペースの不足を示し、叢生が改善しきれないことが予測される。

　ALDの代表的な計測方法としては、口腔模型上において仮想の歯列弓周長となるAvailable arch lengthに相当する円弧を真鍮線などで作製して長さを計測し（図❷）、その値と歯冠幅径の総和との差を算出する方法と、歯列を2本ずつの区画に分けて、各区画の幅とその区画に含まれる2歯の歯冠幅径との差を算出し（図❸）、全区画の総和を求める方法がある。ただし、治療後の歯列を容易にイメージできる場合は、目測にてALDを推定することもある。LOTを行うにあたっては、治療対象となる領域（移動さ

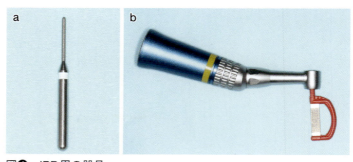

図❹ IPR用の器具
a：IPR専用ダイヤモンドバー。b：ストリップス

せる歯を含む区間）だけのALDを計測する。
　以上により算出されたALDの値を参考にして、治療後の歯列を予測する。正の値を示す場合は、矯正治療による空隙閉鎖に加えて補綴処置、もしくは保存修復処置による空隙閉鎖も検討する。負の値を示す場合は、抜歯、歯列の前後方向や側方への歯列拡大、もしくは隣接面エナメル質の削合（Interproximal enamel reduction）などの不足分の排列スペースを確保する手段を計画することとなる。これらの選択に苦慮する場合には、後述のSet up modelの作製が有用である。

2. Interproximal enamel reduction (IPR)

　LOTにおける代表的なスペース確保の手段が、歯間隣接面のエナメル質を削合するIPRである。IPRは、専用のダイヤモンドバーやストリップス（図❹）、もしくは回転切削用ディスクを用いて行う。エナメル質の切削量は、ALDの計測値やSet up modelから得られた情報を参考にして概算されるが、歯の形態、歯髄の有無、歯種、患者の年齢、tooth size ratioの値、ならびに隣接歯間乳頭部の歯肉退縮（ブラックトライアングル）の有無なども、参考にして決められる。
　臨床上は、咬合・被蓋関係ならびに審美面を考慮しつつ、削合歯に症状が生じないよう注意を払いながら数回に分けて、少しずつ削合を追加することが多い。症例や対象歯の状態にもよるが、生活歯の前歯においては、各隣接面につき（隣接2歯面合計で）0.5mm以下の削除量に留めておいたほうが無難である。

3. Set up modelの作製
①なぜSet up modelが必要なのか

　Set up modelは、矯正治療により移動させる歯の石膏模型を分割して、想定される治療後の位置へ排列した予測模型である。理想的な歯列形態や咬合状態を与えることが目的ではなく、現実的に起こり得る治療後の状態を可視化・具現化することが目的となる。
　Set up modelの作製には多少煩雑な技工作業と作製時間を要するが、三次元的な排列スペースの過不足、各歯の移動量、治療後の歯列・咬合状態などが明確になる。さらに、各歯の移動位置を思案して進める作製作業自体が治療のシミュレーションとなるため、Set up modelからは非常に重要な情報を得られる。なお、前述のALDは、あくまでも二次元的な計測から得られる計算上の値であるため、各歯の大きさ・厚みなどの形態情報や、歯の三次元的な移動量などの情報が反映されたSet up modelから排列スペースの過不足を確認することが理想である。
　LOTの診断時は、移動させる歯のみを分割してSet up modelを作製すればよいが、咬合干渉や早期接触、二態咬合を呈する症

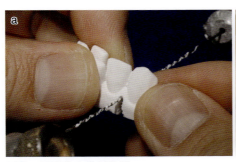
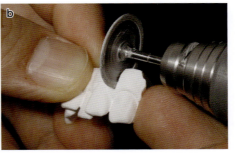

図❺　石膏歯の分割作業
ａ：糸ノコギリを用いた分割。ｂ：回転切削用ディスクを用いた分割。いずれにおいても、根尖方向から歯冠方向に向けて分割を行う

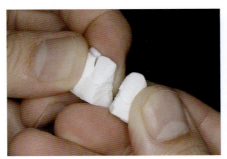

図❻　石膏歯の分断
隣接面を残した状態で、指で折り分けて分断する

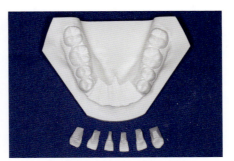

図❼　分割作業が終了した石膏模型

例においては、中心位を再現するように石膏模型を咬合器へ付着してSet up modelを作製し、治療後の咬合状態を予測することも重要となる。

②Manual set up model作製の技工手順

まず、口腔模型の複製を作製した後に、移動させる歯の分割を行う。糸ノコギリや回転切削用ディスクを用いて分割作業を進めるが（図❺）、隣接面を分断する際には注意深く指で折り分けた後に"ばり"を取り除くとよい（図❻）。隣接歯と干渉しないよう、歯根部に相当する石膏はある程度削合して形態を整えておく（図❼）。IPRを計画している症例においては、エバンスや技工用切削器具を用いて隣接面を予定量だけ削除し、歯冠幅径を減少させておく。その後、治療中の歯の動きをイメージしながら歯を排列させるが、排列作業中は歯槽部に置いたユーティリティーワックス上に分割歯を植立させて位置を決め、排列後は熱したパラフィンワックスを流し込んで固定する（図❽）。対合模型との咬合関係を確認しながら、現実的かつ許容され得る各歯の位置を決定することが重要である。

③Digital set up model作製の技工手順

歯科臨床分野でのデジタル技術応用は日進月歩に進んでおり、矯正歯科分野でも歯列のデジタル化によるDigital set up modelの作製、臨床応用が進められている（図❾）。Digital set up model作製の第一歩は、患者の歯列をデジタル化することである。歯列のデジタル化には２つの方法がとられており、石膏模型をスキャナーで読み取る間接法と、患者の口腔内をチェアーサイドで光学印象機器により読み取る直接法がある。直接光学印象法に用いる光学スキャナー（図❿）は各社から販売されており、その読み取り精度は臨床応用に十分耐え得るというデータが示されている（図⓫）。

デジタル化された情報は、STL

BASIC

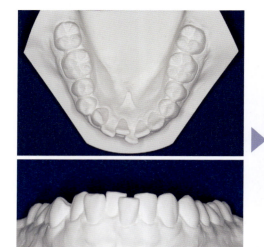
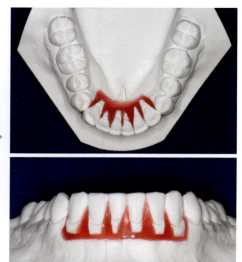

図❽　Manual set up modelの一例

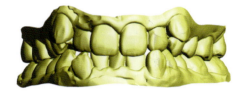
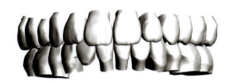

図❾a　Didital set up前　　　図❾b　Digital set up後

（Standard Triangulated Language）という三次元形状を小さな三角形の集合体として表現されたフォーマット形式で保存され、このSTLデータはCAD/CAMなどで使用される世界標準フォーマットとなっている。

以下に、Manual set up modelに対するDigital set up modelのメリットとデメリットを挙げる。

- メリット

1）Manual set up modelと比較して、模型の変型誤差、歯冠分割時の誤差のない精度の高い3D Ideal set up modelの作製が可能となる。
2）Set up model作製にあたって、複数の治療計画パターンを簡便にシミュレーションして比較し、治療方針を決定することが可能となる。
3）歯冠部をスキャンしたSTLデータとCT画像で使用されるDICOMデータを重ね合わせることにより、歯根の方向、歯槽骨と歯根の位置関係情報を考慮したSet up modelを作製することが可能である。
4）視覚化されたDigital set up modelを、歯科医師、歯科技工士、患者の3者で共有することができる。治療ゴールの視覚化は、治療を行ううえでのコミュニケーション手段として有用となる。

- デメリット

◆デジタル模型はパソコンのモニター上では観察できるが、実際の模型ではないため、チェアーサイドなどで手に取って観察することができない。歯科医師による取り扱いの習熟が求められる。

今後Digital set up modelは広く普及していくことが予想される。そのため歯科医師と歯科技工士で治療内容をともに理解して伝達し合い、デジタル矯正に習熟した歯科

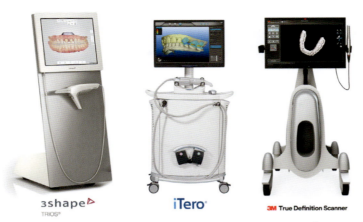

図⓾ 各社から販売されている光学スキャナー。左から、TRIOS®（3shape）、iTero®（Cadent/Align Technology）、True Definition Scanner（3M）

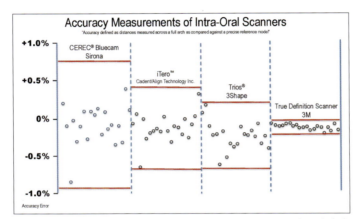

図⓫ データにより、直接光学印象法による読み取り精度は臨床応用に十分耐え得るとされる（参考文献[1]より引用）

医師と歯科技工士の協力が不可欠である。

4．固定源の確保

矯正治療において固定源（アンカレッジ）の確保は、治療結果の良否にも影響を与える重要な問題である。

全顎の矯正治療においては、上下顎全体の固定源を考慮する必要がある一方、歯列の大部分を固定源として利用したり、顎間固定や顎外固定を用いたりすることも可能である。また、予想外の歯の移動が生じたとしても、歯列全体を動かすことができるので、挽回が可能なことが多く、自由度が高い。

一方、LOTにおいては、移動させる歯の本数が限られているため、考慮すべき固定源の範囲は狭いが、利用できる歯の本数や加強固定の手段が制限される。さらに、LOTの治療対象以外の歯は極力移動させないよう努めることが大原則であり、適正な固定源を確保するためには慎重な検討が必要となる。

なお、固定について検討する際には、前後方向だけではなく垂直・水平方向（側方）についても考慮し、さらに歯の捻転や歯軸の傾斜からもたらされる反作用にも注意を払って、三次元的な力学系を的確に把握することが必要となる。

固定源を設定するうえで基本となる考えは、差動矯正力の概念である。差動矯正力は、歯根表面積から推定される各歯の移動に最適な矯正力（固定の大きさ）を見積り、その値の差を利用して対象歯の効果的な矯正力（歯の移動）を導くという考えである。参考までに、各歯の歯根表面積に関する過

表❶ 歯根表面積(参考文献[8～10]より引用改変)

	中切歯	側切歯	犬歯	第1小臼歯	第2小臼歯	第1大臼歯	第2大臼歯
Watt (1958)	204.5	177.3	266.5	219.7	216.7	454.8	416.9
	162.2	174.8	272.2	196.6	204.3	450.3	399.7
Tylman (1960)	139	112	204	149	140	335	272
	103	124	159	130	135	352	282
Jepsen (1963)	204	179	273	234	220	433	431
	154	168	268	180	207	431	426

上段:上顎、下段:下顎(㎟)

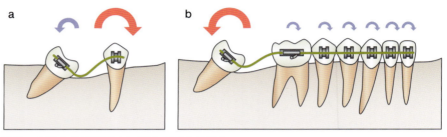

図❷ 歯数と差動矯正力に関する固定の概念
a:歯根表面積の小さな小臼歯が圧下ならびに近心傾斜してしまい、大臼歯のアップライト量はわずかとなる。b:固定歯に対する反作用は最小限に留まり、大臼歯が効果的にアップライトされる

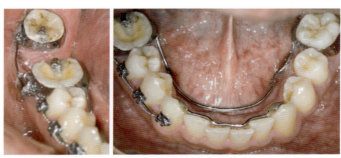

図❸ 固定歯の増加と加強固定の装置を組み合わせた一例
8̲のアップライトと近心移動のために、6̲5̲4̲3̲の4歯に加えて、加強固定装置を介して反対側の3̲と6̲も固定源として利用した

去の報告を**表❶**に示す。

　強固な固定源が必要と判断した場合は、固定源の歯数を増やすことになる(**図❷**)。しかしながら、固定のためにブラケットを装着する歯数をむやみに増やしてしまうと、それらの固定歯まで移動させてしまう危険性がある。現状の被蓋や咬合状態を維持するために、固定源に存在する叢生をあえて維持すべき症例も多く、そのためにはブラケットの装着方法やアーチワイヤーの調整に高い技術や工夫が求められる。また、固定源として利用できる歯数が限られていたり、さらに強固な固定源が必要な症例では、加強固定の装置が多用される。

　加強固定として代表的な装置には、舌側弧線装置やNanceのホールディングアーチ、ならびにトランスパラタルアーチなどがある。固定源の確保のために固定歯の増加と加強固定の装置を組み合わせた一例を、**図❸**に示す。なお、近年は歯科矯正用アンカースクリューが絶対固定の手段として普及しており、従来では不可能であった歯の移動も可能になった。

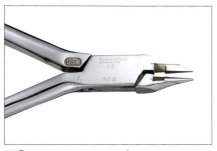

図⓮　ライトワイヤープライヤー

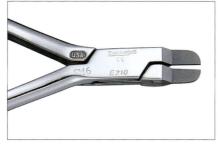

図⓯　ツイードアーチベンディングプライヤー

5．まとめ

　以上のように、全顎を対象とした治療と比較して、制約・制限を受けるLOTにおいて理想的な治療結果を得るためには、入念な準備と適切な治療計画の立案が必須となる。ALDの計測によりスペースの過不足を計算して、IPRを代表とした排列スペース確保の方法を立案し、さらにSet up modelを作製することによって、各歯の移動量や治療後の歯列・咬合の予測を行う。

　そしてそれらを達成するために、三次元的な作用・反作用の関係を見極めた適切な固定源の確保と治療メカニクスを考慮することが重要となる。なお、補綴前処置としてLOTを行う場合は、上記事項に加えて、補綴治療の担当医からの要望も考慮した治療計画となるよう、配慮することも重要である。

LOTのための
カウンセリングと情報提供

1．患者に対して

　矯正治療の開始前には治療の意義や必要性、ならびに補綴治療などの代替となる治療方針の有無と、それらの利点・欠点を伝えて同意を得たうえで治療方針と使用装置についての詳細な説明が必要である。それとともに、予想され得る治療期間、来院頻度（装置破損時の来院も含む）、料金、ならびに装置装着に伴う痛み、違和感、発音不全、カリエスリスク、歯根吸収や歯肉退縮および歯髄壊死の可能性などについて説明する。また、LOTにおいては、理想咬合までには至らないLOTの限界についても、十分に説明して同意を得る必要がある。さらなる改善を望む患者に対しては、全顎の矯正治療を提示することもある。

2．医療連携

　LOTにおいては、補綴治療担当医や歯周治療担当医と連携して治療を進める症例も多いため、担当医間における情報交換が重要となる。必ず治療開始前に、お互いの治療方針や治療の限界について情報提供を行い、両者の意見が集約された治療計画を立案する必要がある。また、動的治療終了後の保定処置の必要性や、その方法と期間についても確認し合い、補綴治療を行う時期を担当医間で決めておく。

LOTに必要な器具・器材および手技

　LOTだから、または全顎矯正だからといって、使用すべき器具・器材に変わりはない。

　矯正治療というと、読者の先生方はワイヤーベンディングを真っ先に思い浮かべるだろうが、LOTにおいてそれが必要とされることは、比較的に少ないといえる。したがって、本書では代表的なもののみの紹介に留める。

1．器具・器材

①ライトワイヤープライヤー（図⓮）

　プライヤーの先端が円錐形と角錐形からなる万能型ベンディングプライヤー。基本的にラウンドワイヤーの屈曲に用いる。

②ツイードアーチベンディングプライヤー（図⓯）

　先端部が2枚の平行な平面からなる。おもにレクタンギュラーワイヤーの屈曲に用い

BASIC

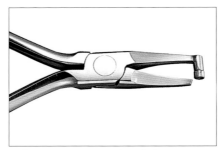

図⓰　バンドリムービングプライヤー

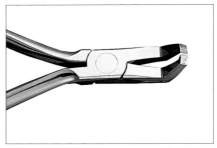

図⓱　ブラケットリムービングプライヤー

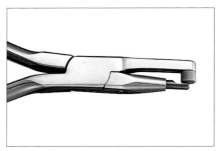

図⓲　レジンリムーバー

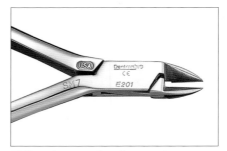

図⓳　ピンおよびリガチャーカッター

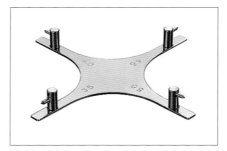

図⓴　Booneブラケットポジショニングゲージ

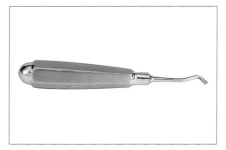

図㉑　バンドプッシャー

る。

③**バンドリムービングプライヤー（図⓰）**

　矯正用バンドの着脱に用いる。

④**ブラケットリムービングプライヤー（図⓱）**

　ボンディングされたブラケットベースとブラケットを除去するために用いる。

⑤**レジンリムーバー（図⓲）**

　ブラケット除去後、歯面に残った接着材を除去するために用いる。

⑥**ピンおよびリガチャーカッター（図⓳）**

　結紮線などを切断するためのカッター。

⑦**Booneブラケットポジショニングゲージ（図⓴）**

　ブラケットを歯面に装着する際に、切端からの高さを計測、またはバンド上に装着する

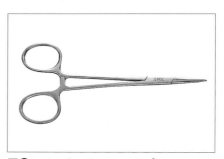

図㉒　モスキートフォーセプス

際にマークするために用いる。

⑧**バンドプッシャー（図㉑）**

　バンドの装着時にバンドエッジに力を加えたり、切断した結紮線を折り込むために使用する。

⑨**モスキートフォーセプス（図㉒）**

　結紮線やエラスティックモジュールによっ

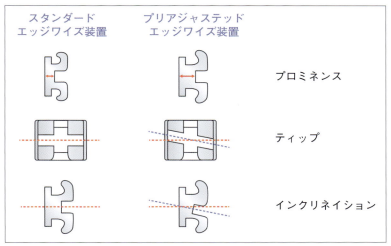

図❷ 代表的な2種類のエッジワイズ装置ブラケットの設計。スタンダードブラケットは装着する歯の大きさにより大小あるが、構造は同一である。一方、プリアジャステッドブラケットは歯の形態に合わせて、プロミネンス、ティップ、インクリネイションがあらかじめ組み込まれている

て、ワイヤーをブラケットに装着する際に使用する。

2. ブラケット・チューブ

①構成要素

歯列弓を構成する個々の歯は唇（頰）舌方向の厚み（プロミネンス）、歯軸の近遠心方向の傾斜角度（ティップ）、唇（頰）舌方向の傾斜角度（インクリネイション）が、それぞれ異なる。これらの3要素についてどのように取り扱うかにより、以下の2種類のエッジワイズ装置システムに大別される（図❷）。

- スタンダードエッジワイズ装置

上記の3要素について、個々の歯に考慮したデザインが設計されているわけではない。そこで、個々の歯のプロミネンスを補償するためにファーストオーダーベンド（インアウトベンド）と呼ばれる唇（頰）舌方向の屈曲をアーチワイヤーに付与する。同様にティップ、インクリネイションを調整するためにセカンドオーダーベンド、サードオーダーベンドを付与する。

- プリアジャステッドエッジワイズ装置

プロミネンス、ティップ、インクリネイションが個々の歯の平均的な解剖学的形態に適合するように設計されている。したがって、理論上はアーチワイヤーに特別な屈曲を付与せずに理想的な歯列弓形態を形成できる。

②材質

- メタルブラケット

金属製であり、複雑なデザインも可能である。審美性に劣るのが欠点。

- セラミックブラケット

セラミック製で審美性に優れる。硬度が高いため、対合歯が摩耗してしまうことがある。

- プラスチック（レジン）ブラケット

プラスチックやレジン製で審美性に優れるが、耐摩耗性に劣るため、ブラケットの破損が生じてしまうことがある。

3. ワイヤー

①形状

- ラウンドワイヤー

断面が円形のワイヤー。

- レクタンギュラーワイヤー

断面が長方形のワイヤー。ワイヤーに捻じりを与えることで、歯体移動やトルクの付与が可能となる。

②材質

- ニッケルチタンワイヤー

形状記憶合金であり、その超弾性を利用して、おもに治療初期の歯の排列に用いられる。

BASIC

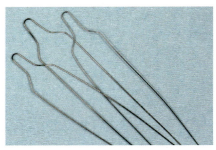

図㉔　結紮線

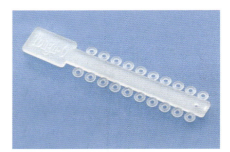

図㉕　エラスティックモジュール

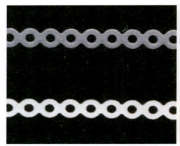

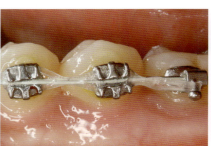

図㉖　エラストメリックチェーン

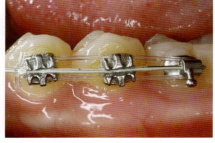

図㉗　エラスティックスレッド

- ステンレススチールワイヤー

剛性が高く、歯列全体の移動や前歯部の後方移動などに用いる。

- βチタニウムワイヤー

ニッケルチタンワイヤーと同様に形状記憶合金であり、低ヤング率の超弾性の特性をもつが、屈曲が可能である。成分にニッケルを含まないことから金属アレルギー患者にも適用できる。

4．その他

①結紮線（図㉔）、エラスティックモジュール（図㉕）

ワイヤーをブラケットに装着するために使用する。

②矯正用バンド

③エラストメリックチェーン（図㉖）

エラストメリックチェーンは、歯面にボンディングしたブラケット、チューブに装着して歯の移動を起こす弾性体材料である。エラストメリックチェーンには、チェーンの厚み、チェーンの間隔、色調など各種揃っており、歯にかける力の量、部位に合わせて適切な選択を行う。

④エラスティックスレッド（図㉗）

紐状のエラスティックスレッドは、歯間を結紮して力をかけることから、力の微調整が可能である。使用上の注意点は力の量で、強すぎる場合には、反作用により意図しない歯の移動や咬合の変化を引き起こし、リカバリーに時間を要することになる。かける力の目安としては、使用するメカニクスにもよるが、かけた力から歯の移動時のワイヤーとブラケットとの摩擦抵抗を差し引いた力の差が、歯の適正矯正移動力である50～100gになるよう、調整を行うことが望ましい。

⑤エラスティックリング

患者に着脱してもらう可撤式のエラスティックで、口腔内エラスティックをかける方向によって、Ⅱ級関係、Ⅲ級関係、開咬の改善ができる。また、エラスティックの径を選択することによって、歯にかかる矯正力の量を調節できる。使用時間は、食事、歯磨き以外の24時間フルタイムの使用を理想とするが、力を加えた後の生理的な歯の移動が5時間経

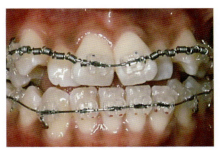
図㉘　オープンコイルスプリング

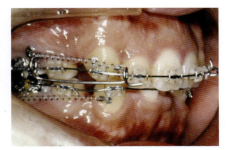
図㉙　クローズドコイルスプリング

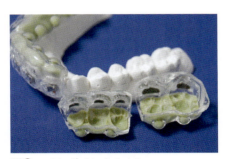
図㉚　インダイレクトトレー

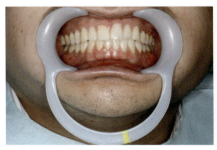
図㉛　アングルワイダー

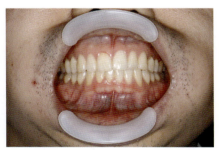
図㉜　リッパー

過後から起こることを考慮すると、最低でも1日12時間以上の使用が望ましい。口腔内エラスティックは経時的に力が減衰するため、1～3日に1回新しいものに交換するよう指示する。

⑥**コイルスプリング**

- **オープンコイルスプリング（図㉘）**

　歯を排列するスペースを作る際、アーチワイヤーに装着して使用する。

- **クローズドコイルスプリング（図㉙）**

　歯の牽引に用いる。

⑦**ボンディング用接着材**

　ブラケットを歯面に接着するための接着材。

LOTに必要な手技

1．DBS（ダイレクトボンディングシステム）

　LOTを行うにあたり、診断、治療計画の立案後、歯の移動に必要なブラケット、チューブを歯面にボンディングする作業を進める。

　ボンディングには、術者が直接目視で接着するダイレクトボンディング法と、ラボでボンディング位置を設定してインダイレクトトレー（図㉚）を作製するインダイレクトボンディング法がある。ここでは、ダイレクトボンディング法の進め方について述べる。

①**接着手技**

　アングルワイダー、リッパーで口唇を圧排したのち（図㉛、㉜）、当該歯にブラケット、

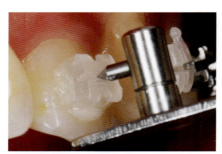
図㉝　ブラケットの装着（Booneゲージによる位置決め）

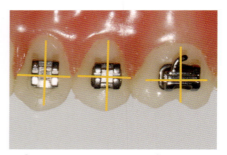
図㉞　ストレートワイヤーブラケットの装着位置設定

　チューブを接着する前の歯面処理を行う。歯面素材には、天然歯、プラスチック、メタル、ポーセレンなどの種類があるため、それぞれ歯面処理法は異なる。そのため、使用するボンディング材もいくつかの選択肢があるが、ここではそれぞれの歯面素材に適応する光重合ボンディング材を使用した場合について説明する。

- 天然歯

　天然歯には、リン酸エッチング処理を行う。歯面清掃後にリン酸エッチング材を15～30秒塗布し、水洗を行う。しっかりとエッチング処理がなされたかは、エアー乾燥させた際に歯面が白く変色することで確認できる。その後、歯面にプライマーを塗布し、ブラケット裏面にボンディング材を添付させて歯面に圧接する（図㉝）。余剰のボンディング材を取り除いた後、照射器で重合操作を行い完了する。

- メタルクラウン

　メタルクラウンへのダイレクトボンディングは、天然歯に比べて接着材の接着強度が得にくいため、従来はバンドを作製することが多かったが、最近では金属接着強度の大きいボンディング材も使用されている。機械的嵌合を強めるため、歯面にメタルエッチング処理を施す。さらに50μmの酸化アルミナを金属歯面に吹き付け、表面処理を行う。その後、メタルプライマーを塗布してメタル接着性の強いレジンセメントを使用してボンディングを行う。

- セラミッククラウン

　セラミッククラウンへの接着は、50μmの酸化アルミナをポーセレン歯面に吹き付け、表面処理を行う。その後、ポーセレンコンディショナーを塗布して、光重合レジンで接着を行う。

②ブラケット、チューブの接着

　歯面へのブラケット、チューブの接着位置は、歯の移動を正確に行うにあたり、最も重要である。接着位置の決定は、ブラケットハイト、アンギュレーション、近遠心的位置に留意する。ブラケットハイトは、臨床歯冠の中央とブラケット、チューブの中央を合わせる（図㉞）。アンギュレーションは、ブラケット長軸線と歯軸を合わせる。また、近遠心的位置の設定は、デンタルミラーにより咬合面から近遠心的中央に合わせて接着を行う。しかし、LOTのケースによっては移動を起こしたくない歯もあるため、あえてワイヤーが活性化しない箇所に接着する場合もある。

2．バンディング

　咬合力の強い臼歯部位、および接着力を得にくいフルメタルクラウンなどには、装置脱離のリスクが低いバンディングを行う。バンドには、上下顎それぞれに前歯部用、小臼歯用、大臼歯用の種別があるが、現在おもに使用されているのは臼歯部位である。バンドする歯には個別のサイズ差があるため、各種サイズを揃えたバンドセットが必要になる（図㉟）。

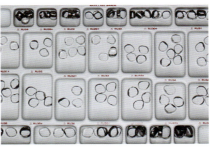

図㉟　バンドセット

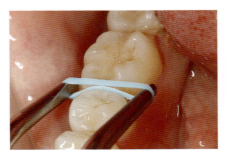

図㊱　エラスティックセパレーター

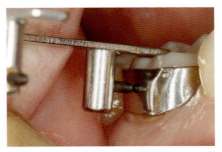

図㊲　Booneブラケットポジショニングゲージによる位置設定

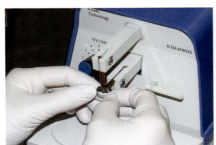

図㊳a　スポットウェルダー

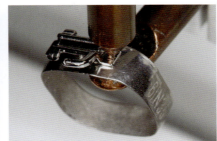

図㊳b　溶接部拡大

①バンドのサイズ合わせ

既製バンドケースのなかから、歯のサイズに合ったバンドを選んで試適を行う。歯冠にフィットしたバンドを選ぶことが、治療中のバンド脱離、バンドカリエスを防ぐことに繋がる。隣接歯とのコンタクト圧が強い場合は、エラスティックセパレーターを用いて歯間分離を行う（図㊱）。エラスティックセパレーター装着後、3日ほどしてから再来院してもらい、バンドセットを行う。歯冠サイズに合ったバンドの選択・試適ができたら、Booneブラケットポジショニングゲージ（図㊲）によってチューブの位置設定線を記す。

②電気溶接とセメンテーション

試適したバンドをバンドリムーバーで口腔外に取り出し、スポットウェルダー（図㊳a、b）でチューブを電気溶接する。その後、抗う蝕作用のあるグラスアイオノマーセメントを使用して、バンド合着を行う。矯正治療中は、セメント溶出によるバンドカリエスに留意する。

3．ワイヤーの装着
①ワイヤーの選択

通常、治療の開始時には、ニッケルチタンワイヤーの直径の小さいラウンドワイヤーを用いる場合が多い。その後、歯の排列が進行するに従い、順次ワイヤーを太くし、トルクや歯体移動が必要な場合にはステンレスス

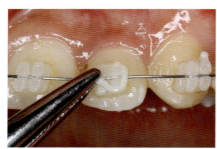
図㊴　エラスティックモジュールによる装着

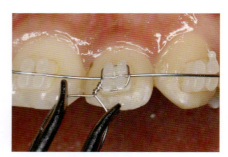
図㊵　結紮線による装着

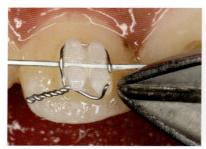
図㊶　結紮線の切断（ピンカッターによる）

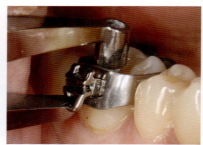
図㊷　バンドの撤去

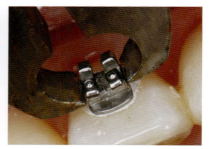
図㊸　ブラケットの撤去

チール製の角ワイヤーを使用する。

また、一般的にLOTの進行は、歯を大まかに並べる段階（レベリング）とその後のスペースのコントロールの段階に分けることができる。レベリングでは柔軟性に優れているワイヤーを使用することが多く、スペースのコントロールでは剛性の高いワイヤーを用いることが多い。

②ワイヤーの装着と撤去

ワイヤーの装着において、エラスティックモジュールを用いる場合は、モスキートフォーセプスにより、ブラケットウィングにかける（図㊴）。結紮線を用いる場合は、ブラケット遠心ウィングより近心にかけて結紮を行う（図㊵）。結紮線の余剰部分は、ピンおよびリガチャーカッターでカットして、バンドプッシャーで主線の裏側に押し込んで処理を行う。

前述のように、治療の進行に伴ってワイヤーの交換が必要になる。ワイヤーの交換は、ブラケットに装着されているエラスティックモジュールや結紮線を外すところから始まる。エラスティックモジュールは探針などを用いて外すことが可能であり、結紮線はピンおよびリガチャーカッターを用いて切断した後に除去する（図㊶）。ワイヤーの取り外しは、ブラケットなどに過大な力をかけないようにプライヤーなどを用いて、しっかりと把持しながら行う。

ワイヤー遠心端は必要があれば歯根方向に折り込み、頬粘膜などに外傷を与えないように調整を行う。

4．装置の撤去と保定
①矯正装置の撤去

動的矯正治療が終了したら装置を撤去する。装置撤去の際に使用する器具は、バンドリムービングプライヤー、ブラケットリムービングプライヤー、各種研磨バーである（図㊷、㊸）。

矯正装置撤去時は動揺の強い歯もあるため、患者に声かけをしながら慎重に行う。矯正装置撤去が終了したら、歯面に残った接着材は低回転エンジンを使用してカーバイドバーで削合する（図㊹）。カーバイドバーにより接着材を撤去した後、シリコーン研磨バ

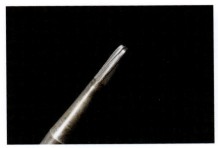
図㊹　カーバイドバー

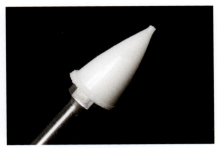
図㊺　シリコーン研磨バー

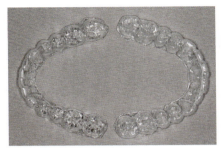
図㊻　可撤式リテーナー（クリアリテーナー）

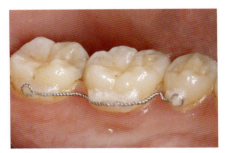
図㊼　固定式リテーナー

ー（図㊺）でエナメル質の最終歯面研磨を行い、装置撤去作業を終了する。

②保定

矯正装置を撤去後、後戻り防止のために保定装置をセットする。保定方法は、可撤式リテーナー（図㊻）または固定式リテーナー（図㊼）、補綴による永久保定のいずれかになる。保定装置の作製は、矯正装置撤去前に印象採得を行い、作業模型を作製してラボで準備しておく。

【参考文献】
1）月星光博，月星千恵：Minimal Tooth Movement 一般臨床医のためのMTM．クインテッセンス出版，東京，2003：8．
2）Hafez HS, Shaarawy SM, Al-Sakiti AA, Mostafa YA: Dental crowding as caries risk factor: A systematic review. Am J Orthod Dentofacial Orthop, 142（4）：443-450, 2012.
3）加治彰彦：矯正治療の恩恵とは何か？昨今のホームページ広告等から思うこと．the Quintessence, 34（10）：53-54, 2015.
4）Bollen AM: Effects of malocclusions and orthodontics on periodontal health evidence from a systematic review. J Dent Educ, 72（8）：912-918, 2008.
5）Bollen AM, Cunha-Cruz J, bakko DW, Huang GJ, Hujoel PP: The effects of orthodontic therapy on periodontal health a systematic review of controlled evidence. J Am Dent Assoc, 139（4）：413-422, 2008.
6）槇 宏太郎：9章 検査．相馬邦道，飯田順一郎，山本照子，葛西一貴，後藤滋巳（編）：歯科矯正学 第5版．東京，医歯薬出版，2008：129-155．
7）Sarig R, Vardimon AD, Sussan C, Benny L, Sarne O, Hershkovitz I, Shpack N: Pattern of maxillary and mandibular proximal enamel thickness at the contact area of the permanent dentition from first molar to first molar. Am J Orthod Dentofacial Orthop, 147（4）：435-444, 2015.
8）Watt DM, Macgregor AR, Geddes M, Cockburn A, Boyd JL: A preliminary investigation of the support of partial dentures and its relationship to vertical loads. Dent Practit Dent Rec, 9: 2-15, 1958.
9）Tylman SD, Tylman SG: Theory and practice of crown and bridge prosthodontics. 4th ed. St. Louis: The C. V. Mosby Company, 1960: 161-162.
10）Jepsen A: Root surface measurement and a method for x-ray determination of root surface area. Acta Odont Scand, 21: 35-46, 1963.
11）Meer WJ, et. al.: Study methodology described in van der. Application of Intra-Oral Dental Scanners in the Digital Workflow of Implantology. 2012. PLoS ONE 7（8）：e43312. doi: 10.1371/journal.pone.0043312
12）James Mah, Rohit Sachdeva: Computer-assisted orthodontic treatment The SureSmile process. American Journal of Orthodontics and Dentofacial Orthopedics, 120（1）：85-87, 2001.

TARGET

- 意図的挺出
- 大臼歯のアップライト
- 大臼歯の歯体移動
- 補綴準備のための対合歯圧下移動
- 空隙歯列
- 鋏状咬合の改善
- 埋伏歯の牽引
- 骨増生を目的とした歯の移動
- 前歯部叢生の改善
- 歯周病患者における咬合再構成としてのLOT

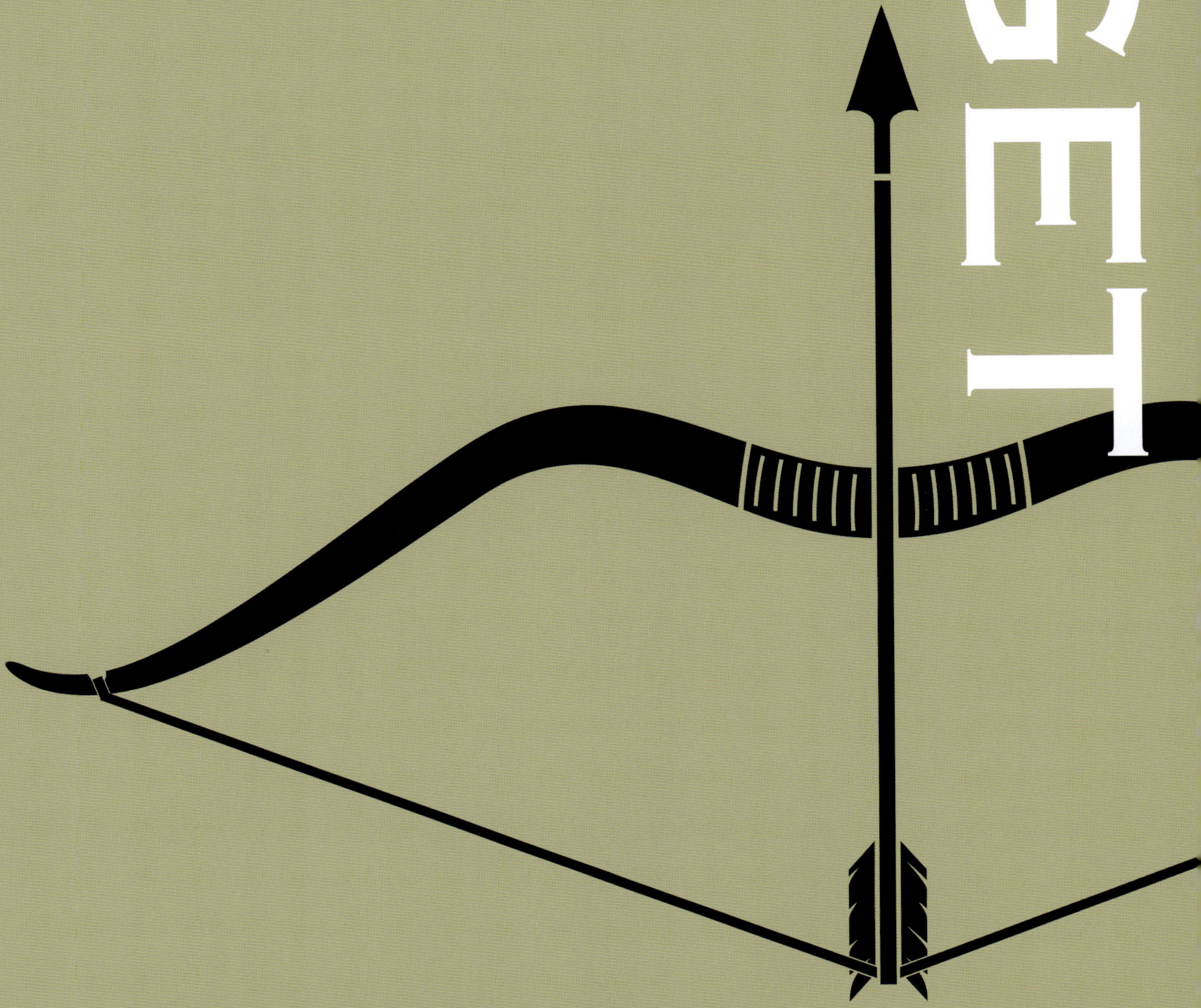

TARGET 1 意図的挺出

難易度

意義

　一般臨床において意図的挺出が必要とされる歯の多くは、歯肉縁下う蝕や、歯根破折による生物学的幅径が侵害されてしまった場合である。歯肉縁下う蝕や歯根破折は、臨床において発現する頻度が高い。通常、抜歯の適応とならざるを得ない歯においても歯根の2/3程度が残っていれば、矯正的挺出や歯周外科などを応用することによって保存可能となる場合があり、開業医にとってこれらの手技を獲得することは、大きな意義があるといえる。

　生物学的幅径が侵害されてしまった歯に対するアプローチ方法として、矯正的挺出、歯周外科、外科的挺出の3つが挙げられる（図❶）[1]。矯正的挺出の特徴は、歯の挺出とともに歯槽骨のレベルも歯冠側に移動するため、臨床的歯冠長は保たれ、なおかつ歯冠歯根比もそれほど悪化しない。

　歯周外科的手法を用いた場合は、歯肉や歯槽骨の切除を伴うため、臨床的歯冠長は長くなり、歯冠歯根比も悪化してしまう。

　外科的挺出は本来の歯槽骨、および歯肉辺縁の位置を変えずに挺出させることが可能であり、歯冠歯根比もそれほど悪化しない。しかし、複根歯などは根分岐部の露出も招きかねないため、非適応となる場合もある。

　実際の臨床の場においては、これらの方法を適応症や治療期間などによって使い分ける必要がある。

　また、前述のように、矯正的挺出の特徴として、歯の挺出とともに歯槽骨や歯肉縁のレベルも歯冠側に移動することが挙げられる。これを利用することによって、歯肉ラインの不調和や骨縁下欠損の形態の改善、インプラント埋入手術前準備としての硬組織および軟組織の増生などを行うことが可能である。

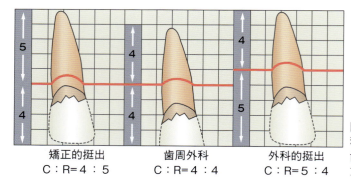

図❶　矯正的挺出、歯周外科、外科的挺出による歯冠歯根比の改善の比較（参考文献[1]より引用改変）

適応症

1. 生物学的幅径が侵害された歯に対する補綴前処置（生物学的幅径の獲得）

　矯正的挺出は、歯肉縁下のわずかなう蝕から残根まで保存が可能だが、のちの歯冠補綴までを考えると、実際には2/3～3/4の実質歯根が健全な状態であることが条件となる

（図❷）。また、対象の歯が根管治療可能で、骨性癒着などがないことも必要条件である。

通常は根管充塡を矯正治療前に行い、支台築造後に矯正的移動を開始する。

2．歯肉ラインの不調和の改善

3⊥3 に関する歯肉ラインの理想としては、1|1 と 3|3 はほぼ一致し、2|2 は約1.0mm切端側に位置するのが理想的とされている（図❸）[2]。矯正的挺出によって、歯肉縁のレベルを整えることは十分に可能であり、患者の審美的要求を満たすことができる。

3．骨縁下欠損の形態の改善（図❹）

骨縁下欠損が存在している場合、その欠損を平坦化するために、外科的手法として隣在歯の支持骨の削除を行う。しかし、それは隣在歯の支持骨を失うばかりか、歯槽骨頂の連続性を失うことにもなりかねない。また、隣在歯が大臼歯などの根分岐部を有する場合、時には根分岐部の露出も招きかねない。矯正的挺出では、牽引側の歯根膜の部位においては新生骨の添加が生じ[3]、これにより骨縁下欠損を改善できる[1]。

また、GTR法などの再生療法と比較した

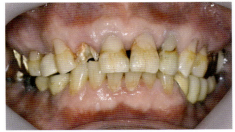

図❷　2| が失活歯で、歯冠から歯根への破折が認められる

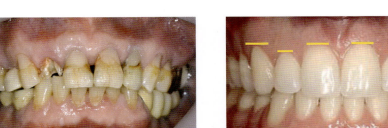

図❸　理想的な歯肉ライン（参考文献[2]より引用）

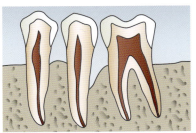

a：第2小臼歯遠心部に骨縁下欠損が認められる

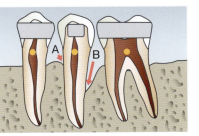

b：矯正的挺出により、AとBの部位において骨添加が生じる

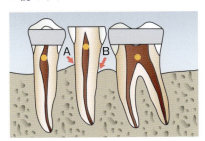

c：矯正的挺出終了後。AとB部の骨縁の高さに差が生じている

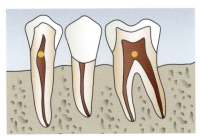

d：近遠心の骨の高さの差を外科的に整える

図❹　矯正的挺出による骨縁下欠損の改善（参考文献[1]より引用改変）

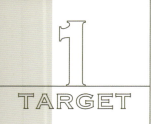

意図的挺出

場合、再生療法は3壁性の骨欠損において有効であるのに対し、矯正的挺出は1壁性や2壁性の骨欠損においても有効であり、それら再生療法の適応としては、難易度の高い骨欠損形態を3壁性の骨欠損に変化させることも可能である[1]。

4．インプラント埋入手術前準備としての硬組織および軟組織の増生

抜歯予定の歯の矯正的挺出を行うことにより、歯槽骨縁や歯肉縁のレベルを歯冠側に移動させ、その後にインプラント埋入手術をする方法がSalamaら[4]により報告されている。歯周治療を行った後に矯正的挺出を行い、保定後に抜歯してインプラントを埋入する（図❺）。この方法により、インプラント埋入における骨頂レベルを改善できるばかりか、付着歯肉幅の増大も得られる。

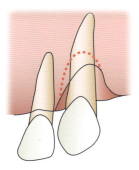 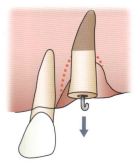 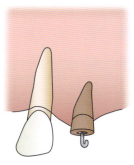 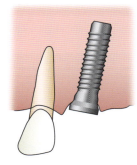

a：骨縁下欠損のある抜歯予定の歯　b：矯正的挺出を行う　c：矯正的挺出終了後　d：抜歯後、インプラント埋入

図❺　矯正的挺出を応用した軟組織および硬組織の増生後のインプラント埋入（参考文献[4]より引用改変）

メカニクスの設計

1．ブラケットを装着し、ホリゾンタルループにて挺出させる方法（図❻）

力の方向を三次元的にコントロールしなければならない場合には、ブラケットやワイヤーの装着が必要になる。

ホリゾンタルループは、近遠心的および垂直的な歯の移動を三次元的にコントロールすることが可能である。当該歯に対するブラケットポジションは、必要とされる挺出量から判断する。両隣在歯には、通法に基づいたブラケットポジションを適応する場合が多い。必要とされる挺出量がブラケットポジションのみでは不十分な場合、ホリゾンタルループの脚部の長さの調整により、補うことが可能である。

2．対合歯をグラスファイバーで固定し、そこからエラスティックをかける方法（図❼）

対合歯がブリッジなどで固定されている場合は、対合歯からエラスティックをかけることによって挺出させることも可能である。また、対合歯をグラスファイバーなどで隣在歯と固定することにより、固定源として強化することが可能である。力の方向を三次元的にコントロールできないのが欠点である。

3. 対顎に装着されたスプリントから、エラスティックをかける方法（図❽）

スプリントなどによって対顎を一体化し、エラスティックをかけることによって挺出させる方法がある。力の方向を三次元的にコントロールできないのが欠点である。

4. 両隣在歯を固定源としてエラスティックにて牽引する方法（図❾）

隣在歯を固定源として用いる方法において最も簡単なものは、隣在歯にクラスプ線などのワイヤーを接着し、そこからエラスティックスレッドなどで牽引する方法がある。比較的簡単な装置で挺出させられるが、力の方向を三次元的にコントロールできないのが欠点である。

5. アライナー型矯正装置を応用する方法（図❿）

アライナー型矯正装置は歯列全体を覆う装置であるため、原則的に固定源としては歯列全体がこれに相当する。最も簡単な顎内固定として使用する場合においては、挺出を目的とする歯の両隣在歯部に切り込みを入れる。または、リンガルボタンを接着するなど、エラスティックがかかるように工夫して挺出力を加える。あらかじめセットアップされた模型上で作製されたアライナー型矯正装置の場合は、過大な挺出を招くことなく、術者の意図した位置にまで挺出させることが可能である。

【参考文献】
1) Ingber JS: Forced eruption. In Atlas of adult orthodontics. Marks, MH (eds.), Lea & Febiger, Philadelphia, 1989 : 413.
2) Kokich VO Jr, Kiyak HA, Shapiro PA: Comparing the perception of dentists and lay people to altered dental esthetics. J Esthet Dent, 11 (6) :311-324, 1999.
3) Reitan K: Biochemical Principles and Reactions. In Current Orthodontic Concepts and Techniques. Vol 1. 57, (Edited by TM Graber), C. V. Mosby, St. Louis, 1969.
4) Salama H, Salama M: The rule of orthodontic extrusive remodeling in the enhancement of soft and hard tissue profiles prior to implant placement. Int J Periodontics Restorative Dent, 13: 313, 1993.

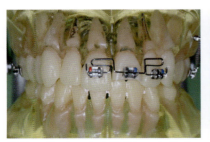

図❻ ブラケットを装着し、ホリゾンタルループにて挺出させる方法

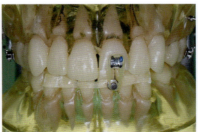

図❼ 対合歯をグラスファイバーで固定し、そこからエラスティックをかける方法

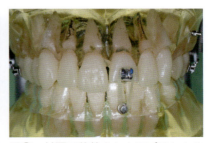

図❽ 対顎に装着されたスプリントから、エラスティックをかける方法

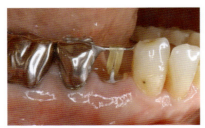

図❾ ワイヤーとフックをスーパーボンドで歯に接着し、矯正的挺出を開始した

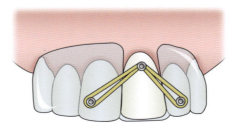

図❿ 挺出を目的とする歯およびアライナー型矯正装置の隣在歯部にリンガルボタンを接着し、エラスティックにて力を加える

TARGET 1 意図的挺出

症例1　73歳、男性

術前所見（図⓫）：2|に歯冠から歯根への破折が認められた。補綴処置可能な残存歯根長が認められたため、矯正的挺出を開始した。

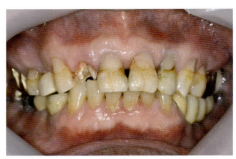

図⓫

術中所見（図⓬）：患者からなるべく目立たない装置でという希望があったため、レベリングクリアアタッチメントを用いて動的処置を開始した（当該歯のみブラケットポジションを深めにして装着）。

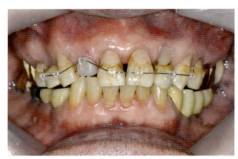

図⓬

術後所見（図⓭）：動的処置終了後、歯周外科処置を行い、3ヵ月間の保定ののちに補綴処置を行った。

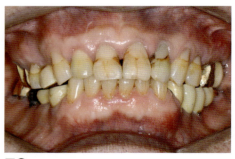

図⓭

Column

補綴処置に移行するタイミング

　補綴処置に移行するタイミングとして、○ヵ月以上待てばよいといった目安はなく、また、最終補綴物の形態や動的矯正治療の種類によっても異なるのが現状である。たとえば、アップライトさせた歯を利用してブリッジを作製する場合は、比較的短期間でも問題が生じない場合が多いが、単独歯を挺出させた後にクラウンを作製する場合は、後戻りによって歯冠の垂直的位置に問題が生じてしまうため、比較的長期間の保定を必要とする場合が多い。

　著者らは、一般的に6ヵ月以上経過してから補綴処置を行うようにしているが、その間の暫間固定は暫間補綴物などを利用し、必要な場合には隣在歯との接着も考慮している。

症例2　72歳、女性

本症例は原 博章先生（岡山県開業）のご厚意による

術前所見（図⓮）：下顎右側小臼歯部の違和感を主訴に来院。水平性歯根破折と診断。う蝕が歯肉縁下に達していたため、矯正的挺出を検討した。両隣在歯にワイヤーを固定し、パワースレッドでlight forceを意識しながら動的処置を開始した。

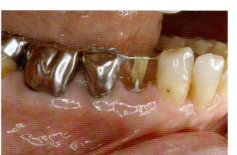

図⓮

術中所見（図⓯）：予定していた挺出を3ヵ月で終了させることができ、約2ヵ月の保定後に、X線写真上で骨の回復を確認した。骨の平坦化を図るため、骨外科処置および歯肉弁根尖側移動術を行った。図は健全歯質が骨縁上4mm以上になるように骨切除を行った状態を示す。

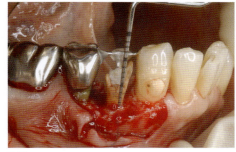

図⓯

術後所見（図⓰）：歯周外科処置から、3ヵ月間の経過観察後に、フェルール（帯環効果）を有する補綴処置を行った。外科処置による支持骨の平坦化を行ったことで、歯周ポケットが浅くなり、清掃しやすい環境を構築できた。

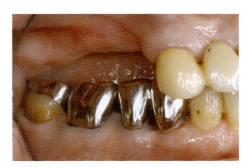

図⓰

X線所見（図⓱）：4̅遠心部において牽引側の新生骨添加および骨縁下欠損の改善を期待し、矯正的挺出を行った。その後、歯周外科処置により骨の平坦化を図った。図は矯正的挺出前と補綴処置後のX線写真を示す。

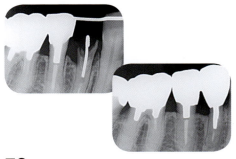

図⓱

意図的挺出

症例3　37歳、女性

術前所見（図⓲）：4⏐は失活歯で歯冠の変色が認められる。主訴はアンレーの脱離であり、それに伴う咬合面から歯肉縁下までう蝕が認められる。

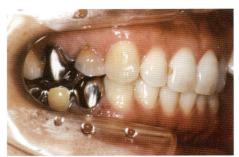

図⓲

術中所見（図⓳）：a；う蝕をすべて除去したところ、残根状態になってしまった。b；根管治療後、牽引用のフックを1.0mmクラスプ線にて作製し、暫間コアの中に埋入して仮着した。

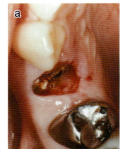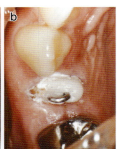

図⓳

術中所見（図⓴）：対顎のブリッジを固定源とし、4⏐にフック付きブラケットを接着し、エラスティックにて牽引を行った。

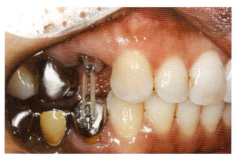

図⓴

術後所見（図㉑）：最終補綴物装着時の口腔内。矯正的挺出後、歯周外科的処置により生物学的幅径は回復された。歯冠歯根比の変化は認められず、健康的な歯周環境が確立された。

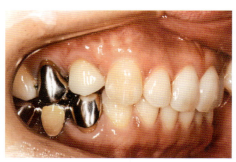

図㉑

症例4　16歳、女性

術前所見（図㉒）：上下顎マルチブラケット法による矯正治療終了後、2年を経過した時点で、|1 の唇側傾斜とオーバーバイトの減少を認めた。患者から審美的改善の希望があり、可撤式矯正装置による再治療を選択した。

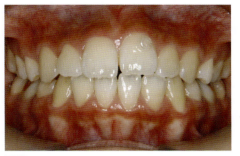
図㉒

術中所見（図㉓）：|1 の歯頸部寄りに、クリアーボタンをダイレクトボンディング、対顎の下顎歯列に、クリアーボタンがボンディングされたアライナーをセットした。上下のクリアーボタン間で直径6mmのエラスティックの装着を指示して約50gの挺出力をかけた。装着1ヵ月後、わずかに挺出を認める。

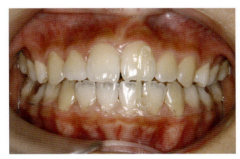
図㉓

術中所見（図㉔）：エラスティックの使用時間はフルタイムが理想であるが、通学中の装着は難しいため、帰宅後から翌朝まで10時間以上の使用を指示した。挺出しすぎないように、毎日鏡で歯の位置を確認するように伝え、エラスティックの使用時間を調整させた。

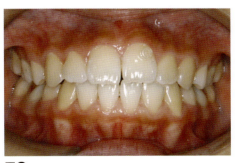
図㉔

術後所見（図㉕）：1|1 のレベルが合ったところで、保定観察に移行したが、ラップアラウンドタイプのリテーナーでは垂直的保定が難しいため、1|1 舌側に固定式リテーナーを装着した。

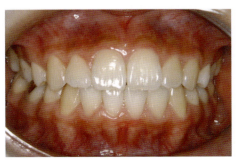
図㉕

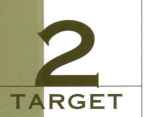

大臼歯のアップライト

難易度

意義

日常臨床で一般的に行われているLOTの一つに、大臼歯のアップライトがある。

たとえば大臼歯の近心隣接歯の欠損後、長期に放置されると大臼歯は近心に自然傾斜を来し、咬合の不正および大臼歯近心部の清掃性悪化により、歯周病のリスクを高めることになる。近心傾斜した大臼歯をLOTでアップライトすることによって、咬合の安定性と清掃性を向上させられる。

また、大臼歯のアップライトにより、近心の歯肉アタッチメントレベルと歯槽骨頂の位置は咬合面側に移動して、歯槽骨の近遠心的な平坦化が促され、歯周環境の安定性を高める効果がある。補綴設計に関しては、大臼歯のアップライト後に補綴計画に対する適正なスペース量の調整が可能であり、理想的な補綴を作製することができる。

一方、大臼歯のアップライトのLOTでは、以下の点に留意する必要がある。大臼歯のアップライト症例の適応症は成人に多く見られるが、成人矯正に対するリスクや問題点につねに留意する必要がある。成人は小児に比べて骨代謝が劣り、歯の移動や骨のリモデリングも緩慢であるため、歯槽骨レベルをロスさせるケースもある。一度破壊された歯槽骨の回復は困難であることを認識したうえで、矯正治療開始前に歯周治療を徹底的に行う必要がある。患者にも矯正治療に起因する歯槽骨レベルの低下、歯肉退縮のリスクを十分に伝え、理解してもらうことは、治療後のトラブル防止の観点からも重要である。

LOTによる大臼歯のアップライトでは、移動歯が歯列全体ではなく限局的となるため、歯周病が少なからず認められる成人患者に対しては、全顎的矯正歯科治療（Comprehensive Orthodontic Treatment）と比べて治療リスクが軽減するメリットがある。

適応症

1. ブリッジ作製の前準備としての処置

一例として、第1大臼歯の喪失により、第2大臼歯が近心傾斜しているケースでは、第2小臼歯と第2大臼歯との歯軸の平行性がとれないため、⑤6⑦ブリッジを作製する際に第2大臼歯の抜髄が必要となってしまう場合がある。また、第2大臼歯が近心傾斜したままの状態でブリッジを作製した場合には、近心部の清掃性悪化、近心傾斜した第2大臼歯への咬合負担増加など、いくつかの問題点が生じる（図❶）。

ブリッジ作製の前準備として第2大臼歯のアップライトを行うことにより、作製された補綴物の寿命の長期化と歯周組織の健全化に大きな効果がある。

2. インプラント補綴前準備としての処置

大臼歯欠損部位にインプラント補綴を計画する際、隣接歯が欠損部に傾斜していることにより、適正な歯冠補綴スペースを確保できなかったり、インプラント体と隣接歯の歯根が近接して歯周的な安定性を得られない

場合もある。大臼歯のアップライトを行い、インプラント体との適正なスペースを確保することは、インプラント植立後のインプラント周囲疾患予防にも非常に重要である。

3. 大臼歯のアップライトによる挺出効果と歯槽骨のレベリング効果

第2大臼歯が近心傾斜している状態は、近心部の清掃性が困難であり、歯周病に罹患しやすい環境である。また、近心傾斜した歯に持続的な垂直的咬合力がかかっている場合には、さらに近心傾斜が悪化する状況となり、歯の将来寿命を減らすこととなる。近心傾斜した第2大臼歯をアップライトすることにより、歯冠は挺出および遠心方向に移動を起こすが（図❷）、同時に近心部のCEJも咬合面方向へ移動して近心部の骨増生を起こし、歯槽骨の平坦化を促す効果がある。このことから第2大臼歯周囲の歯周環境は改善される効果が高い。

しかし、第2大臼歯のアップライトにより対合歯との早期咬合接触を起こすケースでは、対応として咬合調整、もしくは抜髄を伴う歯冠修復を必要とすることがあるが、その点を患者マネジメントとして事前に説明しておくことが重要である。

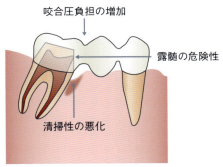

図❶　大臼歯が近心傾斜したままの状態でブリッジを作製した場合の問題点

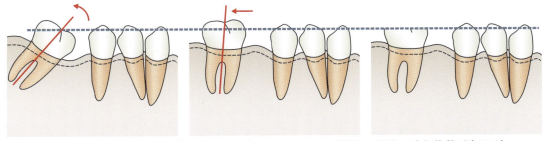

図❷　臼歯アップライトによる移動様式（アップライトによって歯冠部の挺出と遠心移動が生じる）

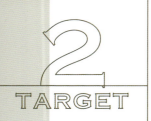

TARGET 2　大臼歯のアップライト

メカニクスの設計

図❸は第2大臼歯をアップライトする際の垂直的反作用と水平的反作用を示す。LOTを行う際に、術者はつねに作用と反作用を考慮して治療を進める必要があり、固定歯に反作用を認めた場合には、それを打ち消す力系を固定源に付加して治療を進めることが重要である。

1. ホリゾンタルループでアップライトする方法（図❹）

第2大臼歯アップライトの固定源として、犬歯、第1小臼歯、第2小臼歯を使用する。さらに加強固定のために下顎犬歯間で、固定式リテーナーを使用する場合もある。ホリゾンタルループは、犬歯から第2大臼歯まで連続したワイヤーで作製され、ループは第1大臼歯欠損部に曲げ込まれ第2大臼歯の近遠心的および垂直的な移動を三次元的にコントロールできる。ループの脚部遠心にTip Back bendを付与して第2大臼歯のアップライトを行い、欠損スペースのマネジメントも可能な方法である。

2. アップライトスプリングでアップライトする方法（図❺）

第2大臼歯アップライトの固定源として、犬歯、第1小臼歯、第2小臼歯を使用する。アップライトスプリングと固定歯にセットするワイヤーは別々で、アップライトスプリングワイヤーの近心部を第1小臼歯と第2小臼歯の間にかけて使用するメカニクスである。アップライトする矯正力は緩徐で、第2大臼歯アップライトの反作用を近心の3歯全体で受け止めるため固定歯への反作用が出にくく、推奨される方法である。

3. オープンコイルスプリングでアップライトする方法（図❻）

第2大臼歯アップライトの固定源として、犬歯、第1小臼歯、第2小臼歯を使用する。1本の連続したワイヤーに、オープンコイルスプリングをセットしてアップライトを行う。メカニクスの構造は単純であるが、反作用として第2大臼歯の遠心への回転、第2小臼歯の近心への回転（図7）が起きやすいため、ワイヤー剛性が大きくサイズの太いステンレススチールワイヤーを使用する必要がある。また、第2大臼歯の遠心移動の反作用によ

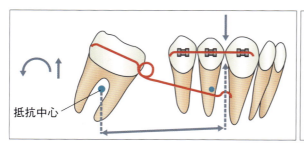 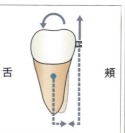 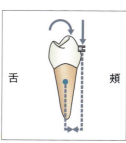

第2大臼歯（挺出）　　小臼歯（圧下）

図❸　アップライトスプリングの力系。第2大臼歯をアップライトする際に生じる反作用に留意して治療を進める必要がある

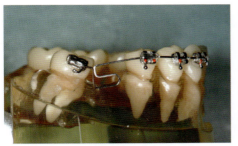
図❹　ホリゾンタルループでアップライト

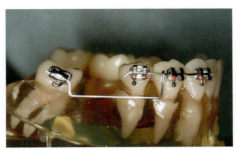
図❺　アップライトスプリングでアップライト

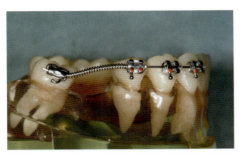
図❻　オープンコイルスプリングでアップライト

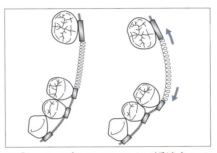
図❼　オープンコイルによる近遠心への力により、第2大臼歯は遠心へ、第2小臼歯は近心へ回転する傾向がある

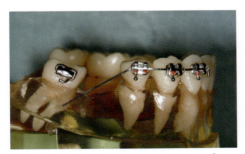
図❽　オフセンターベンドによるアップライト

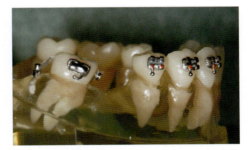
図❾　歯科矯正用アンカースクリューによるアップライト

り固定歯の犬歯、第1小臼歯、第2小臼歯が近心移動するため、歯科矯正用アンカースクリューで加強固定が必要な場合もある。

4. オフセンターベンドによりアップライトする方法（図❽）

　第2大臼歯アップライトの固定源として、犬歯、第1小臼歯、第2小臼歯を使用する。1本の連続したワイヤーを使用して、第2小臼歯遠心にベンドを付与する。アップライトによる、第2大臼歯の挺出を抑えられる。

5. 歯科矯正用アンカースクリューによりアップライトする方法（図❾）

　第2大臼歯の遠心部に、歯科矯正用アンカースクリューを植立し、第2大臼歯歯冠部よりエラストメリックチェーンで牽引してアップライトする方法である。固定源となる歯を必要としないため、固定歯への反作用を考慮する必要がない利点があるが、欠点として、歯科矯正用アンカースクリューを植立する場所が限定されるため、第2大臼歯の三次元的な位置コントロールに限界があり、ワイヤーによる調整を併用する方法が望ましい。

2 TARGET 大臼歯のアップライト

症例1 55歳、女性

本症例は原 博章先生（岡山県開業）のご厚意による

術前所見（図❿）：下顎左側臼歯部の違和感を主訴に来院。咬合状態、動揺度、パノラマX線写真から、4̲5̲が固定源として十分であると判断し、アップライトスプリングを用いて、7̲のアップライトを計画した。必要に応じて固定源の歯数を増やすことや、7̲はアップライトに伴い挺出することを治療計画立案の際、予測しておくことも重要である。

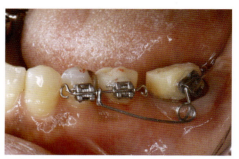

図❿

術中所見（図⓫）：7̲の近心側に垂直性の骨欠損を生じていた。同歯のアップライトによって垂直性骨欠損の改善が期待された。保定後、必要に応じて骨の平坦化および支台歯の歯冠長を確保するため、骨外科処置および歯冠長延長術も計画に加えた。

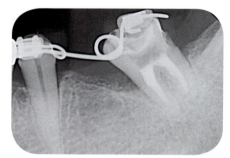

図⓫

術中所見（図⓬）：左側の咬合をより安定させるため、対合歯である6̲7̲の補綴物も同時に新製し、咬合関係の改善・安定を図った。また、清掃性を考慮し、他の部位と同じサイズの歯間ブラシで清掃できるよう、鼓形空隙の大きさを調整して最終補綴物を作製した。

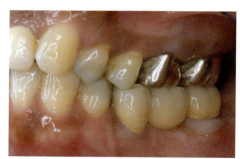

図⓬

術後所見（図⓭）：歯冠長延長術を行ったことにより、失活歯である7̲においても十分なフェルールを確保できた。アップライトだけでなく、外科処置による支持骨の平坦化を行ったことで、歯周ポケットが浅くなり、清掃しやすい環境を構築できた。

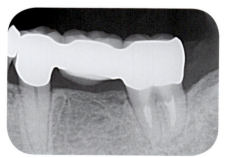

図⓭

症例2　45歳、女性

術前所見（図⑭）：主訴は、6̅欠損による咀嚼障害。補綴処置を希望して来院。

本症例は山本祐慈先生（大阪府開業）、保田好隆先生（保田矯正塾）のご厚意による

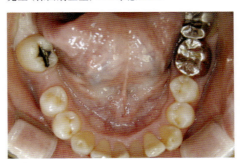
図⑭

術中所見（図⑮）：当初、7̅遠心部に歯科矯正用アンカースクリューを植立して遠心方向へアップライトを行っていた。歯科矯正用アンカースクリューと当該歯が接触し、これ以上の遠心移動が困難となった。そこで小臼歯の近心移動を防ぐために、5̅遠心部に歯科矯正用アンカースクリューを植立し、オープンコイルを用いて7̅遠心移動を行った。

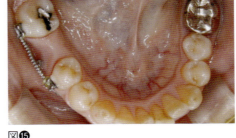
図⑮

術中所見（図⑯）：7̅にチューブ、5̅にブラケットを装着した。0.017×0.025サイズのニッケルチタンワイヤーとニッケルチタン製のオープンコイルを用いた。歯科矯正用アンカースクリューと5̅にブラケットを連結して、近心移動を防止した。

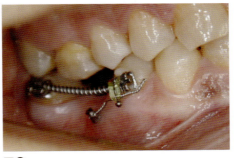
図⑯

術後所見（図⑰）：大臼歯のアップライト終了後、インプラントによる補綴処置を行った。

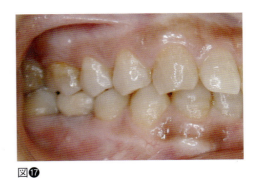
図⑰

TARGET 2

大臼歯のアップライト

症例3　47歳、女性

本症例は谷山隆一郎先生（宮崎県開業）、保田好隆先生（保田矯正塾）のご厚意による

術前所見（図⑱）：主訴は、6̲ 欠損による咀嚼障害。補綴処置を希望して来院。

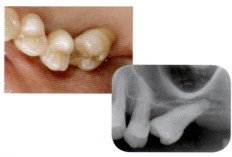

図⑱

術中所見（図⑲）：上顎結節部に歯科矯正用アンカースクリューを植立し、7̲ の頬、口蓋側に下顎前歯用ブラケットをボンディングし、パワーチェーンを用いて後方に牽引を開始した。

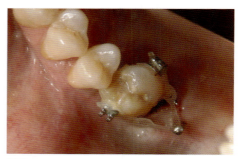

図⑲

術中所見（図⑳）：上顎結節部に歯科矯正用アンカースクリューを植立した際のX線写真。

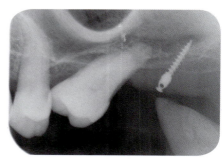

図⑳

術後所見（図㉑）：大臼歯のアップライト終了後、インレーブリッジを装着した。

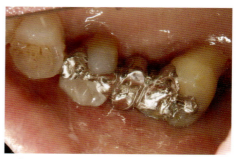

図㉑

症例4　19歳、女性

術前所見（図㉒）：‾8|は多少の遠心ローテーションを認めるも問題なく萌出できるが、|8‾は近心傾斜し|7‾により萌出阻害を受けている状態を呈していた。本人もカリエスリスクが高いことを前医からも指摘されていたために、清掃がやや困難な状況であることを自覚しており、治療に積極的であった。

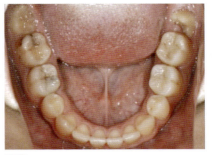
図㉒

術中所見（図㉓）：咬合には問題がないため、咬合関係を維持した状態で|8‾のアップライトを行うLOTの適応症例と判断された。アップライトを行う際に、|8‾がなるべく挺出しないように、リンガルボタンの装着位置やリンガルアーチに付加した牽引アームの位置を工夫した。

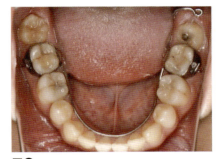
図㉓

術中所見（図㉔）：治療終了から2年後の口腔内写真。動的治療期間は13ヵ月。図㉓の装置にてアップライトを行えば、|8‾の近心にはスペースができる。そのため、アップライト後に、|4〜8‾にブラケット・チューブを装着し、スペースの閉鎖を含め三次元的にコントロールした。

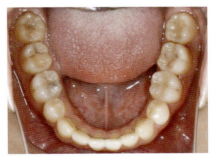
図㉔

術後所見（図㉕）：治療前後を比較したパノラマX線写真を示す（上段は治療前、下段は治療後）。|8‾近心のスペースや歯根の平行性に関しても問題なく改善できていた。挺出傾向にあった7|7の圧下に関しては、治療方針に加えるべきであったかもしれないと考えている。

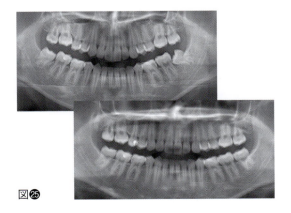
図㉕

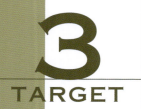

大臼歯の歯体移動

TARGET 3

難易度 ★★☆

意義

　大臼歯部の欠損症例においては、補綴処置のみで対処することが一般的であろう。しかしながら、LOTを行うことによって、支台歯の位置や角度、ならびに空隙の大きさが改善されて補綴環境が整い、より理想に近い補綴処置を行うことができる。また、欠損部の空隙を閉鎖することにより、補綴処置自体を回避できる可能性すらある。

　以上のように、LOTにより治療の選択肢が増え、ひいては大きな患者利益に繋がることから、通例に従った補綴処置に踏み切る前に、LOTの可能性を一考することが推奨される。

　TARGET 3では、大臼歯の歯体移動に焦点を絞って解説したい。臼歯部の欠損症例においては、欠損部に向かって隣在歯が傾斜していることが多いため、通常はTARGET 2において解説した大臼歯のアップライトが必要となる。ただし、アップライトが完了した時点では対象歯が理想的な位置にあるとは限らず、その後に大臼歯の近遠心的な移動や空隙閉鎖を行うことが望ましいケースが大多数となる。

　一方、メカニクスが少し複雑になるが、アップライトと歯体移動を同時並行して効率的に進めることもある。いずれにしても、LOTによる大臼歯の歯体移動（近遠心的な位置の調整）が適切に行われることによって、①空隙閉鎖により補綴処置が不要となる、②ブリッジのポンティックや義歯の範囲を狭小化できる、③欠損部へのインプラント埋入に際して適正な歯間幅を確保できる、④最後臼歯の遠心移動により、遊離端欠損を中間欠損へと環境を変えられる、⑤対合歯との咬合関係を整えられる、などの大きなメリットを享受できる。

　一方、実現不可能な治療計画や不適切な矯正治療により、対象歯の好ましくない移動に留まらず、広範囲な歯・歯周組織の環境悪化や咬合機能の崩壊が誘発される可能性があることを心に留めておく必要がある。

適応症

1. 大臼歯のアップライト後の近心歯体移動

　欠損部に向かって近心へ倒れこんだ大臼歯をアップライトすると、多くの場合は歯冠の遠心移動を招く（TARGET 2：図、❷参照）。これにより、欠損部の空隙量が増加してしまうため、アップライトされた歯の近心歯体移動が必要となることが多い。遠心にアップライトされた歯は、近心傾斜の状態に後戻りしやすいため、空隙閉鎖時には歯体移動が達成されるよう（再度近心傾斜しないよう）、注意が必要となる。

2. 歯体移動による欠損部の空隙閉鎖

　欠損部の空隙閉鎖としては、前述の大臼歯アップライト後の近心移動ならびに臼歯部欠損症例における後方大臼歯の近心移動などが、おもな適応症となる。加えて、空隙閉鎖によりブリッジのポンティックや義歯の範囲を狭めたり、インプラントの埋入本数を減らしたりできる。また、完全な空隙閉鎖が達

成されれば補綴処置は不要になるわけだが、空隙が大きい場合や欠損部において歯槽骨の狭窄が認められる場合には、空隙の大幅な閉鎖は困難であり、その限界を見極めることが重要となる（図❶）。限界を超えて空隙閉鎖を続けると、歯槽骨からの歯根露出や歯根吸収を引き起こす可能性があり、さらに矯正治療終了後も移動歯の動揺が治まらないといった事態を招く可能性がある。その結果、さらなる空隙閉鎖の継続はもとより、補綴処置の支台歯としても機能しなくなり、最悪の治療結果を招くことになる。

これらの限界を見極める臨床上のサインは、①対象歯がほとんど移動しなくなってきた、②メカニクスは変更していないのに傾斜移動しかしなくなった、③歯肉が退縮してきた、④歯の動揺が急激に増してきた、などの異変が挙げられる。あくまでも、治療開始前における無理のない適正な診査・診断と治療計画の立案が不可欠ではあるが、つねに当初の治療計画を押しとおすのではなく、治療中の歯の動きや歯・歯周組織の変化によっては治療計画を再考するとともに、補綴担当医と協議を重ね、実現可能な治療ゴールを見据えることが重要である。

3．遠心への歯体移動

臼歯部の欠損症例に対するLOTの多くは、空隙閉鎖により補綴環境を整えるが、時には欠損部の遠心隣接歯を遠心移動することで補綴環境を改善することが望ましい症例も存在する。たとえば、最後臼歯に対合歯が存在せず、対合歯列の最後臼歯を遠心移動することにより対合関係を確立し、生じた空隙を補綴するような症例である。欠損をあえて作ることになったり、欠損部の空隙を広げてしまったりすることになるが、最後臼歯に咬合（対合）関係を与えることができる（図❷）。さらに、最後臼歯の遠心移動により遊離端欠損を中間欠損に変えることに繋がり、補綴環境が大幅に改善して補綴処置の選択肢が増えるメリットも得られる。

また、欠損部へのインプラント埋入症例において、空隙量（インプラント埋入幅）が不足する場合にも、欠損部の遠心隣接歯を遠心歯体移動して適切な空隙量を確保することがある。

なお、歯の遠心歯体移動は、近心歯体移動と比較して動きにくいことがあるため、移動量や治療期間の予測は柔軟に考えるべきである。さらに、遠心に移動した歯は、近心に向かって後戻りしやすい傾向にあるため、長期の保定期間を設けるのか、矯正装置撤去後即時にテンポラリークラウンなどを装着して固定するのか、などを計画しておく必要がある。

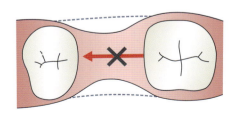

図❶　歯槽骨の狭窄による歯の移動障害

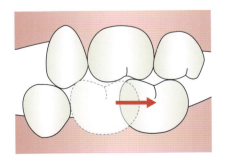

図❷　遠心移動による対合歯の確保と中間欠損環境の実現

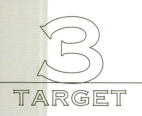

TARGET 3 大臼歯の歯体移動

メカニクスの設計

1．固定（アンカレッジ）

　大臼歯の歯体移動を行う際には、他の移動様式のLOTと同様に、アンカレッジの工夫や反作用を考慮したメカニクスの設計が不可欠となる。大臼歯は歯根表面積が大きいため、その移動には比較的大きな矯正力を要することに加えて、歯体移動は圧迫側全体の歯根面で矯正力を受け止めるため、傾斜移動よりも強固なアンカレッジが必要となる。アンカレッジの増強には、固定歯を増やす、加強固定の装置を用いる、ならびに歯科矯正用アンカースクリューを併用するなどの手段が一般的である。

2．矯正力により生じる歯の移動・変化

　すべての矯正治療において、矯正力を与えられた歯の移動や変化を三次元的に予測することはたいへん重要である。仮に、欠損部の遠心に位置する歯に対して近心への牽引力をかけたとする。まず、側面観について考えてみる。歯根分岐部の下方あたりに抵抗中心が存在する大臼歯の歯冠に近心向きの力が加わるので、歯は近心傾斜を起こしやすい（図❸）。したがって、歯体移動させたい場合は、近心傾斜を防止するためのティップバックベンドを付与するか、対象歯のチューブの位置をあらかじめ近心側を深く（遠心側を浅く）ずらして接着するなどの工夫が必要となる。

　次に、咬合面観について考えてみる。歯冠の中心部あたりに抵抗中心があるため、頬側のチューブに近心向きの力が加わると歯冠は近心捻転を引き起こす（図❹）。舌側より治療を行う場合は、この逆となる遠心捻転が生じる。これらを防止するには、やはりトゥ・インベンドもしくはトゥ・アウトベンドといったベンドを付与するか、接着するチューブの位置をあらかじめ近心側、もしくは遠心側へわずかにずらしておくことになる。なお、大臼歯の欠損症例においては、対象歯が孤立歯・単独歯であることが多いため、これらの傾斜や捻転を引き起こしやすいことを十分理解しておく必要がある。また、ブラケット・チューブの位置の変更だけで事足りることは少なく、多少の調整用ベンドを要する。

　大臼歯の遠心移動を試みる場合は、基本的に上記と正反対の変化が生じると考えてよいが、近心牽引時に起こる近心傾斜と比較して、遠心移動時において大臼歯の遠心傾斜に苦慮することは稀である。

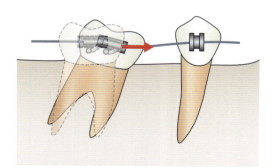

図❸　大臼歯牽引時に生じる近心傾斜

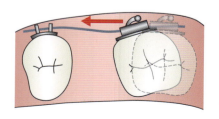

図❹　大臼歯牽引時に生じる近心捻転

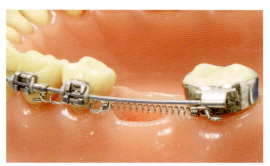

図❺　エラストメリックチェーンによる空隙閉鎖

図❻　クローズドコイルスプリングによる空隙閉鎖

3．移動手技

1）エラストメリックチェーンもしくはクローズドコイルスプリング

エラストメリックチェーンもしくはクローズドコイルスプリングの弾性力により、比較的簡単な手技で空隙閉鎖を行うことが可能である（**図❺、❻**）。ただし、対象歯に与えた矯正力の反作用により、固定歯が想定以上に空隙に向かって移動しないよう注意が必要である。また、前述のとおり、傾斜や捻転を防止する調整用ベンドなどが必要になるが、対象歯が移動（アーチワイヤー上をスライド）する際の妨げにならないように、ベンドはなるべく対象歯から離れた位置に付与するとよい。

なお、固定歯の移動がわずかでも許容できない場合や大臼歯の遠心移動が必要な場合には、歯科矯正用アンカースクリューの併用を検討する。

2）ループメカニクス

空隙部相当のアーチワイヤーにクロージングループを付与し、そのループを活性化させることにより、空隙閉鎖の矯正力が発揮される（**図❼**）。多少はワイヤーベンディングの技術を要するが、クロージングループの大きさや種類を自由に設定できるため、矯正力の大きさを調整できる。また、対象歯に対す

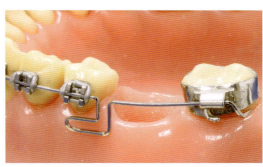

図❼　ループメカニクスによる空隙閉鎖

る傾斜、捻転、トルク、ならびに垂直的な高さの調整も、ベンディングに組み込むことにより三次元的な歯の移動が可能となる。ループメカニクスにおいても、固定歯が空隙に向かって移動しないよう固定源の確保が重要となる。

3）オープンコイルスプリング

おもに最後臼歯の遠心移動を行う際に用いる。移動させたい歯（最後臼歯）と固定歯とのブラケット・チューブ間に、圧縮されたオープンコイルスプリングを挿入することにより、矯正力が加わる。比較的大きな移動が必要な場合や緊密な咬頭嵌合を崩して移動させる必要がある場合には、臼後部に歯科矯正用アンカースクリューを埋入して牽引したほうが効果的な場合も多い。

3 TARGET 大臼歯の歯体移動

症例1　38歳、女性

術前所見（図❽）：一般歯科より、下顎前歯部の叢生と7̲8̲の近心傾斜の改善を依頼され、上下顎マルチブラケット法にて治療を行った。

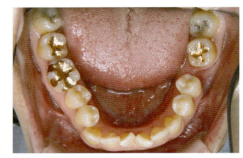
図❽

術中所見（図❾）：2ヵ月後。前歯部叢生と大臼歯アップライト改善後、5̲と7̲間のスペースも閉鎖してほしい旨、追加のリクエストがあり、LOTによるスペース閉鎖を開始した。前歯部の咬合状態を崩さないように、3̲と4̲間にマイクロスクリュー（赤丸）を植立して前歯部の遠心移動を防止した。

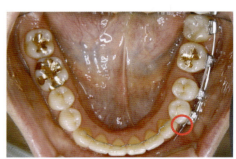
図❾

術中所見（図❿）：4ヵ月後。7̲8̲の近心移動は、0.019-0.025ステンレススチールワイヤーを使用した。加強固定として舌側犬歯間固定式リテーナーも装着されている。

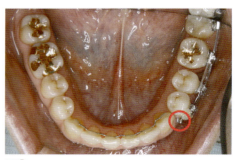
図❿

術後所見（図⓫）：スペースが閉鎖され、3̲から7̲までのロングスパンの固定式リテーナーを接着して保定を行った。

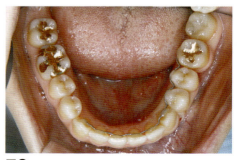
図⓫

症例2　53歳、男性

術前所見（図⓬）：一般歯科では、6欠損部への補綴的方法を予定するも、患者から7の近心移動による閉鎖処置はできないかとの要望を受け、紹介を受ける。5には、補綴用インプラントが植立されていた。

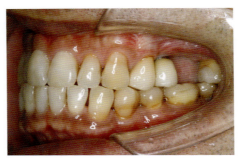
図⓬

術中所見（図⓭）：5の補綴用インプラントを固定歯として7の近心移動を開始した。ブラケットは、3、4、5にダイレクトボンディングし、7には、チューブ付きバンドを接着した。ワイヤーは0.019-0.025ステンレススチールをブラケットポジションに合わせて屈曲している。

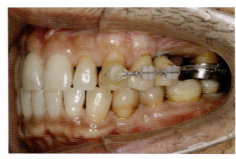
図⓭

術中所見（図⓮）：動的治療1年11ヵ月。6欠損スペースは閉鎖された。移動中、7と対合歯の6に早期接触が発生して、7に動揺が起きたため、移動中に咬合調整を施した。

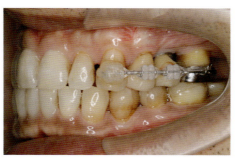
図⓮

術後所見（図⓯）：矯正装置撤去後、上顎ラップアラウンドタイプのリテーナーを装着して保定観察に移行した。矯正治療後の最終補綴処置の時期は、保定後6ヵ月程度経過観察を行った後、咬合の安定を確認してから依頼することにした。

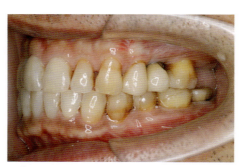
図⓯

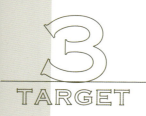

大臼歯の歯体移動

症例3　17歳、女子

術前所見（図⑯）：E̅が保存不可能となった。大臼歯の近心移動は難易度が高い。近心傾斜やアンカーロスを生じやすいことなどが挙げられる。そのため、加強固定として上顎をソフトリテーナーなどで被覆したうえで顎間Ⅱ級ゴムの併用や歯科矯正用アンカースクリューの使用の可能性を事前に説明した。

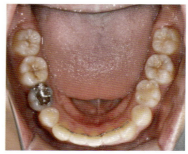

図⑯

術中所見（図⑰）：リンガルアーチによる加強固定（4̅|4̅）を行い、4̅|4̅と6̅|6̅の頰舌側に「ピストン・シリンダー構造」とパワーチェーンを用いて7̅|7̅の近心移動を図った。主線は0.7mmコバルトクロム合金、シリンダーとして内径0.9mmのSprue Pin Tubeを用いた。

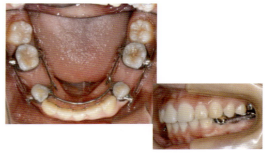

図⑰

術中所見（図⑱）：動的処置20ヵ月経過時。4̅|4̅・6̅|6̅間の空隙は閉鎖したが、3̅|3̅・4̅|4̅間にわずかに空隙が生じたために、リンガルアーチを除去し、3̅|3̅、4̅|4̅、6̅|6̅、7̅|7̅にブラケット・チューブを装着してdetailingを行った。

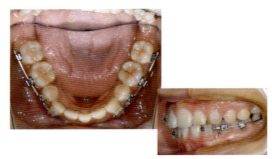

図⑱

術後所見（図⑲）：2年後。7̅|7̅の挺出防止を行いつつ、8̅|8̅の萌出を待った。8̅|8̅の萌出位置により再度、レベリング・アライニングは必要と思われたが、幸いほぼ適切な位置に萌出した。

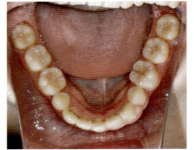

図⑲

症例4　37歳、女性

術前所見（図⑳）：主訴は右下の隙間が気になるとのことであった。7̲の欠損と8̲の水平方向への萌出が認められた。歯科矯正用アンカースクリューを固定源として、8̲をアップライト後、近心へ歯体移動させ、6̲とコンタクトさせる治療計画を立案した。

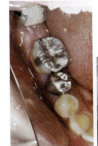
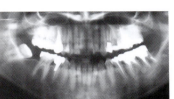

図⑳

術中所見（図㉑）：下顎右側臼後部に歯科矯正用アンカースクリューの植立を行った。また、8̲の頰側面にはチューブを、舌側面にはリンガルボタンを接着し、歯科矯正用アンカースクリューを固定源として、遠心へのアップライトを試みた。

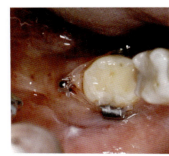

図㉑

術中所見（図㉒）：8̲のアップライト後に、7̲～3̲部にブラケットを装着し、レベリングを行った。その後、6̲5̲間に歯科矯正用アンカースクリューを植立し、8̲の近心への歯体移動を開始した。なお、8̲のチューブのフックは伸展させて、生力学的抵抗中心に近い位置に力を加えられるようにした。

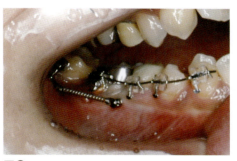

図㉒

術後所見（図㉓）：動的処置終了時。8̲のアップライトと近心への歯体移動による空隙閉鎖がなされた。

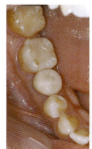
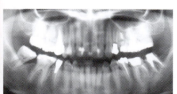

図㉓

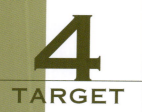

TARGET 4 補綴準備のための対合歯圧下移動

難易度

意義

歯の欠損が生じた後、欠損部への補綴処置がなされない状態で長期的に放置しておくと、対合歯の挺出移動を起こすことがある。対合歯の欠損部への挺出移動により、咬合の不調和、清掃性の悪化や咬合性外傷など歯周病を誘発する場合もある。さらに、対合歯が挺出してしまってから欠損補綴処置を行う場合では、補綴設計が複雑で困難になることが多く、垂直的な補綴スペース確保のために挺出した対合歯の抜髄が必要となる場合や、欠損部の近遠心的補綴スペースの再確保が必要となる場合もある。

このような場合、LOTによって挺出した対合歯を圧下移動して元の状態に近づけられれば、補綴設計は簡略化されて侵襲も少なくなり、製作した補綴物の寿命を長くもたせる効果も期待できる。

適応症

1. 大臼歯の欠損により挺出した対合歯の圧下

大臼歯の欠損により挺出した対合歯の圧下移動は、補綴準備のための矯正治療として頻度が高い。挺出歯の存在により、欠損部の垂直的な補綴スペースが十分に確保できないことが問題となることが多い。挺出歯は、歯のみならず歯槽骨の挺出も伴っているケースが多く認められ、そのような場合、歯とともに歯槽骨の圧下移動も求められる。歯の圧下移動では、支持歯槽骨も同時に圧下移動をするため、臨床的歯冠長に変化は見られないが、急速な圧下移動による歯肉の仮性ポケットができる場合があり、電気メスなどによる歯肉整形術が必要な場合もある。

圧下移動後の保定に関して、保定期間後2年経過した時点で、下顎大臼歯部は圧下量の2割程度が後戻りするとの報告がある（図❶）。上顎大臼歯においても同様の後戻りは想定されるため、圧下移動後の保定方

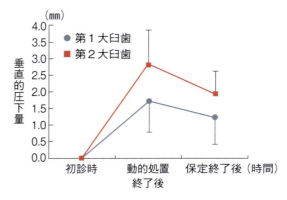

図❶ 下顎第1大臼歯では、圧下移動後の後戻りの量が、27.2%みられた（参考文献[1]より引用改変）

法としては、隣在歯と連結固定する固定法と、圧下移動した歯に即時に咬合を与えて挺出を防ぐ方法がある。

2. 大臼歯のアップライトに伴う挺出歯の圧下

補綴準備としての大臼歯のアップライトに伴い、歯冠は挺出移動を起こす（TARGET 2：図❷参照）。挺出移動によりアップライトした歯の形態修正が必要となる場合があり、抜髄処置が必要となることもある。対応として、アップライトとともに歯科用アンカースクリューによる圧下力を加えて、歯の挺出を防止することができる（図❷）。

3. 補綴準備のための鋏状咬合改善

鋏状咬合を呈する歯の補綴修復処置は、困難なケースが多い。鋏状咬合では対合歯間のオーバーバイトが大きく、補綴に際して抜髄が必要なケースが多くなる。また、対合歯間の歯軸が頬側と舌側に相反傾斜しているため、歯冠補綴の際、歯冠軸を歯根軸と大幅に変える必要がある。

このような困難な状況下では、補綴後のLongevityは期待できないため、補綴準備としての圧下移動による鋏状咬合の改善は効果が高い。しかしながら、一般的に、鋏状咬合の改善には十分なアンカレッジ量が必要な場合が多く、矯正治療の難易度も高いことからLOTでの適応症は限られる（図❸）。

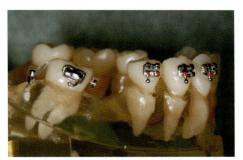

図❷ 歯科用アンカースクリューによる大臼歯のアップライトと圧下移動

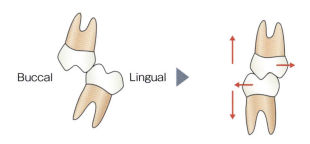

図❸ 鋏状咬合の改善には、圧下移動が不可欠であり、咬合性外傷の予防に留意する必要がある

TARGET 4

補綴準備のための対合歯圧下移動

メカニクスの設計

1. 固定源の設定

圧下移動を行う際の最適矯正力は約50gといわれ[2]、矯正力としては比較的弱い力の範囲である。従来歯の圧下移動の固定源はおもに隣在歯であるが、反作用として隣在歯の挺出移動を引き起こすことが多い。

骨格的にローアングルタイプで咬合力の強いケースでは、患者のもつ咬合力によって挺出移動を抑えられる場合もあるが、日本人に多くみられるハイアングルタイプでは反作用で挺出した歯が対合歯と早期接触を起こし、咬合不調和を起こしてしまう場合もある。以上の理由から、LOTでの隣在歯固定による圧下移動は一般的に困難な場合が多い。

そこで近年では、歯科矯正用アンカースクリューを使用して、歯の圧下移動を行うケースが増えている。歯科矯正用アンカースクリューを使用することで、圧下移動の反作用を防げるが、歯を圧下させる力のベクトルの方向をしっかり設計したうえで植立部位と本数を決定することが、LOTでの圧下移動の成功に繋がるものと考える。

2. 歯科矯正用アンカースクリューを固定源とした圧下移動

臼歯部の圧下移動には、歯科矯正用アンカースクリューの使用が効果的である。歯科矯正用アンカースクリューを植立する本数と牽引方向は、各ケースにより設計を行う必要がある。基本的には、頬側と舌側の両方向から圧下力をかけると歯は傾斜移動を起こさずに圧下することが可能である（図❹）。また、舌側傾斜している歯を圧下するような場合は、頬側からの歯科矯正用アンカースクリューの牽引だけで圧下移動と頬側へのアップライトができるケースもある（図❺）。

3. 圧下移動と骨幅の診査

歯の圧下移動のメカニクスの設計に際し、歯を圧下移動させる方向に十分な骨幅があ

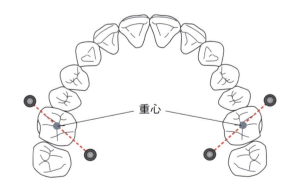

図❹　上顎大臼歯の圧下移動は、歯冠の傾斜移動を防止するため、頬側と舌側に歯科矯正用アンカースクリューを植立してそれらを結んだ線が歯冠の重心を通過するように設計する

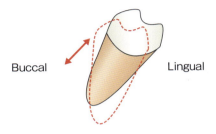

図❺　舌側傾斜の改善と圧下

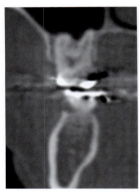 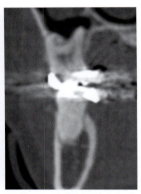

図❻a　上顎右側大臼歯の圧下移動が容易なケース。根尖部の歯槽骨幅は十分である

図❻b　上顎右側大臼歯の頬側根と頬側皮質骨が干渉しているケース。圧下するには根尖方向を舌側方向に向けて移動する必要がある

るかどうか診査・診断を行ったうえで治療をスタートすることは、非常に重要である。骨幅が狭いケースでは、圧下移動により歯根が歯槽骨より脱離してしまうケースや、歯根と皮質骨の干渉による移動の停滞および歯根吸収を引き起こすリスクがある。この点を正確に診査するには、CTによる断層撮影が必要不可欠である（図❻）。

【参考文献】
1) J Sugawara, UB Baik, M Umemori, I Takahashi, H Nagasaka, H Kawamura, Mitani H: Treatment and posttreatment dentoalveolar changes following Intrusion of mandibular molars with application of Skeletal Anchorage System (SAS) for open bite correction.Int Adult Orthod Orthognath Surg, 17, (4): 2002.
2) Proffit WR, 高田健治（訳）: プロフィトの現在歯科矯正学 新版．クインテッセンス出版，東京，2004：465-472.

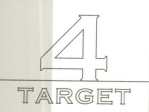

TARGET 4 補綴準備のための対合歯圧下移動

症例1　35歳、女性

術前所見（図❼）：動的治療期間6ヵ月。補綴医より6|の垂直的クリアランス確保のため、6|の圧下移動の依頼を受ける。

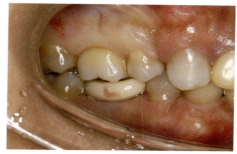
図❼

術中所見（図❽）：7 6|間頬側、6 5|間口蓋側に直径1.6mm、長さ8mmの歯科矯正用アンカースクリューを植立。第1大臼歯頬側遠心部と口蓋側近心部にボタンをボンディング後、エラストメリックチェーンによる6|の圧下移動を開始。

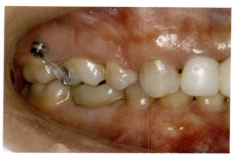
図❽

術中所見（図❾）：歯科矯正用アンカースクリューの頬側と口蓋側を結んだ線が第1大臼歯の咬合面中央を通過するように植立することで、歯冠の傾斜移動を防止できる。

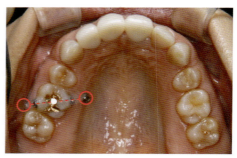
図❾

術後所見（図❿）：保定後4年。安定した咬合状態を呈している。対合歯である6|を修復して咬合を緊密にとることにより、治療後の保定がなされている。

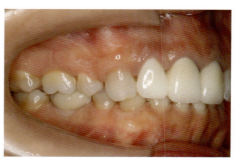
図❿

症例2　45歳、男性

術前所見（図⓫）：5̱の舌側傾斜による鋏状咬合改善。一般歯科医から6̱欠損部ブリッジ作製にあたり、5̱の鋏状咬合改善の依頼を受ける。4̱と5̱の頬側間に歯科矯正用アンカースクリューを植立して、5̱の圧下移動および頬側へのアップライトを行う。

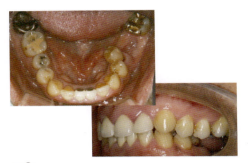

図⓫

術中所見（図⓬）：4̱、5̱間に直径1.6㎜、長さ6㎜の歯科矯正用アンカースクリューを植立して、エラストメリックチェーンにより圧下移動と頬側への移動を開始。

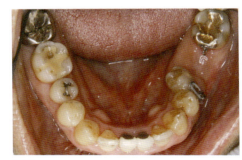

図⓬

術中所見（図⓭）：鋏状咬合の改善後、頬側にブラケットをダイレクトボンディングして最終調整を行った。

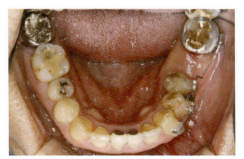

図⓭

術後所見（図⓮）：鋏状咬合の改善後、3̱〜5̱舌側に、固定式リテーナーを装着したうえ、紹介医にブリッジの作製依頼を行った。

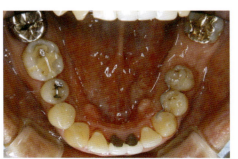

図⓮

TARGET 4　補綴準備のための対合歯圧下移動

症例3　53歳、女性

術前所見（図⓯）：主訴は下顎右側臼歯部欠損による咀嚼障害であり、インプラントによる補綴を希望していたが、他院にて治療不可能と判断され、当院に紹介された。下顎右側臼歯部欠損および対合歯である上顎右側臼歯部の重度の挺出が認められた。

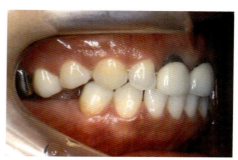

図⓯

術中所見（図⓰）：上顎右側臼歯部の頬側および口蓋側歯根間歯槽骨にそれぞれ歯科矯正用アンカースクリューの植立を行い、Ni-Ti Closed coil springにて圧下力を加えた。なお、7 6|の補綴物はTEKに置き換えて刻みを加え、Ni-Ti Closed coil springが滑らないように加工した。

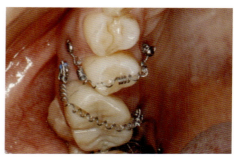

図⓰

術中所見（図⓱）：圧下の進行とともに7～3|にブラケットを装着し、レベリングを開始した。また、同時期に7～5|に補綴用インプラントの植立を行った。

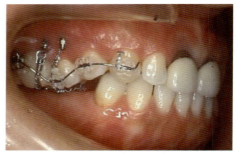

図⓱

術後所見（図⓲）：矯正動的処置終了後に上顎臼歯群は圧下され、6ヵ月間の保定期間を待ち、インプラント上部構造の装着が行われた。

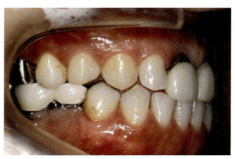

図⓲

症例4　35歳、女性

術前所見（図⑲）：下顎右側部ブリッジの脱離を主訴に来院。6|の挺出により上顎の咬合平面の乱れが認められ、このまま補綴処置を行った場合、6|の形成、補綴処置も伴う旨を説明した結果、6|を圧下した後に、下顎右側部ブリッジの作製を行うこととした。

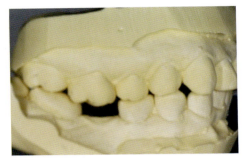
図⑲

術中所見（図⑳）：6|近遠心歯根間歯槽骨の頬側および口蓋側にそれぞれ歯科矯正用アンカースクリューの植立を行った。なお、植立方向は頬側および口蓋側ともに骨面に対して垂直的に行った。

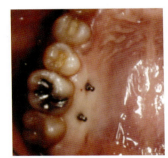
図⑳

術中所見（図㉑）：頬側および口蓋側に植立された歯科矯正用アンカースクリューよりNi-Ti Closed coil springにて圧下力を加えた。

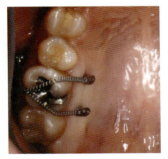
図㉑

術後所見（図㉒）：矯正動的処置終了後、上顎臼歯群は圧下され下顎右側臼歯部にテンポラリーブリッジを装着し、保定へと移行した。6ヵ月間の保定期間を待ち、下顎右側臼歯部に最終補綴物の装着が行われた。

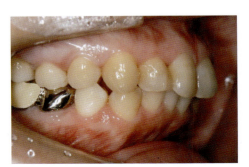
図㉒

TARGET 5 空隙歯列

難易度

意義

　乳歯列期や混合歯列期での空隙歯列は、乳歯から永久歯への交換により自然に改善することがある。しかし、空隙歯列が歯の矮小、歯数の不足や埋伏過剰歯の存在などに起因するもの、あるいは、歯数は正常であるが永久歯歯冠の近遠心幅径の合計が歯槽基底弓よりも過小であるもの、もしくは、巨大舌や悪習癖により歯列弓の外側にある口唇や頬筋よりも内側にある舌の力が過大である場合は、経年的に自然な空隙閉鎖を期待できない。

　しかし、空隙歯列は、審美や発音障害に加え、歯間に食渣が滞留して歯周疾患になりやすいと考えられることから、永久歯列期においても積極的な矯正歯科治療が望まれる。

　なお、歯の先天性欠如は、歯数の欠如を意味する歯数不足症（Hypodontia）、多数の欠如を伴う部分性無歯症（Oligodontia）、および全歯の欠如である無歯症（Andontia）に分類される。一般に矯正歯科治療は保険外診療であるが、厚生労働大臣が定める施設基準に適合しているものとして地方厚生（支）局長に届け出た保険医療機関においては、6歯以上の先天性部分（性）無歯症や3歯以上の永久歯萌出に起因した咬合異常（埋伏歯開窓術を必要とするものに限る）は健康保険が適用されている。

適応症

　空隙歯列を放置することにより、隣接する歯の傾斜や対合歯の挺出が起こるため、不正咬合が誘発される。さらに、咬合関係の崩壊が顎の成長に悪影響を与えたり、顎関節症の発症要因となる可能性もある。

　また、とくに前歯部の隙間は社会生活上問題となることがあり、患者の心理面への影響についても考慮が必要となる。そこで、成人患者における空隙歯列は積極的に改善することが望ましい。

　一方、空隙歯列の矯正歯科治療は、他の不正咬合と比較して動的治療の難易度が比較的低い傾向にあるものの、保定処置として空隙閉鎖後の咬合状態を維持することは困難である。なぜなら、空隙歯列の原因を特定することは難しく、たとえ特定できたとしても口腔周囲筋の不調和、口腔悪習癖および歯周病といった問題を解決することは困難を極めるからである。そのために、保定装置を長期間使用することや歯冠舌側部をワイヤーにより長期間連結させることが奨励されている[1]。

メカニクスの設計

1. 固定源

矯正力にはその作用と同等の反作用が生ずる。そのため、維持歯へ加わる反作用に抵抗する十分な固定源の確保が重要となる。これは治療を良好な結果に導くための最も重要なポイントの一つである。

2. メカニクス

咬合異常の原因を特定することは容易ではない。しかし、現在の歯列弓形態から慎重に原因を推察して治療計画に反映させることは、治療後の安定性に大きく寄与する。そこで、メカニクスの設計に先立ち、現症となった要因をあらゆる角度から可能なかぎり正確に把握する必要がある。

かつて経験したような咬合状態であっても、原因は異なる可能性もあるため、歯列弓形態だけにとらわれず、症例ごとに改めてどのような要因でその状態になったのかを考察することは大切である。とくに、上下の歯がどのような三次元的位置関係で咬合しているかを正確に把握することは、咬合異常が形成された原因を推察するうえで役に立つばかりでなく、矯正歯科治療の予後や治療に用いる装置を正しく選択するうえで極めて重要である。したがって、矯正歯科診断と治療計画の立案を行う際には、患者の口腔内を精査し、口腔内写真や口腔模型などを正確に記録したうえで、以下の項目も十分に検討を重ね、慎重に解析を行う必要がある。

1）残存歯と歯槽基底弓の大きさ

先天性欠如をはじめ、永久歯欠損に起因した空隙歯列に対する矯正歯科治療は、矯正歯科単独あるいはデンタルインプラントやブリッジなどの補綴前処置として実施される。なかでも、歯槽基底弓と比較して歯冠の近遠心幅径の合計があきらかに過小となる部分性無歯症では、歯根や歯周組織に過度な負担を与える長距離に及ぶ歯の移動を避け、点在する空隙を、可撤式の床装置などを用いて数ヵ所に集積したうえで、補綴処置を実施する方法を選択する。

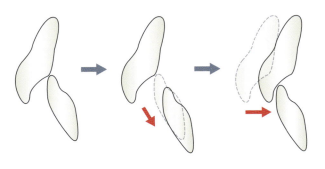

過蓋咬合　　　下顎前歯の圧下　　上顎前歯の舌側移動

図❶　前歯の圧下

2）歯列の垂直的改善

小臼歯部のバーティカルストップが存在せずに過蓋咬合を呈する症例の多くでは、上顎前歯部の空隙が過蓋咬合に起因していると考えられる。その場合は、下顎前歯を十分に圧下し、加えて、上顎前歯の舌側移動の際には、前歯の挺出によるオーバーバイトの増加を防ぐべく、圧下のメカニクスを組み込むことが必要となる（**図❶**）。さらに、矯正歯科治療により下顎前歯の圧下と前方傾斜移動を実施した症例では、保定後10年以上の長期経過により大きな後戻りが生じる[1]ことから、このような症例においては過度に歯を移動させるオーバーコレクションが必要と考えられる。

3）歯列の前後的改善

日本人の約1割には永久歯の先天性欠如が存在し、部位としては上顎と比較して下顎に多く、下顎第2小臼歯、下顎側切歯、上顎第2小臼歯、上顎側切歯の順に発現し、歯列の左右差はない[2]とされる。

TARGET 5

空隙歯列

近年、健康保険が適用された6歯以上の先天性部分（性）無歯症のなかには、残存永久歯が少なく歯列弓周長の著しい短縮が認められる症例や、後続永久歯が存在しない乳歯・乳臼歯が多く認められる症例も散見される。後続永久歯が欠如している乳歯は比較的長期間にわたり口腔内に残存すると考えられるが、顔面および顎の成長に伴う咀嚼筋、および筋力の増加により乳歯にかかる咬合力が増加し、歯根膜が抵抗できる力よりも大きな力を受けることで残存乳歯の歯根吸収が開始され[3]、後続永久歯ほど長く残存しないことが知られている。そこで、後続永久歯が存在しない場合では、乳歯の吸収を考慮した治療計画を立案する必要がある。

一方、第2乳臼歯が喪失した場合は、4年間で歯槽骨の幅は25％減少し、次の3年間でさらに4％が減少する[4]（図❷）。また、乳歯に矯正力をかけて移動した場合でも矯正治療後に歯根吸収は進行しなかったとの報告[5]もあることから、残存歯数の少ない症例においては歯槽骨量の減少を最小とすべく、乳臼歯を保存して矯正歯科治療を実施することとなろう。

4）歯列の水平的改善

上顎に正中離開が存在する場合、永久歯列の完成前であれば2mm以下の離開は自然に閉鎖されることが多く治療の適用とならないものの、2mm以上の離開は自然に閉鎖されることは稀で、さらに両中切歯がそれぞれ遠心傾斜している場合は、可撤式装置を用いて近心に両中切歯を傾斜移動させたのちに保定を実施する[6]。

一方、上唇小帯の付着異常と正中離開については、小帯を切除した場合としなかった場合の離開閉鎖量を10年後に比較したところ、両者に差異を認めなかった[7]とするものや、正中離開は歯槽突起の成長発育過程の一時的なもので、上唇小帯の付着異常が原因となる症例は少ないとの報告[8]がある。さらに、上唇小帯は経年的な形態変化が顕著であり、上唇小帯の付着異常は小児では7.3％であったのに対し、成人では1.7％であったとの報告[9]があり、増齢とともに上唇小帯は萎縮傾向を示し、12歳ごろに安定した位置と大きさに達し、真の小帯異常は稀である[10]とされている。

そこで、正中離開の処置としては12歳ごろまでに経過を観察した後に施術するか否かを診断する。小帯を切除する場合には矯正歯科治療により正中離開が完全に閉鎖され、正しい接触関係が回復したのちに、再発傾向の有無や中切歯間の組織硬結の状態などから判断したうえでの施術が推奨される。

5）その他の要因

空隙歯列の後戻りについては、叢生とは異なり下顎前歯に比べて上顎前歯に後戻りが起きやすい[11]ものの、保定後10年以上の長期経過症例では空隙を再発した者はおらず、下顎の叢生量は叢生症例と比較して少なかったとの報告[12]がある。しかし、移動した歯にはつねに後戻りの力が働くことから、長期にわたる保定、もしくは永久保定が必要となる。

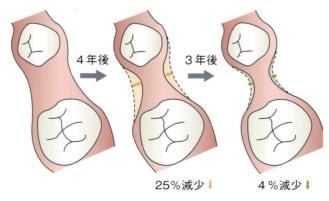

図❷　歯槽骨の吸収

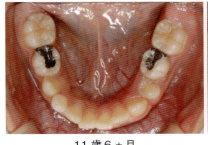
11歳6ヵ月

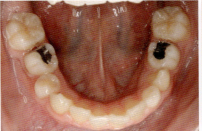
11歳8ヵ月

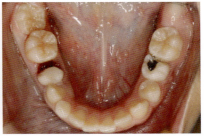
11歳11ヵ月

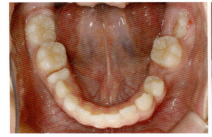
12歳4ヵ月

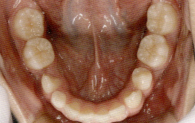
13歳3ヵ月

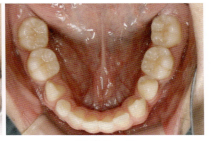
16歳3ヵ月

図❸　Controlled slicing

　思春期以前に後続永久歯が存在しない乳臼歯が確認され、将来、当該歯を抜去した矯正歯科治療を計画した場合は、矯正歯科治療を開始するまでの期間を利用したControlled slicing[14,15]は有効な手段である。Controlled slicingとは、抜去予定の乳歯の近遠心幅径を徐々に縮小させることにより、当該歯の遠心位の臼歯を自然に近心へ移動させる方法である。この方法により、矯正歯科治療の開始時には当該歯の抜去スペースが大幅に閉鎖していることから、その後の治療で抜去スペースを完全に閉鎖させることや治療期間の大幅な短縮が期待される（図3）。

【参考文献】
1) Garib DG, Bressane LB, Janson G, Gribel BF: m J Orthod Dentofacial Orthop. 149（1）:24-30, 2016.
2) Simons ME, Jonondeph DR: Changes on overbite: A ten-years postretention study. Am J Orthod, 64: 349-367, 1973.
3) 山崎要一、岩崎智憲、早崎治明、他：日本人小児の永久歯先天欠如に関する疫学調査．小児歯誌, 48（1）: 29-39, 2010.
4) Antonio N, 川崎堅三（訳）：Ten Cate 口腔組織学 6版．医歯薬出版，東京，2006 : 253-273.
5) Ostler MS, Kokich VG: Alveolar ridge changes in patients congenitally missing mandibular second premolars. J Prosthet Dent, 71（2）: 144-149, 1984.
6) Kenworthy CR, Larsen BE: Incorporating deciduous teeth in orthodontic therapy. Am J Orthod Dentof Orthop, 119: 202-210, 2001.
7) Proffit WR, 高田健治（訳）：第14章複雑な非骨格性の問題の治療 プロフィトの現在歯科矯正学 新版，クインテッセンス出版，東京，2004 : 465-472.
8) Bergström K, Jensen R, Mårtensson B: The effect of superior labial frenectomy in cases with midline diastema. Am J Orhthod, 63: 633-638, 1973.
9) Popovich F, Thompson GW, Main PA: Persisting maxillary diastema differential diagnosis and treatment. J Canad Dent Assoc, 43: 330-333, 1977.
10) Sewerin I: Prevelence of variations and anomalies of the upper labial firenum, Acta Odont Scand 1971; 29: 487-496.
11) Popovich F, Thompson GW, Main PA: The maxillary interincisal diastema and its relationship to the superior labial frenum and intermaxillary suture. Angle Orhod, 47: 265-271, 1977.
12) Surbeck BT, Artun J, Hawkins NR et al.: Associations between initial, postretention alignment of maxiary anterior teeth. Am J Orthod Dentofac Orthop, 113: 186-195, 1998.
13) Little RM, Riedel RA: Postretention evaluation of stability and relapse- mandibular arches with generalized spacing. Am J Orthod Dentfac Orthop, 95: 37-41, 1989.
14) Valencia R, Saadia M, Grinberg G: Controlled slicing in the management of congenitally missing second premolars. Am J Orthod Dentofacial Orthop, 125（5）:537-543, 2004.
15) Kokich VG, Kokich VO: Congenitally missing mandibular second premolars: clinical options. Am J Orthod Dentofacial Orthop, 130（4）:437-444, 2006.

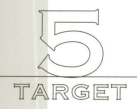

空隙歯列

症例1　18歳、女性

術前所見（図❹）：第3大臼歯を除く21歯の欠損により歯列弓周長の著しい減少、歯の位置異常、過蓋咬合を呈する。そこで、歯槽骨量の減少を最小とすべく乳臼歯を保存しながら、歯根や歯周組織に過度な負担を与える長距離の歯の移動を避け、点在する空隙を数ヵ所に集積して補綴処置を実施することとした。

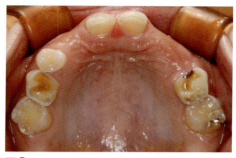

図❹

術中所見（図❺）：0.5mmの正中離開と正中の右側偏位を改善するために、正中離開をセクショナルアーチで閉鎖した後に、2|相当部からエラスティックで左側へ移動させた。また、4|の遠心回転の改善には当該歯の頬側面にボタンを装着し、犬歯相当部の人工歯を固定源としたエラスティックを適用した。

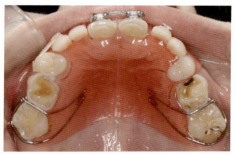

図❺

術中所見（図❻）：正中離開が閉鎖した後、正中をさらに左側へ移動させるため、21|12のブラケットを連続結紮した後に、2|相当部の人工歯に装着したボタンを固定源としてエラスティックで左側へ牽引した。また、4|の遠心回転の改善を継続して実施している。

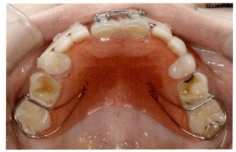

図❻

術後所見（図❼）：歯列正中が顔面正中と一致し、4|も適正な位置に移動が完了したことから、動的処置終了後保定処置へ移行した。保定装置は清掃性が高い可撤式装置とし、正中離開の再発を防止するために、21|12を口蓋側のワイヤーで固定した。

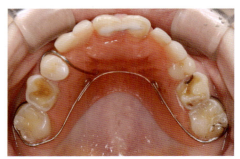

図❼

症例2　14歳、男子

術前所見（図❽）：主訴は上下顎前歯部の空隙。3|3、|5、5|5の先天性欠如が認められた。前後的には骨格性Ⅰ級で上下顎前歯の歯軸は標準的な値を示した。また、口腔習癖および歯周組織の状態にも問題は認められなかった。5本の先天性欠如および上下顎前歯部の空隙歯列を伴う骨格性Ⅰ級、AngleⅠ級不正咬合と診断。

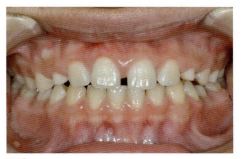

図❽

術中所見（図❾）：乳歯を可及的に保存し、最終補綴処置は患者が成人した段階で行うことを想定しつつ、臼歯部の咬合に問題がないことから、14歳9ヵ月時に上顎前歯と第1大臼歯にマルチブラケットを装着し、1年3ヵ月のLOTを行った。

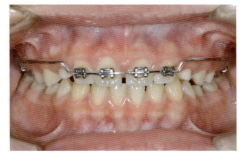

図❾

術後所見（図❿）：保定装置として、上顎前歯口蓋側に固定式リテーナーを接着し、現在、動的処置終了後1年を経過しているものの、良好な咬合状態を維持している。

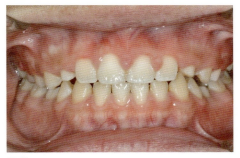

図❿

術後所見（図⓫）：動的処置終了後1年経過時のパノラマX線写真。

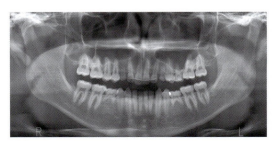

図⓫

TARGET 5

空隙歯列

症例3　12歳6ヵ月、女児

術前所見（図⑫）：主訴は上顎前歯の正中離開。前後的には骨格性Ⅲ級で上顎前歯の歯軸は唇側傾斜を示し、下顎前歯の歯軸は舌側傾斜を示した。また、前歯部の空隙以外に特記すべき咬合異常は認められなかった。正中離開を伴う骨格性Ⅲ級、AngleⅠ級不正咬合と診断。

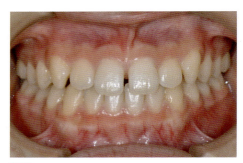

図⑫

術中所見（図⑬）：アライナー型矯正装置を装着し、4ヵ月間の動的治療を行った。

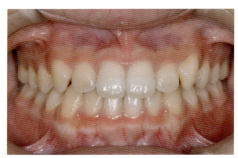

図⑬

術後所見（図⑭）：保定装置として、上顎歯列にインビジブルリテーナーを就寝時のみ使用し、現在、動的処置終了後1年11ヵ月を経過しているものの、良好な咬合状態を維持している。

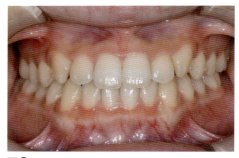

図⑭

術後所見（図⑮）：動的処置終了後1年11ヵ月経過時のパノラマX線写真。

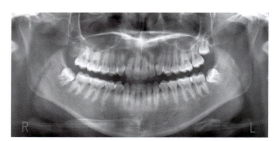

図⑮

症例4　12歳、男児

術前所見（図⓰）：矯正治療後の後戻りを主訴に、再治療を開始した。前歯部の空隙以外に特記すべき咬合異常は認められず、口腔習癖および歯周組織の状態にも問題は認められなかった。骨格性Ⅰ級、Angle Ⅰ級不正咬合と診断。

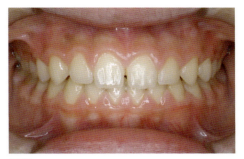

図⓰

術中所見（図⓱）：床装置にエラスティックを併用した装置を使用し、8ヵ月の治療を行った。

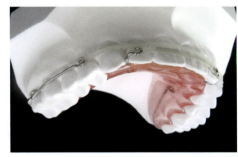

図⓱

術後所見（図⓲）：保定装置として、上顎前歯口蓋側に固定式リテーナーおよびインビジブルリテーナーを就寝時のみ併用して使用した。現在、動的処置終了後2年0ヵ月を経過しているものの、良好な咬合状態を維持している。

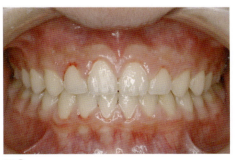

図⓲

術後所見（図⓳）：動的処置終了後2年0ヵ月経過時のパノラマX線写真。

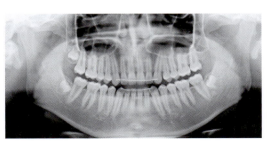

図⓳

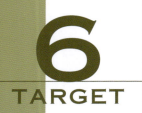

鋏状咬合の改善

難易度 ★★☆

意義

　鋏状咬合とは、上顎臼歯の唇側傾斜、下顎臼歯の舌側傾斜により、咬合時に上顎臼歯舌側面と下顎臼歯頬側面が接触し、鋏状の咬合状態を呈するものをいう（**図❶**）。

　臨床上、鋏状咬合は往々にして認められる不正咬合であるが、鋏状咬合が存在していることにより、歯科的には以下の状態が惹起される可能性がある。

①**咬合性外傷により、歯肉退縮や歯槽骨の吸収が生じる。**
②**鋏状咬合の部位が早期接触である場合は下顎に偏位が生じる。**
③**適正な顎運動が行われず、顎関節に負担が生じる。**
④**当該歯における修復・補綴処置が必要になった場合は、理想的な咬合状態を得ることが困難である。**
⑤**隣在歯の欠損などにより、補綴処置が必要となった場合は、理想的な咬合状態を得ることが困難である。**

　これらの臨床的問題を解決するためにも、鋏状咬合に対するLOTは有意義だと思われる。

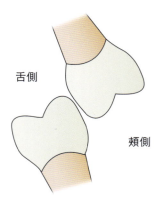

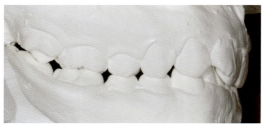
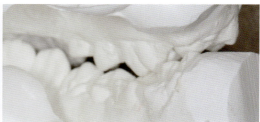

図❶　鋏状咬合

適応症

　すべての鋏状咬合が対象となるが、年齢が高ければ高いほど、また、オーバーバイト量が大きければ大きいほど、難症例となる。

　また、鋏状咬合はその出現様式によって、最後臼歯のみのもの、最後臼歯を含んだ数歯に及ぶもの、歯列中間歯におけるものの3種に分類される。それぞれ治療方法は異なり、術者の技量により左右される部分も多い。

メカニクスの設計

　鋏状咬合が一般的に難症例とされる理由は、そのオーバーバイトにある。オーバーバイトの存在が上顎臼歯の口蓋側への移動、下顎臼歯の頰側への移動を妨げている（**図❷**）。したがって、治療上、留意しなければならない点は、いかにしてオーバーバイト量を減少させるかである。

　鋏状咬合の改善のために用いられるメカニクスとしては、以下の装置が挙げられる。

1. オクルーザルバイトターボ（図❸）

　上顎咬合面中央窩または下顎臼歯頰側咬頭にアイオノマーセメントなどを盛り上げることによって、オーバーバイト量を減少さ

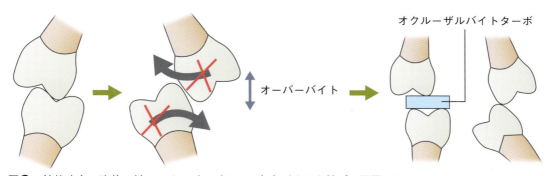

図❷　鋏状咬合の改善に対してオーバーバイトの存在がそれを妨げる原因となっている

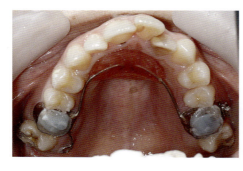

図❸　オクルーザルバイトターボ。後に除去する際に識別が可能なように、青色のアイオノマーセメントを用いて、咬合関係を挙上し、鋏状咬合のオーバーバイト量を減少させる

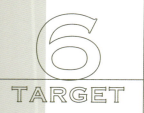

鋏状咬合の改善

せる。術者にとって簡便なことは利点であるが、動的矯正治療期間中に他の歯の自然的挺出を招くおそれがあること、患者の咀嚼や発音障害、オーバーバイト量によっては相当量のオクルーザルバイトターボが必要になることなどが欠点である。なお、オクルーザルバイトターボは単純にオーバーバイト量を減少させるのみであり、上顎臼歯の口蓋側への移動、下顎臼歯の頬側への移動に際しては、後述する他の装置が必要となる。

2. Simple Molar Controller（SMC：図❹）

鈴木善雄先生（静岡県開業）によって開発された装置であり、鋏状咬合の改善のみならず、臼歯の遠心移動やアップライトにも用いられる装置である。

3. 歯科矯正用アンカースクリュー（図❺）

歯科矯正用アンカースクリューは、圧下力を有効に与えられる数少ない装置の1つである。とはいえ、実際には最後臼歯部に出現した鋏状咬合に応用する場合は、その植立位置の選択や牽引方向の設計が困難であることが多い。

4. アライナー型矯正装置（図❻）

アライナー型矯正装置にとって圧下は比

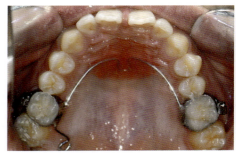 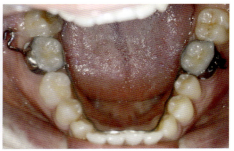

図❹ Simple Molar Controller（SMC）。遠心のフックを用いて臼歯の圧下や傾斜移動を行う

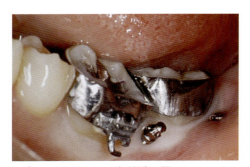

図❺ 下顎における歯科矯正用アンカースクリューの植立。第2大臼歯舌側にリンガルボタンを装着し、頬側の歯科矯正用アンカースクリューから牽引することにより、圧下力と同時に頬側への傾斜移動の力を加える

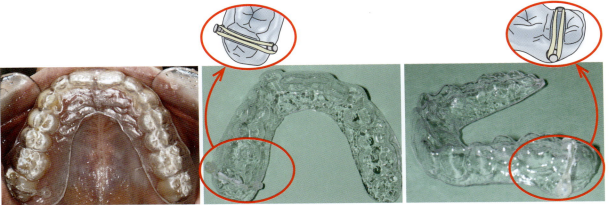

図❻ アライナー型矯正装置におけるエラスティックの応用。鋏状咬合部にスリットを作製し、頬側および口蓋側に接着したリンガルボタンにエラスティックをかけることにより、スリット上から圧下力を加える

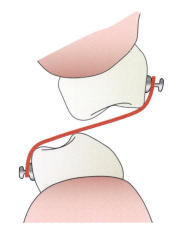
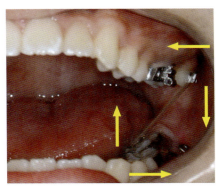

図❼ 交叉ゴムの力は水平成分と垂直成分のベクトルに分解される。これにより上顎当該歯は頬側に傾斜しながら挺出し、下顎当該歯は舌側に傾斜しながら挺出する。一般的に垂直成分のベクトルは水平成分よりも大きいため、鋏状咬合が改善されることよりも、オーバーバイトが深くなってしまうことが多い

較的に容易な力系である。また、アライナーシートが介在することにより、鋏状咬合の改善を最も困難にしている要因であるオーバーバイトをキャンセルすることが可能である。ただし、アライナー型矯正装置は、咬合圧が伝わることにより矯正力が発現されることを考えると、鋏状咬合に関しては難しいといえる。そのため、通常、咬合圧はアライナー型矯正装置の保持力として用い、実際の圧下力はエラスティックなどを応用して与えることになる。

5. 交叉ゴム（図❼）

古くから教科書などで紹介されている方法であるが、その応用にはかなりの注意が必要である。交叉ゴムにおける力系は上顎臼歯に対しては挺出力を伴う口蓋側への傾斜、下顎臼歯に対しては挺出力を伴う頬側への傾斜である。したがって、オーバーバイトが浅く、傾斜移動が挺出に勝る場合は改善が認められるが、オーバーバイトの深い症例においては、単純に挺出が生じるのみとなり、かえって難症例化させてしまうことになりかねない。

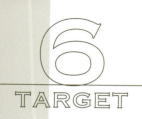

鋏状咬合の改善

症例1　62歳、女性

術前所見（図❽）：「どこで咬んでよいかわからない」という主訴にて来院した。右側7〜4において鋏状咬合が認められた。口腔内の補綴物の多くは不良の状態であり、根管治療が必要な歯も多く認められた。

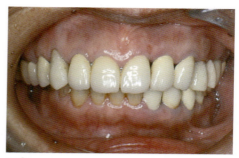

図❽

術中所見（図❾）：不良補綴物の除去や再根管治療を行った後に、暫間補綴物を装着し、鋏状咬合の改善を開始した。最初に、上顎頬側および口蓋側歯根間歯槽骨に歯科矯正用アンカースクリューを植立し、上顎臼歯群の圧下を開始した。

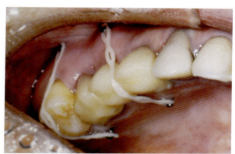

図❾

術中所見（図❿）：十分に上顎臼歯群の圧下がなされた後に、全顎的にブラケットおよびワイヤーの装着を行い、レベリングを開始した。レベリング終了後、反対側へも歯科矯正用アンカースクリューの植立を行い、圧下に用いた歯科矯正用アンカースクリューとともに前歯群の後退のための固定源として用いた。

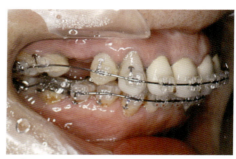

図❿

術後所見（図⓫）：動的矯正処置終了後、保定処置を3ヵ月間行った。その後、暫間補綴物を最終補綴物に置き換えた。良好な咬合関係が得られ、患者からは審美的にも、機能的にも満足したとの感想を得られた。

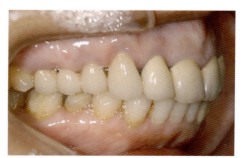

図⓫

症例2　15歳、女子

術前所見（図⓬）：初診時（15歳8ヵ月）、上顎前突と3|唇側転位を主訴に来院。診断後に上下顎にプリアジャストエッジワイズ装置を装着し、4|4を抜去して矯正歯科治療を行い、良好なオーバージェット、オーバーバイト、Ⅰ級の犬歯関係および緊密な咬頭嵌合位が得られた。また、動的治療期間は23ヵ月であった。

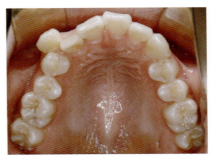
図⓬

術中所見（図⓭）：保定開始後2年6ヵ月経過（20歳3ヵ月）。本症例は良好に経過していたが、保定装置の使用が約1年間しか続かなかった。8|8の萌出の影響からか、7|7の頬側転位に伴う対合歯との間に鋏状咬合が認められた。患者の都合で、再治療は1年4ヵ月後の21歳7ヵ月からLOTで行うこととなった。

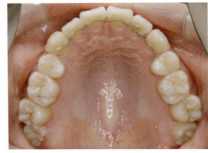
図⓭

術中所見（図⓮）：再治療中（22歳2ヵ月）、鋏状咬合を改善するために、7|7に対して圧下しながら舌側に移動させため、リンガルボタンの位置を工夫し、なるべく低位より牽引した。エラストメリックチェーンを咬合する場合は、レジンなどで咬合挙上を検討する。

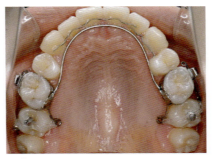
図⓮

術後所見（図⓯）：LOT終了時。23歳（動的治療期間1年5ヵ月）。矯正治療後に8|8の影響やリテーナーの協力度が低いことで幅径や鋏状咬合の問題が生じる可能性が高いと考えられる場合には、積極的に智歯の抜歯を行うべきであろう。保定開始時に8|8の抜歯を再度提案したが、現在も同意を得られていない。

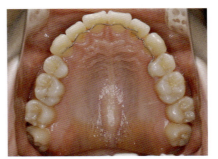
図⓯

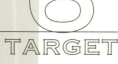

TARGET 6 鋏状咬合の改善

症例3　21歳、女性

術前所見（図⓰）：7|7 の頬側転位を認める。鋏状咬合改善に伴い上下顎7の咬合干渉を認めることがあらかじめ想定されていたので、軽度であれば咬合調整、開咬になるようであれば歯科矯正用アンカースクリューの併用も示唆していた。

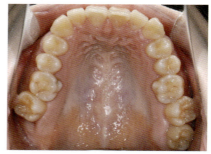

図⓰

術中所見（図⓱）：オーバーバイトのコントロールのために 6|6 にオクルーザルバイトターボを設置した。装置主線は0.9mmコバルトクロム合金にて作製され、7|7 のなるべく低位より、エラストメリックチェーンが咬合面を通過することにより圧下力を作用させた。

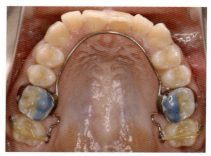

図⓱

術後所見（図⓲）：10ヵ月で動的治療を終了した。7|7 の挺出は認められず、辺縁隆線から圧下できたと感じた。圧下に伴う歯周ポケットの変化は認められず、プラークスコアも問題なかった。

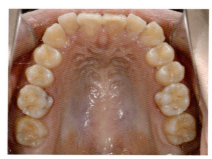

図⓲

技工物（図⓳）：装置主線は0.9mmコバルトクロム合金にて作製され、鋏状咬合を改善するためには、7|7 に対して、圧下しながら舌側に移動させるのが効果的である。そのため、なるべく低位よりエラストメリックチェーンを作用させた（技工物写真提供：㈲メディカル・コミュニケーション）。

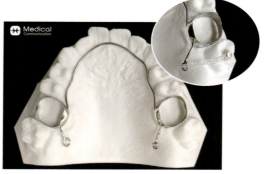

図⓳

TARGET

症例4　12歳、女児

本症例は鈴木善雄先生（静岡県開業）のご厚意による

術前所見（図⑳）：7|の鋏状咬合が認められる。年齢が低く、また、鋏状咬合部のオーバーバイト量も比較的少なかったため、SMCを用いたオーバーバイト、オーバージェットの改善を行うこととした。

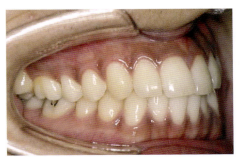

図⑳

術中所見（図㉑）：通法に基づき、最初に鋏状咬合部におけるオーバーバイトのコントロールを行うこととした。方法としてはSMCに設計された7|頬側のフックから口蓋側のフックにエラストメトリックチェーンをかけることにより、咬合面に圧下力を加えることとした。

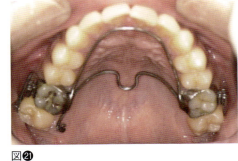

図㉑

術中所見（図㉒）：7|が十分に圧下されたため、オーバージェットのコントロールを行うこととした。方法としては、7|頬側面に接着されたブラケットのフックからSMCの口蓋側のフックにエラストメトリックチェーンをかけることによって、口蓋側への傾斜移動を計画した。

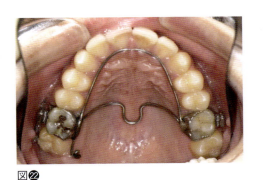

図㉒

術後所見（図㉓）：約6ヵ月で動的処置を終了した。良好な咬合状態に改善されたことが確認できた。

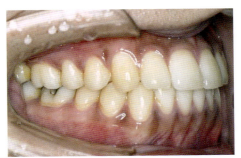

図㉓

TARGET 7　埋伏歯の牽引

難易度

意義

　埋伏歯は周囲の歯の位置に影響を及ぼし、不正咬合の原因となる場合が多い。そのなかでも、隣在歯の歯根を圧迫して歯根吸収を引き起こす可能性がある場合は、外科的開窓を施術したうえで矯正力を用いて牽引することにより、歯列内に誘導することが望ましい。

　しかし、埋伏歯の位置や状態により外科的侵襲や歯の移動量が大きくなる場合には、誘導した埋伏歯の予後は不良となる。また、外科的開窓が骨性癒着の原因となる可能性も存在する[1]ことから、埋伏の状態が重症な場合にはそのまま放置したり抜去する場合もある。そこで、治療計画を立案する際には慎重な対応が必要となる。

　埋伏歯牽引にあたり、埋伏歯の位置を正確に確認するのに、CBCTによる画像診断が非常に有用である（図❶、❷）。埋伏歯の位置をパノラマX線写真などの二次元画像で見た場合、近遠心および上下的位置関係をある程度把握することは可能であるが、埋伏歯が他の歯と重なって撮影された場合、画像は不明瞭となり、歯冠および歯根の頬舌側位置関係や歯軸方向を正確に読み取ることは困難である。

　CBCT画像では、埋伏歯を3軸面方向から観察することができるうえ、近年ではCT画像ソフトウェアからVolume Rendering像を構築して、立体的位置関係を二次元画面上で観察することも可能になってきている。CBCT画像から顎骨内での隣在歯と埋伏歯との位置関係を正確に把握することで、開窓部の位置や歯冠の牽引方向など、適正なメカニクス設計を立てることが可能となる。ま

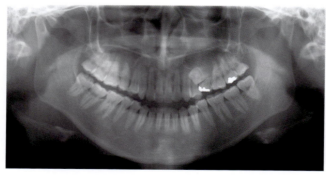

図❶　パノラマX線写真より、|5 が近心に傾斜して埋伏しているのが確認できるが、埋伏歯の歯冠と歯根の頬舌的位置関係の確認は困難である

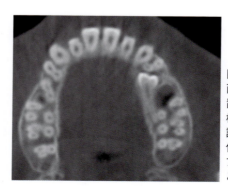

図❷　CBCTの水平スライス画像から|5 歯冠が口蓋側に位置して、咬合面は|4 の舌側歯根部に近接している状態が確認できる。この画像から、埋伏歯の開窓牽引は口蓋側よりアプローチするのが望ましいことがわかる

た、埋伏歯歯根に骨癒着が疑われる場合には、CBCT画像から歯根膜腔の有無の確認を行い、治療中に3D Superimposition画像を作成することで、埋伏歯が移動しているかどうかチェックすることも可能である。これらのメリットから、CBCT画像診断は埋伏歯の牽引治療に大きな優位性をもたらすことがわかる。

適応症

歯列に埋伏歯があり、誘導が可能で、さらに萌出スペースも存在する場合は埋伏歯の牽引が推奨される。しかし、牽引前に治療が成功するか否かを判断することは困難なため、治療を開始するにあたり牽引のリスクについて患者に十分な説明が必要となろう。

また、治療が開始されて当初の予定どおりに歯の牽引が進んでいると思っていたものの、実際には固定歯が牽引歯に牽引されていた事例も散見されるため、対合関係はもちろんのこと、牽引歯と固定歯以外の隣在歯などの経時的変化についても慎重に確認することが重要である。さらに、牽引中は当該歯が口腔内に露出して肉眼で確認できる状態になるまでは定期的なX線写真による経過の確認も必要である。

ところで、埋伏歯の発現頻度は智歯や過剰歯を除くと、1|1が38.6％と最も多く、ついで3|3が15.4％、6|6が9.1％とされている[2]。とくに、1|1は機能的だけでなく審美的にも大きな問題を抱えるため、積極的な歯列への牽引が望ましいが、歯冠軸が上方へ回転している場合には、牽引後の排列スペースの確保以外にも、歯冠軸傾斜度や歯根湾曲度にも注意が必要となる。しかし、Holland[3]が抜歯の対象として推奨している歯冠軸傾斜90°以上、あるいは、歯根湾曲が60°を超え、さらに、萌出時期である7〜8歳ごろを過ぎたケースでも正常な萌出方向へ改善させられる場合もある（図❸）ことから、患者の同意を得たうえで牽引を試みることは価値があると考える。

一方、埋伏過剰歯に遭遇する機会も少なからず存在するが、埋伏過剰歯も叢生、隣接歯の萌出阻害、正中離開、隣接歯の歯根吸収および歯原性嚢胞の形成などを惹起す

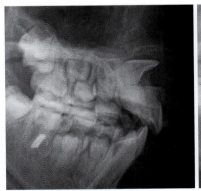 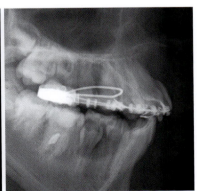

図❸　上顎中切歯の牽引例

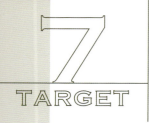

埋伏歯の牽引

ることが知られており、その位置確認には触診が有効な手段となる場合もあるが、X線撮影ではより正確な埋伏歯の位置を把握することができる。さらに、二次元画像よりもCBCTから得られた三次元画像のほうが埋伏歯の空間的位置や周辺の解剖学的形態をより視覚的かつ正確に判断できる[4,5]ことから、埋伏状況の精査にはCBCTの積極的な活用が望まれる。

また、Tanakaら[6]は、埋伏歯を適切な位置に排列するためには、埋伏歯の位置・方向・歯根完成度・歯根湾曲度についての考慮が大切であると述べており、埋伏した根未完成歯を放置すると時間の経過とともに歯根が湾曲する傾向があるため、埋伏歯の治療は早期に開始する必要があるとしている。

しかし、慎重な治療計画と繊細な手技により成人の埋伏歯に対しても同様の効果が期待できる場合もあることから、条件が整うようであれば、年齢にかかわらず牽引を試みることが推奨される。

メカニクスの設計

1. 力系

埋伏歯の牽引にはその作用と同等の反作用が維持歯へ伝わることから、十分な固定源の確保が重要となる。とくに、埋伏歯の歯根が完成後に牽引する場合には自発的な萌出力が期待できないことから、成人の埋伏歯では慎重な対応が必要である。

たとえば、日常臨床で比較的に遭遇する機会が多い[7]上顎の埋伏歯において、萌出方向のみが異常な症例では早期の乳犬歯の抜去が有効[8]とのことから、成人症例においても乳犬歯の抜去に自然萌出を期待したLOTを計画した（図❹、❺）ものの、十分な効果が得られずにマルチブラケット装置（図❻）へ移行せざるを得ない状況を時として経験する。このように慎重な治療計画を立案したつもりであっても予想外の結果を招き、治療期間が長期化する可能性も少なくないことから、計画を立案する際には治療をいくつかの段階に分けて想定期間を設定し、計画どおりの効果が得られない場合には早急に治療計画を再考する柔軟性も必要である。

2. メカニクス

埋伏歯では本来その歯が萌出する部位に、乳歯の晩期残存、隣在歯の転位や傾斜などが存在して、萌出スペースが存在しない場合が多い。また、埋伏歯を長期間放置したことにより対合歯の挺出を招き、牽引に必要なクリアランスが不足している症例も散見する。

そこで、まず実施することは萌出スペースの確保である。その後、自然萌出を期待することとなるが、埋伏歯の歯根がすでに完成している場合には自然萌出が困難となるため、外科的開窓や牽引が必要となる。外科的牽引や開窓を施術する場合には、術前に埋伏位置や状態について三次元的に正確に把握し、実際に牽引を実施する際には、治療計画どおりに進んでいるかについてつねに確認する必要がある。もしくは、難易度が高い埋伏歯の牽引については、経験が豊富な専門医に対診することが推奨される。

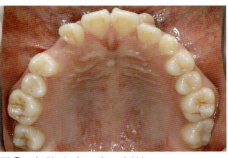
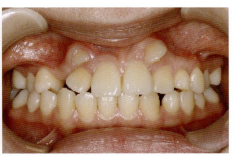

図❹　初診時（29歳、女性）

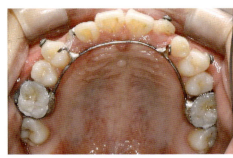
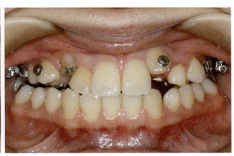

図❺　LOTによる動的治療中

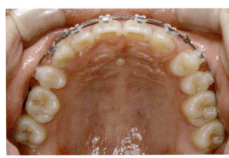
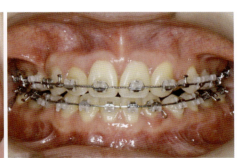

図❻　マルチブラケットシステムへ移行

【参考文献】
1) Andreasen JO: The effect of splinting upon periodontal healing after preplantation of permanent incisors in monkeys, Acta Odont Scand , 33: 313-323, 1975.
2) Noda T, Takagi M, Hayashi-Sakai S and Taguchi Y: Eruption disturbances in Japanese children and adolescents. Ped Dent J , 16: 50-56, 2006.
3) Holland DJ. The surgical positioning of unerupted, impacted teeth (surgical orthodontics). Oral Surg, 9: 130-140, 1956.
4) Smith BR, Park JH, Cederberg RA. An evaluation of cone-beam computed tomography use in postgraduate orthodontic programs in the United States and Canada. J Dent Educ, 75:98-106, 2011.
5) Faber J, Berto PM, Quaresma M. Rapid prototyping as a tool for diagnosis and treatment planning for maxillary canine impaction. Am J Orthod Dentofacial Orthop, 129:583-589, 2006.
6) Tanaka E, Hasegawa T, Hanaoka K, Yoneno K, Matsumoto E, Dalla-Bona D, Yamano E, et al. Severe crowding and a dilacerated maxillary central incisor in an adolescent. Angle Orthod , 76:510–518, 2006.
7) Noda T, Takami M, Hayashi-Sakai S and Taguchi Y: Erouption disturbances in Japanese children and adolescents. Ped Dent J, 16: 50-56, 2006.
8) 梅村幸生，山口敏夫，椙目健二，西口定彦：口蓋側埋伏犬歯の矯正処置に関する臨床的考察－バリスタスプリング装置を用いて－，日矯歯誌，49：369-378，1990．

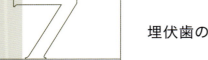

埋伏歯の牽引

症例1　40歳、女性

術前所見（図❼）：7┘の歯根破折のため、一般歯科主治医より当該歯の抜去後に8┘の誘導を依頼された。パノラマX線写真から8┘の牽引は可能と判断し、リンガルアーチで連結した両側の6┘6を固定源とするLOTを計画した。

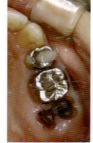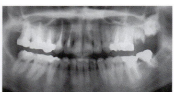

図❼

術中所見（図❽）：7┘の抜去後に8┘を開窓してブラケットを装着し、5┘と6┘を連結したセクショナルアーチを固定源として、6┘の遠心に蠟着したフックからエラストメリックチェーンを用いて牽引を開始した。

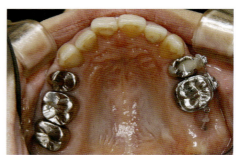

図❽

術中所見（図❾）：8┘の歯冠が露出した時点でブラケットを装着し、5┘、6┘、8┘を対象とするセクショナルアーチをセットした。加強固定として、6┼6のリンガルアーチを付与している。

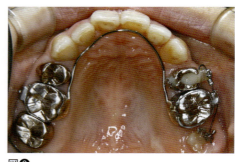

図❾

術後所見（図❿）：動的治療に2年を要した。保定にはラップアラウンドリテーナーを使用し、保定2年が経過した現在も安定した咬合を維持している。

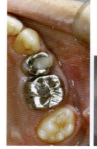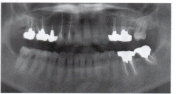

図❿

症例2　40歳、女性

術前所見（図⓫）：⌐6がう蝕により保存不可能なため、⌐5根尖部に存在する過剰歯を当該部に誘導することを依頼された。CBCT画像から埋伏過剰歯が舌側および遠心傾斜となっていることを確認して治療を開始した。

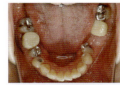

図⓫

術中所見（図⓬）：牽引用のリンガルアーチ（LA）は、主線と⌐8のバンドに蠟着したカンチレバーアームから構成される。埋伏過剰歯を脱臼後、露出した咬合面に0.010インチのステンレススチール結紮線が付着しているリンガルボタンを装着し、結紮線が口腔内に露出している状態でフラップを閉鎖した。

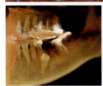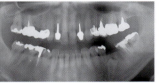

図⓬

術中所見（図⓭）：口腔内に露出した結紮線はパワースレッドを用いてカンチレバーアームへ連結した。パワースレッドとカンチレバーアームにより埋伏過剰歯の牽引が進み、歯肉から歯冠が露出した後は、LOTにより⌐3から⌐8にわたるレベリングとアライニングを実施した。

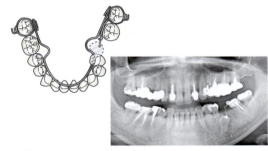

図⓭

術後所見（図⓮）：萌出した過剰歯は⌐6近心のスペースに合わせて補綴処置を実施し、その結果、良好な歯列の連続性を獲得することができた。前歯部の保定処置には歯冠部舌側面をワイヤーにて連結させる固定式装置を適用した。

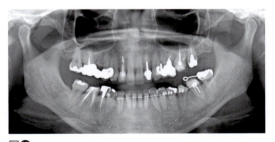

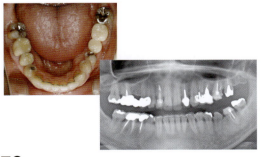

図⓮

TARGET 7 埋伏歯の牽引

症例3　15歳、男子

術前所見（図⑮、⑯）：3|の埋伏を主訴に来院した。デンタルX線写真からC|根尖相当部に歯牙腫が存在し、3|の水平埋伏と含歯性嚢胞が認められる。

さらに、CT画像より埋伏犬歯は歯列の口蓋側に位置するものの、歯冠は2|の歯根、歯根は上顎洞に近接していることが確認される。

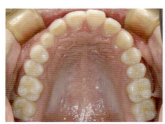
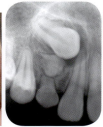

図⑮

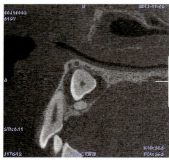
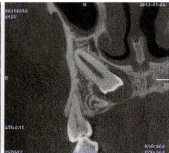
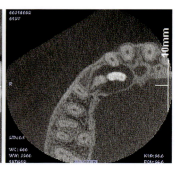

図⑯

術中所見（図⑰）：晩期残存乳歯の抜去と歯牙腫および含歯性嚢胞を摘出後、埋伏犬歯の牽引を開始した。牽引のメカニズムは、Nanceのホールディングアーチを固定源として、口蓋部のレジンパッド部に付けたチューブからカンチレバーを伸ばし、3|に装着したボタンから牽引した。

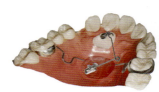
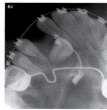

図⑰

術後所見（図⑱）：歯冠が口蓋に萌出した後は、唇側移動時の咬合干渉を避けるため、一時的に6|6の咬合面にレジンを築盛して咬合挙上を実施した。その結果、埋伏犬歯は歯根吸収や歯肉退縮を起こすことなく歯列に排列することができた。

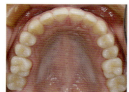
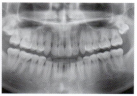

図⑱

症例4　12歳、男児

術前所見（図⑲）：パノラマX線写真に示すように、|3はかなり低位に歯根がやや湾曲した状態で、口蓋側に埋伏していた。この咬合状態を変化させずに|3のみ開窓牽引するのは容易ではないと判断された。

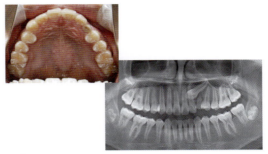

図⑲

術中所見（図⑳）：側方へ牽引すると、|3歯冠は隣接する口蓋骨と強くぶつかってしまうおそれがあるため、まず、歯軸方向に牽引し、口腔内に歯冠を表出させた。アンカーロスや咬合関係の変化によっては、歯科矯正用アンカースクリューの使用や、全顎矯正への移行の可能性をあらかじめ説明した。

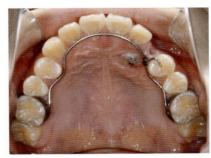

図⑳

術中所見（図㉑）：エナメル質自体は生理的な形で隣接骨を吸収する能力を有するわけではないので、歯冠の表出を先に行う必要があった。その後、改めて|3を本来の位置へ誘導し、結果的に2段階に牽引を行った。

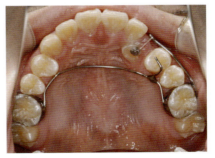

図㉑

術後所見（図㉒）：固定源の歯の位置に変化を認めてきたので、アンカースクリューの埋入を依頼し、全顎矯正へ移行して動的治療を終了した。

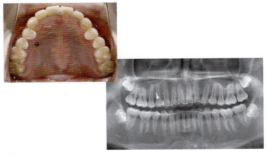

図㉒

骨増生を目的とした歯の移動

難易度

意義

　一般臨床において、骨の増生を望みたくなる部位は少なからず存在する。それは歯周病により局所的に骨欠損が起こってしまった歯や、抜歯後、時間経過とともに骨吸収してしまった部位などである。このような部位に歯周治療や欠損補綴治療を行い、かつ治療結果の永続性を求めようとした場合、歯槽骨の再建が必要となってくる。歯槽骨を増生し、歯槽堤を再建することで、歯周治療における術後の安定性やインプラント治療における成功率の向上、欠損補綴治療における歯肉の審美的形態の獲得がなされ、治療結果の永続性に繋がる。

　このような治療は、基本的に歯周治療的なアプローチで行われることが多い。現在、骨増生を目的とした歯周外科治療はさまざまな方法が行われている。自家骨（人工骨含む）移植術、歯周組織再生誘導法（GTR：Guided Tissue Regeneration）、骨組織再生誘導法（GBR：Guided Bone Regeneration）などが挙げられる。これらの方法にエナメルマトリックスタンパク質（EMD：Enamel Matrix Derivative）、多血小板血漿（PRP：Platelet-Rich Plasma）、塩基性線維芽細胞増殖因子（bFGF：basic Fibro blast Growth Factor）などが併用され、良好な結果が報告されている[1]。

　また、矯正治療的なアプローチでも骨の増生を図ることができる。通常、歯に矯正力を加えると圧迫側には破骨細胞、牽引側には造骨細胞が発生し、骨のリモデリングを伴いながら歯が移動する。このとき、健全な歯周組織であれば歯根膜の恒常性が働き、牽引側の骨レベルが下がらず骨が増生される。つまり、健全な歯根膜を維持させつつ歯を移動させることで、近遠心的、または上下的に骨の増生を図ることができる。よって、骨増生には歯周治療的アプローチと、矯正治療的アプローチがあるといえる。

　また、骨の増生は目的別に二つに分類できる。一つは、局所的に骨吸収の起こった歯根の周囲に骨を増生させ、歯の保存を目的としたもの、もう一つは欠損部位の顎堤部に骨を増生させ、インプラント埋入の成功率の上昇や、欠損補綴物の審美的回復を目的としたものである。これらを便宜上、歯根周囲における骨増生と、顎堤における骨増生に区別する。

　歯根周囲における骨増生を歯周治療的アプローチで行うと、いわゆる歯周組織における再生療法に区分される。歯周組織における再生とは、破壊された歯周組織に何らかのアプローチを行い、歯根面にセメント芽細胞、歯根膜線維芽細胞、骨芽細胞などを生成させることで、セメント質、歯根膜、歯槽骨を増生させ、歯と歯槽骨の間に結合性の付着を得ることが理想とされる。つまり、根尖方向に移動した付着レベルや、歯槽骨を歯冠方向に増生し、機能的、形態的に元の状態に復元することである。これは、上皮性付着による歯肉の改善とは異なるため、区別しなければならない（図❶）。

　歯根周囲の骨増生を矯正治療的アプローチで行う場合、最も有効な歯の移動様式は挺出である。歯に弱い持続的な挺出力を加えると、歯と同時に歯槽骨のレベルも歯冠側に移動するため、骨が増生されつつ歯が挺出される。歯肉縁下う蝕歯、残根歯、破折歯、垂直型骨欠損の歯などが適応となる。これらは歯の保存を目的に行うことが多いが、抜歯予定歯を挺出させ、骨を増生させてから

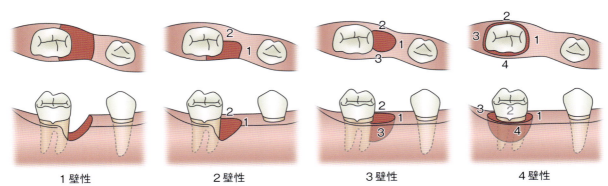

図❶ 歯周組織の模式図による歯周炎～再生の流れ。CEJ：セメント-エナメル境、HRS：健全歯根表面、JE：上皮性付着、CT：結合組織性付着、DRS：病的歯根表面（参考文献[1]より引用改変）

図❷ 骨縁下欠損の分類（参考文献[1]より引用改変）

抜歯し、インプラント埋入を行うこともある。

最近では挺出ではなく歯根にラビアルルートトルクをかけ、頬側へ歯根を出し、歯根の舌側に骨を増生させることで、より頬舌的に厚みのある骨を作りインプラントの成功率を上げる方法も行われている。歯の移動による骨増生は、前述の歯周外科処置による骨増生とは異なり、歯根膜の再生は行われないため、厳密には歯根周囲ではなく歯根尖部に骨が増生される。

歯の平行移動によっても骨増生は行われる。Polsonらはアカゲザルの実験で、垂直性骨吸収の存在する歯に対して、健康な隣在歯へ接近させることで骨欠損を縮小させ、病変部を修復したと報告している[2]。また、矯正的アプローチと歯周治療的アプローチによる骨増生を比較した場合、骨欠損の形態（図❷）により適応が変わってくる。

歯周外科は、再生治療における足場の形成の難易度の高さにより、1壁性、2壁性の骨吸収より、3壁性の骨吸収に対して有効であるのに対し、矯正的挺出は1壁性や2壁性の骨欠損に対しても有効である。骨欠損壁底を歯冠側へ持ち上げることによって、1壁性や2壁性の骨欠損を3壁性の骨欠損に形態を変化させることが可能である[3,4]。

顎骨部における骨増生では、垂直的、水平的にその方法が区分される。垂直的には、

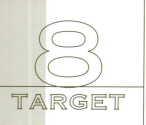

骨増生を目的とした歯の移動

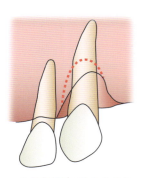 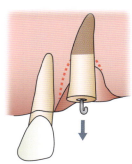 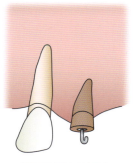 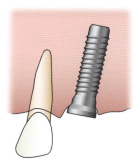

a：骨縁下欠損のある抜歯予定の歯　　b：矯正的挺出を行う　　c：矯正的挺出終了後　　d：抜歯後、インプラント埋入

図❸　矯正的挺出を応用した軟組織および硬組織の増生後のインプラント埋入（Salama H, Salama M: The rule of orthodontic extrusive remodeling in the enhancement of soft and hard tissue profiles prior to implant placement. Int J Periodontics Restorative Dent, 13: 313, 1993. より引用改変）

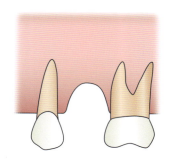 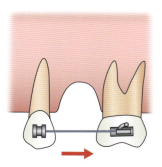 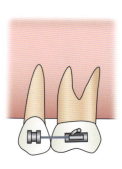

図❹　移動する歯の歯根膜の恒常性により、骨レベルが歯根膜の高さに維持される

部分的な仮骨延長法、矯正的な歯の挺出などが挙げられ（TARGET 1参照）、水平的には矯正的な歯の平行移動が挙げられる。

　挺出による骨増生は、前述のように抜歯予定の歯によって行われる。弱い持続的な力で挺出させることによって、歯根部に骨を増生させながら移動する（図❸）。

　平行移動による骨増生は、欠損部に歯を移動することになる。先天性欠損や過去に抜歯に至った欠損部位の歯槽突起は、少なからず、高さの減少、頬舌的な幅の狭窄が認められる。過去の動物実験や臨床結果によって、歯槽骨の高さや幅が減少している部位への歯の移動は可能であることが示唆されている[5]。これは移動する歯の歯根膜の恒常性により、骨のレベルが歯根膜の高さに維持されるためである。つまり、歯槽骨レベルの低い部位に健全な歯根膜を有する歯を移動することによって、歯槽骨のレベルは歯根膜の位置まで上がるといえる（図❹）。

　その際、重要なのは歯根膜に極度の貧血や、硝子様変性を生じさせないように弱い矯正力を作用させることである。また、極度に歯槽骨に頬舌的な狭窄が認められる場合には、GBR法などを用いて骨を増生させてから歯の移動を行うとよい。

　欠損部の歯槽骨レベルを上げるために、健全な歯根膜を有する歯を欠損部へ移動させることは、骨増生において大きな意義があると思われる。

適応症

1. 限局性の歯周炎における、歯根周囲の骨増生

咬合性外傷などにより、限局性に骨吸収が進行している場合が適応となる。

再生治療後に矯正治療を行う場合、もしくは矯正治療後に再生治療を行う場合のどちらであっても、歯周基本治療が終了し、急性症状がなく、感染が除去されプラークコントロールが良好であること、外傷的に為害性のある咬合が除かれていることが条件として挙げられる。

移動させる歯が補綴予定歯で失活歯の場合は、歯を挺出させることで骨のレベルを上げられるため、将来的にどのようなボリュームの骨があれば理想的なのかを予測し、上下的、頬舌的に歯の移動を行うべきである。

2. インプラント埋入部における、顎骨部の骨増生

インプラント埋入部位の歯槽骨に水平的吸収や頬舌的狭窄がみられる場合、隣在歯を水平的に欠損部位に移動させることにより、隣在歯があった部位に骨を増生させることができる。この場合、移動対象歯の歯周組織が健全であることが必須条件である。

また、歯周基本治療が終了し、急性症状がなく、感染が除去されプラークコントロールが良好であること、外傷的に為害性のある咬合が除かれていることが条件として挙げられる。

メカニクスの設計

骨増生を目的とした歯の移動は、挺出、平行移動が多く使われる。メカニクスの選択はこの移動様式の違いにおいて選択すべきである。

● 挺出

挺出により骨増生を図る場合は、挺出力が弱く、持続的に働くようなメカニクスを選択する。マルチブラケットを使用しエラスティックにて荷重する場合、その矯正力は20〜30mg程度の弱い力になるようにする。

● 平行移動

骨増生を目的とした矯正治療で、平行移動を行う場合は、歯の三次元的移動が必要になるため、マルチブラケット法を用いることが多い。歯根の移動を心がけ、弱い力で確実な歯体移動を行うことが望ましい。たわみにくいワイヤーを用い、エラスティックにて移動させるか、ワイヤーにループを組み込んで使用するとよい。

【参考文献】

1）伊藤公一，他：歯周組織再生療法の変遷を見る．YEAR BOOK 2019 歯周組織再生療法のすべて．2019：12-23．

2）Polson A, Caton J, Polson AP, Nyman S, Novak J, Reed B：Periodontal response after tooth movement into intrabony defects. J Periodontol. 55（4）:197-202, 1984.

3）Ingber JS: Forced eruption. I. A method of treating isolated one and two wall infrabony osseous defects-rationale and case report. J Periodontol, 45（4）:199-206: 1974.

4）Ingber JS: Forced eruption: part II. A method of treating nonrestorable teeth--Periodontal and restorative considerations. J Periodontol, 47（4）:203-16, 1976.

5）Ahn: Timing of force application affects the rate of tooth movement into surgical alveolar defects with grafts in beagles. American Journal of Orthodontics and Dentofacial Orthopedics 145（4）: 486-495, 2014.

TARGET 8 骨増生を目的とした歯の移動

症例1　28歳、男性

術前所見（図❺）：他院にて、|2に咬合性外傷による骨欠損を認め、再生療法を施行したが、術後感染により抜歯に至った。セカンドオピニオンとして当院に来院。|1、|3に歯肉退縮が認められる。デンタルX線写真では|1に根尖までに及ぶ骨吸収が認められた（図❽左下）。

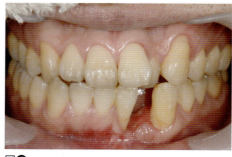
図❺

術中所見（図❻）：感染物質の除去を目的とし、フラップ手術を施行。以前に補塡された人工骨を除去。新たな感染を防ぐため、骨補塡材は使用せずに粘膜を閉鎖。6ヵ月後に術部の安定を確認し、矯正治療を開始。この際、|2の舌側転位は先に改善し、咬合性外傷の発生を回避している。

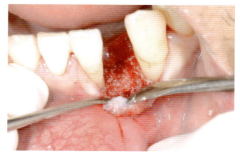
図❻

術中所見（図❼）：|1は、矯正治療中にジグリングフォースがかかるのを防ぐためにブラケットを付けず、スーパーボンドにて|1と接着した。レベリング終了後、空隙閉鎖を行った。空隙閉鎖後に|1にブラケットを装着し最終的な排列を行った。

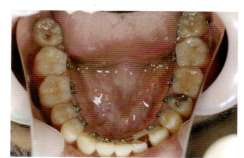
図❼

術後所見（図❽）：空隙は閉鎖され、良好な対咬関係が得られている。|1が生活歯のため挺出できなかったので、歯肉のレベルは術前と変わっていない。デンタルX線写真では、|1遠心に骨の増生が認められる。感染していなかったセメント質に骨の再生が行われたと思われる。

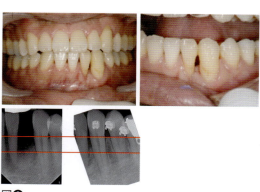
図❽

症例2　30歳、女性

術前所見（図❾）：5̲が先天性欠如。E̲は早期に脱落し、空隙歯列弓を呈している。欠損部は頰舌的に骨幅がなく、インプラント埋入の適応とはいえない。

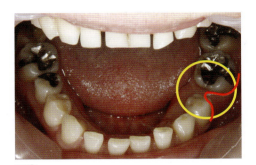
図❾

術前所見（図❿）：パノラマX線写真では、5̲相当部に垂直的には骨が十分にあることが確認できる。

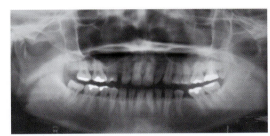
図❿

術中所見（図⓫）：5̲部に4̲を遠心移動させ、4̲部に頰舌的に幅のある骨を増生する治療を選択した。前歯部の空隙閉鎖も行うため、マルチブラケット法により矯正治療を開始した。4̲部に、頰舌的にも十分な高さのある歯槽堤が形成されている。

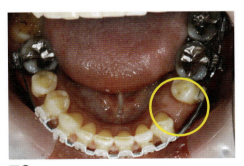
図⓫

術後所見（図⓬）：パノラマX線写真において、歯根の平行性もほぼ達成されている。今後はインプラント埋入を予定している。

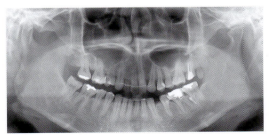
図⓬

TARGET 8 骨増生を目的とした歯の移動

症例3　64歳、女性

本症例は川崎宏一郎先生（長野県開業）のご厚意による

術前所見（図⑬）：審美障害を主訴に来院。臼歯部バーティカルストップの喪失により、前歯部のフレアーアウトを認める。1|1間の付着は喪失しており、1|1の予知性は低い。またGum-lineの連続性はなく、現状では審美的な補綴処置は期待できない。

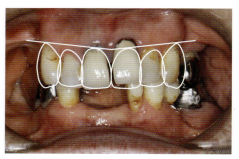

図⑬

術中所見（図⑭）：デンタルX線写真、ボーンサウンディングより歯槽骨レベルでのアライメント開始。臼歯部に埋入したインプラントが強固な固定源となる。約1ヵ月ごとにブラケットポジションとワイヤーを調整した（動的治療期間6ヵ月）。

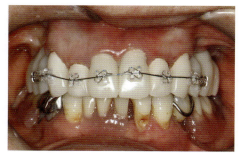

図⑭

術中所見（図⑮）：1|1を骨縁で切断し、CTGにて被覆、root submergeした。歯根膜を有する歯根を骨内に留めることで、矯正治療で得られた歯間乳頭を確保し、より審美的なフレームワークを再現できる。プロビジョナルレストレーションでスキャロップを整えた後、6ユニットブリッジを製作した（DT：藤田英宏）。

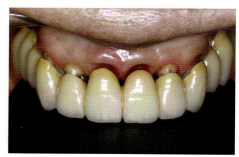

図⑮

術後所見（図⑯）：3年経過。天然歯サイト、ポンティックサイトにおいて自然な歯槽・軟組織形態が維持されている。下顎欠損部にもインプラントを埋入し、機能回復している。

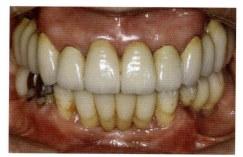

図⑯

症例4　56歳、男性

術前所見（図⓱）：審美・咀嚼障害を主訴に来院。Angle Ⅱ級を呈し、適切な前側方ガイドを失っている。2|1は欠損、|1は予知性が低く抜歯。|2のスペースを矯正治療で前歯部リトラクションにあて前側方ガイドを確立し、1|1にインプラント治療を行うこととなった。

本症例は川崎宏一郎先生（長野県開業）のご厚意による

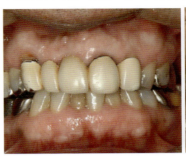
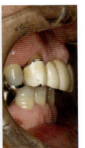

図⓱

術中所見（図⓲）：1|唇側骨は水平的に大きく吸収しているが、垂直的には維持されている。一方、|1は抜歯による水平的・垂直的骨吸収が予想される。埋入方法は1|（待時）、|1（即時）となり両者とも骨増生は必要であるが、それぞれ軟・硬組織の治癒過程は異なる。

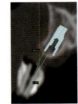
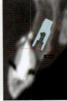
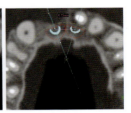

図⓲

術中所見（図⓳）：a、b；|1抜歯によるshrinkageの過補償として1|の歯頸ラインを基準とし|1を挺出させ、軟・硬組織を増大させた。インプラント埋入時のGBRに対する減張切開も最小限で済み、低侵襲である。c；インプラントインテグレーション後、前歯部のGum-lineおよび歯軸の修正を行った。骨結合したインプラントは強固な固定源となる。

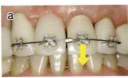
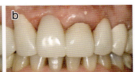
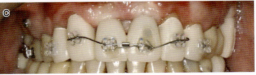

図⓳

術後所見（図⓴）：4年経過。隣接したインプラントは双方のネック部リモデリングの影響を受けるため、周囲軟組織の三次元的形態の維持が困難である。したがって、綿密な診査・診断のもと、組織の増大が適切に行わなければならない。そのなかで歯根膜を介する矯正は、生体固有の組織を無理なく増大でき低侵襲である（DT：藤田英宏）。

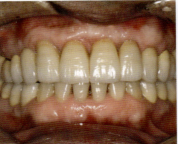
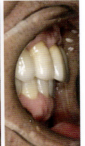

図⓴

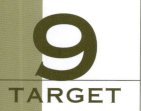

前歯部叢生の改善

TARGET 9

難易度 ★★☆

意義

前歯部に叢生が存在しているからといって、機能的に障害となることは比較的少ない。ただし、前歯部の叢生の存在は歯周病やう蝕の修飾因子となり得る可能性がある。また、実際に開業医のもとを訪れる患者の主訴のほとんどは前歯部に関するものであり、叢生の存在は患者の心理的・社会的なコンプレックスの源となっている場合が多い。

したがって、前歯部の叢生の解消を行うことは上記の主訴を解決することに繋がり、これがきっかけとなり患者の口腔への関心が高まることを筆者らは多く経験している。

LOTの難易度としては、比較的簡単なものから中等度のものに分類されるが、あくまでも、これは非抜歯を前提とした場合である。時には抜歯が必要とされるケースもあるが、その際は後述するように診査に基づいた的確な判断を行うべきであり、場合によってはLOTとして解決する方法は諦め、全顎的な矯正的介入を判断することも必要になる。

適応症

叢生の解消に関して、以下の診査が必要とされる。

1. Arch length discrepancy（ALD）の算出（図❶）

歯の近遠心幅径の総和と歯列弓の長さとの不調和を、歯を排列するために存在する量（Available arch length）と、歯を適切に排列するために必要とされる量（Required arch length）との差をもって算出することである。

● ALD = Available arch length − Required arch length

実際のAvailable arch length計測方法は歯列弓を2〜3分割し（123、45または12、3、45）、6近心までの距離を計測す

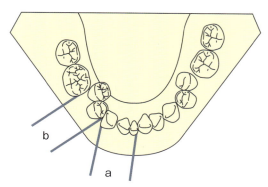

a + b = available arch length
図❶ Arch length discrepancy（ALD）の算出

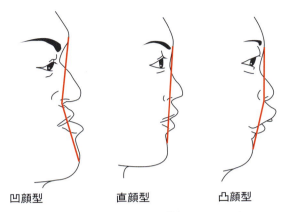

図❷　側貌型の3分類（参考文献[1]より引用改変）

る。Required arch lengthは1～5各歯の近遠心幅径を理想的なコンタクトポイントを推察して計測を行う。

　なお、たとえば、3～3の叢生の解消のみを目的としたLOTの場合は、Available arch lengthは4近心まで、Required arch lengthは1～3各歯の近遠心幅径を計測して算出する。

2．側貌の診査

　側貌の判定として、眉間点―鼻下点―オトガイ点でできる角度をもとにした分類（図❷）とE-line（図❸）がよく用いられる。

　側貌が良好または凹顔型である場合は前歯部の唇側への傾斜が可能であり、これは結果的にプラスのスペースを獲得できることになる。

3．第1大臼歯関係の診査（図❹）

　LOTによって叢生を解消する場合は、原則的に上下顎第1大臼歯関係はAngle I級でなければならない。第1大臼歯関係がAngle I級でない場合に叢生の解消を行ってしまうと、適切でないオーバージェットが

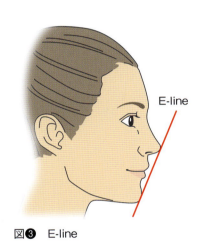

図❸　E-line

生じてしまう可能性がある。

4．セットアップモデルの作製（図❺）

　上記診査を行い、治療計画を立案するが、実際の臨床においては前歯のサイズの違いなどによっては排列がうまくいかない場合がある。

　その確認のためには、セットアップモデルの作製を行うことは非常に重要である。これにより、術者は排列、咬合状態の予想および確認を行うことができるだけでなく、患者に示すことによってカウンセリングツールとしての使用も可能である。

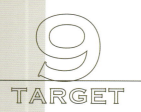

前歯部叢生の改善

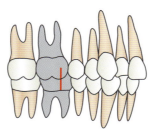
Angle Ⅰ級

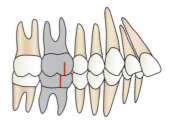
Angle Ⅱ級1類

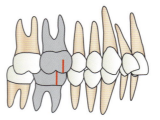
Angle Ⅱ級2類

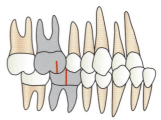
Angle Ⅲ級

図❹　Angle の不正咬合の分類（参考文献[1]より引用改変）

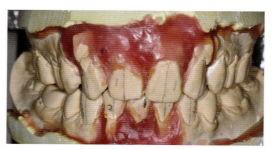
図❺　セットアップモデル

メカニクスの設計

1.スペースの獲得

叢生の解消のためには、スペースを獲得することが必要である。前歯部の叢生解消のためのLOTにおいては、以下の方法を利用することが多い。

1）IPR（Interproximal enamel reduction）

隣接面エナメル質を削合することによって得られる量を利用する方法である。

削合の道具としてはダイヤモンドディスク（図❻）やダイヤモンドバー（図❼）、ストリップス（図❽）などが用いられる。

2）前歯部の唇側への拡大

側貌が良好または凹顔型（図❷）の場合は、前歯部を唇側へ傾斜させることによって、スペースを獲得できる。

3）抜歯

前述したように、前歯部の叢生解消のた

めのLOTにおいては非抜歯が原則である。
　ただし、ALDの量によっては、上記IPRと前歯部の唇側への拡大を行っても排列が不可能な場合がある。理想的な咬合を得るためには、抜歯を併用しての全顎的矯正治療が望ましいが、患者がそれを望まない場合、大臼歯関係によっては下顎前歯1本の抜歯（3 incisor case）や2|2 2本の抜歯（2 incisor case）を選択せざるを得ない場合もある（症例1）。イレギュラーな歯の排列を行うことになるため、セットアップモデルの作製は必須である。

2. 矯正装置
1) ブラケット（症例2）
　通法に基づき、ブラケットとワイヤーを利用して排列を行う。
2) アライナー型矯正装置（症例3）
　通法に基づき、セットアップモデルからアライナーを作製し、排列を行う。
3) レベリングクリアアタッチメント（症例4）
　アライナーでは排列が比較的困難で、なおかつ、患者がブラケットの装着を好まない場合に適応する。歯の三次元的な移動ではブラケットに劣る部分があるが、装着感や審美性に優れていることが特徴である。

【参考文献】
1) 葛西一貴, 他：歯科矯正学 第4版. 医歯薬出版, 東京, 2001：127.

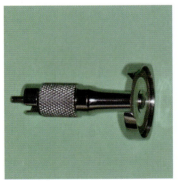

図❻　ダイヤモンドディスク

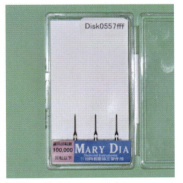

図❼　ダイヤモンドバー

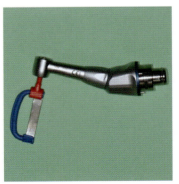

図❽　ストリップス

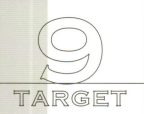

TARGET 9

前歯部叢生の改善

症例1　53歳、男性

術前所見（図❾）：主訴は上顎前歯部の審美障害。上下顎ともに叢生量はかなり多いため、最初に小臼歯抜歯を併用した全顎矯正処置を提案したが、患者からは前歯部のみで何とかならないかという強い訴えがあり、|2および2 1|を抜歯し、LOTにて前歯部の排列の提案を行った。

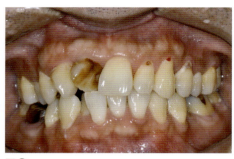

図❾

セットアップモデルおよび術中所見（図❿）：上顎2 incisor（|2はすでに抜去済みであった）、下顎3 incisor caseとして、セットアップモデルを作製した。咬合器上にて前歯部の排列状態および咬合状態（オーバーバイト、オーバージェット、サイドシフトなど）を確認し、患者の同意を得たうえで、LOTを開始した。

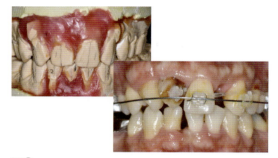

図❿

術中所見（図⓫）：上下顎前歯部の叢生は解消され、良好なオーバーバイト、オーバージェットを得られた。

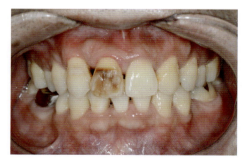

図⓫

術後所見（図⓬）：|1に関しては歯面着色の除去を目的とし、ホワイトニングを行ったが著変は認められなかった。そのため、ラミネートベニアによる補綴処置にて審美性の改善を試みた。LOTによる叢生の解消および着色歯の補綴処置により、患者の満足する結果を得られた。

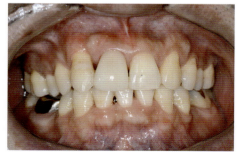

図⓬

症例2　58歳、男性

術前所見（図⓭）：主訴は下顎前歯部の叢生。全顎的な矯正治療によるアプローチも可能であったが、臼歯部にはインプラント（矯正的には移動が不可能）を含む保険外補綴物が認められること、第1大臼歯関係が良好なこと、また、ALDが比較的に小さかったこと（−3.0㎜）から、LOTにて叢生の解消を試みることとした。

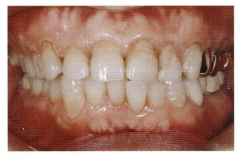
図⓭

術中所見（図⓮）：通法に基づきブラケットとワイヤーの装着を行い、矯正動的処置を開始した。スペース獲得のために、IPRを併用した。

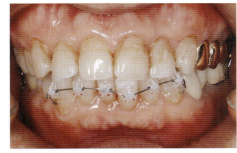
図⓮

術後所見（図⓯）：約5ヵ月間で動的処置を終了した。叢生は改善され、上下顎前歯部のカップリングも良好であった。

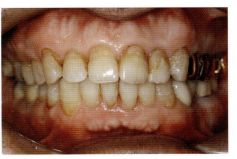
図⓯

術後所見（図⓰）：保定装置としてはクリアリテーナーを選択した。最初の1年間は原則24時間使用（飲食時および口腔清掃時を除く）、2年目以降は夜間就寝時のみの使用を指示した。

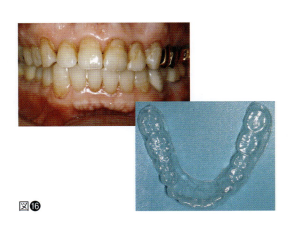
図⓰

9 TARGET

前歯部叢生の改善

症例3　16歳、男子

術前所見（図⓱）：主訴は上下前歯が逆に噛んでいる。側貌は比較的良好であり、また、叢生量も少なかったため、アライナー型矯正装置を用いて、LOTにて上下顎前歯部の叢生の解消を試みることとした。

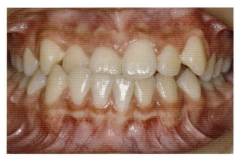

図⓱

術中所見（図⓲）：アライナー型矯正装置を装着4週間後（ステージ1終了時）。下顎のわずかな後退を伴いながら、上顎前歯部が唇側に移動された。

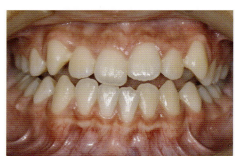

図⓲

術中所見（図⓳）：ステージ3終了時。IPRを上下顎前歯部に適用し、アライナー型矯正装置のステージを進行した。

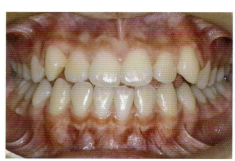

図⓳

術後所見（図⓴）：約7ヵ月間で動的処置を終了した。叢生および上下顎前歯部の適切なオーバーバイト、オーバージェットを得られた。

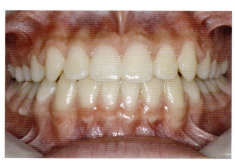

図⓴

症例4　47歳、女性

術前所見（図㉑）：主訴は上下顎前歯部の叢生。術前のセットアップ模型によって前歯部にIPRを加えることにより、排列が可能なことを確認した。なるべく目立たない装置という患者の希望により、レベリングクリアアタッチメントを用いてのLOTを計画した。

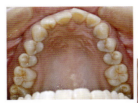
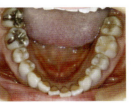

図㉑

術中所見（図㉒）：戦略的IPRを行った。一般的にIPRは歯の排列が終了してから行うのが原則であるが、前歯部に限局したLOTの場合、最初にIPRを行ってから（戦略的IPR）、排列したほうがよい場合がある。その理由は前歯の唇側への傾斜移動による口元の突出を避け、また、捻転などの歯の移動の阻害因子を取り除くためである。

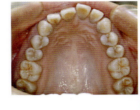
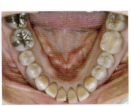

図㉒

術中所見（図㉓）：レベリングクリアアタッチメントとホワイトワイヤーを装着し、前歯部の排列を開始した。両者の併用により、患者は審美的にストレスなく、動的矯正処置を継続できた。

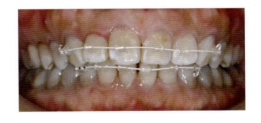

図㉓

術後所見（図㉔）：4ヵ月間で排列が完了した。審美的にも満足する前歯部の排列を得られた。

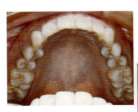
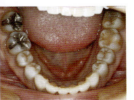

図㉔

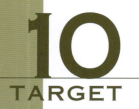

歯周病患者における咬合再構成としてのLOT

難易度

意義

　歯周病を有する患者において、効果的な歯周治療と歯周管理を行える環境を整えるために、矯正治療による歯の排列が望ましい症例を散見する。また、歯周病により生じた前歯の唇側傾斜や空隙歯列などに対する審美回復のために、矯正治療が有用となる症例も多い。

　しかしながら、歯周病に罹患した歯周組織に対して矯正力を適用することは、矯正専門医であっても躊躇することがある。とくに全顎に対する矯正治療は、歯周病に罹患した部位を含む広範囲の歯周組織に影響を与えるため、大きなリスクを伴う。

　一方、比較的健全な歯に固定を求めながら可能な部位を可能な量だけ選択的に移動させるLOTは、治療方針や移動様式さえ誤らなければ、歯周病症例に対してたいへん有効な手段となる。TARGET10では、歯周病症例に対するLOTの勘どころについて症例を交えて解説する。

適応症

　歯周病患者に対して矯正治療を行う場合には、適正な歯周治療が施され、歯周病がコントロールされていることが必須となる。また、矯正治療開始後および終了後においても継続的に良好な歯周状態が保たれている必要があるため、術者側の定期的な管理に加えて、患者側のモチベーションやパーソナリティーも重要となる。炎症が存在する歯周組織に対する矯正治療は、急激な歯周病の増悪をもたらし、歯周組織に不可逆的な損傷を与えるため禁忌となる。

　以上を踏まえて、歯周病を有する患者に対するLOTは、歯周治療および歯周管理の徹底を依頼できる歯周病専門医と連携して進めることが理想であり、矯正治療が可能な症例と適応範囲を見極め、さらに、必要以上の治療（歯の移動）を行わないことが重要となる。症例によっては、矯正治療を断念したり、歯周組織の改善が認められるまで治療開始を延期することも重要な決定となろう。

　歯周病症例においては、細かな治療結果よりも歯周組織にできるだけ損傷を与えないことを最優先に考え、理想的な治療のゴールを目指すのではなく、現実的で達成可能な治療のゴールを事前に設定すべきである。それは、時に大幅な妥協を伴うこともあるため、予測され得る治療結果（妥協点）に関するインフォームド・コンセントを治療開始前に確実に行う必要がある。歯周病患者における矯正治療においては、細心の注意を払っていたとしても、歯間乳頭部のブラックトライアングルの出現を含めた歯肉退縮や歯の動揺の増加が偶発的に生じることもあるため、そのあたりも患者に対して十分に説明しておくことが望ましい。

　なお、治療開始前はもとより、治療中も歯周基本検査やデンタルX線写真による歯周組織の確認を定期的に行い、必要に応じて治療方針の修正や変更も検討しなければならない。

メカニクスの設計

歯周病により歯槽骨レベルが下がった症例においては、歯根膜を介した歯槽骨と歯根の接触面積が小さくなる（**図❶**）。したがって、単位面積あたりの圧力（矯正力）は大きくなるため、適用する矯正力は最小限に留めるべきである。

歯槽骨に支持された範囲が少ないにもかかわらず、通常と同等の矯正力を加えると、過度な力により支持組織に不可逆的な損傷をもたらす危険性があり、その結果、生理的範囲を大きく超える歯の動揺が生じて対象歯が保存不可能となることや、著しい歯肉退縮が起こり重度な審美障害をもたらすことに繋がりかねない。LOTを行ったことによって抜歯対象となってしまったり、審美性が極度に悪化してしまっては本末転倒であり、大きなトラブルとなる。

さらに、支持組織が脆弱な歯に対する過度な矯正力の適用は、予想外の歯の移動をもたらす可能性もあり、予定量を超えた歯の移動によって前歯の咬合性外傷や臼歯の咬合崩壊が引き起こされることもあるため、適用する矯正力はとにかく小さくするよう心がけることが重要である。

また、歯槽骨レベルの下がった歯においては、回転中心（抵抗中心）が根尖側に移動するため、傾斜移動を起こしやすいことにも留意する必要がある（**図❷**）。歯体移動が必要

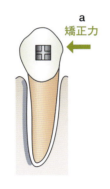
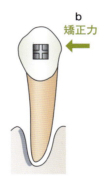

図❶ 歯槽骨の減少と歯根の接触面積の減少
a：正常な症例（広い面積で力を負担）
b：歯槽骨が吸収した症例（狭い面積で力を負担）

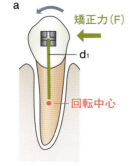
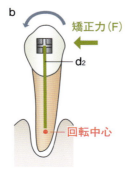

図❷ 歯槽骨の減少と歯の移動様式の変化
a：正常な症例（通常の回転モーメント：$F \times d_1$）
b：歯槽骨が吸収した症例（大きな回転モーメントが生じ、傾斜移動しやすい：$F \times d_2$）

歯周病患者における咬合再構成としてのLOT

であれば、歯軸の傾斜に抵抗するワイヤーベンディングなどのメカニクスを付与することとなるが、歯のコントロールの難易度が増すとともに対象歯に負担を強いる可能性があるため、無理せずに傾斜移動のみで完結する治療計画を組むことも一考する必要がある。

固定に関しては、堅固な歯に求めることが理想だが、不可能な場合は固定装置を用いたり、固定歯を増やしたりすることが基本となる。また、歯科矯正用アンカースクリューの併用も有効となる症例も多い。しかし、それらが困難な症例においては、歯の移動方向や移動量に制限が生じることになるが、相反移動のみのメカニクスの設計に留めることも検討すべきである。

保定

歯周病症例においては、支持組織による歯根のサポートが不十分であるため、動的治療終了後も生理的範囲を超える動揺が残存することもあり、後戻りが生じやすい環境といえる。したがって、通常よりも長期の保定や永久固定を行うことが強く推奨される。

永久固定としては、ブリッジなどの補綴物により複数歯を連結する方法や舌側の歯面形態に適合するよう屈曲されたワイヤーを接着する方法がある（図❸）。ただし、歯間部やワイヤー接着部周囲の清掃を十分指導するとともに、長期にわたる定期管理が不可欠となる。

【参考文献】
1) Lindhe J, Svanberg G: Influence of trauma from occlusion on progression of experimental periodontitis in the beagle dog. J Clin Periodontol, 1（1）: 3-14, 1974.
2) Proffit WR : Chapter18 Special Consideratios in Treatment for Adults. Proffit WR, Fields HW,Jr., Sarver DM: Contemporary orthodontics 4th. Canada, Elsevier, 2007: 635-685.
3) Tarnow DP, Magner AW, Flecher P: The effect of the distance from the contact point to the crest of bone on the presence or absence of the interproximal dental papilla. J Periodontol, 63（12）: 995-996, 1992.
4) Cho HS, Jang HS, Kim DK, Park JC, Kim HJ, Choi SH, et al.: The effects of interproximal distance between roots on the existence of interdental papillae according to the distance from the contact point to the alveolar crest. J Periodontol, 77（10）: 1651-1657, 2006.

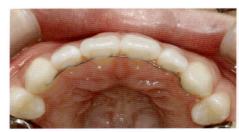 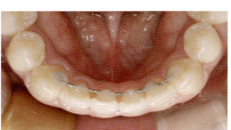

図❸　永久固定も兼ねた前歯舌側への固定式保定装置

Column

ブラックトライアングル（歯間乳頭部の歯肉退縮）

矯正治療による代表的な偶発症として歯肉退縮が挙げられるが、歯間乳頭部に限局した歯肉退縮であるブラックトライアングル（図❹）は比較的出現する頻度が高い。術前の予測とインフォームド・コンセント、ならびに発生した際の適切な対処が重要となる。

ブラックトライアングルは、一般的に歯槽骨頂からコンタクトポイントまでの距離が大きい場合（表❶）、もしくは、歯根間距離が大きい場合（表❷）に出現しやすいといわれている。したがって、歯冠長が大きくコンタクトポイントが切端側にある歯、ならびにコンタクトポイントが側方に張り出した歯冠形態をもつ歯において必然的に生じやすくなる（図❺）。

ブラックトライアングルが出現した場合は、その部分をコンポジットレジンにて修復するか（図❻）、隣接面削除（IPR：Interproximal enamel reduction）後に空隙閉鎖を行い、コンタクトポイントを歯肉側に移動させるとともに歯根間距離を減少させて歯間乳頭の再形成を期待する。しかし、理想どおりに回復するとは限らないため、患者とのコミュニケーションには注意が必要である。

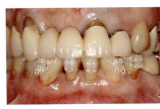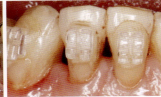

図❹ 下顎前歯のLOTにより歯間乳頭部に生じたブラックトライアングル

表❶ 歯槽骨頂からコンタクトポイントまでの距離とブラックトライアングルの出現頻度（上段 Tarnowら、下段 Choら［参考文献3, 4）より引用改変］）

5mm未満	5mm	6mm	7mm	8mm
0 %	2%	44 %	73 %	90 %
10.3 %	41.5 %	64.8 %	92.5 %	94.1 %

表❷ 歯槽骨頂付近の歯根間距離とブラックトライアングルの出現頻度（参考文献4）より引用改変）

1 mm	2 mm	3 mm	4 mm以上
22.2 %	46.3 %	76.5 %	100 %

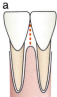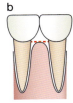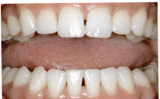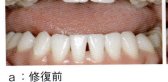

図❺ ブラックトライアングルが生じやすい歯冠形態
a：歯槽骨頂からコンタクトポイントまでの距離が大きい例
b：歯根間距離が大きい例

a：修復前　　b：修復後
図❻ コンポジットレジン修復によるブラックトライアングルの改善

歯周病患者における咬合再構成としてのLOT

症例1　44歳、女性

術前所見（図❼）：初診時、歯周病専門医より下顎前歯部清掃性改善のため矯正治療の依頼を受ける。矯正治療の術前準備として、徹底的なイニシャルプレパレーションを行った後、治療をスタートした。

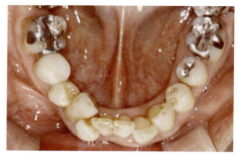

図❼

術中所見（図❽）：動的治療1ヵ月目の口腔内写真。1⃣の抜歯を行い、歯冠部はダミーとして1⃣歯冠に接着する。イニシャルワイヤーは、0.012 ナイティノールをセットした。歯の移動に伴い、干渉するダミー部を徐々に削合して、最終的にはすべて除去した。矯正移動中に発生する早期接触部は、咬合性外傷の予防のために咬合調整を行っている。

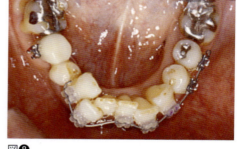

図❽

術中所見（図❾）：動的治療4ヵ月目の口腔内。0.018-0.025 ナイティノールで最終レベリングを行う。この際、デンタルX線写真で歯根の平行性をチェックし、平行性のとれていない部位にワイヤーベンディングによる調整を行った。

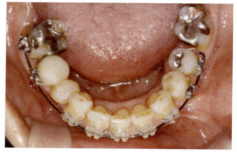

図❾

術後所見（図❿）：矯正装置撤去直後。歯根の平行性は確立され、叢生も改善された。3⃣〜3⃣に固定式リテーナーをセットする予定であり、下顎右側臼歯部は補綴予定で動揺が認められたため、矯正装置を残した状態で歯周病専門医に術後依頼を行った。

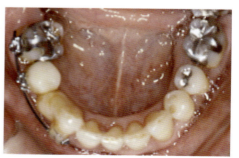

図❿

症例2　38歳、男性

術前所見（図⓫）：「前歯のデコボコした歯並びを治したい」を主訴として来院。侵襲性歯周炎を認め、上顎右側小臼歯部ならびに下顎前歯部に重度な垂直性骨吸収が確認されたが、歯周病専門医による歯周治療と歯周管理が行われており、症状は落ちついている。

図⓫

術中所見（図⓬）：全顎に与えるリスクを考慮し、上下顎前歯部に限局したLOTにより叢生の改善を行った。なお、前歯の排列スペースは、1̄の抜去とIPR（Interproximal enamel reduction）により確保することとした。

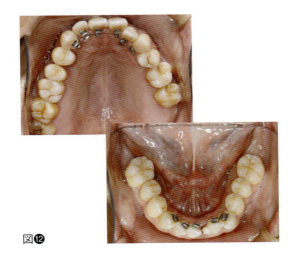

図⓬

術後所見（図⓭）：上下顎ともに前歯部のみで叢生の改善と空隙閉鎖が達成され、前歯部の動揺は生理的範囲内であった。保定は、永久的固定も兼ねて3̄+3̄の舌側にワイヤーを接着した。

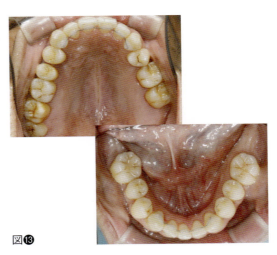

図⓭

10 TARGET

歯周病患者における咬合再構成としてのLOT

症例3　62歳、女性

術前所見（図⓮）：パノラマX線検査において、全顎的に重度の歯周病の進行とともに、8̲の二次う蝕による歯冠破折、8̲ 7̲の残根状態、5̲の歯髄腔に及ぶう蝕が認められた。口腔内写真からは、不良補綴物および歯頸部う蝕が散見された。また、咬合状態としては、上下歯列におけるスペースアーチと上下顎前歯部の唇側傾斜が認められた。

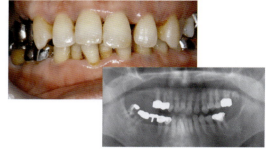
図⓮

術中所見（図⓯）：病的歯牙移動の一因として咬合の低下が考えられる場合は、適正な垂直的顎間距離を設定し、それを確立する方法も考慮しなければならない。本症例においてはインプラントにより垂直的顎間関係を確立することとし、動的矯正処置により、病的に移動してしまった歯の排列を行うこととした。

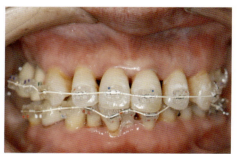
図⓯

術中所見（図⓰）：約18ヵ月で動的矯正処置を終了した。病的歯牙移動は改善され、垂直的顎間関係は良好な状態で維持されていた。

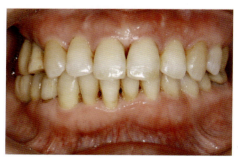
図⓰

術後所見（図⓱）：動的矯正処置中は、インプラント部を含めて暫間補綴物にてコントロールを行った。動的矯正処置終了後、最終補綴物の作製を行った。歯根はほぼ平行に配列され、垂直的にも良好な咬合関係を得られた。

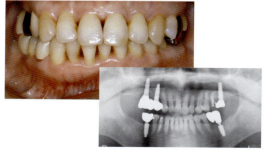
図⓱

症例4　60歳、女性

術前所見（図⓲）：本症例は全体的な咬合再構成が必要であり、LOTでの治療が困難なペリオケースの一例として供覧する。7̲6̲｜欠損を伴う咬合不全。主訴は前歯部の叢生と、咬頭嵌合位が不安定でどこで咬合したらよいのかわからない。上下顎全体に歯槽骨の吸収を認め、5̲4̲｜は著しい舌側傾斜を示し、安静位で舌の裏面に位置している。

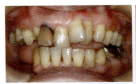
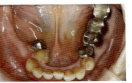
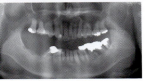

図⓲

術中所見（図⓳）：CBCTで診査した結果、5̲4̲｜の周囲歯槽骨に十分な骨量を認めた。上下顎レベリング後、5̲4̲｜を連結したセクショナルセグメントとして、頬側に植立した歯科矯正用アンカースクリューから、頬側へのアップライトおよび圧下移動を開始した。

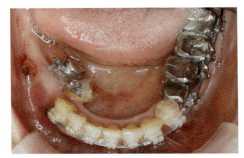

図⓳

術中所見（図⓴）：5̲4̲｜はアップライトされ、上顎には下顎歯列との咬合再構成を行うため、i-stationによる上顎歯列の遠心移動および大臼歯部の幅径コントロールがなされている。矯正治療中の臼歯部早期接触については咬合性外傷を避けるため、来院時に毎回咬合紙によるチェックを行い、咬合調整を行っている。

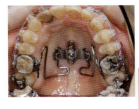

図⓴

術後所見（図㉑）：舌側傾斜していた5̲4̲｜はアップライトされ、上下顎に安定した咬頭嵌合位が確立された。このような、歯周病に起因する咬合不安定なケースでは、LOTで改善することは難しいケースが多く、歯科矯正用アンカースクリューを併用した全顎的な矯正治療が必要となる場合が多い。

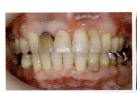
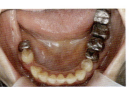
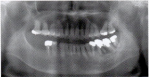

図㉑

おわりに

　本書では日常臨床で散見される不正咬合のなかで、歯列の一部である少数歯を移動させることで歯列全体の安定性を向上させられる場合、あるいは補綴処置を施術することが前提であるものの、さらに完成度の高い補綴物を装着するための前処置を実施する場合において、シンプルな装置であるLOTを適用して改善する方法を提示しました。LOTの理論をはじめとして、臨床でとくに遭遇する機会が多い10種類の症例について、使用する具体的な装置や治療効果に至るまでを網羅しています。したがって本書は、これから矯正歯科治療を実施する、もしくは比較的経験が少ない先生を対象としていますが、経験豊富な先生方がご覧になっても十分に読みごたえのある内容となっています。

　BASIC編ではLOTの定義・意義から歯を移動させる理論や矯正歯科用語の定義、さらには使用する器具について、シェーマや実際の画像を多用してできるかぎりわかりやすく簡潔にまとめました。日々、忙しく臨床を実践している先生方が短時間で内容を理解できるように、膨大な情報量をわずか18ページに集約して記載しています。さらに、本文は細かい項目で区切っていますので、比較的短い時間で少しずつ読み進めることもできます。

　最初から順番に読み進めることを想定して本文は構成されていますが、一度読み終わった後、とくに興味をもった項目についてはぜひ繰り返して読むことをお勧めします。時間が経過した後に再読することで、歯の移動

における理論的な裏づけや一般的な器具の取り扱い方法についてさらに理解が深まったり、1回目では得られなかった新たな気づきが生まれるはずです。

　一方、TARGET編では日常臨床で遭遇する機会が多い10種類の不正咬合にターゲットを絞って解説しました。それぞれのTARGET症例では改善する意義、使用するメカニクスの設計について解説した後で、具体的な治療方法について4症例を提示しています。意義やメカニクスの設計では、シェーマや画像を多用してわかりやすく解説すると同時に、比較的短時間で理解を深められるように、内容を合計4ページに収めて可能なかぎり簡潔にまとめています。

　続く実際の治療については術前、術中、術後の口腔内写真を供覧しながら、具体的な施術のポイントなどを記載しました。TARGET症例のなかにはちょっとした工夫で改善でき得るものから、かなり高度な技術を要するものまで含まれていますので、それぞれの最初のページの右上にある難易度（★〜★★〜★★★）を参考にして、自身の力量と相談しながら少しずつ経験値を上げていく必要があります。

　本書をご覧になっている時点で矯正歯科について新たな一歩へ踏み出していますが、さらに歩を進めることに本書が助けになれば幸甚です。

　末筆ながら、本書の製作にあたり編集の労をとっていただいたデンタルダイヤモンド社の山口徹朗氏、佐久間裕美氏に深謝いたします。

2019年9月
編集委員一同

◎編集委員略歴

宇塚　聡（うづか さとし）

1995 年	日本歯科大学歯学部卒業
1999 年	日本歯科大学大学院歯学研究科歯科矯正学修了
2004 年	日本歯科大学附属病院小児・矯正歯科講師
2009 年	東京慈恵会医科大学附属病院形成外科非常勤診療医長 東京慈恵会医科大学形成外科学講座非常勤講師
2014 年	日本歯科大学附属病院矯正歯科准教授
2017 年	日本歯科大学附属病院矯正歯科長

＊日本矯正歯科学会認定医・指導医、日本舌側矯正歯科学会幹事、日本成人矯正歯科学会常務理事、日本健康医療学会理事

田井規能（たい きよし）

1992 年	徳島大学歯学部卒業
1992 年	岡山大学歯学部第二補綴 （現：咬合・口腔機能再建学分野）入局
1997 年	岡山大学歯学部顎顔面口腔矯正学分野入局
2000 年	岡山県岡山市にてたい矯正歯科開業
2009 ～ 2015 年	
	アリゾナ ATS 大学矯正科臨床准教授（非常勤）
2015 年	同　臨床教授（非常勤）

＊日本矯正歯科学会認定医・専門医、日本成人矯正歯科学会認定医・専門医

宮下　渉（みやした わたる）

2000 年	日本歯科大学歯学部卒業
2004 年	日本歯科大学大学院歯学研究科歯科矯正学修了
2007 年	日本歯科大学附属病院矯正歯科助教
2009 年	日本歯科大学附属病院矯正歯科講師
2011 年	東京慈恵会医科大学附属病院形成外科非常勤診療医長
2018 年	日本歯科大学附属病院矯正歯科准教授

＊日本矯正歯科学会認定医・指導医

杉山晶二（すぎやま しょうじ）

1985 年	日本歯科大学歯学部卒業
1991 年	日本歯科大学大学院歯学研究科歯科矯正学修了
1994 年	医療法人社団矯晶会杉山矯正歯科医院開設

＊日本歯科大学附属病院矯正科臨床講師、日本矯正歯科学会認定医・専門医、Incognito System K.O.L.Member

髙橋正光（たかはし まさみつ）

1989 年	日本大学松戸歯学部卒業
1994 年	日本大学大学院松戸歯学研究科歯科矯正学専攻修了
1995 年	東京都足立区にて髙橋歯科矯正歯科開業

＊博士（歯学）、日本矯正歯科学会認定医、日本成人矯正歯科学会認定医、日本大学松戸歯学部歯科矯正学講座兼任講師、オルソ 2001 代表

Longevityに繋がるLOT活用術 ターゲット10

発行日	2019 年 9 月 1 日　第 1 版第 1 刷
編著者	宇塚 聡　杉山晶二　田井規能　髙橋正光　宮下 渉
発行人	濱野 優
発行所	株式会社デンタルダイヤモンド社
	〒 113-0033 東京都文京区本郷 3 - 2 -15 新興ビル
	電話 = 03-6801-5810 ㈹
	https://www.dental-diamond.co.jp/
	振替口座 = 00160-3-10768
印刷所	共立印刷株式会社

ⓒ Satoshi UZUKA, 2019

落丁、乱丁本はお取り替えいたします

●本書の複製権・翻訳権・上映権・譲渡権・公衆送信権（送信可能化権を含む）は㈱デンタルダイヤモンド社が保有します。

● JCOPY 〈㈳出版者著作権管理機構 委託出版物〉

本書の無断複写は著作権法上での例外を除き禁じられています。複写される場合は、そのつど事前に㈳出版者著作権管理機構（TEL：03-3513-6969、FAX：03-3513-6979、e-mail：info@jcopy.or.jp）の許諾を得てください。